U0288222

读经典 跟名师
做临床 成大医
邹勇天地人病时系统辨证

刘持年　主审　｜　邹勇　著

从十二师，学岐黄术，
读万卷书，走传承路。

学习经典，实践临床，
继承发扬，创新发展。

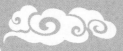

人民卫生出版社

图书在版编目（CIP）数据

读经典 跟名师 做临床 成大医：邹勇天地人病时系统辨证 / 邹勇著 . —北京：人民卫生出版社，2020

ISBN 978-7-117-29718-9

I.①读… II.①邹… III.①中医学 – 临床医学 – 经验 – 中国 – 现代 IV.①R249.7

中国版本图书馆 CIP 数据核字（2020）第 006950 号

人卫智网	www.ipmph.com	医学教育、学术、考试、健康，购书智慧智能综合服务平台
人卫官网	www.pmph.com	人卫官方资讯发布平台

读经典 跟名师 做临床 成大医
——邹勇天地人病时系统辨证

著　　者：邹　勇
出版发行：人民卫生出版社（中继线 010-59780011）
地　　址：北京市朝阳区潘家园南里 19 号
邮　　编：100021
E - mail：pmph @ pmph.com
购书热线：010-59787592　010-59787584　010-65264830
印　　刷：三河市博文印刷有限公司
经　　销：新华书店
开　　本：710×1000　1/16　印张：26
字　　数：400 千字
版　　次：2020 年 2 月第 1 版　2020 年 2 月第 1 版第 1 次印刷
标准书号：ISBN 978-7-117-29718-9
定　　价：78.00 元

打击盗版举报电话：010-59787491　E-mail：WQ @ pmph.com
质量问题联系电话：010-59787234　E-mail：zhiliang @ pmph.com

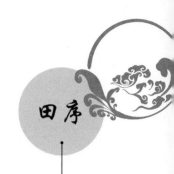

五运六气是我国古代研究天文、气象变化对自然界生物影响的一门学说。它是中医理论的重要组成部分，亦是中医理论的核心和渊源。早在《黄帝内经》时期，人们就运用五运六气学说研究天文、气象、物候与人体生理、病理的相关性，探讨五运六气节律变化来研究人体与自然气候的关系，以顺应天地阴阳变化，防病治病。

20世纪60年代初，我被选调到中国中医研究院（现中国中医科学院）从事临床研究，开始了解五运六气理论对中医临床的重要作用，之后回到烟台毓璜顶医院工作，在实践中不断探索，对运气理论指导下的中医时间医学进行了较为深入的研究。五运六气学说与现代时间医学有着密切的相关性，这对探索开创中西医结合具有深远的意义。

弟子邹勇教授传承了我的学术思想，对五运六气理论进行了深入的研究，出版了《五运六气入门与提高十二讲》《三因司天方解读》《五运六气百问百答》等专著。作为全国优秀中医人才，今再作《读经典　跟名师　做临床　成大医——邹勇天地人病时系统辨证》，是对中医理论的继承和发扬。本书在学习经典理论的基础上，总结了老师们的学术思想和临床经验，对中医象数理论、标本中气、中医体质学、生命的物质基础、人体气血运行、六经开阖枢、病机十九条等做了较为深入、系统的阐发，是对中医理论的继承和发扬；提出"天地人病时系统辨证理论"、创新五运六气临证方药、提出"九因学说"等，是对中医理论的创新发展。能将西医学视触叩听、理化检验检查等内容纳入中医望闻问切四诊内涵，是对中西医结合诊断方法的有机融合。江山代有人才出，长江后浪推前浪。"跟名师，读经典，做临床"是我们国家制定的中医人才发展战略,对于传承、发扬中医学术具有重要意义,学子能潜心学习,大胆创新,是我们这些老一代中医人的寄托,也是中医未来的希望。望戒骄戒躁,继续努力,薪火传承,未来在你们身上。在《读经典　跟名师　做临床　成大医——邹勇天地人病时系统辨证》出版之际,乐为之序。

第三批全国老中医药专家学术经验继承工作指导老师　田文

2018 年 7 月

于烟台毓璜顶医院

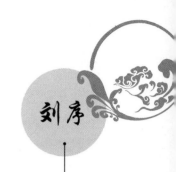

刘序

1989 年,邹勇同学考入我的研究生,一晃 30 年过去,邹勇同学在临床一线成长为主任医师、教授,山东省名中医药专家,全国优秀中医临床人才,全国最美中医,国家中医药管理局"十二五"重点学科老年病科学科带头人,我非常欣慰。

邹勇教授在研究生毕业后从事中西医结合临床工作,秉承"跟名师,读经典,做临床"的中医人才培养理念,潜心学习,先后跟从国内诸多名师,能够传承老一代中医人的学术思想和临床经验,用于临床,造福一方患者。

邹勇教授喜欢读书,研究生毕业时,我向他推荐了《黄帝内经》《伤寒杂病论》《景岳全书》等著作,现在看来,其所读之书,不但广泛,而且精深,继承了中医传统思维且有所获。

邹勇教授主编《中西医结合老年病学》《田文学术经验集》等,把临床实践和老师学术经验总结发扬;出版《五运六气入门与提高十二讲》《三因司天方解读》《五运六气百问百答》等个人专著,在继承的基础上发扬并有所创新,在临床实践中取得了可喜的成绩。

《读经典 跟名师 做临床 成大医——邹勇天地人病时系统辨证》汇集了跟从多位老师的学术思想和临床经验,总结了其多年来读经典的学习体会和临证心得,相信该书的问世,不但对从事中医药工作者有所启迪,而且对继承和发扬中医药事业具有重要的意义,故为之序。

全国名老中医药专家　刘持年
2018 年 7 月
于山东中医药大学

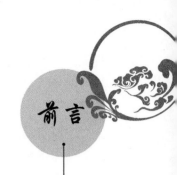

全国优秀中医临床人才研修项目是国家中医药管理局于2003 年起在全国组织实施的一项高层次中医临床人才培养专项。在全国选拔一批具有扎实专业基础、较高临床水平和有培养前途的中医（中西医结合）主任医师，经过 3 年经典研修、跟师学习和临床实践，使之成长为热爱中医药事业，全心全意为人民服务，且医德高尚、理论深厚、医术精湛，以及享有较高知名度的优秀中青年中医临床人才。

经过选拔，笔者有幸成为"第二批全国优秀中医临床人才研修项目培养对象"，经过 3 年研习，收获良多。恰逢人民卫生出版社计划出版全国优才系列丛书，《读经典　跟名师　做临床　成大医——邹勇天地人病时系统辨证》一书就是在此背景下撰写而成。

本书是笔者在学习继承经典理论基础上的总结发扬，经过了临床实践的检验，全书分三个部分。

上篇第一章简要介绍天地人病时系统辨证理论框架。该理论是在学习经典和名老中医学术经验的基础上，结合临床实践而提出的。所谓天地人病时系统辨证，"天"指天时（五运六气），"地"指不同的地域和地势，"人"指体质等内在因素，"病"包含了病史、病象、病因、病机等内涵，"时"指发病时间、疾病转化时间以及人体气血运行时间等，天地人病时系统辨证理论方法可以将目前临床辨证方法包含其中而灵活应用，可以明显提高临床疗效。

第二章分三十论对天地人病时系统辨证做深入的理论探讨，体现笔者读经典的学习体会。本章从不同侧面深入探讨天地人病时系统辨证理论和具体应用方法，是对天地人病时系统辨证的深入解读和拓展。有些认识是在临床实践的基础上,结合经典理论学习的个人理解。论中大量引用经文,分类说理,以展现经典理论深刻的蕴涵。

中篇收录近年来笔者在天地人病时系统辨证理论指导下的临床验案,包含临床各科。其中每案冠以西医病名,治疗突出中西医结合临床思维,衷中参西,体现中医理法方药。对于《三因司天方》临证验案和基于五运六气临证方药的临床应用验案,收录在《三因司天方解读》书中,可供读者参考,已选验案本书不再重复。

下篇介绍笔者十二位老师的学术思想和临床经验。能够成长为山东省名中医,全国优秀中医临床人才,老师是云梯。十二位老师慈心仁怀,无微不至,从做人、做学问、做临床各个方面指引笔者成长,使笔者由一个懵懂少年,成长为一方有用之医。十二位老师是(按照跟师先后):笔者硕士研究生导师刘持年教授、高云教授,第三批全国老中医药专家学术经验继承工作指导老师田文教授,烟台民间中医陈立明先生,全国优秀中医临床人才研修项目指导老师洪净教授、高思华教授、田金洲教授、孙光荣教授、尹常健教授、蔡英奇教授,国家中医药管理局学术流派"齐鲁内科时病流派传承工作室"项目指导老师王新陆教授,国家中医药管理局学术流派"龙砂医学流派传承工作室"项目指导老师顾植山教授。

能得老师一方、一法、一言、一教、一传,都让笔者受益终身,感怀师恩,终生不忘。刘持年老师曾教导:"跟师学,跟书学,在临床实践中学。"正是融合了全国优秀临床人才研修项目所提出的"读经典、跟名师、做临床"的宗旨,为笔者学医之路指明了方向。其赠四句箴言:"无德勿为医,为医勿忘精,为医勿忘思,衷中须参西",成为笔者的座右铭。高云老师像慈母般关爱笔者,毫无保留地传授自己的经验。笔者从工作后一直陪伴在田文老师身边,为其第三批全国老中医药专家学术经验继承工作学术继承人,老师胸怀宽广,博学多识,早年"西学中",一直对中医尊经数典,提出"老年气衰""审时应天"等观点。认识陈立明老师时,他已经卧床,但老师把其所珍藏的资料悉心相传。洪净老师、高思华老师、田金洲老师、孙光荣老师、尹常健老师、蔡英奇老师是笔者参加第二批全国中医优秀临床人才研修项目所拜老师,老师们从各个方面指导笔者成长。王新陆老师、顾植山老师是笔者优才毕业后,参加全国中医学术流派传承项目所拜老师。王老师对中医事业明辨方向,引导笔者不断进取;顾老师对五运六气传道解惑,对笔者教诲颇多,宽容备至。另外,在五运六气理论学习过程中,苏颖教授、杨威研究员、贺娟教授对笔者帮助很多,许多文稿都是三位老师帮忙查找资料、指导并修改,谨表感谢!同时,感谢陕西中医药大学张登本教授对《黄帝内经》中诸多问题给予悉心指导,不胜感激!

除此之外,还要对所有关心、帮助笔者的老师们表示衷心的感谢!

刘持年老师学术思想及临床经验得到了韩涛教授、王欣教授等帮助;孙光荣老师学术思想及临床经验得到了杨建宇教授、李彦知教授帮助;田金洲老师临床经验由时晶主任医师等提供;蔡英奇老师学术思想及临床经验得到了韩锋主任医师帮助。顾植山老师五运六气学术思想为2014年笔者刚拜师时总结,由于后来没有系统深入跟师学习,没有成为龙砂学术流派传承人,不能尽展老师学术思想。顾老师临床经验苁蓉牛膝汤治咳嗽头晕案、正阳汤治崩漏案、清暑益气汤治过敏性皮炎案由陶国水副主任医师提供,柴胡桂枝干姜汤治疗月经愆期案由叶新翠主任医师提供。老师们的学术思想和临床经验参考了诸师兄弟们公开发表的各类文献,一并致谢!

在本书中,笔者总结了跟从十二位老师的学习体会,记录了在老师们的指导下读经典、做临床的历程,在经典理论学习的基础上结合临床实践进行的传承和发扬,汇集了最近几年一些较为典型的医案,希望给读者以启迪,不足之处,恳请批评指正。

本书承刘持年教授主审,谨表谢忱!感谢人民卫生出版社各位工作人员对本书出版的大力支持和帮助!感谢顾友谊主任医师、邵丽副主任医师、宋至诚医师、宫晓黎医师等帮助本书校对!

邹勇

2018 年 7 月

于烟台毓璜顶医院

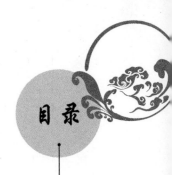

目录

上篇 天地人病时系统辨证理论框架

中篇　临床验案

下篇　笃信跟师，索隐求知

上篇

天地人病时系统辨证理论框架

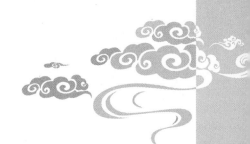

第一章　天地人病时系统辨证述要

第一节　理 论 构 建

天地人病时系统辨证理论是笔者多年学习中医,结合临床实践,结合五运六气理论而形成的临床辨证方法,是对中医辨证理论的继承和发扬。五运六气理论体现了中医学天人相应学术思想,以天地人之气相感,探讨天地人之变与化,不正常的交感变化使人产生疾病,反映于人的脏腑经络、三阴三阳、气血阴阳变化,表现寒热虚实等系列病理反应,归之于病脉证象并确定有效的治疗方法。

一、辨天(运气)

应用五运六气理论,结合临床实际表现。包括辨岁运、辨主运、客运、主气、客气,并根据其相互关系,结合标本中气理论,探讨天体运行所产生的气令特点对人体生理和疾病所产生的影响。为了全面、准确地把握全年气化特征,还应将运与气结合起来,统一进行分析,称为运气相合。

(一)辨岁运

运气理论认为,以六十年为一甲子,每年岁运各有不同,又称中运。中运说明全年天时气令特点,反映的是年与年之间的差异,以纪年的天干所化之运来表示,根据年干阴阳属性的不同,中运有太过、不及、平气之分。不同的岁运对人体和疾病产生影响。

天干与五行相配,形成甲己土,乙庚金,丙辛水,丁壬木,戊癸火;地支与三阴三阳、六元相配属,形成巳亥厥阴风木,子午少阴君火,丑未太阴湿土,寅申少阳相火,卯酉阳明燥金,辰戌太阳寒水。岁运包括太过、不及、平气三种情况,称为"五运三纪"。岁运对全年的气令和人体气化产生影响,临床辨证要结合每年的岁运特点,结合临床实际表现灵活辨证。《素问·天元纪大论》云:"甲己之岁,土运统之;乙庚之岁,金运统之;丙辛之岁,水运统之;丁壬之岁,木运统之;戊癸之岁,火运统之……子午之岁,上见少阴;丑未之岁,上见太阴;寅申之岁,上见少阳;卯酉之岁,上见阳明;辰戌之岁,上见太阳;巳亥之岁,上见厥阴……厥阴之上,风气主之;少阴之上,热气主之;太阴之上,湿气主之;少阳之上,相火主之;阳明之上,燥气主之;太阳之上,寒气主之。"

根据运气理论确定岁运,看岁运可能对人体疾病产生的影响。以甲己年为例,《素问·天元纪大论》云:"甲己之岁,土运统之。"说明甲己之年为土运,这两年湿气会对发病产生很大的影响,人体易发生与湿相关疾病。

根据五运三纪,分辨岁运之太过、不及和平气。五运三纪是指岁运之中按木、火、土、金、水归纳一年五时之主运、客运的正常与异常变化,根据天干属性进一步分辨太过、不及、平气。平气表现出平和的气令变化,民病受天气影响较小;太过、不及之年气令变化较大,对人体发病则有较大的影响,通过辨每年之岁运,以辨其太过,不及之变,则病症可见。

1. 辨岁运太过 太过有五:《素问·气交变大论》云:"岁木太过,风气流行,脾土受邪。民病飧泄食减,体重烦冤,肠鸣腹支满……甚则忽忽善怒,眩冒巅疾……岁金太过,燥气流行,肝木受邪……岁水太过,寒气流行,邪害心火。"《素问·五常政大论》云:"木曰发生,火曰赫曦,土曰敦阜,金曰坚成,水曰流衍。"太过之年,各有特点:岁木太过,风气流行,脾土受邪;岁火太过,炎暑流行,肺金受邪;岁土太过,雨湿流行,肾水受邪;岁金太过,燥气流行,肝木受邪;岁水太过,寒气流行,邪害心火。

以岁木太过为例:"岁木太过,风气流行,脾土受邪。民病飧泄食减,体重烦冤,肠鸣腹支满……甚则忽忽善怒,眩冒巅疾"(《素问·气交变大论》)。岁木太过之年,风气流行,木乘土,则脾胃易受邪气;岁木太过之年,侮金太过,燥金成为复气,故可有燥气为复。

再以"发生"之纪说明五运太过的辨病证方法。《素问·五常政大论》云:"发生之纪,是谓启敷,土疏泄,苍气达,阳和布化,阴气乃随,生气淳化,万物以荣,其化生,其气美,其政散,其令条舒,其动掉眩巅疾,其德鸣靡启坼,其变振拉摧拔,其谷麻稻,其畜鸡犬,其果李桃,其色青黄白,其味酸甘辛,其象春,其经足厥阴少阳,其脏肝脾,其虫毛介,其物中坚外坚,其病怒,太角与上商同,上徵则其气逆,其病吐利,不务其德则收气复,秋气劲切,甚则肃杀,清气大至,草木凋零,邪乃伤肝。"发生之年,叫做启陈。土气疏松薄弱,草木柔软舒展,阳气布散到四面八方,阴气也随之发挥作用,生气淳厚,万物欣欣向荣。木运的化物作用是生,其气秀美,职责发散,万物表现为条畅舒达,风和日暖,美丽奢华,推陈出新;气象变化则狂风振摇,拔倒折断树木;病变可以引起人体震摇、颤动、眩晕等巅顶部的疾患。岁谷是麻、稻,在畜类与鸡、犬相应,在果类是李、桃繁盛,青色、黄色、白色的植物繁茂,五味以酸、甘、辛纯正,与春季相应。在人体经脉与足厥阴肝经和足少阳胆经相应,在五脏与肝、脾相应,毛虫、介虫生长旺盛,内有硬核、外有坚壳一类的果实收成好,病发易怒。太角之岁,如司天之气为阳明燥金,则金气克制木气,与上商相同;如少阴君火或少阳相火司天,木生火,火气上逆,在人体病发呕吐、泄泻。木气太过,金气来复,发生清凉急切的景象,甚至表现为肃杀之气,清凉之气持续来临,草木凋落,邪气伤肝。

2. 辨岁运不及 不及有五:《素问·五常政大论》云:"木曰委和,火曰伏明,土曰卑监,金曰从革,水曰涸流。"岁木不及,燥乃大行;岁火不及,寒乃大行;岁土不及,风乃大行;岁金不及,炎火乃行;岁水不及,湿乃大行。

《素问·气交变大论》云:"岁木不及,燥乃大行……胠胁痛,少腹痛,肠鸣溏泄……寒雨害物……脾土受邪……心气晚治,上胜肺金……岁火不及,寒乃大行……岁土不及,风乃大行……岁金不及,炎火乃行……岁水不及,湿乃大行。"

以岁木不及为例说明。《素问·气交变大论》云:"岁木不及,燥乃大行,生气失应,草木晚荣,肃杀而甚,则刚木辟著,柔萎苍干,上应太白星,民病中清,胠胁痛,少腹痛,肠鸣溏泄,凉雨时至,上应太白星,其谷苍。上临阳明,生气失政,草木再荣,化气乃急,上应太白、镇星,其主苍早。复则炎暑流火,湿性燥,柔脆草木焦槁,下体再生,华实齐化,病寒热疮疡痱胗痈痤,上应荧惑、太白,其谷白坚。白露早降,收杀气行,寒雨害物,虫食甘黄,脾土受邪,赤气后化,心气晚治,上胜肺金,白气乃屈,其谷不成,咳而鼽,上应荧惑、太白星。"木运不及之年,金乘木,燥金之气就会大规模流行,木的生发之气不能按时到来,草木生长繁荣的时间会晚,燥金之气肃杀太过,会使坚硬树木的枝条干枯,柔软树叶干卷,天上的金星与之相应,分外明亮。人们多患中焦清冷,胁肋疼痛,少腹痛,肠鸣、溏泄等病症。时有凉雨,与天上的金星相应,分外明亮,青色谷物减产。如果逢阳明燥金司天,木之生气不能发挥正常的作用,草木再度繁荣,生长过程急速,与天上的金星、土星相应,显得格外明亮。青色植物会过早地凋落。金气太盛,火气来克制报复它,出现炎热的暑气流行,湿润的万物变得干燥,软弱柔脆的草木枝叶枯焦,但是又从根部重新长出枝丫,同时开花结果。人们多患发热恶寒、疮疡、痹、疹、痈、痤等病症,与天上的火星、金星相应,金星变得昏暗,火星分外明亮,白色的谷物减产。白露提前下降,收敛肃杀之气流行,寒雨连绵,损害万物,味甘色黄的谷物,遭到虫害。在人体中,脾土受到邪害。金气太盛,火气来克制报复它,赤色植物生化较晚,心火旺盛的时间也较晚。火气制约金气,白色植物受到抑制,谷物也不能成熟。人们会出现咳嗽、流鼻涕等病症。与天上的火星、金星相应,火星明亮,金星昏暗。

3. 辨岁运平气 平气有五:《素问·五常政大论》云:"木曰敷和,火曰升明,土曰备化,金曰审平,水曰静顺。"岁运平气有三种情况:①运不及而得助:阴干之岁,得岁支与之属性相同的司天之气之助可平。如癸巳年,癸为火运不及,得巳火之助,转为平气。②运太过而被抑:阳干之岁,受岁支与之属性相克的司天之气的制约可平。如戊辰年,戊为阳火,但辰年太阳寒水司天,水克火,转为平气。③干德符:初运之始,若交运时刻之年干、月干、日干、时干相合,也可转为平气,称"干德符"。平气之年表现出平和的气令变化。通过辨每年之岁运,观察气令变化对人体发病的影响,则病症可见。

(二)辨五运

中医运气学理论根据天地的运行规律又分五运,五运的本质源于地球公转所产生的自然现象。五运按所主时间及变化周期分为主运、客运。主运反映一年五季的常规变化,以木、火、土、金、水为序,以角、徵、宫、商、羽五音建运,相应于春、夏、长夏、秋、冬五季,岁岁如此,居恒不移;客运用以表述各年五季气令变化的特殊规律,其序以年干所化之运为初之运,按五音相生之序,太少相间,推移五步,以十年为循环周期,年年不同。五运主客变化对人体疾病也会产生一定的影响,临床除要考虑主运、客运自身特点之外,还要考虑主客关系及其对人体和疾病的影响。

(三)辨六气

六气的内容主要包括主气、客气,其本质可能是地球公转过程中宇宙能量与大气环流之间的相互影响。主气代表一年时节气象的常规变化，以五行相生之序，始于厥阴风木，顺次少阴君火、少阳相火、太阴湿土、阳明燥金，终于太阳寒水，固定不变，年年无异；客气代表一年各个时节气象的特殊变化，客气六步的次第，以年支所化之气为司天，位在三之气，其余各步按三阴三阳（厥阴→少阴→太阴→少阳→阳明→太阳）之序顺延，周而复始。特殊年份可以有迁正、退位及升降不前之变化。六气主客对气令和人体发病有很大的影响。

（四）客主加临

将客气六步分别加在主气六步之上，称"客主加临"，以推测当年各步的气化特点。《普济方·五运六气图》云："以客加主，而推其变。"客主加临之间的关系对人体发病有很大的影响。一般有如下三种情况：

1. 相得与不相得　相得：客主同气或相生，气令平和，不易发病。不相得：客主相克，气令反常，容易发病。《素问·五运行大论》云："气相得则和，不相得则病。"

2. 顺逆　顺：客主相生或客胜主。顺则不易发病。逆：主胜客。逆则容易发病。《素问·至真要大论》云："主胜逆，客胜从"。

3. 二火相加　如果客主二气分别是少阴君火和少阳相火，君火、相火相加称为二火相加。

顺：君火加临相火（主气）之上，即少阴君火为司天，主气三之气为少阳相火。逆：相火加临君火（主气）之上，即二之气客气为少阳相火加临主气少阴君火。《素问·六微旨大论》云："君位臣，则顺，臣位君，则逆。逆则其病近，其害速；顺则其病远，其害微。所谓二火也。"君位臣，指少阴君火为客气，少阳相火为主气，少阴君火加临少阳相火之上；臣位君，指少阴君火为主气，少阳相火为客气，少阳相火加临少阴君火之上。二火相加对气令变化和人体发病具有很大的影响。

（五）司天在泉

六气中司天之气为天气，在泉之气为地气，其左右各有二间气。辨天之六气即辨司天之气和其左右二间气，以司天之气为主；辨地之六气以在泉之气为主。六气司天、在泉，六气主客之间相互作用对人体疾病的产生具有很大的影响，各种疾病的发生都与此相关。司天主管全年的气化，以上半年为主，在泉亦主全年气化，以下半年为主。司天、在泉纪岁，间气纪步。《素问·六元正纪大论》云:"岁半之前,天气主之,岁半之后,地气主之,上下交应,气交主之,岁纪毕矣。"

1. 辨司天　以太阳司天之政为例。《素问·六元正纪大论》云:"太阳司天之政,气化运行先天,天气肃,地气静,寒临太虚,阳气不令,水土合德……民病寒湿,发肌肉萎,足痿不收,濡泄血溢。初之气,地气迁,气乃大温……民乃厉,温病乃作,身热头痛呕吐,肌腠疮疡。二之气……民病气郁中满,寒乃始。三之气……民病寒……故岁宜苦以燥之温之,必折其郁气,先资其化源,抑其运气,扶其不胜……用寒远寒,用凉远凉,用温远温,用热远热,食宜同法。"可见,太阳司天之政,寒气影响人体,易发寒湿之病,在初之气,因主气为厥阴风木,风寒合德,易发瘟疫,结合客气、客运,则会变发不同的疾病。司天太阳寒水会影响全年的气令变化,以上半年为主,疾病的发生与之密切相关。间气、六气胜复、郁发等辨病证方法与此相同,只不过司天纪岁,间气纪步而已。病、证(症)俱辨,治则治法明,药食同法。

2. 辨在泉　运气理论主要以在泉来论地气之化,不同的年份在泉不同,地气特点不同,对人体产生疾病特征不同。

以阳明在泉为例。《素问·至真要大论》云:"岁阳明在泉,燥淫所胜,则霧雾清暝。民病喜呕,呕有苦,善大息,心胁痛不能反侧,甚则嗌干面尘,身无膏泽,足外反热。"阳明在泉的年份,燥气淫胜,雾气迷蒙,昏暗不清。病发呕吐、味苦、常常叹气、心胸与胁肋部疼痛而不能侧,严重的出现咽干、面色晦黯、皮肤干燥无泽、足部外侧发热。在泉也会影响全年,但以下半年为主。

(六)标本中气

六气中又须辨标本中气。风寒暑湿燥火是天气,为天之本气。以三阴三阳与之相配为气之标,与本气相互作用的气为中气,亦为标。标本中气通过六气与三阴三阳的从化关系,反映人的生理病理随着六气的运动变化而产生的不同变化,因此,标本中气在运气辨证中也非常重要。《素问·至真要大论》云:"夫标本之道,要而博,小而大,可以言一而知百病之害。言标与本,易而勿损,察本与标,气可令调,明知胜复,为万民式,天之道毕矣。"

在临证实践中,当自然界显示风气流行时,中气是少阳相火,厥阴从乎中气,出现少阳相火的特征,故从相火论治;当出现燥气流行时,中气是太阴湿土,阳明从乎中气,出现太阴湿土的症状,故从太阴湿土论治;当出现热气流行时,从乎本气,从热论治;当出现湿气流行时,从乎本气,从湿论治;当出现少阴君火、太阳寒水之象时,从本从标,根据寒热不同表现,从寒、热论治。明标本中气,诊之无过,用之不迫。如2017年(丁酉)10月下旬至11月上旬,阳明燥金司天,少阴君火在泉,主气为阳明燥金,客气为厥阴风木,五运主客皆为少羽,时值五之气之中气,临床患者多伴有太阴湿土之象,舌苔多见白腻,体现了阳明从乎中气的特点,临证多从湿土论治;2018年(戊戌)二之气,岁运太徵,太阳寒水司天,主气为少阴君火,客气为阳明燥金,但许多患者不显燥象,而表现出舌苔白腻或黄腻的寒湿或湿热之象,其湿象一方面与太阴湿土在泉有关,更重要的是阳明燥金从乎中气太阴湿土的原因,以此指导临床实践,取得了明显的疗效。

(七)五运六气胜复

五运六气有胜复。胜指胜气,指本运和气的偏胜。复指复气,是指偏胜之气的所不胜之气,即制约偏胜之气的气。

岁运的胜复规律是气令自稳调控的自然现象,有一分胜气便有一分复气,复气的多少依据胜气的多少而定,微则复微,甚则复甚。《素问·至真要大论》云:"有胜则复,无胜则否。"《素问·五运行大论》云:"气有余,则制己所胜而侮所不胜;其不及,则己所不胜侮而乘之,己所胜轻而侮之。"

1. 五运胜复

(1)太过之年,或同化或来复:太过之年,岁运之气为当胜之胜,若其不肆威刑,胜而不失常令,则所胜之气被同化。《素问·五常政大论》云:"不恒其德,则所胜来复,政恒其理,则所胜同化。"

(2)不及之年,有胜必复:岁运不及,所不胜之气乘其不及,不召自来,恃强凌弱,当此之时,其自身的防御能力则减弱,则必然受到其不胜之气的报复。《素问·五常政大论》所谓:"乘危而行,不速而至,暴虐无德,灾反及之。"

胜气、复气是相对而言的,正常情况下,胜气亢,复气则来制约胜气,胜已而复,复已而胜,当胜气衰退,复气自然也就会终止。

2. 六气胜复 六气有主气、客气之分,主客上下加临共同影响气化。

(1)主气:胜复承制是自然界气化的正常规律。《素问·至真要大论》

云："初气终三气,天气主之,胜之常也。四气尽终气,地气主之,复之常也。"《素问·六微旨大论》"相火之下,水气承之;水位之下,土气承之;土位之下,风气承之;风位之下,金气承之;金位之下,火气承之;君火之下,阴精承之。"

主气为一年中六个阶段正常的主时之气,但其淫胜亢害,也会影响气令变化,导致人体疾病的发生。《素问·六微旨大论》云："亢则害,承乃制,制则生化,外列盛衰,害则败乱,生化大病。"

(2) 客气:客气运行于天,分为六步,动而不息,每岁右迁,六年一个小轮回,客气的流动性决定了其只可能在其主时之节的过亢才会有复气的可能,所以客气的胜复通常也不会表现出来。

(3) 客主之间的胜复:主气静而守位,客气动而右迁。客气与主气之间上下加临,必然会遇到相胜的时候,但这种相胜关系是短暂的,因为不论主气还是客气都有自己相应的时位,时位一过,这种相胜的状态就不复存在了。《素问·至真要大论》云："客主之气,胜而无复。"

3. 胜复之变　胜复是自然气化的自衡机制,一般情况下不会发生气候的灾变及对人体产生不利的影响。但当这种自衡机制自我调节失常,其相对平衡的状态被打破时,则自然气令变化剧烈,甚至发生灾变,影响人体则有发生疾病的危险。在《素问·至真要大论》提到的胜复之变就有司天、在泉淫胜、邪气反胜、司天邪胜、六气相胜、六气之复、客主之胜复为病等多种情况。

4. 胜复之用

(1) 推断病情发展:根据胜复规律推断疾病的预后和发展。《素问·脏气法时论》说："夫邪气之客于身也,以胜相加,至其所生而愈,至其所不胜而甚,至于所生而持,自得其位而起。"

(2) 指导疾病的治疗:把握五运六气的胜复规律,指导临床治疗。胜气来临,至极人会生病;病气郁伏,复气就开始萌生;复气来临,是在胜气达到极点时开始发作;在复气所主时令会很厉害。胜气有轻重,复气也相应有多少;胜气和缓复气也就和缓,胜气不足的复气也就不足。《素问·至真要大论》云："夫所胜者,胜至已病,病已愠愠,而复已萌也。夫所复者,胜尽而起,得位而甚,胜有微甚,复有少多,胜和而和,胜虚而虚,天之常也。"又云："夫气之胜也,微者随之,甚者制之,气之复也,和者平之,暴者夺之。皆随胜气,安其屈伏,无问其数,以平为期。"

（3）预防疾病的发生：根据胜复规律做出预防。

（八）郁发之气

《素问·六元正纪大论》探讨了五运郁发,论述的是五运太过、不及的极致状态。五郁：指木郁、火郁、土郁、金郁、水郁。五运之气被胜气抑制后,郁而过极而发,称"郁发之气"。岁运太过,其所胜之气郁发,如岁金太过则制木,木气郁极而发,称为"木郁发之"。

以土郁为例说明。《素问·六元正纪大论》云："土郁之发,岩谷震惊,雷殷气交,埃昏黄黑,化为白气,飘骤高深,击石飞空,洪水乃从,川流漫衍,田牧土驹。化气乃敷,善为时雨,始生始长,始化始成。故民病心腹胀,肠鸣而为数后,甚则心痛胁膜,呕吐霍乱,饮发注下,胕肿身重。云奔雨府,霞拥朝阳,山泽埃昏,其乃发也,以其四气。云横天山,浮游生灭,怫之先兆。"土气被木气过分抑制,土气被郁超过极限而成为复气发作：山岩峡谷震动,雷鸣气腾,尘埃飞扬,天昏地暗,一片黑黄。湿气上蒸化为白气,暴风骤雨降落于高山深谷之间,大雨落在岩石上面四处飞溅,洪水暴发,河水泛滥,山川、原野一片汪洋,汪洋之中的土丘、山岗好似牧马奔腾。复气发作,湿土之气敷布,天降时雨,万物生长收成。云气奔向降雨之处,霞光环绕着朝阳,山河之间出现雾霾,这是土郁发作的前兆,其时为四之气,太阴湿土主气。若见到云气横于天空山巅,或聚或散,忽生忽灭,浮游不定,便是土郁将发之先兆。

郁发规律：①郁极而发。②发作时间：常与当年六气六步有关,如土郁之发常在四之气,木郁之发没有固定的时间。③郁发而微甚：运太过者暴,不及者徐,暴者为病重,徐者为病持。

治则：木郁达之,火郁发之,土郁夺之,金郁泄之,水郁折之,为郁甚致人体为病而设。木郁达之：金乘木而郁,疏通畅达肝木是治标不治本,从本应畅达宣发肺金之气,以缓解被郁之肝木；肝木郁久而发,则木乘土,除了疏泄肝木,还要注意扶助脾土。火郁发之：水乘火而郁,泻水,发散火邪。土郁夺之：木乘土而郁,夺木之旺,泻土之壅也。金郁泄之：火乘金而郁,疏金之气,泄火之炎。水郁折之：土乘水而郁,泻土气,下水气。

（九）运气脉

五运六气对人体脉象是有影响的,运气理论探讨了天地之气、四季阴阳变化对脉象的影响，提出了不应脉等理论，是中医脉象理论的重要组成部分。但五运六气的变化通常不在人之脉象表现。如《素问·五运行大论》所云："天地阴阳者，不以数推，以象之谓也……天地之气，胜复之作，不形于诊也。《脉法》曰：天地之变，无以脉诊。"因此，我们在辨天、地之气变化时，不以脉辨为主。

六气到来的脉象在人体是有所表现的：厥阴之气到来时脉象弦，少阴之气到来时脉象钩，太阴之气到来时脉象沉，太阳之气到来时脉象大而长，阳明之气到来时脉象短而涩，少阳之气到来时脉象大而浮。六气到来，脉象调和，是无病的平脉；六气到来，脉象过盛，就是有病的表现；六气到来，出现相反的脉象，也是有病的表现；六气到来，相应的脉象不显，也是有病的表现；六气未到，而相应的脉象提前出现，也是有病的表现；三阴主时见阳脉、三阳持时见阴脉，阴阳之脉象易位，是病情危重的表现。《素问·至真要大论》云："厥阴之至其脉弦，少阴之至其脉钩，太阴之至其脉沉，少阳之至大而浮，阳明之至短而涩，太阳之至大而长。至而和则平，至而甚则病，至而反者病，至而不至者病，未至而至者病，阴阳易者危。"

四时气候的变迁，人体脉象会有变化，一般来说春脉无沉象，夏脉无弦象，冬脉无涩象，秋脉无数象。春脉过于沉是病脉，夏脉过于弦是病脉，冬脉过于涩是病脉，秋脉过于数是病脉，脉象掺杂互见的是病脉，气候未去而脉象先去的是病脉，气候已去而脉象未去的也是病脉，脉象与气候相反的则是病危的死脉。《素问·至真要大论》云："帝曰：其脉应皆何如？岐伯曰：差同正法，待时而去也。《脉要》曰：春不沉，夏不弦，冬不涩，秋不数，是谓四塞。沉甚曰病，弦甚曰病，涩甚曰病，数甚曰病，参见曰病，复见曰病，未去而去曰病，去而不去曰病，反者死。"

《黄帝内经》还提出了不应脉：《素问·至真要大论》云："北政之岁，少阴在泉，则寸口不应；厥阴在泉，则右不应；太阴在泉，则左不应。南政之岁，少阴司天，则寸口不应；厥阴司天，则右不应；太阴司天，则左不应……南政之岁，三阴在天，则寸不应；三阴在泉，则尺不应。左右同。"所以，在五运六气辨证时，应明脉之应与不应，以助病证之辨。

（十）运气相合

五运、六气相互结合，以分析每年的气令变化特点，才能全面推求一年气化的正常变化和可能出现的异常变化。根据中运与司天、在泉之气的五行属性之异同,运气相合分为运气同化、运气异化、平气三类,通过运气相合可以对疾病的发生进行综合辨证。

运气同化:五运六气同类化合,共有天符、岁会、同天符、同岁会、太乙天符五种情况。运气同化之间没有克制胜复关系,气令有可能因此而形成单一的气令偏胜,而致"亢则害"的严重后果。《素问·六微旨大论》云:"天符为执法,岁会为行令,太一天符为贵人……中执法者,其病速而危;中行令者,其病徐而持;中贵人者,其病暴而死。"

运气异化:指岁运与司天之气的五行属性不同的年份。运气异化分运盛气衰(小逆、不和)和气盛运衰(天刑、顺化)。

平气:指该年之运既非太过、又非不及。平气有岁运太过被司天所抑、岁运不及得司天之助、干德符三种。平气之年气令平和,流行性疾病较少,发病较为单纯。

关于平气、太过、不及之年的论述见于《素问·五常政大论》,但《黄帝内经》中没有具体论述观平气之方法,观平气之法为后世根据王冰《玄珠密语》整理。

(十一) 综合分析

辨明岁运、主运、客运、主气、客气、客主加临、逆从胜复、郁发关系等,综合运气相合,凡不合德化政令者,则为邪害,成为发病因素。陈无择曰:"五运流行,有太过不及之异;六气升降,则有逆从胜复之差。凡不合于德化政令者,则为变眚,皆能病人。"

如有邪害,一般会相互存在,具有多种病机,临证要找综合作用后的主要病机,兼顾其他,原机活法。运气理论是以五脏为中心的辨机体制,临证还要考虑六腑、经络、气血阴阳及各种致病因素。

运气用药,要考虑寒热虚实、生克乘侮,药用四气五味,参以功效主治。大道至简,不要过于繁杂,思辨要全面,应用要简单,结合运气和发病特点,明辨发病之机。

运用五运六气学说不能机械的生搬硬套,按图索骥,应当掌握其辨证思想,灵活运用。运气的变化对人体发病有重要的影响,但疾病的发生不能唯运气而论,疾病与社会、心理、体质、饮食、生活环境、意外等各种因素相关,不能用形而上学的方法研究五运六气,针对疾病、病证、病机、病性、病位、病势、病因等,结合体质、运气、发病时间等因素,辨气血阴阳之失调,虚实之所起,气机之逆乱,灵活准确选方用药。

科学辨证地运用五运六气理论,《黄帝内经》给出了明确答案,历代医家已经做出垂范。《素问·疏五过论》云:"圣人之治病也,必知天地阴阳,四时经纪,五脏六腑,雌雄表里,刺灸砭石,毒药所主,从容人事,以明经道,贵贱贫富,各异品理,问年少长,勇怯之理,审于分部,知病本始,八正九候,诊必副矣。"

二、辨地

不同的方位、地域、同一地方的高下不同,对人体疾病的发生和影响都有不同。

（一）辨五方地域

中医理论以五行理论与五方相配,不同地域的气候特点不同,人的体质、性情多有差异。因此,我国不同省份,不同的地区,同一疾病,临床辨证亦有所不同。

以北方为例。北方天气寒冷,天寒生地水,地水生咸味,咸味养肾精,肾生骨髓,髓生肝木。在天表现为寒冷,在地表现为水,在人体表现为骨,气性坚硬,在五脏表现为肾。天地凛冽,寒风刺骨,阳气闭藏,显露黑色,万物清肃,鳞虫繁殖旺盛,冰雪冷静,时令严寒。如有变化,北风凛凛,冰天雪地。用咸味以养肾,志生恐惧,过于恐惧伤肾气,思虑可以制约;寒气伤血,可以燥制约寒气;过食咸味伤血,以甘味制约。《素问·五运行大论》云:"北方生寒,寒生水,水生咸,咸生肾,肾生骨髓,髓生肝。其在天为寒,在地为水,在体为骨,在气为坚,在脏为肾。其性为凛,其德为寒,其用为藏,其色为黑,其化为肃,其虫鳞,其政为静,其令霰雪,其变凝冽,其眚冰雹,其味为咸,其志为恐。恐伤肾,思胜恐;寒伤血,燥胜寒;咸伤血,甘胜咸。"

中医理论认为,西北方的阳气不足,所以北方寒而西方凉;东南方的阴气不足,所以南方热而东方温,这是因为阴阳之气,天地高下,有太过不及的区别。东南方属于阳,阳气自上而下降,所以南方热而东方温;西北方属于阴,阴气自下而上升,所以北方寒而西方凉。因此,天地有上下,气候有温凉,高处气寒凉,低处气温热。所以,人们遇到寒气发生肿胀,遇到温热之气发生疮疡。肿胀用温通之法可除,疮疡用清热发散可愈。这是人的肌腠开阖的规律,是气之太过与不及所造成的。《素问·五常政大论》云:"天不足西北,左寒而右凉,地不满东南,右热而左温……阴阳之气,高下之理,太少之异也……是以地有高下,气有温凉,高者气寒,下者气热,故适寒凉者胀,之温热者疮……西北之气散而寒之,东南之气收而温之,所谓同病异治也。"说明不同的地理环境,人秉地气有所不同,辨病辨证亦有不同。

（二）辨高下

同一地区的不同地域高下不同,对人体的体质、发病甚至寿命都会有影响,辨证亦有区别。高山之上,气偏寒凉;地势低洼,相对温热。寒凝气机,多气血不畅;温热易助心火,皮肤生疮。地势高的地方,阴精上奉,人们多长寿;地势低的地方,阳精所降,人们多短寿。地势高低相差的程度不一样,对人们寿命影响的大小也不同。高低差别小的,寿命长短的差别也小;高低差别大的,寿命长短的差别也大。《素问·五常政大论》云:"一州之气,生化寿夭不同……高下之理,地势使然也。崇高则阴气治之,污下则阳气治之,阳胜者先天,阴胜者后天,此地理之常,生化之道也。帝曰:其于寿夭何如? 岐伯曰:高者其气寿,下者其气夭,地之小大异也,小者小异,大者大异。"

在治疗和养生方面,西北方天气寒冷,发散外寒,顺应天气而养;东南方天气温热,收敛阳气,温食以养。同一种疾病,不同地理,治疗方法不同,这就是同病异治。所以说,在天气寒冷的地方,顺天以寒凉养生,如发病要温阳散寒;在天气温热的地方,顺天用温热食物养生,如患病要使阳气固守于内而不外泄。养生延寿要顺应天气,可以使人体气化调和,气机顺畅。《素问·五常政大论》云:"西北之气散而寒之,东南之气收而温之,所谓同病异治也。故曰:气寒气凉,治以寒凉,行水渍之。气温气热,治以温热。强其内守,必同其气,可使平也。"

（三）辨九州

古代中国,把不同的地域分为九州,战国邹衍创大九州学说,九州即神州、次州、戎州、弇州、冀州、台州、济州、薄州、阳州。《尚书·禹贡》称九州为冀州、兖州、青州、徐州、扬州、荆州、豫州、梁州、雍州,为禹区划的九州。后世多以《尚书》九州与九宫相配,邹衍大九州更符合《黄帝内经》时代。当今则以不同的省份、地区划分地域,临床辨证可以不同的地区,参考古代九州区划,与九宫相应。《素问·五常政大论》云:"委和之纪……其病摇动注恐……眚于三……伏明之纪……其发痛,其脏心……眚于九。"三、九等数

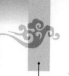

为九宫之数,应于九州,其辨病证不同。

三、辨人

天地之阴阳,五运六气的异常变化可致人生病,人感受天之邪气,应于三阴三阳,阴阳气血,脏腑经络,正邪交争,反映出寒热虚实的病理变化,应于天地,变见于人,在人则辨病脉证。《素问·气交变大论》云:"夫道者,上知天文,下知地理,中知人事,可以长久。"

总结历代医家认识:辨人包括人的性别、年龄、体质、物质基础、三阴三阳、升降出入、开阖枢等。

(一)性别、年龄

不同的性别,发病特点不同,与男女体质和气血盛衰有关。如《素问·上古天真论》云:"女子七岁,肾气盛,齿更发长……丈夫八岁,肾气实,发长齿更。"不同的年龄与疾病的发生也有影响的,如《灵枢·天年》指出:"五十岁,肝气始衰,肝叶始薄,胆汁始灭,目始不明;六十岁,心气始衰,苦忧悲,血气懈惰,故好卧;七十岁,脾气虚,皮肤枯;八十岁,肺气衰,魄离。故言善误;九十岁,肾气焦,四脏经脉空虚;百岁,五脏皆虚,神气皆去,形骸独居而终矣。"

(二)体质辨证

中医体质学说源于《黄帝内经》。《灵枢·寿夭刚柔》云:"人之生也,有刚有柔,有弱有强,有短有长,有阴有阳。"《灵枢·通天》云:"太阴之人,多阴而无阳……少阴之人,多阴少阳……太阳之人,多阳而少阴……少阳之人,多阳少阴……阴阳平和之人,其阴阳之气和,血脉调。"《灵枢·营卫生会》云:"壮者之气血盛,其肌肉滑,气道通,荣卫之行,不失其常……老者其气血衰,其肌肉枯,气道涩,五脏之气相搏,其营气衰少而卫气内伐。"

当代中医体质学快速发展,形成了一门独立的分支学科。融生物学、人类学、人体的差异规律及其疾病发生、发展和演变的关系等问题为主要内容。体质与先天禀赋、后天营养密切相关,人生之后,如患疾病,要充分考虑体质因素。

我们总结了中医体质辨证的的六个内涵:

1. **象体质** 中华中医药学会发布的《中医体质分类判定标准》将体质分为平和质、阳虚质、阴虚质、气虚质、血瘀质、气郁质、痰湿质、湿热质、特禀质九种。笔者把九种体质定义为中医象体质,是以人体的各种表现归纳九种象的类型。

2. 形态体质 《灵枢》提出了五态人。《灵枢·通天》云:"盖有太阴之人,少阴之人,太阳之人,少阳之人,阴阳和平之人,凡五人者,其态不同,其筋骨气血各不等。"《灵枢》还提出了阴阳二十五人,根据五行理论,把人分为二十五种体质形态。笔者把五态人、阴阳二十五人体质定义为形态体质,是以人体的某种形态来分类人体不同的体质。

3. 年龄体质 不同的年龄体质不同。《灵枢·天年》云:"人生十岁,五脏始定,血气已通,其气在下,故好走。二十岁,血气始盛,肌肉方长,故好趋。三十岁,五脏大定,肌肉坚固,血脉盛满,故好步。四十岁,五脏六腑,十二经脉,皆大盛以平定,腠理始疏,荣华颓落,发颇斑白,平盛不摇,故好坐。五十岁,肝气始衰,肝叶始薄,胆汁始灭,目始不明。六十岁,心气始衰,苦忧悲,血气懈惰,故好卧。七十岁,脾气虚,皮肤枯。八十岁,肺气衰,魄离,故言善误。九十岁,肾气焦,四脏经脉空虚。百岁,五脏皆虚,神气皆去,形骸独居而终矣。"

4. 运气体质 即运气影响所形成的人体体质。对于运气体质,《黄帝内经》有论述。如《素问·厥论》云:"春夏则阳气多而阴气少,秋冬则阴气盛而阳气衰。此人者质壮,以秋冬夺于所用,下气上争,不能复,精气溢下,邪气因从之而上也,气因于中,阳气衰,不能渗营其经络,阳气日损,阴气独在,故手足为之寒也。"

不同的体质在不同的时期对发病可能有特殊的易感性。如痰湿体质的人,如遇土运太过的年份,或太阴湿土为主要运气表现的节气,都易发病。

在运气体质辨证过程中,有以出生日的干支来推求其体质与发病,其理由是人出生时体质受到运气因素的影响。除了要考虑出生时的运气影响,应该进一步推求其受精时的运气因素,还有十月怀胎过程中,每个月的运气都会对相应各个脏腑器官的发育产生影响;其父母、祖父母、外祖父母的运气体质基因都可能会对运气体质的形成有关联,体质还与遗传、情志、社会、发病时的各种因素密切相关,不能唯出生日的干支来推求体质与发病。

5. 环境体质 不同的地域环境对体质的形成有影响。《素问·异法方宜论》云："故东方之域,天地之所始生也,鱼盐之地,海滨傍水,其民食鱼而嗜咸,皆安其处,美其食,鱼者使人热中,盐者胜血,故其民皆黑色疏理,其病皆为痈疡,其治宜砭石,故砭石者,亦从东方来。西方者,金玉之域,沙石之处,天地之所收引也,其民陵居而多风,水土刚强,其民不衣而褐荐,其民华食而脂肥,故邪不能伤其形体,其病生于内,其治宜毒药,故毒药者,亦从西方来。北方者,天地所闭藏之域也。其地高陵居,风寒冰冽。其民乐野处而乳食,脏寒生满病,其治宜灸焫。故灸焫者,亦从北方来。南方者,天地所长养,阳之所盛处也,其地下,水土弱,雾露之所聚也,其民嗜酸而食胕。故其民皆致理而赤色,其病挛痹,其治宜微针。故九针者,亦从南方来。中央者,其地平以湿,天地所以生万物也众,其民食杂而不劳,故其病多痿厥寒热,其治宜导引按跷。故导引按跷者,亦从中央出也。"

不同地域的人相貌各异,同一地域的人相貌相似,也可以说明地域对人体体质有一定的影响。

6. 精气体质　即遗传体质。人的体质主要受父母遗传基因的影响,禀赋于父母的精气化合,禀天地之气,合而成人,这是中医体质学不能忽视的研究内涵。《素问·六微旨大论》云："在天为气,在地成形,形气相感而化生万物矣。"万物化生,源于天、地和形气相感,三生万物。植物的化生源于天气、地气和自然传播的种子;无腿和双肢动物产生于天气、地气和排卵;四肢动物产生于天气、地气和精卵结合;人的产生源于天气、地气、精气(精卵结合)。万物是由于天地之气交感所化生,人的生命与天地四时气化密切相关。《素问·宝命全形论》云："人以天地之气生,四时之法成。"《素问·至真要大论》云："本乎天者,天之气也;本乎地者,地之气也。天地合气,六节分而万物化生矣。"天地合气、六节分都是万物化生的必要条件。

（三）辨物质基础

人体生命的物质基础是精气血阴阳,藏于形体,显于神机。针对人患病后精气血阴阳的生理病理变化,进行辨证论治,是基于人体的辨证论治模式。在这个层次上,不是辨气血阴阳津液疾病,而是探讨人体的生命活动物质基础,通过调理人体的精气血阴阳,达到气血顺、阴阳和的目的。从而通过人体自身的气血阴阳调和而去防病、治病。

（四）三阴三阳辨证

人体的三阴三阳,指厥阴、少阴、太阴、少阳、阳明、太阳,组成人体六气,《黄帝内经》《伤寒杂病论》都是以三阴三阳为辨证基础。《伤寒杂病论》三阴三阳是在《黄帝内经》三阴三阳的基础上发展而形成的,是对《黄帝内经》三阴三阳的继承和发展,有其深层的物质基础,是人体内的六气,构成生命的物质基础之一。三阴三阳辨证是人体辨证的深入,涉及升降出入,开阖枢等理论,将人体荣卫气血、阴阳津液的物质基础进一步细化,与脏腑经络相对应,构成了人体动态的辨证论治体系。

（五）辨升降出入

《素问·六微旨大论》云:"出入废则神机化灭,升降息则气立孤危。故非出入,则无以生长壮老已;非升降,则无以生长化收藏。是以升降出入,无器不有。故器者生化之宇,器散则分之,生化息矣。故无不出入,无不升降,化有小大,期有近远,四者之有,而贵常守,反常则灾害至矣。"升降出入是气的运动形式,升降出入的变化,对疾病的发生产生影响,因此,临床辨证要重视气的升降出入。

（六）辨开阖枢

开阖枢是人体三阴三阳之气的出入离合运动过程,是六气运行过程中六经的开阖枢状态。人体之气分阴阳,阴阳之气各分三阴三阳,三阴三阳之气流动分属六经之中。太阳经中之气为太阳,阳明经中之气为阳明,少阳经中之气为少阳;太阴经中之气为太阴,厥阴经中之气为厥阴,少阴经中之气为少阴。阴阳处于阴平阳秘的动态平衡之中,三阴三阳之气,则同时也处于动态平衡之中。阴阳相伴而行,外为阳,体现三阳之离合:太阳为开,阳明为阖,少阳为枢;内为阴,体现三阴之离合:太阴为开,厥阴为阖,少阴为枢。太阳开时,厥阴为阖;阳明阖时,太阴为开;少阳、少阴则起到枢机作用,实现阴平阳秘的动态运动;阴阳之气循环运动,气里形表而相成。如《素问·阴阳离合论》所言:"是故三阳之离合也,太阳为开,阳明为阖,少阳为枢。三经者,不得相失也,搏而勿浮,命曰一阳……三阴之离合也,太阴为开,厥阴为阖,少阴为枢。三经者,不得相失也,搏而勿沉,名曰一阴。阴阳冲冲,积传为一周,气里形表而为相成也。"说明人之三阴三阳之气循行于三阴三阳经脉之中,阴阳相属,阴阳气相贯,三阴三阳气之离与合,六经以开阖枢的形式,六气产生出入活动,是生命活动的保证,开阖枢不利,则发生疾病。

《素问·热论》云:"伤寒一日,巨阳受之,故头项痛,腰脊强;二日阳明受之,阳明主肉,其脉侠鼻络于目,故身热,目疼而鼻干,不得卧也;三日少阳受之,少阳主胆,其脉循胁络于耳,故胸胁痛而耳聋。三阳经络皆受其病,而未入于脏者,故可汗而已。四日太阴受之,太阴脉布胃中,络于嗌,故腹满而嗌干;五日少阴受之,少阴脉贯肾络于肺,系舌本,故口燥舌干而渴;六日厥阴受之,厥阴脉循阴器而络于肝,故烦满而囊缩。三阴三阳,五脏六腑皆受病,荣卫不行,五脏不通,则死矣。"说明三阴三阳经的受邪过程是先阳后阴,先三阳后三阴,这是因为阳在表,阴在里的原因,如此我们便理解了三阴三阳的离合出入运动以及机体抵抗外邪的发病顺序,也理解了阴阳之气在经脉中的运行规律,可以更好地指导临床辨证。

卫气亦有开合。《灵枢·卫气行》云:"黄帝问于岐伯曰:愿闻卫气之行,出入之合,何如……故卫气之行,一日一夜五十周于身,昼日行于阳二十五周,夜行于阴二十五周,周于五脏。"

四、辨疾病

张仲景首先提出了"病脉证"并治,辨病脉证原则,要审察病机,无失气宜;谨守病机,各司其属。《素问·至真要大论》云:"夫百病之生也,皆生于风寒暑湿燥火,以之化之变也……审察病机,无失气宜……谨守病机,各司其属。有者求之,无者求之,盛者责之,虚者责之,必先五胜,疏其血气,令其调达,而致和平。"

辨疾病包括辨病史、病因、病象、病机等。

(一)辨病史

辨病史要了解疾病的发生、发展和治疗过程。

(二)辨病因

辨病因有内因、外因和其他因素。外因为邪,中医学邪的概念称为六淫,为六气之异常变化,乃风寒暑湿燥火亢而为邪。《素问·六微旨大论》云:"亢则害。"内因是人体体质、气血阴阳、三阴三阳、升降出入、开阖枢等的变化。其他因素如情志、饮食劳倦、生活不节、房事过度、外伤、虫兽咬伤、瘟疫戾气、环境污染等。

中医病因理论肇源于《黄帝内经》,传统中医学有"三因"学说,即内因、外因、不内外因。明确提出三因辨证见于《金匮要略》,发展于陈无择《三因极一病证方论》。

我们提出了"九因学说"，其内涵如下：

1. **六淫** 风寒暑湿燥火六淫，四时、一日温差所形成的寒热邪气等，直接侵害人体而引起发病，属于外感，包含了细菌、病毒等西医学的认识。

运气因，是指因为五运六气运动而形成的发病原因。包括天地六淫、疫疠等乖戾之气，属于自然因素。《素问·阴阳应象大论》云："风胜则动，热胜则肿，燥胜则干，寒胜则浮，湿盛则濡泻。"《素问·五运行大论》云："风伤肝……热伤气……湿伤内……热伤皮毛……寒伤血。"《素问·六元正纪大论》云："先立其年以明其气……寒暑燥湿风火临御之化，则天道可见。"五运六气因素可以成为人体发病的诱发因素，为外因。运气因与外感既有联系又有区别，如果运气因素如风寒暑湿燥火六淫直接侵害人体而发病则为外感；如果因运气原因而影响人体疾病的加重或发生，是为诱因；急性传染性疾病如瘟疫、戾气等则为主因。

2. **伏邪** 指藏伏于体内待时而发的各种邪气。伏邪可以是六淫之邪，也可以是各种毒邪，也可以是体内的各种病理产物，在一定的时间条件下郁伏而发。《素问·阴阳应象大论》云："冬伤于寒，春必温病；春伤于风，夏生飧泄；夏伤于暑，秋必痎疟；秋伤于湿，冬生咳嗽。"《素问·生气通天论》云："是以春伤于风，邪气留连，乃为洞泄；夏伤于暑，秋为痎疟；秋伤于湿，上逆而咳，发为痿厥；冬伤于寒，春必温病。"桂林古本《伤寒杂病论》云："温病有三：曰春温、曰秋温、曰冬温。此皆发于伏气，夏则病暑，而不病温。冬伤于寒，其气伏于少阴，至春发为温病，名曰春温。"张仲景首次提出了"伏气"病因。清代《王氏医存》指出："伏匿诸病，六淫、诸郁、饮食、瘀血、结痰、积气、蓄水、诸虫皆有之。"

3. **内伤** 各种原因导致的脏腑气血阴阳的失调，内环境的异常代谢，如痰饮、瘀血，既是病理产物，又是致病因素；机体脏腑功能低下或紊乱如衰老、更年期等；西医学肿瘤，是各种内在原因导致的病理结果，其存在于机体之内，可以转移到其他部位，又成为内在的发病原因。

4. **情志** 外在刺激、性格、社会关系、工作压力、社交中的人际关系等。七情既可以由外在刺激而引发内在气机逆乱，又可以因五脏而化生。《素问·举痛论》云："怒则气上，喜则气缓，悲则气消，恐则气下，惊则气乱，思则气结。"《素问·阴阳应象大论》云："人有五脏化五气，以生喜怒悲忧恐。"

5. 饮食 饮食不节,过饥、过饱,醉酒,饮食不洁或食物过敏,水污染,饮料、食品添加剂,激素喂养动物,植物化肥农药残留等。

6. 劳倦 运动、劳作引起的过劳,房劳过度,过于安逸(不活动)等因素。

7. 禀赋(遗传) 包括各种体质因素,性别、年龄的差异,遗传基因导致的遗传病、家族病等。

8. 环境 污染,不同地域,地势高下,居住房屋,家居,异常气体等。

9. 其他 虫兽,金刃(刀枪子弹),溺水,跌扑,车祸,烧伤,冻伤,药物过敏,寄生虫,毒邪及各种意外等。

(三)辨邪正

风寒暑湿燥火六气之异常变化,侵害人体致发病为邪;机体的免疫能力及抵抗外邪的作用为正。

正气与邪气交争是疾病发生的根本原因。邪气之所以能侵害人体而发病,是因为正气虚弱,抗邪无力。人体正气强,气血阴阳盛,卫外固密,外邪难以入侵,内邪不能产生,就不会发生疾病。《素问遗篇·刺法论》云:"正气存内,邪不可干。"严格按照《黄帝内经》理论,应该为"真气存内,邪不可干。"《素问·离合真邪论》云:"真气者,经气也。"《灵枢·刺节真邪》云:"真气者,所受于天,与谷气并而充身也。正气者,正风也,从一方来,非实风又非虚风也。邪气者,虚风之贼伤人也,其中人也深,不能自去。正风者,其中人也浅,合而自去,其气来柔弱,不能胜真气,故自去。"

当人体正气不足,脏腑气血阴阳失调,卫外不固,外邪可乘虚而入,或引发内邪,发生疾病。《素问·评热病论》云:"邪之所凑,其气必虚。"《灵枢·百病始生》云:"此必因虚邪之风,与其身形,两虚相得,乃客其形。"

(四)辨病象

病象包括症象、色象、味象、舌象、脉象、运气象等。

症象即症状表现,我国在远古即有疾病症状的描述,《黄帝内经》记载了大量的疾病症状,有些地方甚至以辨症论治。

色象理论源于《黄帝内经》,《素问·脉要精微论》云:"察五色,观五脏有余不足,六腑强弱,形之盛衰,以此参伍,决死生之分。"五色之辨对认识疾病也有重要的指导作用。

五味亦是体内的外在表象,通过五味之象,可以测知脏腑病位。《素问·五脏生成》云："色味当五脏：白当肺、辛，赤当心、苦，青当肝、酸，黄当脾、甘，黑当肾、咸。故白当皮，赤当脉，青当筋，黄当肉，黑当骨。"

舌象首见于《黄帝内经》，由后世医家丰富发展起来。《素问·刺热论》云："肺热病者，先淅然厥，起毫毛，恶风寒，舌上黄，身热。"我们通过临床观察发现，舌质多体现人体之本象，如体质、精气血阴阳、五脏之象；舌苔多体现人体之标象，如运气因素、外邪、六腑之化象。

脉象理论在中医学的缘起和发展过程中始终是中医理论体系的核心。《素问·脉要精微论》云："脉为血之府也。"《伤寒杂病论》云："脉为血气之先见。"当代人结合现代科学，将脉象扩大应用，可能是对中医脉学理论的发展。我们的观点是遵循传统脉学思想，梳理历代脉学经验，沿袭传统脉象方法，体现传统中医特点。

五运六气也是以象为表现的，自然界气候、物候的变化都是五运六气象的反应，在人体也有明显的象反应，我们称之为"运气象"。如表现厥阴风木的六气特征，人体可有情绪波动，烦躁易怒；表现阳明燥金时，人可有口干、口渴的表现。

此外，中医理论中还有梦象和意象之辨，临证可以综合考虑。至于有人发挥卦象和数象，需要结合实际，深入研究，摒弃唯心，科学唯物。

综合中医象的研究，我们可以做如下归纳：

1. **直观象** 包括症、脉、舌、色、气味、听诊、触诊、叩诊等象的表现。西医学的触诊、叩诊所得之象属于中医切诊的范畴，听诊则属于中医闻诊范畴。

2. **客观象** 包括运气象、地域象等，需要我们结合实际，观察并分析。

3. **微观象** 指血、尿、便、痰等西医学化验结果，这些现代的检验成果可以作为中医望诊的内容，作为中医临床辨证的依据。

4. **影像（像）** 指 X 光、CT、MRI 等西医学检查结果。影像学检查结果是我们借助了现代检查设备，可以作为中医望诊的延伸。

5. **思维象** 意象、生辰象、卦象、数象等有待科学研究之象，除了意象，笔者临证多不用，在此提出，仅供学界探讨。关于意象，《素问·金匮真言论》云："故善为脉者，谨察五脏六腑，一逆一从，阴阳表里、雌雄之纪，藏之心意，合心于精。非其人勿教，非其真勿授，是谓得道。"

（五）辨病机

《素问·至真要大论》提出了病机十九条,历代医家代有发挥。病机十九条是六气之化之变之机,属于中医病机理论的重要组成部分。五运六气因素对人体发病所产生的病机,我们也可称之为"运气机"。中医病机的内涵主要包括病位、病性和病势。

1. **病位**　即疾病发生的部位。《黄帝内经》对病位的认识有脏腑、经络、三焦、内外皮腠表里、卫气营血、阴阳、三阴三阳等,《伤寒杂病论》则在《黄帝内经》的基础上进一步发挥了半表半里、六经等。辨病位就是推断疾病发生在人体的位置。

脏腑、经络辨证根据中医脏象理论。脏象理论肇源于《黄帝内经》,"脏藏于内而象见于外",是通过外象以推求疾病所在的脏腑、经络的方法。

六经辨证是当代人对《伤寒论》的发挥,是将外感病发生、发展过程中所表现的各种证候,以阴阳为总纲,归纳为三阳病证(太阳病证、阳明病证、少阳病证)、三阴病证(太阴病证、少阴病证、厥阴病证)两大类。六经的常见证候有太阳病证、阳明病证、少阳病证、太阴病证、少阴病证、厥阴病证。

卫气营血辨证由清代医家叶天士提出,《叶香岩外感温热篇》云:"温邪上受,首先犯肺,逆传心包。肺主气属卫;心主血属营。辨营卫气血虽与伤寒同,若论执法,则与伤寒大异也。"又曰:"大凡看法,卫之后方言气,营之后方言血。在卫汗之可也,到气才可清气;入营就可透热转气……入血犹恐耗血动血,直须凉血散血。"以卫分、气分、营分、血分四个阶段说明温热病由浅入深,病情轻重及病邪传变规律。

清代吴瑭提出三焦辨证,其在《温病条辨》中曰:"凡病温者,始于上焦,在手太阴……温病由口、鼻而入,鼻气通于肺,口气通于胃。肺病逆传,则为心包。上焦病不治,则传中焦,中焦病不治,即传下焦,肝与肾也。始上焦,终下焦。"指出温热病的发生规律是始于上焦手太阴肺,终于下焦肝、肾,从浅到深,从上到下,从轻至重。

2. **病性**　即疾病的性质,可以阴阳寒热虚实温凉风暑湿燥火等统之。后世在《黄帝内经》《伤寒杂病论》阴阳、表里、寒热、虚实的基础上,提出八纲辨证,明代张介宾对八纲做了全面论述,《景岳全书》以阴阳为二纲,以表、里、寒、热、虚、实为六变,以二纲统六变,作为辨证的纲领。当代祝味菊首提"八纲"概念,他在《伤寒质难》中说:"所谓八纲者,阴、阳、表、里、寒、热、虚、实是也,古昔医工观察各种疾病之证候,就其性能之不同,归纳为八种纲要,执简驭繁,以应无穷之变。"我们认为,表里为病位;阴阳既可为病位,也是病性;寒热温凉风暑湿燥火等既可是病因,也可是病性;虚实既可表现体质的强弱,又能表现疾病的性质。

3. **病势** 即疾病发展的趋势或转化。《素问·平人气象论》云:"脉从阴阳,病易已;脉逆阴阳,病难已。脉得四时之顺,曰病无他;脉反四时及不间藏,曰难已。"《素问·玉机真脏论》云:"五脏相通,移皆有次。五脏有病,则各传其所胜。"又云:"真肝脉至,中外急,如循刀刃责责然,如按琴瑟弦,色青白不泽,毛折乃死。"历代医家对病势转化辨证都很重视,我们在临床辨证,需结合西医学手段,把握疾病发展趋势。

五、辨时

辨时即辨发病和疾病加重或最重的时间以及疾病转化的时间。同一个病人或不同的疾病在不同的年份,对人体疾病的影响各不相同;在一年中不同的季节,人体四时的阴阳之气亦不相同,春天阳长阴消,夏天阳气最盛,秋天阳消阴长,冬天阴气最盛,人体辨证特点亦各有异;一日之中不同的时辰,平旦阳气生,日中阳气隆,日西阳气虚,子夜阴气盛,阴阳消长的规律决定疾病的发生、传变和预后,发病特点是不一样的,因此需要因时辨证。

《黄帝内经》记载了大量的时间发病规律。《素问·金匮真言论》云:"东风生于春,病在肝,俞在颈项;南风生于夏,病在心,俞在胸胁;西风生于秋,病在肺,俞在肩背;北风生于冬,病在肾,俞在腰股;中央为土,病在脾,俞在脊。"《灵枢·根结》亦云:"发于春夏,阴气少,阳气多……发于秋冬,阳气少,阴气多。"《素问·六元正纪大论》云:"先立其年以明其气,金木水火土运行之数,寒暑燥湿风火临御之化,则天道可见。"等等。

《素问·六元正纪大论》云:"气用有多少,化治有盛衰,衰盛多少,同其化也……风温春化同,热曛昏火夏化同,胜与复同,燥清烟露秋化同,云雨昏暝埃长夏化同,寒气霜雪冰冬化同。"《素问·气交变大论》云:"火不及,夏有炳明光显之化,则冬有严肃霜寒之政,夏有惨凄凝冽之胜,则不时有埃昏大雨之复,其眚南,其脏心,其病内舍膺胁,外在经络……金不及,夏有光显郁蒸之令……其脏肺,其病内舍膺胁肩背,外在皮毛。"说明了四时之变与病证之辨。

《素问·至真要大论》云："寒暑温凉盛衰之用，其在四维，故阳之动，始于温，盛于暑；阴之动，始于清，盛于寒。春夏秋冬，各差其分……其脉应皆何如？……春不沉，夏不弦，冬不涩，秋不数，是谓四塞。沉甚曰病，弦甚曰病，涩甚曰病，数甚曰病。"四时之变显于脉，应该病脉证并辨。

《伤寒论》更是发《黄帝内经》之未发，对疾病的发病时间辨证论治，如第186条："伤寒三日，阳明脉大。"第27条："伤寒三日，三阳为尽，三阴当受邪。"第23条："太阳，病得之八九日，如疟状。"第302条："少阴，病得之二三日，麻黄附子甘草汤。"第7条："发于阳，七日愈；发于阴，六日愈。"第271条："伤寒三日，少阳脉小者，欲已也。"等等。对病欲解时的论述如："太阳，病欲解时，从寅至未上。"仲景提出了六经病欲解时的规律，并论述了大量的与发病与病情转化的时间规律。《伤寒杂病论》"六经病欲解时"对临床具有重要的指导价值。

第二节　临床应用方法

天地人病时系统辨证理论方法不是孤立的理论体系，临床应用可以容纳古今中医所有辨证方法，融会贯通，灵活应用。大道至简，临床应用天地人病时系统辨证理论方法非常简单。

一、首先辨病

中医辨病，通常根据患者最主要的临床症状表现确定病名，如患者病情复杂，可以根据不同的表现找出患者多种疾病。当代中医除了要辨识中医病名，还要辨识西医病名，做诊断和鉴别诊断，有助于临床治疗。如某患者以发热、咳嗽、胸痛、胸闷、心悸来诊，在中医望闻问切四诊合参的基础上，要拍胸片、做心电图，完善各项化验检查。中医诊断：1. 发热，2. 咳嗽，3. 胸痹；西医诊断：1. 上呼吸道感染，2. 冠心病。上呼吸道感染要与急性肺炎、流感、急性支气管炎等鉴别；冠心病要针对冠心病的进一步分型如急性冠脉综合征、心绞痛、心律失常、心功能不全、心肌梗死等做鉴别诊断，以明确分型。

二、中医辨证

辨证论治在当代中医学被认为是中医学的基本特点,是当代人对中医理论的发挥和发展。笔者认为,广义的辨证可以指中医学的一切临床思维方法,以此,把"天地人病时"辨识疾病的临床思维方法称为"天地人病时系统辨证"。

应用天地人病时系统辨证理论,了解患者的病因、病史等,根据症象、舌象、脉象等抓主证,辨识发病之机,根据以下五点做出准确的中医辨证。

天时运气因素:根据五运六气理论,首先看运气对发病的影响,结合主气、客气、客主加临,联系主运、客运、司天、在泉、岁运、标本中气、初中、胜复、郁发等因素,结合临床实际,找出运气因素对发病的影响。

地域、地势因素:要了解患者所处地理、地势位置,不同的地理位置、地势环境对人体发病有一定的影响;要了解患者的居住环境,如居住高层,会较低层偏于寒凉。

辨人主要是辨体质等因素,看患者神色形态、气味、气血阴阳、三阴三阳、气机运行、情志等表现;要看性别、年龄、饮食习惯等对体质的影响。笔者不看重出生年月对患者的影响,有人对出生年月有研究也可以综合考虑,出生年月对体质形成可能有一定的影响,但不能唯出生年月而推论。

辨病主要是辨病史病象病因病机。找出发病的主因和诱因,以及与既往史的相关联系;病象包括症状、舌、脉、色、理化检查结果等;病机主要包括识别患者的病性、病位和病势。

辨时主要看患者的发病时间,病情(症状)加重或最重的时间,结合六经病欲解时、子午流注等综合判断病位、病性和疾病转归。如患者上午9点发热最重,说明病位在少阳之阖、太阳之开;如下午3点患者腹痛最重,说明患者病在阳明;如患者夜半2点不寐,病位在三阴,多在厥阴。

三、综合论治

(一)天地人病时系统辨证方法

从天地人病时五个方面综合了患者症、象、因、机、病。其中症属于病之象,又有其客观表现性和主观感觉性,故而可有别于象;机又包含了病位、病性、病势三方面内涵。其临床思维过程是:根据病象(症、脉、舌、色、血象、影像等）定病,结合天时定病因、定病性,根据地域、地势定病性,结合体质定性,根据病因病机定病因、定病位、定病性、定病势,结合发病时间定病位、定病势,综合辨证,确定合理治则、治法。

（二）依法选方用药

笔者通常对每种疾病都有基本方,结合临床实际,应用天地人病时系统辨证方法,病证结合进行方药加减。笔者根据五运六气理论和《神农本草经》药性理论等,制五运六气临证方药,非常灵活实用,对于临床治疗、养生保健都有切实的疗效。如无证可辨,可以根据患者主观表现及理化检查进行临床思辨,考虑按照运气因素应用五运六气临证方药;流感、瘟疫等天时疾病,首选五运六气临证方药。笔者运用五运六气临证方药指导中医外治疗法,如遇少阳相火、少阴君火等运气因素,酌加黄连等清火药物,可以避免贴敷疗法的发疱等现象,且增强疗效。

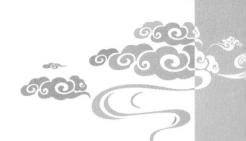

第二章　天地人病时系统辨证三十论

论一　中医临床辨证方法

一、基于疾病认识的中医辨证方法

1.《黄帝内经》　从《黄帝内经》对病、脉、症的全面认识和论述,到《伤寒杂病论》辨病脉证并治,是中医学从理论到临床的两次里程碑式的跨越。辨证论治是当代对中医理论的认识和发展。证与症,古通。《黄帝内经》提出了证的概念,《素问·至真要大论》云:"气有高下,病有远近,证有中外,治有轻重,适其至所为故也。"仲景《伤寒杂病论》对病脉证的综合论述是对中医理论的发展。

《黄帝内经》记载了很多病,集中国古代医学成果之大成。天人相应思想,人体生理病理机制,脏象经络理论,提出了治法、方药。但详于理论,重于针刺,而略于方药,《黄帝内经》中只有十二方(不包括《素问遗篇》中的小金丹方)。《黄帝内经》的辨证方法包含内容很多,本书设专篇论述。

2.《伤寒杂病论》辨病脉证及六经辨证　至汉代张仲景,融会贯通了《黄帝内经》理论,将因于六淫,尤其是寒邪致人体所产生的一系列疾病著《伤寒杂病论》,理论联系实际,成为中医临床实践的经典巨著。

仲景的中心思想是基于六气理论的辨病脉证并治。后世医家理解不同,发挥成辨六病,辨六经等。有的以论证治,有的以方类证,有的以气化论经,有的则以方证分类而论,如黄煌先生所说:"一本有一本的伤寒,各家有各家的仲景",形成了后世《伤寒论》书目达千余种之多,成为"伤寒论发挥学"。

六经辨证则成为当代学者研究《伤寒论》的主流认识,并形之于全国统编教材,应该说,六经辨证也是"伤寒论发挥学"的重要内容,可以有效指导临床,为当代医家归纳。

六经辨证方法将外感病发生、发展过程中所表现的各种证候,以阴阳为总纲,归纳为三阳病证(太阳病证、阳明病证、少阳病证)、三阴病证(太阴病证、少阴病证、厥阴病证)两大类。六经的常见证候有太阳病证、阳明病证、少阳病证、太阴病证、少阴病证、厥阴病证。

3. 八纲辨证 八纲即阴、阳、表、里、寒、热、虚、实。《黄帝内经》已有八纲的论述。

张仲景在《伤寒论》,循《黄帝内经》之理,用之于临床,阴、阳、表、里、寒、热、虚、实在其理论论述中已完美成熟,融会贯通,并创半表半里。

明·张介宾对八纲做了全面论述,《景岳全书》以阴阳为二纲,以表、里、寒、热、虚、实为六变,以二纲统六变,作为辨证的纲领。

明·王执中在《伤寒正脉》中说:"治病八字,虚、实、阴、阳、表、里、寒、热。八字不分,杀人反掌。"

首次提出"八纲"概念的是当代祝味菊,他在《伤寒质难》中说:"所谓八纲者,阴、阳、表、里、寒、热、虚、实是也,古昔医工观察各种疾病之证候,就其性能之不同,归纳为八种纲要,执简驭繁,以应无穷之变。"

八纲的实质:阴阳既是总纲,可以概括其他六纲,也是阴证、阳证的辨证方法。表、里是部位,可用阴位、阳位以概之,阴位、阳位又可扩大至脏腑、经络之中。寒、热既是病因,又是正邪交争后的结果,在病因可以阴、阳之邪性以统之,在结果则人体功能的变化反应,以阴、阳之性概括之。虚、实在病因是邪之性质,在人体则表现人体真气的状态,也可以是体质因素。表里寒热虚实概可用阴阳以统领。

4. 卫气营血辨证 提出卫气营血辨证的是清代医家叶天士。是对《黄帝内经》《伤寒论》卫、气、营、血理论的发展。《叶香岩外感温热篇》云:"温邪上受,首先犯肺,逆传心包。肺主气属卫;心主血属营。辨营卫气血虽与伤寒同,若论治法,则与伤寒大异也。"又云:"大凡看法,卫之后方言气,营之后方言血。在卫汗之可也,到气才可清气;入营犹可透热转气……入血就恐耗血动血,直须凉血散血。"

温热病邪进入人体,由卫分入气分,由气分入营分,由营分入血分,病邪相传,由浅入深,病情逐渐加重。叶氏归纳了卫分证、气分证、营分证、血分证四个阶段,用以说明外感热病病位浅深,病势轻重及病邪传变规律。

5. **三焦辨证** 创自清代医家吴瑭。吴氏以《黄帝内经》三焦部位为依据,在《伤寒论》辨病脉证和卫气营血辨证的基础上,总结温热病的传变规律,以三焦辨证。

上焦温病指肺、心(心包)的病变,中焦温病指脾、胃、大肠的病变,下焦温病指肝、肾的病变。温病的发生规律是从上焦手太阴肺开始,最后终于下焦肝、肾,由浅入深,由上传下,由轻到重。《温病条辨》云:"凡病温者,始于上焦,在手太阴……温病由口、鼻而入,鼻气通于肺,口气通于胃。肺病逆传,则为心包。上焦病不治,则传中焦,中焦病不治,即传下焦,肝与肾也。始上焦,终下焦。"

6. **气血津液阴阳病辨证** 气血津液在《黄帝内经》《伤寒论》都有论述。邱会河教授主编的《中医基础理论》指出:气血、津液是构成人体的基本物质,是脏腑、经络等组织器官进行生理活动的物质基础。张登本教授主编的《中医学基础》详细论述了气血津液阴阳病辨证。是根据气血津液阴阳的相关理论,分析四诊所获得的临床资料,在八纲辨证的基础上,分析、归纳、判断为某种证候的辨证方法。

7. **脏腑辨证** 脏象理论源于《黄帝内经》,"脏藏于内而象见于外",是通过象之表现以测知病在五脏、六腑及其相关经脉的一种方法,当代人发展为脏腑辨证。

病、脉理论的提出是《黄帝内经》集古代中医学理论之大成的创举,辨病脉证是《伤寒论》对中医学理论的创新发展和具体应用,卫气营血、三焦辨证是清代温病学派对中医理论的发挥,六经辨证是后世对《伤寒论》的发挥,气血津液阴阳辨证、脏腑辨证则是当代人对《黄帝内经》的认识和结合时代特征的创新。

二、基于人体的中医辨证方法

1. **体质辨证** 体质学说源于《黄帝内经》。《灵枢·寿夭刚柔》曰:"人之生也,有刚有柔,有弱有强,有短有长,有阴有阳。"

《灵枢·通天》云:"盖有太阴之人,少阴之人,太阳之人,少阳之人,阴阳平和之人。""太阴之人,多阴而无阳……少阴之人,多阴少阳……太阳之人,多阳而少阴……少阳之人,多阳少阴……阴阳平和之人,其阴阳之气和,血脉调。"

《灵枢·营卫生会》云:"壮者之气血盛,其肌肉滑,气道通,荣卫之行,不失其常……老者其气血衰,其肌肉枯,气道涩,五脏之气相搏,其营气衰少而卫气内伐。"

《灵枢·卫气失常》云:"人之肥瘦大小寒温,有老壮少小……人有肥、有膏、有肉……膏者多气……肉者多血则充形……脂者,其血清,气滑少……众人皮肉脂膏不能相加也,血与气不能相多,故其形不小不大,各自称其身,命曰众人。"

《素问·血气形志》云:"夫人之常数,太阳常多血少气,少阳常少血多气,阳明常多气多血,少阴常少血多气,厥阴常多血少气,太阴常多气少血,此天之常数。"

当代对中医体质学说进行深入研究,形成一门中医学分支学科,以生物学、人类学、人体的差异规律及其疾病发生、发展和演变的关系等问题为主要内容,认为体质是辨证的基础,体质决定临床证候类型。

人的体质不同与先天禀赋、后天营养、所在地域环境等因素密切相关,体质形成之后,因人而异,如有疾病根据不同的体质考虑不同的辨证治则即可。当代把正常人的体质以阴阳之象来划分,如阴阳平和质、偏阳质、偏阴质等,临床常见的体质如阴虚质、阳虚质、气阴不足质等,并赋予其内在的病理机制。

2. 精气血阴阳辨证　笔者以为:精气血阴阳是生命的物质基础,是中医学人体最基本的物质基础单位。在此基础上,探讨人患病后精、气、血、阴、阳的生理病理变化,进行辨证论治,是基于人体的辨证论治模式。在这个层次上,不是辨气血阴阳津液疾病,而是探讨人体的生命活动物质基础,通过调理人体的精气血阴阳,达到气血顺、阴阳和的治疗目的,从而通过人体自身的精气血阴阳调和而去抗病、治病。

精气血阴阳辨证可以与五脏六腑经络相联系对应,以脏腑经络为定位,以精气血阴阳为基础辨病机、辨邪正、辨病位、辨病性、辨病势,可以达到更高的辨证论治层次。

3. 三阴三阳辨证　人体的三阴三阳,指太阳、阳明、少阳、太阴、少阴、厥阴,构成人体六气,这在《黄帝内经》理论中论述很多;《伤寒论》的辨病脉证论治基础实际也是六气辨证。

三阴三阳辨证是人体辨证的更高层次,涉及六气升降出入,开阖枢等理论,并与脏腑经络相对应,构成了人体动态的辨证论治体系,是人体辨证的更高境界。

三、应时辨证

同一个病人或不同的疾病在不同的年份,在一年中不同的季节,在一天中不同的时辰,其发病特点是不一样的,因此需要因时辨证。

《黄帝内经》记载了大量的时间节律。如《素问·热论》:"伤寒一日,太阳受之,故头项痛,腰脊强。二日阳明受之……三日少阳受之……四日太阴受之……五日少阴受之……六日厥阴受之。"

《素问·生气通天论》云:"阳气者,一日而主外,平旦人气生,日中而阳气隆,日西而阳气已虚,气门乃闭。"

《素问·金匮真言论》云:"东风生于春,病在肝,俞在颈项;南风生于夏,病在心,俞在胸胁;西风生于秋,病在肺,俞在肩背;北风生于冬,病在肾,俞在腰股;中央为土,病在脾,俞在脊。"

《素问·脏气法时论》云:"肝主春,足厥阴少阳主治……心主夏,手少阴太阳主治……脾主长夏,足太阴阳明主治……肾主冬,足少阴太阳主治。"

《灵枢·根结》云:"发于春夏,阴气少,阳气多……发于秋冬,阳气少,阴气多。"

《素问·天元正纪大论》云:"先立其年以明其气,金木水火土运行之数,寒暑燥湿风火临御之化,则天道可见。"

《素问·气交变大论》指出:"岁火太过,炎暑流行,肺金受邪……岁土太过,雨湿流行,肾水受邪……岁金太过,燥气流行,肝木受邪……岁水太过,寒气流行,邪害心火。"

《伤寒论》更是发《黄帝内经》之未发,提出了大量的时间医学辨证实例。如对病欲解时的论述:"太阳,病欲解时,从寅至未上。"

因时辨证非常重要。岁运不同,每年司天在泉之气各不相同,对人体疾病的影响亦各不相同,辨岁运、辨司天、辨在泉是因年辨证的重要内容。不同的季节,人体四时的阴阳之气亦不相同。春天阳长阴消,夏天阳气最盛,秋天阳消阴长,冬天阴气最盛,人体辨证特点亦各有异。一日之中,平旦阳气生,日中阳气隆,日西阳气虚,子夜阴气盛,阴阳消长的规律决定疾病的发生、传变和向愈。

四、应地辨证

《素问·五常政大论》云："天不足西北……地不满东南。"不同的地理环境，人秉地气有所不同，辨病辨证亦有不同。

五方与五脏对人体辨证亦有影响。《素问·五运行大论》云："南方生热，热生火，火生苦，苦生心，心生血，血生脾……在体为脉……在脏为心……其变炎烁，其眚燔焫……热伤气，寒胜热。"不同省份方位，辨证亦有不同。

同一地方的不同地域，辨证亦有区别。《素问·五常政大论》云："一州之气，生化寿夭不同……高下之理。地势使然也。崇高则阴气治之，污下则阳气治之。阳盛者先天，阴盛者后天，此地理之常，生化之道也。"

五、应天辨证

应天时而辨，顺应自然，体现了天人相应的中医学理论基础。《素问·气交变大论》云："五运更治，上应天期，阴阳往复，寒暑迎随，真邪相薄，内外分离……《上经》曰：夫道者，上知天文，下知地理，中知人事，可以长久……善言天者，必应于人。"

应天而辨证，涉及五运六气诸多内容，我们提出天地人病时系统辨证，容纳中医所有辨证方法。

论二 《黄帝内经》的辨证方法

《黄帝内经》没有辨证论治的概念，辨证论治是当代人对《黄帝内经》思想的发挥和发展，其内涵集症状、舌象、脉象、病因、病机等内容，归纳总结证型。引申辨证论治的外延，可以将中医的所有的临床思维方法统归之于辨证。《黄帝内经》之辨涵盖了天、地、人、时、病、脉、症等各个方面内容。

1. **辨阴阳** 阴阳既是生命的物质基础，又是中医学的论理方法，阴阳辨证是《黄帝内经》辨证理论的基础，在说明人体生理、病理、诊断、治疗各个方面都以阴阳辨证。

《素问·阴阳应象大论》云："察色按脉，先别阴阳。"又云："审其阴阳，以别柔刚,阳病治阴,阴病治阳,定其血气,各守其乡。"

《素问·至真要大论》说:"谨察阴阳所在而调之,以平为期。"又云:"调气之方,必别阴阳,定其中外,各守其乡。"

2. 辨表里、寒热、虚实 中医学表里、寒热、虚实的概念和辨证最早见于《黄帝内经》,表里属于病位,寒热、虚实属于病性。

《素问·阴阳应象大论》云:"四时阴阳,尽有经纪,外内之应,皆有表里。"

《素问·阴阳应象大论》指出:"阴盛则阳病,阳盛则阴病。阳盛则热,阴盛则寒。"《素问·调经论》云:"阳虚则外寒,阴虚则内热;阳盛则外热,阴盛则内寒。"

《素问·调经论》云:"百病之生,皆有虚实。"《素问·通评虚实论》说:"邪气盛则实,精气夺则虚。"《灵枢·本神》云:"必审五脏之病形,以知其气之虚实,谨而调之也。"《素问·方盛衰论》云:"诊合微之事,追阴阳之变,章五中之情,其中之论,取虚实之要,定五度之事,知此乃足以诊。"

3. 辨五行 以五行类万物,与人体脏腑生理病理相联属,是中医学辨证特色。

《素问·金匮真言论》云:"东方青色,入通于肝,开窍于目,藏精于肝,其病发惊骇……其应四时,上为岁星,是以春气在头也,其音角,其数八,是以知病之在筋也,其臭臊。"

《灵枢·阴阳系日月》云:"五行以东方为甲乙木王春。春者,苍色,主肝。肝者,足厥阴也。"

4. 辨人 《黄帝内经》最早论述了人的体形、体质与疾病辨证。

《灵枢·阴阳二十五人》云:"木形之人,比于上角,似于苍帝。其为人苍色,小头,长面,大肩背,直身,小手足,好有才,劳心,少力,多忧劳于事。能春夏不能秋冬,感而病生。足厥阴佗佗然……火形之人,比于上徵,似于赤帝。其为人赤色,广䏝,锐面小头,好肩背髀腹,小手足,行安地,疾心,行摇,肩背肉满,有气轻财,少信,多虑,见事明,好颜,急心,不寿暴死。能春夏不能秋冬,秋冬感而病生。手少阴核核然……土形之人,比于上宫,似于上古黄帝。其为人黄色,圆面,大头,美肩背,大腹,美股胫,小手足,多肉,上下相称,行安地,举足浮,安心,好利人,不喜权势,善附人也。能秋冬不能春夏,春夏感而病生。足太阴敦敦然……金形之人,比于上商,似于白帝。其为人方面,白色,小头,小肩背,小腹,小手足,如骨发踵外,骨轻,身清廉,急心,静悍,善为吏。能秋冬不能春夏,春夏感而病生。手太阴敦敦然……水形之人,比于上羽,似于黑帝。其为人黑色,面不平,大头,廉颐,小肩,大腹,动手足,发行摇身,下尻长,背延延然,不敬畏,善欺绐人,戮死。能秋冬不能春夏,春夏感而病生。足少阴汗汗然。"又云:"二十五人之形血气之所生,别而以候,从外知内。"

《灵枢·通天》云:"凡五人者,其态不同,其筋骨气血各不等。"《灵枢·经水》云:"血之清浊,气之多少,十二经之多血少气,与其少血多气,与其皆多血气,与其皆少血气,皆有大数。"

《灵枢·寿夭刚柔》云:"人之生也,有刚有柔,有弱有强,有短有长,有阴有阳。"《灵枢·五变》云:"柔弱者,必有刚强,刚强多怒,柔者易伤。"《素问·经脉别论》云:"勇者气行则已,怯者则着而为病也。"勇怯,指体质的强弱,若是体质壮实之人,只会产生一过性的机体失调,故不易为病;而体质虚弱者,其不平衡状态持续下去而成为疾患。

《素问·五常政大论》指出:"故治病者,必明天道地理,阴阳更胜,气之先后,人之寿夭,生化之期,乃可以知人之形气也。"

5. 辨情志 情志包括七情和五志,七情即喜怒忧思悲惊恐,五志为神魂魄意志。

《素问·举痛论》云:"怒则气上,喜则气缓,悲则气消,恐则气下,寒则气收,炅则气泄,惊则气乱,劳则气耗,思则气结。"

《素问·阴阳应象大论》云:"暴怒伤阴,暴喜伤阳。"

6. 辨饮食、气味 《素问·五脏生成》云:"是故多食咸,则脉凝泣而变色。"又云:"白当肺、辛,赤当心、苦,青当肝、酸,黄当脾、甘,黑当肾、咸。"

7. 辨脏腑 脏腑辨证是《黄帝内经》辨证理论体系的核心。

《素问·调经论》云:"帝曰:人有精气津液、四肢、九窍、五脏、十六部、三百六十五节,乃生百病,百病之生,皆有虚实。今夫子乃言有余有五,不足亦有五,何以生之乎?岐伯曰:皆生于五脏也。"

《素问·咳论》云:"五脏六腑皆令人咳,非独肺也。"又云:"脾咳不已,则胃受之,胃咳之状,咳而呕,呕甚则长虫出。"

8. 辨经络 经络辨证理论在《黄帝内经》已臻完善。

《灵枢·经脉》云:"肺手太阴之脉,起于中焦,下络大肠,还循胃口,上膈属肺,从肺系横出腋下,下循臑内,行少阴心主之前。下肘中,循臂内上骨下廉,入寸口,上鱼,循鱼际,出大指之端,其支者,从腕后直出次指内廉,出其端。"《灵枢·逆顺肥瘦》云:"手之三阴,从脏走手;手之三阳,从手走头。足之三阳,从头走足;足之三阴,从足走腹。"

《灵枢·阴阳系日月》云:"故足之十二经脉,以应十二月,月生于水,故在下者为阴。手之十指,以应十日,日主火,故在上者为阳。黄帝曰:合之于脉,奈何?岐伯曰:寅者,正月之生阳也,主左足之少阳;未者六月,主右足之少阳;卯者二月,主左足之太阳;午者五月,主右足之太阳;辰者三月,主左足之阳明;巳者四月,主右足之阳明,此两阳合于前,故曰阳明;申者,七月之生阴也,主右足之少阴;丑者十二月,主左足之少阴;酉者八月,主右足之太阴;子者十一月,主左足之太阴;戌者九月,主右足之厥阴;亥者十月,主左足之厥阴,此两阴交尽,故曰厥阴。甲主左手之少阳,己主右手之少阳,乙主左手之太阳,戊主右手之太阳,丙主左手之阳明,丁主右手之阳明。此两火并合,故为阳明。庚主右手之少阴,癸主左手之少阴。辛主右手之太阴,壬主左手之太阴。故足之阳者,阴中之少阳也;足之阴者,阴中之太阴也。手之阳者,阳中之太阳也;手之阴者,阳中之少阴也。腰以上者为阳,腰以下者为阴。其于五脏也,心为阳中之太阳,肺为阳中之少阴,肝为阴中之少阳,脾为阴中之至阴,肾为阴中之太阴。"又云:"五行以东方为甲乙木王春。春者苍色主肝,肝者,足厥阴也。"

9. 辨六经 六经之辨最早见于《黄帝内经》,六经发病与天时季节相应,六经与脏腑相通,六经属于十二经,为足六经,张仲景在六经六气理论的基础上发展形成了《伤寒杂病论》辨病脉证理论。

《素问·脉解》云:"太阳所谓肿腰脽痛者,正月太阳寅,寅太阳也,正月阳气出在上而阴气盛,阳未得自次也,故肿腰脽痛也……少阳所谓心胁痛者,言少阳盛也,盛者心之所表也,九月阳气尽而阴气盛,故心胁痛也……阳明所谓洒洒振寒者,阳明者午也,五月盛阳之阴也,阳盛而阴气加之,故洒洒振寒也。所谓胫肿而股不收者,是五月盛阳之阴也,阳者衰于五月,而一阴气上,与阳始争,故胫肿而股不收也……太阴所谓病胀者,太阴子也,十一月万物气皆藏于中,故曰病胀……少阴所谓腰痛者,少阴者肾也,十月万物阳气皆伤,故腰痛也……厥阴所谓癞疝,妇人少腹肿者,厥阴者辰也,三月阳中之阴,邪在中,故曰癞疝少腹肿也。"

《素问·热论》云："伤寒一日,巨阳受之,故头项痛,腰脊强。二日阳明受之,阳明主肉,其脉侠鼻络于目,故身热目疼而鼻干,不得卧也。三日少阳受之,少阳主胆,其脉循胁络于耳,故胸胁痛而耳聋。三阳经络皆受其病,而未入于脏者,故可汗而已。四日太阴受之,太阴脉布胃中络于嗌,故腹满而嗌干。五日少阴受之,少阴脉贯肾络于肺,系舌本,故口燥舌干而渴。六日厥阴受之,厥阴脉循阴器而络于肝,故烦满而囊缩。三阴三阳,五脏六腑皆受病,荣卫不行,五脏不通,则死矣。"

10. 辨营卫气血　气血辨证是《黄帝内经》辨证理论的重要内涵,卫气营血理论最早源于《黄帝内经》。

《素问·调经论》云："人之所有者,血与气耳。"又云："血气不和,百病乃变化而生。"

《素问·至真要大论》云："气有多少,病有盛衰,治有缓急,方有大小,愿闻其约奈何? 岐伯曰:气有高下,病有远近,证有中外,治有轻重,适其至所为故也。"

《灵枢·营卫生会》云："黄帝曰:老人之不夜瞑者,何气使然? 少壮之人不昼瞑者,何气使然? 岐伯答曰:壮者之气血盛,其肌肉滑,气道通,荣卫之行,不失其常,故昼精而夜瞑。老者之气血衰,其肌肉枯,气道涩,五脏之气相搏,其营气衰少而卫气内伐,故昼不精,夜不瞑。"

《灵枢·五乱》云："何谓逆而乱? 岐伯曰:清气在阴,浊气在阳,营气顺脉,卫气逆行,清浊相干,乱于胸中,是谓大悗。故气乱于心,则烦心密嘿,俯首静伏;乱于肺,则俯仰喘喝,接手以呼;乱于肠胃,则为霍乱;乱于臂胫,则为四厥;乱于头,则为厥逆,头重眩仆。"

11. 辨色　辨色是《黄帝内经》望诊理论的重要内容,五色辨证是《黄帝内经》的重要内容。《素问·脉要精微论》云："五色者,气之华也,赤欲如白裹朱,不欲如赭;白欲如鹅羽,不欲如盐;青欲如苍璧之泽,不欲如蓝;黄欲如罗裹雄黄,不欲如黄土;黑欲如重漆色,不欲如地苍。"

《素问·五脏生成》云："白当肺、辛,赤当心、苦,青当肝、酸,黄当脾、甘,黑当肾、咸。""故色见青如草兹者死,黄如枳实者死,黑如炲者死,赤如衃血者死,白如枯骨者死……青如翠羽者生,赤如鸡冠者生,黄如蟹腹者生,白如豕膏者生,黑如乌羽者生。"

《灵枢·五色》云："青黑为痛,黄赤为热,白为寒……其色粗以明,沉夭者为甚,其色上行者病益甚,其色下行如云彻散者病方已。五色各有脏部,有外部,有内部也。色从外部走内部者,其病从外走内;其色从内走外者,其病从内走外……五色各见其部,察其浮沉,以知浅深,察其泽夭,以观成败,察其散抟,以知远近,视色上下,以知病处。"

《灵枢·论疾诊尺》云:"目赤色者病在心,白在肺,青在肝,黄在脾,黑在肾。"

12. 辨六淫 六淫是中医病因学的基本概念,源起于《黄帝内经》。

《素问·生气通天论》:"因于寒,欲如运枢,起居如惊,神气乃浮。因于暑,汗,烦则喘喝,静则多言,体若燔炭,汗出而散。"

《素问·阴阳应象大论》云:"风胜则动,热胜则肿,燥胜则干,寒胜则浮,湿胜则濡泻。"

13. 辨脉 辨脉是中医理论的特色内涵,切脉是四诊主要内容之一,《黄帝内经》形成了系统的中医脉学理论。

《素问·玉版论要》云:"道之至数,五色脉变,揆度奇恒,道在于一。"

《素问·脉要精微论》云:"夫脉者,血之府也,长则气治,短则气病。"

《灵枢·逆顺》云:"脉之盛衰,所以候血气之虚实有余不足。"

《素问·脉要精微论》云:"微妙在脉,不可不察,察之有纪,从阴阳始。始之有经,从五行生,生之有度,四时为宜,补泻勿失,与天地如一,得一之情,以知死生。"

《素问·玉机真脏论》云:"脉弱以滑,是有胃气。"

《灵枢·终始》云:"谷气来也,徐而和。"

《素问·三部九候论》云:"何以知病之所在?岐伯曰:察九候独小者病,独大者病,独疾者病,独迟者病,独热者病,独寒者病,独陷下者病。"

《素问·平人气象论》云:"寸口之脉中手短者,曰头痛。寸口之脉中手长者,曰足胫痛。寸口脉中手促上击者,曰肩背痛。寸口脉沉而坚者,曰病在中。寸口脉浮而盛者,曰病在外。寸口脉沉而弱,曰寒热及疝瘕少腹痛。寸口脉沉而横,曰胁下有积,腹中有横积痛。寸口脉沉而喘,曰寒热。"

14. 辨病 《黄帝内经》对病的认识很多,虽然没有给予明确的疾病概念,但辨病是中医诊断、治疗的前提,《黄帝内经》提出了各种病名、诊断和治疗方法。

《素问·刺热》云:"肝热病者,小便先黄,腹痛多卧,身热。"

《灵枢·痈疽》云："发于腋下赤坚者，名曰米疽。治之以砭石，欲细而长，疏砭之，涂以豕膏，六日已，勿裹之……发于膝，名曰疵痈。其状大痈，色不变，寒热，如坚石，勿石，石之者死。须其柔，乃石之者生。"

15. **辨症状**　中医学的辨证论治，在《黄帝内经》是辨症论治。

《素问·脉要精微论》云："头者精明之府，头倾视深，精神将夺矣。背者胸中之府，背曲肩随，府将坏矣。腰者肾之府，转摇不能，肾将惫矣。膝者筋之府，屈伸不能，行则偻附，筋将惫矣。骨者髓之府，不能久立，行则振掉，骨将惫矣。"

《素问·咳论》云："肺咳之状，咳而喘息有音，甚则唾血。"

《灵枢·海论》云："气海有余者，气满胸中，悗息面赤……水谷之海有余，则腹满。"

16. **辨病位**　《黄帝内经》非常注意辨病位，阴阳、表里、内外、脏腑、经络、气血等都属于病位。

《素问·平人气象论》云："脉小实而坚者，曰病在内。"

《素问·玉机真脏论》云："病入舍于肺，名肺痹，发咳上气。"

《素问·脏气法时论》："肝病者，两胁下痛引少腹，令人善怒。"

17. **辨病邪传变**　病邪传变理论发源于《黄帝内经》。

《素问·玉机真脏论》云："五脏相通，移皆有次，五脏有病，各传其所胜。"

《素问·热论》云："伤寒一日，巨阳受之，故头项强腰脊痛……二日，阳明受之……三日，少阳受之……四日，太阴受之……五日，少阴受之……六日，厥阴受之。"

《灵枢·病传》云："病先发于心，一日而之肺，三日而之肝，五日而之脾，三日不已。死，冬夜半，夏日中。"

18. **辨病势**　《黄帝内经》大量论述了疾病发展趋势。

《素问·脉要精微论》云："风成为寒热……久风为飧泄，脉风成为疠，病之变化，不可胜数。"

《素问·平人气象论》云："脉从阴阳，病易已；脉逆阴阳，病难已。"

19. **辨天地运气**　天人相应是中医学的基本方法，是中医理论之魂，五运六气理论是对天人相应理论的具体表达，天地运气辨证是中医学的基本方法。

《素问·六节脏象论》云："不知年之所加，气之盛衰，虚实之所起，不可以为工矣。"

《灵枢·刺节真邪》云："与天地相应，与四时相副，人参天地，故可为解。"

《素问·宝命全形论》云："法天则地，随应而动，和之者若响，随之者若影。"

《素问·本病论》云："人气不足，天气如虚。"

《灵枢·岁露论》说："人与天地相参也，与日月相应也。故月满则海水西盛，人血气积，肌肉充，皮肤致，毛发坚，腠理郄，烟垢著。当是之时，虽遇贼风，其入浅不深。至其月郭空，则海水东盛，人气血虚，其卫气去，形独居，肌肉减，皮肤纵，腠理开，毛发残，膲理薄，烟垢落。当是之时，遇贼风则其入深，其病人也卒暴。"

《素问·八正神明论》云："天温日明，则人血淖液而卫气浮，故血易泻，气易行；天寒日阴，则人血凝泣而卫气沉。月始生，则血气始精，卫气始行；月郭满，则血气实，肌肉坚；月郭空，则肌肉减，经络虚，卫气去，形独居。"

《素问·五癃津液别》云："天暑衣厚则腠理开，故汗出。天寒则腠理闭，气涩不行，水下留于膀胱，则为溺与气。"

《素问·生气通天论》说："故阳气者，一日而主外，平旦人气生，日中而阳气隆，日西而阳气已虚，气门乃闭。"

20. 辨地域、空间　因地辨证、因地制宜是中医学的科学辨证方法，最早见于《黄帝内经》。

《素问·异法方宜论》云："故东方之域，天地之所始生也，鱼盐之地，海滨傍水，其民食鱼而嗜咸，皆安其处，美其食，鱼者使人热中，盐者胜血，故其民皆黑色疏理，其病皆为痈疡，其治宜砭石，故砭石者，亦从东方来。"

《素问·六微旨大论》云："高下相召，升降相因。"

21. 辨时间　时间医学辨证理论在《黄帝内经》提出并广泛应用。

《素问·疏五过论》云："圣人之治病也，必知天地阴阳，四时经纪。"

《灵枢·五变》云："先立其年，以知其时。时高则起，时下则殆，虽不陷下，当年有冲通，其病必起，是谓因形而生病，五变之纪也。"

《灵枢·四时气》指出："四时之气，各有所长。"

《素问·厥论》说："春夏则阳气多而阴气少，秋冬则阴气盛而阳气衰。"

《灵枢·阴阳系日月》云："正月、二月，人气在左……四月五月六月，人气在右……七月八月九月，人气在右……十月十一月十二月，人气在左。"

《素问·脏气法时论》云:"至其所生而愈,至其所不胜而甚,至于所生而持,自得其位而起。"又云:"病在肝,愈于夏,夏不愈,甚于秋,秋不死,持于冬,起于春,禁当风。"

《灵枢·顺气一日分为四时》说:"朝则人气始生,病气衰,故旦慧;日中人气长,长则胜邪,故安;夕则人气始衰,邪气始生,故加;夜半人气入脏,邪气独居于身,故甚也。"

22. 辨梦 梦的辨证在《黄帝内经》中有许多论述,其科学原理需要进一步探讨。

《素问·诊要经终论》云:"秋刺夏分,病不已,令人益嗜卧,又且善梦……冬刺春分,病不已,令人欲卧不能眠,眠而有见。"

《素问·脉要精微论》说:"是知阴盛则梦涉大水恐惧,阳盛则梦大火燔灼,阴阳俱盛则梦相杀毁伤;上盛则梦飞,下盛则梦堕;甚饱则梦予,甚饥则梦取;肝气盛则梦怒,肺气盛则梦哭;短虫多则梦聚众,长虫多则梦相击毁伤。"

《素问·方盛衰论》云:"是以少气之厥,令人妄梦,其极至迷。三阳绝,三阴微,是为少气。是以肺气虚,则使人梦见白物,见人斩血借借,得其时则梦见兵战。肾气虚,则使人梦见舟船溺人,得其时则梦伏水中,若有畏恐。肝气虚,则梦见菌香生草,得其时则梦伏树下不敢起。心气虚,则梦救火阳物,得其时则梦燔灼。脾气虚,则梦饮食不足,得其时则梦筑垣盖屋。"

《灵枢·淫邪发梦》云:"正邪从外袭内,而未有定舍,反淫于脏,不得定处,与营卫俱行,而与魂魄飞扬,使人卧不得安而喜梦。气淫于腑,则有余于外,不足于内;气淫于脏,则有余于内,不足于外。"又云:"厥气客于心,则梦见丘山烟火;客于肺,则梦飞扬,见金铁之奇物;客于肝,则梦山林树木;客于脾,则梦见丘陵大泽,坏屋风雨;客于肾,则梦临渊,没居水中;客于膀胱,则梦游行;客于胃,则梦饮食;客于大肠,则梦田野;客于小肠,则梦聚邑冲衢;客于胆,则梦斗讼自刳;客于阴器,则梦接内;客于项,则梦斩首;客于胫,则梦行走而不能前,及居深地窑苑中;客于股肱,则梦礼节拜起;客于胞䐈,则梦溲便。"

23. 系统全面辨证 《黄帝内经》的辨证理论体系非常完善,各种辨证方法的目的是治疗疾病,《黄帝内经》提倡系统全面的辨证思维。

《素问·方盛衰论》说："是以诊有大方,坐起有常,出入有行,以转神明,必清必静。上观下观,司八正邪,别五中部,按脉动静,循尺滑涩寒温之意,视其大小,合之病能,逆从以得,复知病名,诊可十全,不失人情。"指出医生一边按一定的常规和步骤仔细诊察病情,一边认真思考,只有通过对病因、病机(病位、病性、病势)等全面分析,最后才能综合得出正确的诊断。

《素问·疏五过论》云:"圣人之治病也,必知天地阴阳,四时经纪,五脏六腑,雌雄表里,刺灸砭石、毒药所主,从容人事,以明经道,贵贱贫富,各异品理,问年少长,勇怯之理,审于分部,知病本始,八正九候,诊必副矣。"

论三 中医理论之魂

天人相应、阴阳、五行、三阴三阳等是中医学重要的理论基础。天人相应是古人认识世界的思想和方法,体现在《黄帝内经》理论的方方面面,而五运六气理论是对天人相应思想的具体表达,其地位和作用被当代所弱化。阴阳、五行贯穿于中医学理论,当代认为阴阳、五行是中医学的说理工具,其内涵和意义也没有完全发挥经意。三阴三阳在当代中医理论中只保留了概念性的认识。中医理论根植于中华文明,因此很多概念和方法,既有其深厚的文化、哲学基础,又具备了其自身发展的自然科学规律,这些特殊的理论方法构造了中医理论之魂。

一、天人相应

天人相应理论是中医学理论的核心,是中医理论之魂,五运六气理论是天人相应理论的具体应用和表达,人法天地而生,人是天地整体的一个有机成分。陈无择曰:"夫五运六气,乃天地阴阳运行之常道也。"《素问·六节脏象论》云:"不知年之所加,气之盛衰,虚实之所起,不可以为工矣。"

(一)天体运行影响自然界万物,人是自然的一部分

我国自有文字记载,就有对天象的观测记录。《尚书·尧典》云:"乃命羲和,钦若昊天,历象日月星辰,敬授人时。"《吕氏春秋·情欲》云:"人与天地也同,万物之形虽异,其情一体也……故古之治身与天下者,必法天地。"

《素问·天元纪大论》云："太虚廖廓,肇基化元,万物资始,五运终天,布气真灵,揔统坤元,九星悬朗,七曜周旋,曰阴曰阳,曰柔曰刚,幽显既位,寒暑弛张,生生化化,品物咸章。"说明了天地自然的生化规律。《素问·宝命全形论》云："天地合气,命之曰人","人以天地之气生,四时之法成。"《素问·六节脏象论》云："天食人以五气,地食人以五味。"说明万物资始,天地化人,人的生存依赖天地以供养。

自然之道在于天、地、人的和谐,人和万物的生长壮老已在于天地之气的运动变化。《素问·气交变大论》云："夫道者,上知天文,下知地理,中知人事,可以长久。此之谓也。帝曰:何谓也? 岐伯曰:本气位也。位天者,天文也;位地者,地理也;通于人气之变化者,人事也。故太过者先天,不及者后天,所谓治化而人应之也。"

(二)自然因素影响人体健康与发病

人体的生理、病理与天地相应:日月、星辰(五大行星、北斗)、潮汐、不同的年份、四季、五季、二十四节气、日夜等对人体的生理和病理都有内在的联系和影响。《素问·生气通天论》云："天地之间,六合之内,其气九州、九窍、五脏、十二节,皆通乎天气。其生五,其气三。"《灵枢·经别》云："余闻人之合于天道也,内有五脏,以应五音、五色、五时、五味、五位也;外有六腑,以应六律,六律建阴阳诸经而合之十二月、十二辰、十二节、十二经水、十二时、十二经脉者,此五脏六腑之所以应天道。"

1. 日月 日月的运动变化对人体的生理病理有明显的影响,人体之气与天地相通,顺应四时变化,人身之阳气靠阳光滋养以温煦,人体气血随月亮的运动而表现盈虚变化。

《素问·生气通天论》云："天地之间,六合之内,其气九州、九窍、五脏、十二节,皆通乎天气。"又:"阳气者若天与日,失其所,则折寿而不彰,故天运当以日光明。是故阳因而上,卫外者也。"《素问·上古天真论》云："法则天地,象似日月,辨列星辰,逆从阴阳,分别四时。"《素问·六节脏象论》云:"天度者,所以制日月之行也;气数者,所以纪化生之用也。天为阳,地为阴;日为阳,月为阴。行有分纪,周有道理,日行一度,月行十三度而有奇焉,故大小月三百六十五日而成岁,积气余而盈闰矣。立端于始,表正于中,推余于终,而天度毕矣。"《灵枢·岁露》云:"人与天地相参也,与日月相应也。故月满则海水西盛,人血气积,肌肉充,皮肤致,毛发坚,腠理郄,烟垢著。

当是之时,虽遇贼风,其入浅不深。至其月郭空,则海水东盛,人气血虚,其卫气去,形独居,肌肉减,皮肤纵,腠理开,毛发残,膲理薄,烟垢落。当是之时,遇贼风则其入深,其病人也卒暴。"

因此,如果日月的运动变化出现异常,则邪气侵害人体,治疗上要充分考虑日月运动对人体的影响,辨证论治。《素问·四气调神大论》云:"天明则日月不明,邪害空窍。"《素问·八正神明论》云:"凡刺之法,必候日月星辰,四时八正之气,气定乃刺之。是故天温日明,则人血淖液而卫气浮,故血易泻,气易行;天寒日阴,则人血凝泣而卫气沉。月始生,则血气始精,卫气始行;月郭满,则血气实,肌肉坚;月郭空,则肌肉减,经络虚,卫气去,形独居。是以因天时而调血气也。是以天寒无刺,天温无凝。月生无泻,月满无补,月郭空无治,是谓得时而调之。因天之序,盛虚之时,移光定位,正立而待之。故曰月生而泻,是谓脏虚;月满而补,血气扬溢,络有留血,命曰重实;月郭空而治,是谓乱经。"

2. **星辰八正** 五大行星、二十八宿的运行,对人体经脉、气血阴阳也产生影响。人身气血运行上应二十八宿,五行之气贯通天地五脏。

《素问·八正神明论》云:"星辰者,所以制日月之行也。八正者,所以候八风之虚邪以时至者也……以日之寒温,月之虚盛,四时气之浮沉,参伍相合而调之,工常先见之,然而不形于外,故曰观于冥冥焉。"《圣济经》云:"五行之气,上应五星,内彻五脏。"《灵枢·五十营》云:"天周二十八宿,宿三十六分。人气行一周,千八分。日行二十八宿,人经脉上下、左右、前后二十八脉,周身十六丈二尺,以应二十八宿。"

自然界的气候变化与五星运动亦有密切的联系,岁候太过与不及影响人体生理病理,如岁木太过,上应岁星的变化,风气流行,根据五行生克规律,木克土,影响脾的生理功能,脾土容易感受邪气,产生疾病,临证应顺天而治。《素问·气交变大论》云:"夫子之言岁候,其不及太过,而上应五星……承天而行之,故无妄动,无不应也。卒然而动者,气之交变也,其不应焉。"又云:"岁木太过,风气流行,脾土受邪……上应岁星……化气不政……上应太白星。岁火太过,炎暑流行,肺金受邪……上应荧惑星。岁土太过,雨湿流行,肾水受邪……上应岁星。岁金太过,燥气流行,肝木受邪……上应太白星。岁水太过,寒气流行,邪害心火……上应荧惑、辰星……岁木不及,燥乃大行……上应太白星……岁火不及,寒乃大行……

上应辰星……岁土不及,风乃大行……上应岁星……岁金不及,炎火乃行……上应荧惑星……岁水不及,湿乃大行……上应镇星。"《素问·六元正纪大论》云:"太阳司天之政……水土合德,上应辰星、镇星……阳明司天之政……金火合德,上应太白、荧惑……少阳司天之政……火木同德,上应荧惑、岁星……太阴司天之政……湿寒合德……上应镇星、辰星……少阴司天之政……金火合德,上应荧惑、太白……厥阴司天之政……风火同德,上应岁星、荧惑。"

3. **岁运** 岁运的变化对人体疾病也有明显的影响。不同的年份,有太过不及之殊;同一年之中,主运、客运会相互作用,对气候和人体产生影响;主气、客气会化生不同的气象变化,影响人体健康与发病。所以治病必须要了解每一年的岁运、客运和客气,以及司天、在泉,以及他们之间的相互作用对人体所产生的影响。

《素问·六节脏象论》云:"五日谓之候,三候谓之气,六气谓之时,四时谓之岁,而各从其主治焉。五运相袭,而皆治之,终期之日,周而复始,时立气布,如环无端,候亦同法。故曰:不知年之所加,气之盛衰,虚实之所起,不可以为工矣。"《灵枢·五变》云:"先立其年,以知其时。时高则起,时下则殆,虽不陷下,当年有冲通,其病必起,是谓因形而生病,五变之纪也。"

4. **四季** 生命要顺应天地阴阳,法则天地,四季变化,阴阳交替,春生、夏长、秋收、冬藏,人体的气血与之相顺应,四时气候变化,对应人体相应脏腑,人体的脉象也随四时而变化。

《灵枢·逆顺》云:"气之逆顺者,所以应天地、阴阳、四时、五行也。"《灵枢·顺气一日分为四时》云:"春生、夏长、秋收、冬藏,气之常也,人亦应之。"《素问·六节脏象论》云:"心者,生之本……为阳中之太阳,通于夏气;肺者,气之本……为阳中之太阴,通于秋气;肾者……为阴中之少阴,通于冬气;肝者,罢极之本……为阳中之少阳,通于春气。"《素问·脉要精微论》云:"春日浮,如鱼之游在波;夏日在肤,泛泛乎万物有余;秋日下肤,蛰虫将去;冬日在骨,蛰虫周密,君子居室。"又云:"四变之动,脉与之上下,以春应中规,夏应中矩,秋应中衡,冬应中权。"《素问·四气调神大论》明确指出:"夫四时阴阳者,万物之根本也。"

疾病的发生与自然界四时的异常气候有关联,如春天生东风,如果太过异常,影响人体肝脏;夏天生南风,异常则影响人体心脏;秋天生西风,异常则影响人体肺脏;冬天生北风,异常则影响人体肾脏。

《素问·金匮真言论》云:"东风生于春,病在肝,俞在颈项;南风生于夏,病在心,俞在胸胁;西风生于秋,病在肺,俞在肩背;北风生于冬,病在肾,俞在腰股;中央为土,病在脾,俞在脊。故春气者病在头,夏气者病在脏,秋气者病在肩背,冬气者病在四肢。"《素问·阴阳应象大论》云:"冬伤于寒,春必温病;春伤于风,夏生飧泄;夏伤于暑,秋必痎疟;秋伤于湿,冬生咳嗽。"《素问·阴阳别论》云:"十二从应十二月,十二月应十二脉。"《素问·阴阳应象大论》云:"天有四时五行,以生长收藏,以生寒暑燥湿风;人有五脏化五气,以生喜怒悲忧恐。"

5. **十二月**　十二月之中,人气顺应每月的气候变化而自我调节,适应自然规律。如正月二月,人气在肝;三月四月,人气在脾;五月六月,人气在头;七月八月,人气在肺;九月十月,人气在心;十一月十二月,人气在肾。这是人气与天地相应,每月的运行规律。所以我们在临床实践中,要认识每月的发病特点,以指导治疗。

《素问·诊要经终论》云:"正月二月,天气始方,地气始发,人气在肝。三月四月,天气正方,地气定发,人气在脾。五月六月,天气盛,地气高,人气在头。七月八月,阴气始杀,人气在肺。九月十月,阴气始冰,地气始闭,人气在心。十一月十二月,冰复,地气合,人气在肾。"《灵枢·五乱》云:"经脉十二者,以应十二月。十二月者,分为四时。四时者,春秋冬夏,其气各异。"《灵枢·阴阳系日月》云:"寅者,正月之生阳也,主左足之少阳;未者,六月,主右足之少阳。卯者,二月,主左足之太阳;午者,五月,主右足之太阳;辰者,三月,主左足之阳明;巳者,四月,主右足之阳明。此两阳合于前,故曰阳明。申者,七月之生阴也,主右足之少阴;丑者,十二月,主左足之少阴;酉者,八月,主右足之太阴;子者,十一月,主左足之太阴;戌者,九月,主右足之厥阴;亥者,十月,主左足之厥阴。"《素问·脉解》云:"正月阳气出在上,而阴气盛,阳未得自次也,故肿腰椎痛也。病偏虚为跛者,正月阳气冻解地气而出也,所谓偏虚者,冬寒颇有不足者,故偏虚为跛也……九月阳气尽而阴气盛,故心胁痛也……五月盛阳之阴也,阳盛而阴气加之,故洒洒振寒也。所谓胫肿而股不收者,是五月盛阳之阴也,阳者衰于五月,而一阴气上,与阳始争,故胫肿而股不收也……十一月万物气皆藏于中,故曰病胀;所谓上走心为噫者,阴盛而上走于阳明,阳明络属心,故

上篇 天地人病时系统辨证理论框架

曰上走心为噫也;所谓食则呕者,物盛满而上溢,故呕也;所谓得后与气则快然如衰者,十二月阴气下衰,而阳气且出,故曰得后与气则快然如衰也……十月万物阳气皆伤,故腰痛也……三月阳中之阴,邪在中,故曰颓疝少腹肿也。"

6. 昼夜　我们知道,日夜的变化在于地球的自转运动,形成昼夜,以分为阴阳。面向太阳则为白天,阳气生发;背向太阳,则为夜晚,阳气潜藏。人体的阳气呈现阳光规律,因此我们在养生、防病、治病过程中,要顺应阳气的特点,适阴阳而安居处。

《素问·生气通天论》云:"故阳气者,一日而主外,平旦人气生,日中而阳气隆,日西而阳气已虚,气门乃闭。是故暮而收拒,无扰筋骨,无见雾露,反此三时,形乃困薄。"《素问·金匮真言论》云:"平旦至日中,天之阳,阳中之阳也;日中至黄昏,天之阳,阳中之阴也。合夜至鸡鸣,天之阴,阴中之阴也;鸡鸣至平旦,天之阴,阴中之阳也。故人亦应之。"《灵枢·营卫生会》云:"日中而阳陇为重阳,夜半而阴陇为重阴。故太阴主内,太阳主外,各行二十五度,分为昼夜。夜半为阴陇,夜半后而为阴衰,平旦阴尽而阳受气矣。日中为阳陇,日西而阳衰,日入阳尽而阴受气矣。夜半而大会,万民皆卧,命曰合阴。平旦阴尽而阳受气。如是无已,与天地同纪。"《灵枢·卫气行》云:"是故一日一夜,水下百刻,二十五刻者,半日之度也,常如是毋已,日入而止,随日之长短,各以为纪而刺之……水下一刻,人气在太阳;水下二刻,人气在少阳;水下三刻,人气在阳明;水下四刻,人气在阴分。水下五刻,人气在太阳;水下六刻,人气在少阳;水下七刻,人气在阳明;水下八刻,人气在阴分。水下九刻,人气在太阳;水下十刻,人气在少阳;水下十一刻,人气在阳明;水下十二刻,人气在阴分。水下十三刻,人气在太阳;水下十四刻,人气在少阳;水下十五刻,人气在阳明;水下十六刻,人气在阴分。水下十七刻,人气在太阳;水下十八刻,人气在少阳;水下十九刻,人气在阳明;水下二十刻,人气在阴分。水下二十一刻,人气在太阳;水下二十二刻,人气在少阳;水下二十三刻,人气在阳明;水下二十四刻,人气在阴分。水下二十五刻,人气在太阳,此半日之度也。从房至毕一十四舍,水下五十刻,日行半度。回行一舍,水下三刻与七分刻之四。《大要》曰:常以日之加于宿上也,人气在太阳,是故日行一舍,人气行三阳行与阴分,常如是无已,天与地同纪,纷纷纷纷,终而复始,一日一夜,水下百刻而尽矣。"又曰:"故卫气之行，一日一夜五十周于身，昼日行于阳二十五周，夜行于阴二十五周，周于五脏。"

人体发生的疾病，有旦慧、昼安、夕加、夜甚的特点，提示我们要预判疾病的发生发展变化规律，提前采取措施，以治未病。

《灵枢·顺气一日分为四时》云："夫百病者，多以旦慧、昼安、夕加、夜甚……春生、夏长、秋收、冬藏，是气之常也，人亦应之。以一日分为四时，朝则为春，日中为夏，日入为秋，夜半为冬。朝则人气始生，病气衰，故旦慧；日中人气长，长则胜邪，故安；夕则人气始衰，邪气始生，故加；夜半人气入脏，邪气独居于身，故甚也。"

7. 养生治未病　人要顺应四时养生，和于阴阳，以防病治病。春天到来，万物以荣，要早睡早起，散步旅游，顺应春气之生发；夏天万物生长，要保持情绪稳定，享受阳光，适当运动，顺应阳气的发散；秋天凉燥，要早睡早起，保持平和的心态，收敛神气，勿使外泄，多食水果，清肺气，以应秋气；冬天要养精气，早睡晚起，减少运动，以应冬气闭藏。

《素问·四气调神大论》云："春三月，此谓发陈，天地俱生，万物以荣，夜卧早起，广步于庭，被发缓形，以使志生，生而勿杀，予而勿夺，赏而勿罚，此春气之应，养生之道也。逆之则伤肝，夏为寒变，奉长者少。夏三月，此谓蕃秀，天地气交，万物华实，夜卧早起，无厌于日，使志无怒，使华英成秀，使气得泄，若所爱在外，此夏气之应，养长之道也。逆之则伤心，秋为痎疟，奉收者少，冬至重病。秋三月，此谓容平，天气以急，地气以明，早卧早起，与鸡俱兴，使志安宁，以缓秋刑，收敛神气，使秋气平，无外其志，使肺气清，此秋气之应，养收之道也。逆之则伤肺，冬为飧泄，奉藏者少。冬三月，此谓闭藏，水冰地坼，无扰乎阳，早卧晚起，必待日光，使志若伏若匿，若有私意，若已有得，去寒就温，无泄皮肤，使气亟夺，此冬气之应，养藏之道也。逆之则伤肾，春为痿厥，奉生者少……天地四时不相保，与道相失，则未央绝灭。惟圣人从之，故身无奇病，万物不失，生气不竭。逆春气，则少阳不生，肝气内变。逆夏气，则太阳不长，心气内洞。逆秋气，则太阴不收，肺气焦满。逆冬气，则少阴不藏，肾气独沉。夫四时阴阳者，万物之根本也。所以圣人春夏养阳，秋冬养阴，以从其根，故与万物沉浮于生长之门。逆其根，则伐其本，坏其真矣。故阴阳四时者，万物之终始也，死生之本也，逆之则灾害生，从之则苛疾不起，是谓得道。"又云："从阴阳则生，逆之则死，从之则治，逆之则乱。反顺为逆,是谓内格。"

由是可见,天人相应思想贯穿中医理论,是中医理论之魂,五运六气理论是天人相应思想的具体表达。

二、阴阳

远古对自然界的认识应该是基于阴阳,阴阳源于古人对日月昼夜的认识,阴阳本源于地球的自转。《灵枢·阴阳系日月》云:"黄帝曰:余闻天为阳,地为阴,日为阳,月为阴。"而篇题明确指出"阴阳系日月"。《灵枢·营卫生会》云:"卫气行于阴二十五度,行于阳二十五度,分为昼夜。"《灵枢》的这些认识,可以看出古人对阴阳认识的肇源。

阴阳观念的萌生可远溯至伏羲、尧舜时代,人们对阴阳的认识逐步扩大,把向日为"阳",背日为"阴",山之南阳光多为阳,山之北阳光少为阴;把男人为阳,女人为阴。《素问·生气通天论》云:"阳气者,若天与日,失其所则折寿而不彰。故天运当以日光明,是故阳因而上,卫外者也。"

传说伏羲发现河图,大禹发现洛书。二者皆是以符号标注阴阳。大约4 000多年前,古人发明了圭表,并以圭表测影,观察一天、四季、一年阴阳变化,于是产生了太极图,并由此产生二十四节气概念。在阴阳概念的基础上,进一步分为四象、八卦,以先天八卦对应河图,说明天道;以后天八卦对应洛书,说理地道。

在夏商之际出现了三易:连山、归藏、周易。连山、归藏已失传,留给我们的《周易》揭示了古代文明的肇源。《周礼·春官宗伯第三·筮人》云:"筮人掌三易,以辨九筮之名:一曰《连山》,二曰《归藏》,三曰《周易》。"《帝王世纪》云:"庖牺作八卦,神农重之为六十四卦,黄帝、尧、舜引而申之,分为二易。至夏人因炎帝曰《连山》,殷人因黄帝曰《归藏》,文王广六十四卦,著九六之爻,谓之《周易》。"

创制"阴阳"一词,明确阴阳概念,则是殷商时代才有的文化特征,殷代龟甲卜辞里就已有大量关于"阴阳""晦日"的记载。由于古人对二十八宿的认识久远,此时古人以阴阳描述二十八宿的运行是可能的。《灵枢·卫气行》云:"岁有十二月,日有十二辰,子午为经,卯酉为纬。天周二十八宿,而一面七星,四七二十八星,房昴为纬,虚张为经,是故房至毕为阳,昴至心为阴,阳主昼,阴主夜。"

后经春秋到战国中、后期,阴阳观念始发展、演变成一种概念形态。《诗经·公刘》云:"既景迺岗,相其阴阳。"阴阳成为阴阳家、道家、儒家、法家、农家等诸子百家普遍的理论基础,成为古人的思想观和方法论,并把阴阳赋以象数的内涵。此时《易经》理论诞生,《周易》包括《经》和《传》两部分,《经》主要是六十四卦及三百八十四爻,各有卦辞和爻辞,可能写定于周初至春秋。《传》是解释《经》的,相传为孔子所作,今人研究,大抵系战国及秦汉之际的作品,是以阴阳说理,以卦、爻、象、数作为基本要素。

《黄帝内经》应用了阴阳的哲学思想为指导,继承了传统阴阳的认识,阴阳应天地之象为主,用阴阳以说医理,《黄帝内经》中的阴阳具有象、数、物质以及古代哲学指导下的说理方法,阴阳理论贯穿于《黄帝内经》全篇,成为中医理论的灵魂。《素问·阴阳应象大论》云:"阴阳者,天地之道也,万物之纲纪,变化之父母,生杀之本始,神明之府也。"说明阴阳是天地自然规律,万事万物的纲领,运动变化的源泉,生克亢害的肇始,是天地之大道。其后《素问·天元纪大论》在五运六气理论中进一步阐发了五运阴阳:"夫五运阴阳者,天地之道也,万物之纲纪,变化之父母,生杀之本始,神明之府也,可不通乎!故物生谓之化,物极谓之变,阴阳不测谓之神,神用无方谓之圣。夫变化之为用也,在天为玄,在人为道,在地为化,化生五味,道生智,玄生神。神在天为风,在地为木;在天为热,在地为火;在天为湿,在地为土;在天为燥,在地为金;在天为寒,在地为水。故在天为气,在地成形,形气相感而化生万物矣。然天地者,万物之上下也;左右者,阴阳之道路也;水火者,阴阳之征兆也;金木者,生成之终始也。气有多少,形有盛衰,上下相召,而损益彰矣。"在继承阴阳概念和内涵的同时,进一步阐释了三生万物即"在天为气,在地成形,形气相感而化生万物矣。"说明天有六气,地有五行,天地之气相合,以成阴阳之道,万物的化生源于天气、地气和形气相感。所谓形气相感,在人和动物源于父母精气相合,在植物则由于天地之气对种子的播散。

三、五行

五行概念的提出和形成,目前通常认为,先有殷商五方概念,后春秋有五材说,多以《尚书·洪范》提出"五行"的概念为五行源头。《尚书·洪范》云:"木火土金水,木曰曲直,火曰炎上,土曰稼穑,金曰从革,水曰润下。"是以木火土金水五种物质的形态象来说理五行。

五行概念源于木火土金水五种物质吗？非也。《五行大义》云："五行因何生？曰：因天地而生。"董仲舒也明确指出："天地之气，合而为一，分为阴阳，判为四时，列为五行。"

医圣张仲景曰："夫天布五行，以运万类。"《素问·天元纪大论》云："天有五行，御五位，以生寒暑燥湿风。"《素问·五运行大论》云："天垂象，地成形，七曜纬虚，五行丽地。"可见，五行源于古人对天象的观察。

《史记·历书》云：盖黄帝考定星历，建立五行。"《史记·五帝本纪》也记载："轩辕……治五气。"《素问·五运行大论》云："览《太始天元册》文。丹天之气经于牛女戊分，黅天之气经于心尾己分，苍天之气经于危室柳鬼，素天之气经于亢氐昴毕，玄天之气经于张翼娄胃。所谓戊己分者，奎壁角轸，则天地之门户也。夫候之所始，道之所生，不可不通也。"《白虎通·五行》云："五行者，谓金、木、水、火、土也。言行者，欲为天行之义也。"王冰曰："五运，谓五行之气，应天之运而主化者也。"《素问·天元纪大论》云："太虚寥廓，肇基化元，万物资始，五运终天，布气真灵，揔统坤元，九星悬朗，七曜周旋，曰阴曰阳，曰柔曰刚，幽显既位，寒暑弛张，生生化化，品物咸章。"《素问·气交变大论》云："五运更治，上应天期，阴阳往复，寒暑迎随，真邪相薄，内外分离，六经波荡，五气倾移，太过不及，专胜兼并。"

最新也有研究认为，"五行"可能源于"十月太阳历法"的一年分五季。

五行关键在行、动（传）、运。《素问·脏气法时论》云："黄帝问曰：合人形以法四时五行而治，何如而从？何如而逆？得失之意，愿闻其事。岐伯对曰：五行者，金、木、水、火、土也，更贵更贱，以知死生，以决成败，而定五脏之气，间甚之时，死生之期也。"

（1）行的含义有二：一是运行之义。《汉书》："五行者，五常之行气也。"二是具有行列的意义。《尚书·洪范》曰："汨陈其五行。"我们目前的教材取其行列之意，即以五行类比自然界万事万物及人体发病与脏腑、经络等，更多地忽视了五行之运行。

（2）动（传）：五行之气在动，在人体表现为五脏之气相传，《黄帝内经》以生克乘侮表现。《素问·玉机真脏论》云："五脏受气于其所生，传之于其所胜，气舍于其所生，死于其所不胜。病之且死，必先传行至其所不胜，病乃死。此言气之逆行也，故死。肝受气于心，传之于脾，气舍于肾，至肺而死。心受气于脾,传之于肺,气舍于肝,至肾而死。脾受气于肺,传之于肾,气舍于心,至肝而死。肺受气于肾,传之于肝,气舍于脾,至心而死。肾受气于肝,传之于心,气舍于肺,至脾而死。此皆逆死也。一日一夜五分之,此所以占死生之早暮也。黄帝曰:五脏相通,移皆有次。五脏有病,则各传其所胜。"《难经·五十四难》云:"脏病所以难治者,传其所胜也。腑病易治者,传其子也。"《难经·七十七难》云:"所谓治未病者,则知肝当传之与脾,故先实脾气。"

（3）运:即五运,是五行之气的运行,其客观基础是地球的公转。运气理论以生克乘侮、亢害承制来表现。

《素问·阴阳应象大论》云:"东方生风,风生木……在音为角……南方生热,热生火……在音为徵……中央生湿,湿生土……在音为宫……西方生燥,燥生金……在音为商……北方生寒,寒生水……在音为羽。"《素问·六节脏象论》云:"何谓所胜?岐伯曰:春胜长夏,长夏胜冬,冬胜夏,夏胜秋,秋胜春,所谓得五行时之胜,各以气命其脏。"用以说明五运的相生、相胜运化。

《素问·五运行大论》云:"气有余,则制己所胜而侮所不胜;其不及,则己所不胜侮而乘之,己所胜轻而侮之。"《素问·六微旨大论》云:"相火之下,水气承之;水位之下,土气承之;土位之下,风气承之;风位之下,金气承之;金位之下,火气承之;君火之下,阴精承之。帝曰:何也?岐伯曰:亢则害,承乃制,制则生化,外列盛衰,害则败乱,生化大病。"用以说明五运的相乘、相侮、相承之机。

五行理论贯穿《黄帝内经》,贯穿中医理论,是以五行理论也是中医理论之魂。

四、三阴三阳

三阴三阳即厥阴、少阴、太阴、少阳、阳明、太阳。《素问·天元纪大论》云:"阴阳之气各有多少,故曰三阴三阳也。"中医古籍里有多种序次不同的三阴三阳,大抵可以归纳为经脉生理特性及其层次类、经脉长短浅深和血气盛衰类、病理反应类、脉诊部位类、时间周期类等。

最早的对三阴三阳记载的文献可能是马王堆汉墓出土的《阴阳脉死候》:"凡三阳,天气也……凡三阴,地气也。"《足臂十一脉灸经》和《阴阳十一脉灸经》中有以太阳、阳明、少阳、太阴、少阴、厥阴命名的经脉名称,是目前中医医籍中所能见到的最早的三阴三阳术语。

三阴三阳的起源也有其古代天文学意义,当代肖军从晷仪的日影测量,发现《黄帝内经》中三阴三阳是源于"移光定影",指出少阳、阳明、太阳标定了太阳升起的三个点,厥阴,少阴、太阴标定了太阳落下的三个点,从而找到了三阴三阳在古代天文中的原始含义,说明三阴三阳是和太阳的周年运行相互关联的,表明天人相应思想在古代是有具体标定的。

在中医理论中,三阴三阳也是贯穿《黄帝内经》,张仲景更是以三阴三阳为基础,发展了《黄帝内经》临床应用。

(一)《黄帝内经》中的三阴三阳

三阴三阳在《黄帝内经》理论中大体可分为三种内涵:

1. 天之三阴三阳　以风寒暑湿燥火六元为本,三阴三阳为标,中气与之相承说理六气天运。《素问·天元纪大论》云:"寒暑燥湿风火,天之阴阳也,三阴三阳上奉之……厥阴之上,风气主之;少阴之上,热气主之;太阴之上,湿气主之;少阳之上,相火主之;阳明之上,燥气主之;太阳之上,寒气主之。所谓本也,是谓六元。"《素问·六微旨大论》云:"所谓本也,本之下,中之见也,见之下,气之标也,本标不同,气应异象。"

2. 地的三阴三阳　以木火土金水阴精与天之三阴三阳相承,以说理地道。《素问·六微旨大论》云:"相火之下,水气承之;水位之下,土气承之;土位之下,风气承之;风位之下,金气承之;金位之下,火气承之;君火之下,阴精承之。帝曰:何也? 岐伯曰:亢则害,承乃制,制则生化,外列盛衰,害则败乱,生化大病。"

3. 人的三阴三阳　《素问·五运行大论》云:"夫数之可数者,人中之阴阳也,然所合,数之可得者也。夫阴阳者,数之可十,推之可百,数之可千,推之可万。天地阴阳者,不以数推,以象之谓也。"太阳、阳明、少阳、太阴、厥阴、少阴。三阴三阳之气存在于脏腑、经脉、经筋、皮部之中,各部也以三阴三阳命之。其离合出入,升降沉浮,数之可得,合于阴阳变化规律。《素问·阴阳离合论》云:"三经者,不得相失也……阴阳冲冲,积传为一周,气里形表而为相成也。"《素问·热论》云:"伤寒一日,巨阳受之,故头项痛、腰脊强。二日阳明受之……三日少阳受之……四日太阴受之……五日少阴受之……六日厥阴受之……三阴三阳,五脏六腑皆受病,荣卫不行,五脏不通。"三阴三阳在人体中除了归纳经脉生理特性及其层次类、经脉长短浅深和血气盛衰类、病理反应类、脉诊部位类、时间周期类等内涵之外,更多的是探讨天、地、人与自然、疾病的关系,说明人体结构和气化,贯穿中医理论,是中医理论不可或缺的重要内涵,是以三阴三阳是中医理论之魂。

(二)《伤寒论》中的三阴三阳

《伤寒论》是对《黄帝内经》三阴三阳学说的继承和发展,《伤寒论》三阴三阳源于《黄帝内经》三阴三阳,历代医家对《伤寒论》理论源于《黄帝内经》几无异议,且仲景在《伤寒论》原序中有明确交代:"勤求古训,博采众方,撰用《素问》《九卷》《八十一难》《阴阳大论》《胎胪药录》,并平脉辨证,为《伤寒杂病论》,合十六卷",阐明了《伤寒论》与《黄帝内经》的学术渊源关系。

1. **六病** 把《伤寒论》中的论述归于六病,历代有之。《伤寒论》是讲六病吗?非也。首先,《伤寒论》不只六个病,也不是六组病,大家可以找一找《伤寒论》里究竟有多少病。其次,《伤寒论》讲的不是六病,是伤于寒的各种病。最后,看《伤寒论》的论述,如太阳之为病,少阳之为病等,讲的都不是太阳病、少阳病。

2. **六经** 《伤寒论》讲六经是正确的,在《伤寒例》中已有明确交代。《伤寒论·伤寒例第三》三阳经:"此三经受病,未入于腑者,可汗而已。"三阴经:"此三经受病,已入于腑,可下而已。"因此六经是存在的。后世刘河间在《伤寒直折》所言亦是。那么是六经病吗?也不是。《伤寒论·伤寒例第三》:"太阳受病也,当一二日发……阳明受病也,当二三日发……少阳受病也……当三四日发……太阴受病也,当四五日发……少阴受病也,当五六日发……厥阴受病也……当六七日发。"讲的是六经受病,六经是病位,严格来讲不是六经病。

3. **六气** 《伤寒论》讲六气吗?仲景非常重视运气学说,在其原序中说:"夫天布五行,以运万类,人禀五常,以有五脏,经络腑俞,阴阳会通,玄冥幽微,变化难极。"桂林古本《伤寒杂病论》载有《六气主客第三》一篇,五运六气的基本规律讲得非常清楚。《伤寒论》的六气是天之六气吗?六气是什么?太阳、少阳、阳明、太阴、少阴、厥阴,在《伤寒论》各篇题目中交代很清楚,乃人身之六气,与天之六气相应。成无己在《注解伤寒论》中说:"六经传变,三阴三阳之气皆和,大邪之气皆去,病人精神爽慧也。"因此,三阴三阳之气存在于《伤寒论》始终,存在于《伤寒论》灵魂之中。且在各卷之首业已明确交代清楚。六气就是太阳、少阳、阳明、太阴、少阴、厥阴,这是人之六气,非天之六气,所有的论述都是围绕六气而进行。六气存在于六经之中,是六经的物质基础,升降出入,构成人的基本生命。如《素问·六微旨大论》云:"出入废则神机化灭,升降息则气立孤危。故非出入,则无以生长壮老已;非升降,则无以生长化收藏。是以升降出入,无器不有。故器者,生化之宇,器散则分之,生化息矣。故无不出入,无不升降。"六气在六经中传化,如发病则表现出各经症状特点,这也是后世把六气为病理解为六经病的根本原因。需要进一步指出的是,桂林古本《伤寒杂病论》论述了天之六气的发病及治疗,被王叔和撰次《伤寒论》删除了,只保留了伤于寒邪的主要内容,形成了为后世所熟知的《伤寒论》。

三阴三阳源于阴阳,阴阳再分三阴三阳,三阴三阳融合了天地六气、人体六气、六经等各种中医学基本的概念和理论方法,因此三阴三阳与阴阳既有联系又有区别。三阴三阳理论贯穿《黄帝内经》《伤寒杂病论》始终,也是中医理论之魂。

五、关于气

古代的生命观是受古代哲学的世界观和方法论影响,气的理论源于古代的气一元论思想,如《老子·四十二章》指出:"道生一,一生二,二生三,三生万物。"《易·系辞》云:"天地氤氲,万物化醇。"

气充蕴在天地之间,天人相应以气而交感,《素问·天元纪大论》云:"在天为气,在地成形,形气相感而化生万物矣。"《素问·宝命全形论》云:"人生于地,悬命于天,天地合气,命之曰人。"又云:"人以天地之气生,四时之法成。"《庄子·知北游》云:"人之生,气之聚也。"天地之气是万物化生的必要条件,人之气源于天地,但进入人体后成为保持生命的物质基础。人的生命在于气在机体内的运动,精气血阴阳是生命的物质基础,人体中的气是生命的物质基础之一,《灵枢·决气》云:"人有精、气、津、液、血、脉,余意以为一气耳。"

张登本教授指出:气与血、与津液一样,有构成人体、维持人体生命活动的"物质"及其"功能"[中医理论中没有现代科学中纯粹"物质"的概念,所言的物质都必然"物、象（即功能表象）一体"]。但血、津液是"纯"物质，而"气"则是在先秦时（主要道家）哲学中"气论"基础上，生命科学就在"气是构成万物本原"的哲学背景下引申和发展而成的医学意涵，如"天人合一"理念就是在这一意涵之下才有了"天人同源"（源于气）"天人同道（规律）""天人同化（同气化）""天人同象（人的生理病理之象与自然界的物象、气象相应）"，所以在《黄帝内经》、在中医理论中所言"气"就是在哲学中的"气论"之下，又有"物质"（这是现代科学的概念）层面的"气"。

　　气的一元论思想是古代哲学方法，在此思想方法指导下在中医理论中，天人相应以气为基础，气又分六气，与三阴三阳相配属，天地人以气（六气）相交感；在人体，气成为人体生命的物质，实现了概念的转换和融合，与精、血、津、液等同为一个层次。《灵枢·决气》云："上焦开发，宣五谷味，熏肤，充身，泽毛，若雾露之溉，是为气。"气是由五谷精微生发，具有温煦皮肤、充实形体、润泽皮毛作用的一种物质，由上焦开启发布。气存在于机体不同的部位，分为营卫之气、脏腑之气和经络之气；根据气的不同性质，分为宗气、元气、真气、阳气等；气的运动变化形成了气机、气化等概念；根据病理变化形成了气滞、气陷、气逆、气乱等概念；各种亢而为害的致病因素，称为邪气。气是否是中医理论之魂，留待大家共同讨论。

论四　形　神　论

一、形、神概念

　　1. **形**　《说文解字》云："形，象形也。"《易·系辞上》云："在天成象，在地成形。"《黄帝内经》之形，指形体。主要有两方面内涵：一是指存在于自然界的一切有形实体。《素问·天元纪大论》云："在天为气，在地成形。"《素问·阴阳应象大论》云："阳化气，阴成形。"二是指人的形体。《素问·八正神明论》云："形乎形，见乎外也。目冥冥，见粗者不见精也。"《素问·宝命全形论》云："人生有形，不离阴阳。"《素问·刺志论》云："气实形实，气虚形虚。"《素问·灵兰秘典论》云："使道闭塞而不通，形乃大伤。"《黄帝内经》中有307处有关形的相关描述。

　　2. **神**　《黄帝内经》中有198次论述到神。《说文解字》云："天神，引出万物者也。"《易·系辞上》云:"阴阳不测谓之神。"考神的字符发生:"神"由"申"字演化而来,"申"是象形字,"电"字的变异体,雷电变幻莫测,无形无迹,来去无踪。

《黄帝内经》中的神具有多种含义:

(1)指自然规律:中医学将自然规律的变化称之为神。《素问·阴阳应象大论》云:"阴阳者,天地之道也,万物之纲纪,变化之父母,生杀之本始,神明之府也。"《素问·天元纪大论》云:"物之生谓之化,物之极谓之变,阴阳不测谓之神。"又云:"神在天为风,在地为木。"

(2)指机体的生命活动:神机是机体的生命活动。《灵枢·天年》云:"何者为神? ……血气已和,营卫已通,五脏已成,神气舍身,魂魄毕具,乃为成人。"《素问·五常政大论》云:"根于中者,命曰神机,神去则机息。"

(3)神指生命的物质基础:精、气、血是生命活动的物质基础,精、气、血的活动表现神气。《灵枢·营卫生会》云:"血者,神气也。"《灵枢·平人绝谷》云:"故神者,水谷之精气也。"《灵枢·本神》云:"两精相抟,谓之神。"

(4)神指生命活动的外在表现:神是生命活动的外在表现。《素问·移精变气论》云:"得神者昌,失神者亡。"《素问·汤液醪醴论》云:"帝曰:形弊血尽而功不立者何? 岐伯曰:神不使也。"《素问·八正神明论》云:"神乎神,二而一也。耳不闻,听于无声也。目著明,心藏神,心窍开则志慧出而神明见。"《素问·针解》云:"神无营于众物者,静志观病人,无左右视也。"

(5)神作形容词,指具有特殊的才能:《素问·上古天真论》云:"昔在黄帝,生而神灵,弱而能言。"《灵枢·邪气脏腑病形》云:"按其脉,知其病,命曰神""故知一则为工,知二则为神,知三则神且明矣。"

(6)不可解释的事物,如鬼神之"神":《素问·八正神明论》云:"视之无形,尝之无味,故谓冥冥,若神仿佛。"《素问·五脏别论》云:"拘于鬼神者,不可与言至德。"《灵枢·贼风》云:"其所从来者微,视之不见,听而不闻,故似鬼神。"

二、形、神的产生

中医学认为,人的形体受之于父母,气和而生神,神是人体生命的体现和自然规律。《灵枢·决气》云:"两神相搏,合而成形,常先身生,是谓精。"

《素问·六节脏象论》云："气和而有形，因变以正名。"《素问·阴阳应象大论》云："气生形。"《素问·调经论》云："夫心藏神，肺藏气，肝藏血，脾藏肉，肾藏志，而此成形。"

《灵枢·本神》云："故生之来谓之精，两精相搏谓之神，随神往来者谓之魂，并精而出入者谓之魄，所以任物者谓之心，心有所忆谓之意，意之所存谓之志，因志而存变谓之思，因思而远慕谓之虑，因虑而处物谓之智。"

《素问·六节脏象论》云："天食人以五气，地食人以五味。五气入鼻，藏于心肺，上使五色修明，音声能彰。五味入口，藏于肠胃，味有所藏，以养五气，气和而生，津液相成，神乃自生。"

《素问·天元纪大论》云："神在天为风，在地为木，在天为热，在地为火，在天为湿，在地为土，在天为燥，在地为金，在天为寒，在地为水，故在天为气，在地成形，形气相感而化生万物矣。"

《灵枢·天年》云："黄帝问于岐伯曰：愿闻人之始生，何气筑为基？何气立为楯？何失而死？何得而生？岐伯曰：以母为基，以父为楯，失神者死，得神者生……血气已和，营卫已通，五脏已成，神气舍心，魂魄毕具，乃成为人。"

1. 五脏六腑的重要作用　神是五脏六腑共同作用的结果。《灵枢·卫气》云："神生五脏，舍于五脏，主导于心。"《素问·宣明五气》云："五脏所藏，心藏神，肺藏魄，肝藏魂，脾藏意，肾藏志，是谓五脏所藏。"《灵枢·本神》云："肝藏血，血舍魂……脾藏营，营舍意……心藏脉，脉舍神……肺藏气，气舍魄……肾藏精，精舍志。"《灵枢·本脏》云："五脏者，所以藏精神血气魂魄者也。"《灵枢·平人绝谷》云："五脏安定，血脉和利，精神乃居，故神者，水谷之精气也。"《素问·六节脏象论》云："形脏四，神脏五。"《灵枢·平人绝谷》云："胃满肠虚，肠满胃虚，更虚更满，故气得上下，五脏安定，血脉和利，精神乃居。"《灵枢·本神》云："血、脉、营、气、精神，此五脏之所藏也。"

神明为心所主。《素问·六节脏象论》云："心者生之本，神之处也。"《素问·灵兰秘典论》云："心者，五脏六腑之大主也，精神之所合也。""主神则下安……主不明则十二官危。"又云："心者，君主之官，神明出焉。"《素问·宣明五气》云："心藏神。"《灵枢·邪客》云："心者，五脏六腑之大主，精神之所舍也。"《灵枢·大惑论》云："目者，五脏六腑之精也，营卫魂魄之所常营也,神气之所生也……目者,心使也。"

2. **脑为元神之府**　脑是头的组织,为元神之府,神在髓海。《素问·脉要精微论》云:"头者,精明之府,精明者,所以视万物别白黑,审短长。"又云:"头倾视深,精神将夺矣。"

《灵枢·海论》云:"髓海有余,则轻劲多力,自过其度;髓海不足,则脑转耳鸣,胫酸眩冒,目无所见,懈怠安卧。"《灵枢·经脉》云:"人始生,先成精,精成而脑髓生。"《素问·五脏生成》云:"诸髓者,皆属于脑。"

三、形与神俱

《黄帝内经》在论述人的生命活动时,认为形与神相随而生,俱生俱灭。《素问·上古天真论》云:"故能形与神俱而尽终天年""形体不敝,精神不散。"张介宾谓:"无形则神无以生。"说明了形神的统一性。

1. **神依托形而存在**　神是随生命而产生的,离开形体则神不存在。《灵枢·本神》云:"生之来,谓之精,两精相搏谓之神。"

2. **形神共存维持生命活动**　《灵枢·天年》云:"失神者死,得神者生也。"《素问遗篇·本病论》云:"得神者昌,失神者亡。"

3. **神是生命物质基础的反映**　《灵枢·平人绝谷》云:"神者,水谷之精气也。"《素问·六节脏象论》云:"津液相成,神乃自生。"《灵枢·营卫生会》云:"血者,神气也。"《素问·八正神明论》云:"血气者,人之神。"

4. **神是生命活动的反映**　神反映了生命活动。《灵枢·平人绝谷》云:"血脉和利,精神乃居。"《素问·六节脏象论》云:"气和而生,津液相成,神乃自生。"

5. **志意影响神**　人的意识影响神。《灵枢·本脏》云:"志意者,所以御精神,收魂魄,适寒暑,和喜怒者也。"

6. **神为形之主**　形体的活动受神的主使。《灵枢·口问》云:"故悲哀愁忧则心动,心动则五脏六腑皆摇。"张介宾曰:"形为神之宅,神为形之主""无神则形不可活,无形则神无所依。"《素问遗篇·刺法论》云:"精气不散,神守不分。"

四、形、神在生命中的作用

1. **形、神的生理作用表现**　形体的存在需要五味水谷以长养,神气健

旺则机体康健,神机外现。《素问·阴阳应象大论》云:"形食味。"《灵枢·营卫生会》云:"壮者之气血盛,其肌肉滑,气道通,营卫之行,不失其常,故昼精而夜暝。"

2. 形神的病理表现　神与形共存于机体之中,有着生长壮老已的生命规律。《素问·上古天真论》云:女子"七七……天癸竭,地道不通,故形坏而无子也",男子"八八,天癸竭,精少,肾藏衰,形体皆极。"《素问·灵兰秘典论》云:"使道闭塞而不通,形乃大伤。"《素问·汤液醪醴论》云:"帝曰:形弊血尽而功不立者何? 岐伯曰:神不使也。"

神伤及形,形伤及神。《素问遗篇·本病论》云:"心为君主之官,神明出焉,神失守位……神光不聚,却遇火不及之岁,有黑尸鬼见之,令人暴亡。"又云:"人犯五神易位,即神光不圆也,非但尸鬼,即一切邪犯者,皆是神失守位。"《素问·调经论》云:"神有余则笑不休,神不足则悲。"《素问·针解》云:"神无营于众物者,静志观病人,无左右视也。"《灵枢·本神》云:"心怵惕思虑则伤神,神伤则恐惧自失,破䐃脱肉。"《素问·脉要精微论》云:"头倾视深,精神将夺也。"《素问·疏五过论》云:"精神内伤,身必败亡。"《灵枢·行针》云:"重阳之人,其神易动。"《素问·脉要精微论》云:"言而微,终日乃复言者,此夺气也。衣被不敛,言语善恶,不避亲疏者,此神明之乱也。"

过食五味可以伤及形体。《素问·阴阳应象大论》云:"味伤形。"

六淫可以伤形。《素问·阴阳应象大论》云:"寒暑伤形。"《素问·生气通天论》云:"因于寒,欲如转枢,起居如惊,神气乃浮。"

3. 形神诊断　可以通过四诊观察形神之变。《素问·脉要精微论》云:"切脉动静而视精明,查五色,观五脏有余不足,六腑强弱,形之盛衰,以此参伍,决死生之分。"《素问·疏五过论》云:"诊有三常,必问贵贱,封君败伤,及欲侯王。故贵脱势,虽不中邪,精神内伤,身必败亡。"

4. 形神治疗　可以通过针刺、熨引、按摩、药酒、汤药等方法调治形神。《素问·血气形志》云:"形乐志苦,病生于脉,治之以灸刺。形乐志乐,病生于肉,治之以针石。形苦志乐,病生于筋,治之以熨引。形苦志苦,病生于咽嗌,治之以百药。形数惊恐,经络不通,病生于不仁,治之以按摩醪药。"

《灵枢·根结》云:"故曰用针之要,在于知调阴与阳,调阴与阳,精气乃光,合形与气,使神内藏。"《灵枢·行针》云:"百姓之血气各不同形,或神动而气先行针……岐伯曰：重阳之人，其神易动，其气易往也。"《灵枢·本神》云："凡刺之法，先必本于神。"《素问·宝命全形论》云："凡刺之真，必先治神。"

5. 预后 有神无神可以判断疾病的预后，得神者生，失神者亡，神伤则形伤，神亡则形随之而亡。

《素问·汤液醪醴论》云："精神不进，志意不治，故病不可愈。今精坏神去，营卫不可复收。何者？嗜欲无穷，而忧患不止，精神弛坏，荣泣卫除，故神去之而病不愈也。"

《素问·移精变气论》云："得神者昌，失神者亡。"《灵枢·天年》云："百岁，五脏皆虚，神气皆去，形骸独居而终矣。"

《素问·生气通天论》云："味过于辛，筋脉沮弛，精神乃央。"《灵枢·天年》云："失神者死，得神者生也。"《素问·疏五过论》云："精神内伤，身必败亡。"

《素问·征四失论》云："所以不十全者，精神不专，志意不理，外内相失，故时疑殆。"

6. 形神养生 养形和神是中医养生的主要内容。《素问·宝命全形论》云："君王众庶，尽欲全形。"《素问·上古天真论》云："夫道者，能却老而全形，身年虽寿，能生子也。"

《素问·宝命全形论》云："一曰治神，二曰知养身。"《素问·上古天真论》云："外不劳形于事，内无思想之患，以恬愉为务，以自得为功，形体不敝，精神不散。"

《素问·移精变气论》云："往古人居禽兽之间，动作以避寒，阴居以避暑，内无眷慕之累，外无伸宦之形，此恬憺之世，邪不能深入也。"

《素问·上古天真论》云："夫上古圣人之教下也，皆谓之虚邪贼风，避之有时，恬惔虚无，真气从之，精神内守，病安从来。"

论五 情 志 论

当代多将神志混谈，《黄帝内经》中的神、志不是一个概念。《素问·汤液醪醴论》云："精神不进，志意不治，故病不可愈。"神的概念在论四《形神论》中已论述，《黄帝内经》情志理论主要是五志学说。

一、情志概念

《黄帝内经》中无"情志"一词，但书中有19处用到"情"字，有87处用到"志"字，且每处意义不完全相同。

（一）情

情：在《黄帝内经》未用"情"字表示情志之意。

一是指事物的本性：《灵枢·师传》云："人之情，莫不恶死。"《素问·方盛衰论》云："不失人情。"

二是指情况、实情：《素问·脉要精微论》云："得一之情。"

（二）七情

《黄帝内经》中无七情之说，最早在《礼记·礼运》中有七情之论，《神农本草经》将药物使用原则归为七情，在宋代陈无择《三因极一病证方论》中提出"七情"，《素问·举痛论》"九气为病"之论中，有六者为陈言所论之七情内容。《黄帝内经》中有大量的喜、怒、忧、思、悲、惊、恐及怵惕、畏、骇、不乐等情志描述。

（三）志

《黄帝内经》中志的含义较多。

1. **志向** 《灵枢·本神》云："意之所存谓之志。"《灵枢·通天》云："无能而虚说，志发于四野。"

2. **记忆** 《灵枢·本神》云："肾盛怒而不止则伤志，志伤则喜忘其前言。"又云："肾藏精，精舍志。"

3. **神志** 《素问·举痛论》云："喜则气和志达。"《素问·逆调论》云："人身与志不相有。"《素问·五脏别论》云："观其志意，与其病也。"

4. **情绪、情感** 《灵枢·本脏》云："虽有深忧大恐，怵惕之志，犹不能减也。"《素问·四气调神大论》云："使志无怒。"

5. **欲望** 《素问·阴阳应象大论》云："从欲快志于虚无之守。"《灵枢·五色》云："目有所见，志有所恶。"

6. **意志** 《灵枢·本脏》云："志意者，所以御精神……志意和则精神专直。"

（四）五志

《黄帝内经》虽然没有明确提出五志，但是五志已在文中清晰体现。

《素问·阴阳应象大论》云:"东方生风……在脏为肝……在志为怒。""南方生热……在脏为心……在志为喜。""中央生湿……在脏为脾……在志为思。""西方生燥……在脏为肺……在志为忧。""北方生寒……在脏为肾……在志为恐。"

五志即怒、喜、思、忧、恐,五志是人的情志表现。但喜、怒、忧等在《黄帝内经》中不专指情志,还有自然变化的意思。如《素问·气交变大论》云:"是以象之见也,高而远则小,下而近则大,故大则喜怒迩,小则祸福远……有喜有怒,有忧有丧,有泽有燥,此象之常也。"

(五)五脏所藏

《素问·宣明五气》云:"心藏神,肺藏魄,肝藏魂,脾藏意,肾藏志。"

五脏所藏即神、魂、魄、意、志。那么,心藏神之神是指什么?肾藏志之志是五志之志吗?五脏所藏的内涵是什么?五脏所藏是情志吗?

《灵枢·卫气》云:"五脏者,所以藏精神魂魄者也。"《灵枢·本神》云:"肝藏血,血舍魂……脾藏营,营舍意……心藏脉,脉舍神……肺藏气,气舍魄……肾藏精,精舍志。"

可见,神、魂、魄、意、志存在于五脏之中,血、营、脉、气、精之内。那么,神、魂、魄、意、志是物质呢?还是外在表现?《黄帝内经》五脏兼具二者的内涵。

1. **心藏神** 《灵枢·营卫生会》云:"血者,神气也。"《素问·八正神明论》云:"心藏神,心窍开则志慧出而神明见。"《素问·灵兰秘典论》云:"心者,君主之官,神明出焉。"神兼具了物质性及外在表现性,但不是思维过程,因此,不是情志。

2. **肝藏魂** 《灵枢·本神》云:"随神往来者谓之魂。"能够随神往来必有其物质性,同时也有外在表现性。

3. **肺藏魄** 《灵枢·本神》云:"并精而出入者谓之魄。"能够进行出入活动,并与精在一起,有物质性与外在表现性。

4. **脾藏意** 《灵枢·本神》云:"心有所忆谓之意。"《说文解字》云:"意者,志也。从心察言而知意也。"此处意指思维过程,但不是脾藏意之意。脾藏意之意和魂、魄一样具有物质性和外在表现性,指人的意识,《素问遗篇·刺法论》云:"脾为谏议之官。"

5. **肾藏志** 《素问·灵兰秘典论》云:"肾者,作强之官,伎巧出焉。"肾所藏之志指人的意志力,既有其物质性,又有外在表现性。

可见,五脏所藏之神、魂、魄、意、志不是指人的思维活动过程,是存在于五脏内的物质基础和与五脏相关的外在表现。

(六)五智

五智即意、志、思、虑、智,是人的思维过程。《灵枢·本神》云:"所以任物者谓之心,心有所忆谓之意,意之所存谓之志,因志而存变谓之思,因思而慕谓之虑,因虑而处物谓之智。"

(七)五并

悲、喜、忧、畏、恐属于情志,是精气与脏气相并的外在表现。《素问·宣明五气》云:"精气并于心则喜,并于肺则悲,并于肝则忧,并于脾则畏,并于肾则恐,是谓五并,虚而相并者也。"《灵枢·九针》亦言:"精气并肝则忧,并心则喜,并肺则悲,并肾则恐,并脾则畏,是谓五精之气,并于脏也。"

二、情志的形成过程

1. **自然因素** 《素问·生气通天论》云:"苍天之气清净,则志意治。"《素问·气交变大论》云:"岁木太过,风气流行,脾土受邪……烦思……善怒;岁水太过……民病身热心烦,躁悸,谵妄心痛……岁土不及……民病飧泄霍乱,体重腹痛……善怒。"《素问·至真要大论》云:"太阳司天,寒淫所胜……民病……善悲,时眩仆。"

2. **五脏所生** 《素问·阴阳应象大论》云:"人有五脏化五气,以生喜怒悲忧恐。"《素问·天元纪大论》云:"人有五脏化五气,以生喜怒思忧恐。"《灵枢·本神》云:"肝气虚则恐,实则怒……心气虚则悲,实则笑不休。"《素问·玉机真脏论》云:"因而喜大虚,则肾气乘矣,怒则肝气乘矣,悲则肺气乘矣,恐则脾气乘矣,忧则心气乘矣,此其道也。"《素问·宣明五气》云:"精气并于心则喜,并于肺则悲,并于肝则忧,并于脾则畏,并与肾则恐。"

3. **气血所生** 《素问·调经论》云:"血有余则怒,不足则恐。"《灵枢·经脉》云:"气不足则善恐。"

《素问·调经论》云:"血并与阴,气并与阳,故为惊狂;血并与阳,气并与阴,乃为炅中;血并与上,气并与下,心烦惋善怒;血并与下,气并与上,乱而善忘。"《素问·四时刺逆从论》云:"血气内却,令人善恐。"

4. **经络所生** 《素问·缪刺论》云:"邪客于足少阴之络,令人嗌痛不可内食，无故善怒，气上走贲上。"《灵枢·经脉》云："胃足阳明之脉……是动则病洒洒振寒，善呻数欠……闻木声则惕然而惊，必欲动，独闭门户塞牖而处。甚则欲上高而歌，弃衣而走……肾足少阴之脉……是动则病饥不欲食……心如悬若饥状，气不足则善恐，心惕惕如人将捕之……心主手厥阴心包络之脉……是动则病手心热……甚则胸胁支满，心中憺憺大动，面赤目黄，喜笑不休。"

5. **阴阳所生** 《素问·病能论》云："阳气者，因暴折而难决，故善怒也，病名曰阳厥。"《灵枢·行针》云："多阳者，多喜；多阴者，多怒。"

6. **神** 《素问·调经论》云："神有余则笑不休，神不足则悲。"《灵枢·大惑论》云："故神劳则魂魄散，志意乱。"

7. **体质、年龄** 《灵枢·天年》云："六十岁，心气始衰，苦忧悲……八十岁，肺气衰，魄离，故言善误。"《灵枢·行针》云："多阳者多喜，多阴者多怒。"《灵枢·阴阳二十五人》云："大宫之人，比于左足阳明，阳明之上婉婉然。""大商之人，比于右手阳明，阳明之上监监然。""质判之人……太阳之下支支颐颐然。"《灵枢·通天》云："太阳之人，其状轩轩储储，反身折腘。""少阴之人，其状清然窃然，固以阴贼，立而躁崄，行而似伏。"

8. **疾病** 《素问·脏气法时论》云："肝病者，两胁下痛引少腹，令人善怒。虚则目䀮䀮无所见，耳无所闻，善恐，如人将捕之。"《灵枢·五邪》云："邪在心，则病心痛喜悲，时眩仆。"《素问·风论》云："心风之状，多汗恶风，焦绝善怒吓……肝风之状，多汗恶风，善悲，色微苍，嗌干善怒，时憎女子。"

三、情志的生理

《素问·举痛论》云："喜则气和志达，荣卫通利。"《灵枢·本脏》云："志意者，所以御精神，收魂魄，适寒暑，和喜怒者也……志意和则精神专直，魂魄不散，悔怒不起，五脏不受邪矣。"

四、情志病理

《黄帝内经》有关情志病理的描述太多。《灵枢·本神》云："是故怵惕思虑者则伤神，神伤则恐惧，流淫而不止。因悲哀动中者，竭绝而失生。喜乐者，神惮散而不藏。愁忧者，气闭塞而不行。盛怒者，迷惑而不治。恐惧者，神荡惮而不收。"《素问·阴阳应象大论》云："暴怒伤阴，暴喜伤阳。厥气上行，满脉去形。喜怒不节，寒暑过度，生乃不固。"《灵枢·百病始生》云："喜怒不节则伤脏……脏伤则病起于阴也。"《灵枢·五变》云："其心刚，刚则多怒，怒则气上逆。"《素问·痿论》云："悲哀太甚，则胞络绝，胞络绝则阳气内动，发则心下崩数溲血也。"《素问·生气通天论》云："大怒则形气绝，而血菀于上，使人薄厥。"《灵枢·口问》云："大惊卒恐，则血气分离，阴阳破败，经络厥绝，脉道不通，阴阳相逆，卫气稽留，经脉虚空，血气不次，乃失其常。"《素问·阴阳应象大论》云："故善怒伤气，寒暑伤形，暴怒伤阴，暴喜伤阳。"《灵枢·邪气脏腑病形》云："愁忧恐惧则伤心。"《灵枢·口问》云："悲哀愁忧则心动，心动则五脏六腑皆摇。"《灵枢·百病始生》云："忧思伤心。"《素问·五运行大论》云："怒伤肝，悲胜怒……喜伤心，恐胜喜……思伤脾，怒生思……忧悲伤肺，喜胜忧悲……恐伤肾，思胜恐。"《灵枢·寿夭刚柔》云："风寒伤形，忧恐忿怒伤气。"《灵枢·五邪》云："邪在心，则病心痛善悲。"《灵枢·邪气脏腑病形》云："若有所大怒，气上而不下，积于胁下，则伤肝。"《灵枢·本神》云："心，怵惕思虑则伤神，神伤则恐惧自失……肝，悲哀动中则伤魂，魂伤则狂妄不精……脾，愁忧不解则伤意，意伤则悗乱……肺，喜乐无极则伤魄，魄伤则狂，狂者意不存人……肾，盛怒而不止则伤志，志伤则喜忘其前言。"《素问·痹论》云："淫气忧思，痹聚在心。"《灵枢·百病始生》云："忧思伤心。"《素问·五脏生成》云："思虑则心虚，故邪从之。"《素问·举痛论》云："惊则心无所倚，神无所归，虑无所定。"《灵枢·邪气脏腑病形》云："胆病者，善太息。"《灵枢·癫狂》云："狂者……得失有所大喜。"《灵枢·百病始生》云："卒然外中于寒，若内伤于忧怒，则气上逆，气上逆则六输不通，温气不行，凝血蕴里而不散，津液涩渗，著而不去，而积皆成矣。"《素问·汤液醪醴论》云："嗜欲无穷，而忧思不止，精气弛坏，营泣卫除，故神去而病不愈也。"《灵枢·本神》云："肝藏血，血舍魂，肝气虚则恐，实则怒……心藏脉，脉舍神，心气虚则悲，实则笑不休。"《素问·疏五过论》云："离绝菀结，忧恐喜怒，五脏空虚，血气离守。"《素问·玉机真脏论》云："忧恐悲喜怒，令不得以其次，故令人有大病矣。"《素问·举痛论》云："百病生于气也，怒则气上，喜则气缓，悲则气消，恐则气下……惊则气乱……思则气结……怒则气逆，甚则呕血及飧泄，故气上矣。喜则气和志达，荣卫通利，故气缓矣。悲则心系急，肺布叶举，而上焦

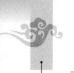

不通,荣卫不散,热气在中,故气消矣……惊则心无所依,神无所归,虑无所定,故气乱矣……思则心有所存,神存所归,正气留而不行,故气结矣。"等等。

五、情志与疾病诊断

《素问·解精微论》云:"是以人有德也,则气和于目,有亡,忧知于色。是以悲哀则泣下。"又云:"夫泣不出者,哭不悲也,不泣者,神不慈也,神不慈则志不悲。""其志以早悲,是以涕泣俱出而横行。"

《素问·疏五过论》云:"凡欲诊病者,必问饮食居处,暴乐暴苦,始乐后苦,皆伤精气,精气竭绝,形体毁沮。"

六、情志的治疗

1. **心理开导法** 《灵枢·师传》云:"告之以败,语之以道,示之以其所便,开之以所苦。"《素问·移精变气论》云:"闭户塞牖,系之病者,数问其情,以从其意。"这是心理开导疗法。

2. **暗示法** 《素问·调经论》云:"按摩勿释,出针视之,曰我将深之,适人必革,精气自伏,邪气自乱。"这是较早的暗示疗法。

3. **祝由法** 《素问·移精变气论》云:"古之治病,惟其移精变气,可祝由而已。"这是一种应用范围局限的古代精神心理方法,已为当代摒弃。

4. **情志疗法** 《素问·阴阳应象大论》云:"怒伤肝,悲胜怒""喜伤心,恐胜喜""思伤脾,怒胜思""忧伤肺,喜胜忧""恐伤肾,思胜恐。"根据五行生克乘侮方法进行治疗。

七、情志预后

《素问·生气通天论》云:"清静则肉腠闭拒,虽有大风苛毒,弗之能害。"《素问·汤液醪醴论》云:"精神不进,志意不治,故病不可愈。"《素问·痹论》云:"静则神藏,躁则消亡。"《素问·至真要大论》云:"清净则生化治,动则苛疾起。"《灵枢·论勇》云:"夫怯士之不忍痛者,见难与痛,目转面盼,恐不能言,失气惊,颜色变化,乍死乍生。"《素问·评热病论》云:"狂言者是失志,失志者死。"《素问·五脏别论》云:"病不许治者,病必不治,治之无功矣。"

八、情志养生

《素问·上古天真论》云："恬惔虚无，真气从之，精神内守，病安从来。是以志闲而少欲，心安而不惧，形劳而不倦，气从以顺，各从其欲，皆得所愿。"

《素问·移精变气论》云："往古之居禽兽之间，动作以避寒，阴居以避暑，内无眷慕之累，外无伸宦之形，此恬憺之世，邪不能深入也。"

论六　医　意　论

"医者意也"，历代医家多有论之。最早的文献记载始见于《黄帝内经》，《素问·金匮真言论》云："故善为脉者，谨察五脏六腑，一逆一从，阴阳表里、雌雄之纪，藏之心意，合心于精。非其人勿教，非其真勿授，是谓得道。"《黄帝内经》之意有多种内涵。

1. **意指心志**　《灵枢·本神》云："所以任物者谓之心，心有所忆谓之意，意之所存谓之志，因志而存变谓之思，因思而远慕谓之虑，因虑而处物谓之智。"

《说文解字》："意，志也，从心，察言而知意也。"《素问·金匮真言论》云："谨察五脏六腑，一逆一从，阴阳表里，雌雄之纪，藏之心意，合心于精。"

《灵枢·本脏》云："志意者，所以御精神，收魂魄，适寒温，和喜怒者也。是故血和则经脉流行，营复阴阳，筋骨劲强，关节清利矣；卫气和则分肉解利，皮肤调柔，腠理致密矣；志意和则精神专直，魂魄不散，悔怒不起，五脏不受邪矣。"

2. **意指意念**　《灵枢·九针十二原》云："迎之随之，以意和之，针道毕矣。"《素问·标本病传论》："谨察间甚，以意调之，间者并行，甚者独行。"《灵枢·病本》也有相同的论述。王冰注曰："间，谓多也；甚，谓少也。多，谓多形证而轻易；少，谓少形证而重难也。以意调之，谓审量标本不足有余，非谓舍法而以意妄为也。"（《文渊阁四库全书·子部·医家类·黄帝内经素问》卷十八）。

3. **意指意思**　《灵枢·小针解》云："扣之不发者，言不知补泻之意也。"

4. **意指感觉**　《灵枢·小针解》云："妙哉，独有之者，尽知针意也。"

5. 意指思、想 《灵枢·终始》云:"闭户塞牖,魂魄不散,专意一神,精气之分,毋闻人声,以收其精。"

6. 意指意识 《灵枢·厥病》云:"厥头痛,意善忘,按之不得,取头面左右动脉,后取足太阴。"《素问·五脏生成》云:"五脏之象可以类推,五脏相音可以意识。"

7. 意指辨别 《灵枢·逆顺肥瘦》云:"世人不能释尺寸而意短长,废绳墨而起平水也。"

8. 意指情绪 《素问·调经论》云:"持针勿置,以定其意。"《素问·气交变大论》云:"民病腹痛清厥,意不乐,体重烦冤,上应镇星。"

9. 意指心意 《灵枢·决气》云:"余闻人有精、气、津、液、血、脉,余意以为一气耳。"

10. 意指意病 《灵枢·九针十二原》云:"神在秋毫,属意病者,审视血脉者,刺之无殆。"

《伤寒杂病论》亦记载了医意的论述。《平脉法第二》云:"伏气之病,以意候之,今月之内,欲有伏气。假令旧有伏气,当须脉之。"此处的意为心意,以意候之即用心诊察。

孙思邈指出:"张仲景曰:欲疗诸病,当先以汤荡涤五脏六腑……故用汤也;若四肢病久,风冷发动,次当用散……次当用丸……能参合而行之者,可谓上工。故曰医者意也。"此处的意指医者的临床思辨过程,即临床思维。

《后汉书·方书列传·郭玉传》云:"郭玉,和帝时为太医丞,多有效应。而医疗贵人,时或不愈。帝乃令贵人羸服变处,一针即差。召玉诘问其状。对曰:医之为言意也。腠理至微,随气用巧,针石之间,毫芒即乖。神存于心手之际,可得解而不可得言也。"

《旧唐书·许胤宗传》云:"医者,意也,在人思虑。"

孙思邈曰:"若夫医道之为言,实为意也。固以神存心手之际,意析毫芒之里,当其情之所得,口不能言,数之所在,言不能谕。"

《外台秘要》云:"医者意也。古之所谓良医,盖以其意量而得其节,是知疗病者皆意出当时,不可以旧方医疗。"

《太平圣惠方》云:"夫医者意也。疾生于内,药调于外,医明其理,药效如神,触类而生,参详变易,精微之道,用意消停。"

朱丹溪指出："古人以神圣工巧言医，又曰：医者意也。以其传授虽的，造诣虽深，临机应变，如对敌之将，操舟之工，自非尽君子随时反中之妙，宁无愧于医乎？今乃集前人已效之方，应今人无限之病，何异刻舟求剑，按图索骥。"

张景岳《类经附翼·医易义》云："医者，意也，合阴阳消长之机。"此处医之心意要通天人相应之理，阴阳消长之机。

清代医学家喻昌曰："闻之医者意也，一病当前，先以意为运量，后乃经之以法，纬之以方，内经所谓微妙在意是也。医孰无意，而浅深由是，径庭由是，而病机之安危倚伏莫不由是，意之凝释，剖判荒茫，顾不危耶？"又曰："故治病必先识病，识病然后议药，药者所以胜病者也……又《本草》止述药性之功能，人不知嗜。"喻嘉言以意测病，推理也，源于客观，意之客观，非主观也！我们看喻氏的推理过程："某年、某月、某地，某人年纪若干，形之肥瘦、长短若何，色之黑白、枯润若何，声之清浊、长短若何，人之形志苦乐若何，病始何日，初服何药，次后再服何药，某药稍效，某药不效，时下昼夜孰重，寒热孰多，饮食喜恶多寡，二便滑涩有无，脉之三部九候何候独异，二十四脉中何脉独现，何脉兼现，其症或内伤或外感，或兼内外，或不内外，以经断为何病，其标本先后何在，汗、吐、下、和、寒、温、补、泻何施，其药宜用七方中何方，十剂中何剂，五气中何气，五味中何味，以何汤名为加减和合，其效验定于何时，一一详明……某年者，年上之干支，治病先明运气也。某月者，治病必本四时也。某地者，辨高卑、燥湿、五方异宜也。某龄、某形、某声、某气者，用之合脉，图万全也。形志苦乐者，验七情劳逸也。始于何日者，察久近传变也。历问病症药物验否者，以之斟酌己见也。昼夜寒热者，辨气分、血分也。饮食、二便者，察肠胃乖和也。三部九候何候独异，推十二经脉受病之所也。二十四脉见何脉者，审阴阳、表里无差忒也。依经断为何病者，名正则言顺，事成如律度也。标本先后何在者，识轻重次第也。汗、吐、下、和、寒、温、补、泻何施者，求一定不差之法也。七方——大、小、缓、急、奇、偶、复，乃药之制，不敢滥也；十剂——宣、通、补、泻、轻、重、滑、涩、燥、湿，乃药之宜，不敢泛也。五气中何气、五味中何味者，用药最上之法，寒、热、温、凉、平，合之酸、辛、甘、苦、咸也。引汤名为加减者，循古不自用也。刻效于何时者，逐款辨之不差，以病之新久，五行定痊期也。若是则医案之在人者，工拙自定，积之数十年，治千万人而不爽也。"俞氏之意，指整个的诊治疾病的思维推理过程。

当代医家学者对医意论则多有发挥,有的用现代心理学理论去评判古人,有的甚至背离了意的本义。干祖望说:"'医者意也',是中医熟悉的口头禅,不少古今文献中也屡屡言及。但十分可惜,纵然有过不少注解疏释,恨无一个解释得使人满意。"孟庆云指出:"'医者意也'是古代医家对引发创新意识的概括,甚至把意引申为'意象思维',认为'医者意也'为主流医学,是经验医学的特征之一","'意'是科学的思维能力。医生在临证时,为病人的病证无规范可循,或虽有规范其病情又不尽适合,在此情况下就要发挥医生的悟性,在体察精奥、殚思熟虑之后,突破思维定式,由意达物,打破常规,以理法的创新和方药的活用出奇制胜,获得疗效。"邢玉瑞认为:"医者意也"是中医直觉思维的总体。裘沛然指出:"医者意也,在人思虑",意的最高境界就是"进与病谋,退与心谋。"

如果把意放在当代语境中去理解,可以有"意思、意见、意义、心意、意念、意象、意向、推理、思维"等多种理解和发挥,但在古代语境之中,意则有更多的内涵,需要我们认真体会,以当代人的思维去评判古人的思维方法是不准确的。需要进一步指出的是,古人所论"医者意也",大多数医家是唯物的,以医理与思维结合,用心察病审机用药,而非无原则的以意念诊病行医,个别文学家甚或个别医家所描述的以意想推导治病,也有其客观的事实基础,极少凭空捏造,对此应作客观认识。以当今的思维去阐发"医者意也",意即是医者的思维,把临床收集的资料加以综合、归纳、推理的临床思辨过程。

论七　中医学的唯物观

从历史唯物主义来认识,中医学是客观唯物的科学。由于时代的限制,以当时的认识水平和分析事物的方法,古人以所能观察到的天地自然现象和人体生命的外在表象,探讨天人相应的规律,生命的运动规律和形神精气的关系,以及疾病的发生与预防等问题。

1. 以元气论为基础的生命观　古代的生命观受古代哲学的世界观和方法论影响。《老子·四十二章》指出:"道生一,一生二,二生三,三生万物。"一是指太极。《易·系辞》云:"天地氤氲,万物化醇。"二是指阴阳。《老

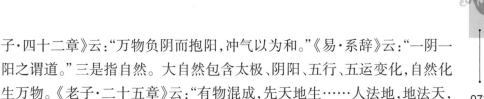

子·四十二章》云："万物负阴而抱阳,冲气以为和。"《易·系辞》云:"一阴一阳之谓道。"三是指自然。大自然包含太极、阴阳、五行、五运变化,自然化生万物。《老子·二十五章》云:"有物混成,先天地生……人法地,地法天,天法道,道法自然。"

《素问·天元纪大论》云:"在天为气,在地成形,形气相感而化生万物矣。"万物化生,源于天、地和形气相感,三生万物。植物的化生源于天气、地气和自然传播的种子;无腿和双肢动物产生于天气、地气和排卵;四肢动物产生于天气、地气和精卵结合;人的产生源于天气、地气、精气(精卵结合)。

《素问·宝命全形论》云:"人生于地,悬命于天,天地合气,命之曰人。"又云:"人以天地之气生,四时之法成。"气是宇宙本原之气,天地间充满气,人得气而始有生命。人之气源于天地,但进入人体后成为保持生命的物质基础之一。《灵枢·决气》云:"人有精、气、津、液、血、脉,余意以为一气耳。"《庄子·知北游》云:"人之生,气之聚也。"

2. 生命结构的整体观　中医学认为,人体是一个有机的整体,五脏六腑、经络、四肢百骸相联属,人与天地相应。人体以五脏为核心,以五行学说为说理方法,各个脏腑组织在生理、病理互相联系、互相影响。《素问·生气通天论》云:"天地之间,六合之内,其气九州、九窍、五脏、十二节,皆通乎天气,其生五,其气三。"《素问·天元纪大论》云:"人有五脏化五气,以生喜怒思忧恐。"

3. 形气精神为一体的物质观　中医学认为,气是生命的本原,精气产生生命的物质基础,形神统一在人体,精气血阴阳是生命活动的物质基础。

张介宾曰:"人之生也,必合阴阳之气,媾父母之精,两精相搏,形神乃成。"《灵枢·天年》云:"以母为基,以父为楯。"《灵枢·本神》云:"天之在我者德也,地之在我者气也。德流气薄而生者也。故生之来谓之精,两精相搏谓之神。"杨上善注曰:"雄雌两神相搏,其成一形,先我身生,故谓之精也。"

《灵枢·天年》又云:"血气已和,荣卫已通,五脏已成,神气舍心,魂魄毕具,乃成为人。"《素问·金匮真言论》云:"夫精者,身之本也。"《灵枢·经脉》云:"人始生,先成精,精成而脑髓生,骨为干,脉为营,筋为刚,肉为墙,皮肤坚而毛发长。"《素问遗篇·刺法论》云："精气不散，神守不分。"《素问·上古天真论》云："故能形与神俱，而尽终其天年。"

4. 物质的运动观　中医学认为，气是维持生命活动的物质基础，气的运动变化及其伴随发生的能量转化过程称之为"气化"。气化运动是生命的基本特征，没有气化就没有生命。《素问·六微旨大论》云："出入废，则神机化灭；升降息，则气立孤危。故非出入，则无以生、长、壮、老、已；非升降，则无以生、长、化、收、藏……故器者，生化之宇，器散则分之，生化息矣。"《格致余论·相火论》云："天主生物，故恒于动，人之有生，亦恒于动。"

5. 认识疾病的唯物辩证观　疾病的外因是天地运动所形成的。《素问·阴阳应象大论》云："天有四时五行，以生长收藏，以生寒暑燥湿风。"《素问·天元纪大论》云："天有五行御五位，以生寒暑燥湿风。"中医学的病因有传统的三因学说，包括内因、外因和不内外因。外因为风寒暑湿燥火六淫，内因为人体精气血阴阳的不正常变化，不内外因为虫兽、饮食劳倦、外力等的作用，充分体现唯物思想。

在病机方面，《黄帝内经》提出了病机十九条，充分体现了唯物思想。

在治疗方面，中医学不但提出了"因地、因人、因时"的三因制宜，而且提出了标本缓急、正治反治、异法方宜、病治异同、治未病等，符合现代辩证唯物主义的唯物辩证法思想。

论八　生命的物质基础

在中医理论中，涉及诸多理论概念，如精、气、血、津、液、五脏六腑、六经、卫气营血等，常引发我们思考：在中医理论中，人体生命的物质基础是什么？通过学习，我们认为，精气血阴阳是人体生命的物质基础，是人体最基本的物质基础单位。

一、气与血

何为气？《灵枢·决气》云："上焦开发，宣五谷味，熏肤，充身，泽毛，若雾露之溉，是为气。"气是由五谷精微生发，具有温煦皮肤、充实形体、润泽皮毛作用的一种物质，由上焦开启发布。后世将气的概念扩大化、复杂化，赋予气以功能的概念,如气机、气化;赋予病理概念,如气滞、气陷、气逆、气乱等。认为气具有物质与能量二重性,气的转化等同于机体的新陈代谢过程。气存在于机体不同的部位,分为营卫之气、脏腑之气和经络之气。根据气的不同性质,分为宗气、元气、真气、阳气等。各种亢而为害的致病因素,称为邪气。

1. **营卫之气** 行于脉中之气为营气,行于脉外之气为卫气。《灵枢·营卫生会》云:“人受气于谷,谷入于胃,以传于肺,五脏六腑皆以受气,其清者为营,浊者为卫,营在脉中,卫在脉外。”《素问·痹论》云:“荣者,水谷之精气也,和调于五脏,洒陈于六腑,乃能入于脉也。故循脉上下,贯五脏,络六腑也。卫者,水谷之悍气也,其气剽疾滑利,不能入于脉也,故循皮肤之中,分肉之间,熏于膏膜,散于胸腹。”《灵枢·本脏》云:“卫气者,所以温分肉,充皮肤,肥腠理,司开合者也。”因此,卫气以温煦皮肤为主要作用,营气以充实形体,灌注五脏六腑为主要作用,卫气、营气是人体的物质基础。

2. **脏腑、经络之气** 脏腑、经络之气源于水谷精微之气,进入到胃中,传于肺,五脏六腑皆以受之,而成为五脏六腑之气。《素问·经脉别论》云:“食气入胃,散精于肝,淫气于筋。食气入胃,浊气归心,淫精于脉,脉气流经,经气归于肺,肺朝百脉,输精于皮毛。毛脉合精,行气于腑,腑精神明,留于四脏。”

《灵枢·邪客》云:“五谷入于胃也……宗气积于胸中,出于喉咙,以贯心脉,而行呼吸焉……内注五脏六腑,以应刻数焉。”

《类经》云:“气在水谷者,入于口而咽主之……在脾曰充气,在胃曰胃气,在上焦曰宗气,在中焦曰中气,在下焦曰元阴、元阳之气。”《医学衷中参西录》云:“人之一身,皆气所撑悬也。此气在下焦为元气,在中焦为中气,在上焦为大气,区域虽分,而实一气贯之。”《重订通俗伤寒论》云:“肺主宗气而运行周身,脾胃主中气而消化水谷,肾中、命门主藏元阳而主一身之气。”《医门法律》云:“五脏六腑,大经小络,昼夜循环不息,必赖胸中大气斡旋其间。大气一衰,则出入废,升降息,神机化灭,气立孤危矣。”

五脏气之虚实,人体表现出不同的临床症状。《灵枢·本神》云:“肝气虚则恐,实则怒……脾气虚则四肢不用,五脏不安,实则腹胀泾溲不利……心气虚则悲,实则笑不休……肺气虚则鼻塞不利,少气,实则喘喝,胸盈仰息……肾气虚则厥,实则胀,五脏不安。"

可见,五脏六腑、经络之气虽然部位不同,但均源于水谷及大气精微物质,散布于人体不同组织部位,构成不同的结构,发挥不同的作用。五脏六腑、经络之气亦是人体的最基本物质单位,成为构成人体生命的物质基础。

3. 血　何为血?《灵枢·决气》云:"中焦受气取汁,变化而赤,是为血。"血是中焦水谷之精所化生的,行于脉中的红色液体,源于气和津液,不同于气和津液,具有营养滋润全身的作用。

《灵枢·营卫生会》云:"中焦亦并胃中,出上焦之后,此所受气者,泌糟粕,蒸津液,化其精微,上注于肺脉,乃化而为血,以奉生身,莫贵于此,故独得行于经隧,命曰营气。"因此,营中之血,古亦称营气,今多称营血。

《素问·五脏生成》云:"诸血者皆归于心……故人卧血归于肝,肝受血而能视,足受血而能步,掌受血而能握,指受血而能摄。"

张景岳指出:"故凡为七窍之灵,为四肢之用,为筋骨之柔和,为肌肉之丰盛,以至滋脏腑,安神魂,润颜色,充营卫,津液得以通行,二阴得以调畅,凡形质所在,无非血之用也,是以人有此形,唯赖此血。"

《金匮钩玄》则进一步指出:"《内经》曰:荣者水谷之精也。和调五脏,洒陈于六腑,乃能入于脉也。源源而来,生化于脾,总统于心,藏受于肝,宣布于肺,施泄于肾,灌溉一身。目得之而能视,耳得之而能听,手得之而能摄,掌得之而能握,足得之而能步,脏得之而能液,腑得之而能气,是以出入升降濡润宣通者,由此然也。注之于脉,少则涩,充则实。常以饮食日滋,故能阳生阴长,液汗变化而赤为血也。生化旺,则诸经恃此而长养;衰耗竭,则百脉由此而空虚……故曰:血者,神气也。持之则存,失之则亡。"可见血是生命活动的重要物质基础。

4. 精　精也是生命的重要物质基础。《灵枢·决气》云:"两神相搏,合而成形,常先身生,是为精。"这是先天之精,是生命的物质来源。《灵枢·经脉》云"人始生,先成精。"《素问·金匮真言论》云:"夫精者,身之本也。"

后天之精由水谷精微化生而来,藏于肾,输布于五脏六腑。《医宗金鉴》云:"先天之精始父母,后天之精水谷生。"

精血同源。《张氏医通》指出:"气不耗,归精于肾而为精,精不泄,归精于肝而化清血。"张景岳认为:"血即精之属也……盖其源源而来,生化于脾，总统于心，藏受于肝，宣布于肺，施泄于肾，灌溉一身，无所不及。"所以，作为后天之精，我们在临床上多以精血论之。有人指出：气血是构成人体和维持人体生命活动的最基本物质，且主要通过脏腑组织功能活动来反映人体的生理、病理现象。

二、阴与阳

阴阳作为说理工具，广泛应用于自然规律及中医理论的各个方面。如以属性分阴阳，把所有事情分类为阴阳两种属性；不但将阴阳分类的方法用于概括天地、脏腑内外，而且用于时间过程和生理、病理、药物五味、治疗等方面的规范描述。但是，作为人体生命的物质基础，阴阳是客观存在的。那么什么是人体生命物质基础的阴阳呢？

《素问·阴阳应象大论》云："阴阳者，天地之道也，万物之纲纪，变化之父母，生杀之本始，神明之府也。"《素问·宝命全形论》云："人生有形，不离阴阳。"

1. 阴　人体之阴是有形物质，在中医理论中有称阴精。清代医家周学海认为，阴精有四，"曰精，曰血，曰津，曰液。"精血在前已有论述，津液也来源于饮食水谷，由脾胃化生后，经肺宣发、肃降，输布于全身。《素问·经脉别论》云："饮入于胃，游溢精气，上输于脾，脾气散精，上归于肺，通调水道，下输膀胱，水津四布，五经并行。"《灵枢·决气》云："腠理发泄，汗出溱溱，是为津……谷入气满，淖泽注于骨髓，骨属曲伸，泄泽，补益脑髓，皮肤润泽，是为液。"津液是人体正常水液之总称，包含了唾液、胃液、肠液、关节腔液及泪、涕、汗、尿等人体分泌物。津液以三焦为通道进行循行与输布。《素问·灵兰秘典论》云："三焦者，决渎之官，水道出焉。"总之，阴精、阴血、阴津、阴液是生命的物质基础。

2. 阳　《素问·生气通天论》云："阳气者，若天与日，失其所则折寿而不彰。""阳者卫外而为固也""阳气者，精则养神，柔则养筋。"说明了阳气的存在和作用。

作为人体生命物质的阳，就是维持生命活动功能表现的物质。我们不能明确阳之形，但我们能感受人体的功能活动，那些具有推动、温煦、兴奋作用的活动，都是阳的外在表现。

《灵枢·阴阳系日月》说："阴阳者，有名而无形。"《素问·阴阳应象大论》云："阳化气,阴成形。"在我们临床辨证中,涉及诸多阳的概念,如心阳、脾阳、肾阳等,证明阳是客观存在的物质,是生命的重要物质基础。

中医理论认为,阴阳具有互根性。《医贯砭·阴阳论》云："阴阳又各互为其根,阳根于阴,阴根于阳;无阳则阴无以生,无阴则阳无以化。"《素问·阴阳应象大论》云:阴在内,阳之守也;阳在外,阴之使也。"

总之,精、气、血、阴、阳是生命的物质基础。研究指出:气、血、阴、阳是脏腑生理活动和病理变化的基础,人体脏腑生理活动均通过气、血、阴、阳进行;人体脏腑的病理变化亦通过气、血、阴、阳的改变而反映。

论九　体　质　论

当代中医体质学说是以中医理论为指导,研究人体体质的概念、形成、特征、类型、差异、规律,以及与疾病发生、发展、演变过程的影响,指导临床诊断和防治的理论体系。当代体质理论扩大了《黄帝内经》体质的内涵,融生物学、人类学、心理学和医学科学于一体,以研究人类体质的形成、体质的特征、体质的类型、个体的差异规律及其与疾病发生、发展和演变关系等为主要内容。

笔者根据《黄帝内经》和当代体质学的认识,对中医体质学说归类。

一、象体质

中华中医药学会发布的《中医体质分类判定标准》将体质分为平和质、阳虚质、阴虚质、气虚质、血瘀质、气郁质、痰湿质、湿热质、特禀质九种。笔者把九种体质定义为中医象体质,是以人体的各种表现归纳九种象的类型。

应当指出,体质分类上所使用的阴虚、气虚等名词,与当代辨证论治中所使用的证候名称有所不同。证候是对疾病某一阶段或某一类型的病变本质的分析和概括,而体质是非疾病状态下就已经存在的个体特异性。

（1）平和质是正常的体质。这类人体形匀称健壮,面色、肤色润泽,头发稠密有光泽,目光有神,唇色红润,精力充沛,性格随和开朗,对自然环境和社会环境适应能力较强。

（2）气虚质的人,肌肉松软,讲话声音低弱,容易出汗,只要体力劳动

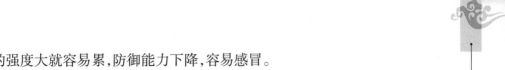

的强度大就容易累,防御能力下降,容易感冒。

（3）阳虚质的人,时感手脚发凉,胃脘部、背部或腰膝部怕冷,衣服比别人穿得多,喜欢安静,吃或喝凉的东西总会感到不舒服,性格多沉静、内向。

（4）阴虚质的人,体形多瘦长,经常感到手脚心发热,眼睛干涩,口干咽燥,总想喝水,容易失眠,性情急躁,外向好动。

（5）痰湿质的人,体形肥胖,腹部肥满而松软,容易出汗,且多黏腻,经常感到肢体酸困沉重、不轻松,脸上容易出油,嘴里常有黏黏的或甜腻的感觉。

（6）湿热质的人,面部和鼻尖总是油光发亮,脸上容易生粉刺,皮肤容易瘙痒,常感到口苦、口臭或嘴里有异味,脾气比较急躁。

（7）血瘀质的人,面色偏黯,舌下的静脉瘀紫,皮肤比较粗糙,有时在不知不觉中会出现皮肤瘀青。

（8）气郁质的人,常感到闷闷不乐、情绪低沉,容易紧张、焦虑不安,多愁善感,感情脆弱,常感到乳房及两胁部胀痛,经常无缘无故地叹气,容易失眠。

（9）特禀质就是一类体质特殊的人群。其中,过敏体质的人,有的即使不感冒也经常鼻塞、打喷嚏、流鼻涕,容易患哮喘,容易对药物、食物、气味、花粉、季节交替过敏。

不同的体质在不同的时期对发病可能有特殊的易感性。如痰湿体质的人,如遇土运太过的年份,或太阴湿土为主要运气表现的节气,都易发病。另外,肥人多痰湿,易患胸痹、中风,五脏柔弱,易患消瘅。如《灵枢·五变》云:"五脏皆柔弱者,善病消瘅。"

在治疗上,适当根据人体体质与发病的关系,根据不同的性别、年龄,不同的体质特点,采取同病异治、异病同治的原则,对阳虚之人宜温补,阳盛之人宜寒泻等。在用药剂量上,强壮之人,剂量宜大,瘦弱之人,剂量宜小。

二、形态体质

《灵枢》提出了五态人。《灵枢·通天》云:"盖有太阴之人,少阴之人,太阳之人,少阳之人,阴阳和平之人,凡五人者,其态不同,其筋骨气血各不等。"

《灵枢》还提出了阴阳二十五人,根据五行理论,把人分为二十五种体质形态。如《灵枢·阴阳二十五人》云:"先立五形金木水火土,别其五色,异其五形之人,而二十五人具矣。"又云:"木形之人,比于上角,似于苍帝。其为人苍色,小头,长面,大肩背,直身,小手足,好有才,劳心,少力,多忧劳于事。能春夏不能秋冬,感而病生,足厥阴佗佗然。大角之人,比于左足少阳,少阳之上遗遗然。左角之人,比于右足少阳,少阳之下随随然。钛角之人,比于右足少阳,少阳之上推推然。判角之人,比于左足少阳,少阳之下栝栝然。"根据二十五种人体质形态的不同,其治疗方法也不相同。《灵枢·阴阳二十五人》云:"二十五人者,刺之有约乎? 岐伯曰:美眉者,足太阳之脉气血多;恶眉者,血气少,其肥而泽者,血气有余;肥而不泽者,气有余,血不足;瘦而无泽者,气血俱不足。审察其形气有余不足而调之,可以知逆顺矣。"

笔者把五态人、阴阳二十五人体质定义为形态体质,是以人体的某种形态来分类人体不同的体质。

三、年龄体质

不同的年龄体质不同。《灵枢·天年》云:"人生十岁,五脏始定,血气已通,其气在下,故好走。二十岁,血气始盛,肌肉方长,故好趋。三十岁,五脏大定,肌肉坚固,血脉盛满,故好步。四十岁,五脏六腑,十二经脉,皆大盛以平定,腠理始疏,荣华颓落,发颇斑白,平盛不摇,故好坐。五十岁,肝气始衰,肝叶始薄,胆汁始灭,目始不明。六十岁,心气始衰,苦忧悲,血气懈惰,故好卧。七十岁,脾气虚,皮肤枯。八十岁,肺气衰,魄离,故言善误。九十岁,肾气焦,四脏经脉空虚。百岁,五脏皆虚,神气皆去,形骸独居而终矣。"

四、运气体质

即运气影响所形成的人体体质。对于运气体质的论述,《黄帝内经》有论述。

《素问·厥论》云:"春夏则阳气多而阴气少,秋冬则阴气盛而阳气衰。此人者质壮,以秋冬夺于所用,下气上争,不能复,精气溢下,邪气因从之而上也,气因于中,阳气衰,不能渗营其经络,阳气日损,阴气独在,故手足为之寒也。"

《灵枢·本脏》云:"五脏者,所以参天地,副阴阳,而连四时,化五节者也。五脏者,固有小大、高下、坚脆、端正、偏倾者,六腑亦有小大、长短、厚薄、结直、缓急。"

《素问·四气调神大论》云:"逆春气,则少阳不生,肝气内变。逆夏气,则太阳不长,心气内洞。逆秋气,则太阴不收,肺气焦满。逆冬气,则少阴不藏,肾气独沉。夫四时阴阳者,万物之根本也,所以圣人春夏养阳,秋冬养阴,以从其根,故与万物沉浮于生长之门。"

一日之中,天地阴阳之气的变化,人体阳气随之变化,影响人的体质和抗病能力。《素问·生气通天论》云:"故阳气者,一日而主外,平旦人气生,日中而阳气隆,日西而阳气已虚,气门乃闭。是故暮而收拒,无扰筋骨,无见雾露,反此三时,形乃困薄。"《灵枢·顺气一日分为四时》云:"春生、夏长、秋收、冬藏,是气之常也,人亦应之。以一日分为四时,朝则为春,日中为夏,日入为秋,夜半为冬。朝则人气始生,病气衰,故旦慧;日中人气长,长则胜邪,故安;夕则人气始衰,邪气始生,故加;夜半人气入脏,邪气独居于身,故甚也。"

在运气体质辨证过程中,有人以出生日的干支来推求其体质与发病,其理由是人出生时体质受到运气因素的影响。除了要考虑全年的运气影响,应该进一步推求其受精时的运气因素,还有十月怀胎过程中,每个月的运气都会对各个脏腑器官的发育产生影响;其父母、祖父母、外祖父母的运气体质基因都会对其的运气体质因素有关联,也许会对运气体质的推算更加全面,更有说服力。运气体质学和运气发病学一样,存在着同样推算的问题,需要我们做出大数据的科学研究。

五、环境体质

不同的地域环境对体质的形成有影响。

《素问·异法方宜论》云:"故东方之域,天地之所始生也,鱼盐之地,海滨傍水,其民食鱼而嗜咸,皆安其处,美其食,鱼者使人热中,盐者胜血,故其民皆黑色疏理,其病皆为痈疡,其治宜砭石,故砭石者,亦从东方来。西方者,金玉之域,沙石之处,天地之所收引也,其民陵居而多风,水土刚强,其民不衣而褐荐,其民华食而脂肥,故邪不能伤其形体,其病生于内,其治宜毒药,故毒药者,亦从西方来。北方者,天地所闭藏之域也。其地高陵居,风寒冰冽。其民乐野处而乳食,脏寒生满病,其治宜灸焫。故灸焫者,亦从北方来。南方者,天地所长养,阳之所盛处也,其地下,水土弱,雾露之所聚也,其民嗜酸而食胕。故其民皆致理而赤色,其病挛痹,其治宜微针。故九针者,亦从南方来。中央者,其地平以湿,天地所以生万物也众,其民食杂而不劳,故其病多痿厥寒热,其治宜导引按跷。故导引按跷者,亦从中央出也。"不同地域的人相貌各异,同一地域的人相貌相似,也可以说明地域对人体体质有一定的影响。

六、精气体质

即遗传体质。人的体质主要受父母遗传基因的影响,禀赋于父母的精气化合,禀天地之气,合而成人,这是中医体质学不能忽视的研究内涵。《素问·天元纪大论》云:"在天为气,在地成形,形气相感而化生万物矣。"万物化生,源于天、地和形气相感,三生万物。植物的化生源于天气、地气和自然传播的种子;无腿和双肢动物产生于天气、地气和排卵;四肢动物产生于天气、地气和精卵结合;人的产生源于天气、地气、精气(精卵结合)。万物是由于天地之气交感所化生,人的生命与天地四时气化密切相关。《素问·宝命全形论》云:"人以天地之气生,四时之法成。"《素问·至真要大论》云:"本乎天者,天之气也;本乎地者,地之气也。天地合气,六节分而万物化生矣。"天地合气、六节分都是万物化生的必要条件。

论十 气血运行论

人体气血运行与天地同纪,受日月、地球运动影响,人的气血运行与当地海水潮汐规律一致。

一、阴阳循环

1. 中医学认为,人体的气血在脏腑经脉中运行,阴阳相贯,环流不休。《素问·举痛论》云:"经脉流行不止,环周不休。"《灵枢·邪气脏腑病形》云:"阴之与阳也,异名同类,上下相会,经络之相贯,如环无端。"

2. 阴气从足上行至头,而下行循臂至指端;阳气从手上行至头,而下行至足。《素问·太阴阳明论》云:"故阴气从足上行至头,而下行循臂至指端;阳气从手上行至头,而下行至足。"《素问·厥论》云:"阳气起于足五指之表,阴脉者集于足下而聚于足心,故阳气胜则足下热也。帝曰:寒厥之为寒也,必从五指而上于膝者何也? 岐伯曰:阴气起于五指之里,集于膝下而聚于膝上,故阴气胜则从五指至膝上寒,其寒也,不从外,皆从内也。"

3. 阴阳之气运行遵循开阖枢规律。在三阳:太阳为开,阳明为阖,少阳为枢;在三阴:太阴为开,厥阴为阖,少阴为枢。开阖枢是六气运动过程中六经的表现状态。

《素问·阴阳离合论》云:"是故三阳之离合也,太阳为开,阳明为阖,少阳为枢。三经者,不得相失也,搏而勿浮,命曰一阳……是故三阴之离合也,太阴为开,厥阴为阖,少阴为枢。三经者,不得相失也,搏而勿沉,名曰一阴。阴阳冲冲,积传为一周,气里形表而为相成也。"

二、卫气循行

中医认为,运行于脉外之气,为卫气。《素问·痹论》云:"卫者,水谷之悍气也,其气慓疾滑利,不能入于脉也,故循皮肤之中,分肉之间,熏于肓膜,散于胸腹。"

卫气的运行具有以下特点:

(1) 卫气为水谷之悍气。

(2) 一日一夜五十周于身,昼日行于阳二十五周,夜行于阴二十五周。

(3) 卫气在六经中按照足太阳、手太阳、足少阳、手少阳、足阳明、手阳明之顺序在三阳经循行;在三阴经从足少阴至肾、心、肺、肝、脾至肾循环。

(4) 卫气循行与天地同纪,与日月运行相关。

(5) 循环运行,终而复始。

(6) 一日一夜,水下百刻而尽。

《灵枢·卫气行》云:"故卫气之行,一日一夜五十周于身,昼日行于阳二十五周,夜行于阴二十五周,周于五脏。是故平旦阴尽,阳气出于目,目张则气上于头,循项下足太阳,循背下至小指之端。其散者,别于目锐眦,下手太阳,下至手小指之间外侧。其散者,别于目锐眦,下足少阳,注小指次指之间。以上循手少阳之分侧,下至小指之间。别者以上至耳前,合于颔脉,注足阳明,以下行至跗上,入五指之间。其散者,从耳下下手阳明,入大指之间,入掌中。其至于足也,入足心,出内踝下,行阴分,复合于目,故为一周。是故日行一舍,人气行一周与十分身之八;日行二舍,人气行二周于身与十分身之六;日行三舍,人气行于身五周与十分身之四;日行四舍,人气行于身七周与十分身之二;日行五舍,人气行于身九周;日行六舍,人气行于身十周与十分身之八;日行七舍,人气行于身十二周在身与十分身之六;日行十四舍,人气二十五周于身有奇分与十分身之二,阳尽于阴,阴受气矣。其始入于阴,常从足少阴注于肾,肾注于心,心注于肺,肺注于肝,肝注于脾,脾复注于肾为周。是故夜行一舍,人气行于阴脏一周与十分脏之八,亦如阳行之二十五周,而复合于目。阴阳一日一夜,合有奇分十分身之四,与十分脏之二,是故人之所以卧起之时有早晏者,奇分不尽故也……水下一刻,人气在太阳;水下二刻,人气在少阳;水下三刻,人气在阳明;水下四刻,人气在阴分。水下五刻,人气在太阳;水下六刻,人气在少阳;水下七刻,人气在阳明;水下八刻,人气在阴分。水下九刻,人气在太阳;水下十刻,人气在少阳;水下十一刻,人气在阳明;水下十二刻,人气在阴分。水下十三刻,人气在太阳;水下十四刻,人气在少阳;水下十五刻,人气在阳明;水下十六刻,人气在阴分。水下十七刻,人气在太阳;水下十八刻,人气在少阳;水下十九刻,人气在阳明;水下二十刻,人气在阴分。水下二十一刻,人气在太阳;水下二十二刻,人气在少阳;水下二十三刻,人气在阳明;水下二十四刻,人气在阴分。水下二十五刻,人气在太阳,此半日之度也。从房至毕一十四舍,水下五十刻,日行半度,回行一舍,水下三刻与七分刻之四。《大要》曰:常以日之加于宿上也,人气在太阳,是故日行一舍,人气行三阳行与阴分,常如是无已,天与地同纪,纷纷盼盼,终而复始,一日一夜,水下百刻而尽矣。”

三、营气循行

营气:循行于血脉之中的气,为营气。《素问·痹论》云:“荣者,水谷之精气也,和调于五脏,洒陈于六腑,乃能入于脉也,故循脉上下,贯五脏,络六腑也。”

营气的运行有如下特点：

（1）营气为水谷之精气。

（2）一日一夜五十营。

（3）营气运行与天地同纪。

（4）营气的运行规律：营气从太阴出，注手阳明，经足阳明，下行与太阳合，上行从脾注心中；循手少阴，注小指，合手太阳，上行合足太阳。下行注小指之端，循足心，注足少阴。上行注肾，从肾注心，至小指次指之端，合手少阳。上行注膻中，散于三焦，从三焦注胆，出胁，注足少阳。下行至跗上，注大指间，合足厥阴，上行至肝，从肝上注肺，上循喉咙，究于畜门（鼻孔）。其分支，循督脉，络阴器，注肺中，复出太阴。

《灵枢·五十营》云："黄帝曰：余愿闻五十营奈何？岐伯答曰：天周二十八宿，宿三十六分。人气行一周，千八分。日行二十八宿，人经脉上下、左右、前后二十八脉，周身十六丈二尺，以应二十八宿。漏水下百刻，以分昼夜。故人一呼，脉再动，气行三寸；一吸，脉亦再动，气行三寸。呼吸定息，气行六寸。十息，气行六尺，日行二分。二百七十息，气行十六丈二尺，气行交通于中，一周于身，下水二刻，日行二十五分；五百四十息，气行再周于身，下水四刻，日行四十分。二千七百息，气行十周于身，下水二十刻，日行五宿二十分。一万三千五百息，气行五十营于身，水下百刻，日行二十八宿，漏水皆尽，脉终矣。所谓交通者，并行一数也，故五十营备，得尽天地之寿矣，凡行八百一十丈也。"

《灵枢·营气》云："黄帝曰：营气之道，内谷为宝。谷入于胃，乃传之肺，流溢于中，布散于外。精专者，行于经隧，常营无已，终而复始，是谓天地之纪。故气从太阴出，注手阳明，上行注足阳明，下行至跗上，注大指间，与太阴合，上行抵髀。从脾注心中，循手少阴，出腋下臂，注小指，合手太阳，上行乘腋出颅内，注目内眦，上巅下项，合足太阳，循脊下尻，下行注小指之端，循足心注足少阴，上行注肾。从肾注心，外散于胸中，循心主脉出腋下臂，出两筋之间，入掌中，出中指之端，还注小指次指之端，合手少阳，上行注膻中，散于三焦，从三焦注胆，出胁，注足少阳，下行至跗上，复从跗注大指间，合足厥阴，上行至肝，从肝上注肺，上循喉咙，入颃颡之窍，究于畜门。其支别者，上额循巅下项中，循脊入骶，是督脉也，络阴器，上过毛中，入脐中，上循腹里，入缺盆，下注肺中，复出太阴。此营气之所行也，逆顺之常也。"

四、营卫循行

营卫之气既有区别，又有联系，二者共同完成人体的气血运动。其特点如下：

1. 营卫之气出于水谷，营出于中焦，卫出于下焦　《灵枢·营卫生会》云："人受气于谷，谷入于胃，以传与肺，五脏六腑皆以受气。其清者为营，浊者为卫，营在脉中，卫在脉外，营周不休，五十而复大会。阴阳相贯，如环无端。卫气行于阴二十五度，行于阳二十五度，分为昼夜，故气至阳而起，至阴而止……营出于中焦，卫出于下焦。"

2. 浮气之不循经者，为卫气；其精气之行于经者，为营气　《灵枢·卫气》云："五脏者，所以藏精神魂魄者也；六腑者，所以受水谷而行化物者也。其气内干五脏，而外络肢节。其浮气之不循经者，为卫气；其精气之行于经者，为营气。阴阳相随，外内相贯，如环之无端。"

3. 阴阳相随，外内相贯，如环之无端　《灵枢·动输》云："营卫之行也，上下相贯，如环之无端，今有其卒然遇邪气，及逢大寒，手足懈惰，其脉阴阳之道，相输之会，行相失也，气何由还？岐伯曰：夫四末阴阳之会者，此气之大络也。四街者，气之径路也。故络绝则径通，四末解则气从合，相输如环。黄帝曰：善。此所谓如环无端，莫知其纪，终而复始，此之谓也。"

4. 营卫运行规律　谷始入于胃，其精微者，别出两行，营卫之道。营气者，泌其津液，注之于脉，化以为血，以荣四末，内注五脏六腑，以应刻数。卫气者，出其悍气之慓疾，而先行于四末、分肉、皮肤之间，循环不休。

《灵枢·五味》云："黄帝曰：营卫之行奈何？伯高曰：谷始入于胃，其精微者，先出于胃之两焦，以溉五脏，别出两行，营卫之道。其大气之抟而不行者，积于胸中，命曰气海。出于肺，循喉咽，故呼则出，吸则入。天地之精气，其大数常出三入一，故谷不入，半日则气衰，一日则气少矣。"

《灵枢·邪客》云："五谷入于胃也，其糟粕、津液、宗气分为三隧。故宗气积于胸中，出于喉咙，以贯心脉，而行呼吸焉。营气者，泌其津液，注之于脉，化以为血，以荣四末，内注五脏六腑，以应刻数焉。卫气者，出其悍气之慓疾，而先行于四末、分肉、皮肤之间，而不休者也。昼日行于阳，夜行于阴，常从足少阴之分间,行于五脏六腑。"

五、脏腑气血运行

脏腑气血运行规律:

(1) 五脏相通,移皆有次。

(2) 五脏受气于其所生,传之于其所胜,气舍于其所生,死于其所不胜。如肝受气于心,传之于脾,气舍于肾,至肺而气尽。

(3) 脏腑气血相传有时间节律。

《素问·玉机真脏论》云:"五脏受气于其所生,传之于其所胜,气舍于其所生,死于其所不胜。病之且死,必先传行至其所不胜,病乃死。此言气之逆行也,故死。肝受气于心,传之于脾,气舍于肾,至肺而死。心受气于脾,传之于肺,气舍于肝,至肾而死。脾受气于肺,传之于肾,气舍于心,至肝而死。肺受气于肾,传之于肝,气舍于脾,至心而死。肾受气于肝,传之于心,气舍于肺,至脾而死。此皆逆死也。一日一夜五分之,此所以占死生之早暮也。黄帝曰:五脏相通,移皆有次。五脏有病,则各传其所胜。"

六、食气运行

饮食水谷为气血生化之源,谷气、水气各有运行之道。

水谷之气:食气入胃,散精于肝,淫气于筋。食气入胃,浊气归心,淫精于脉。脉气流经,经气归于肺,肺朝百脉,输精于皮毛。毛脉合精,行气于腑。腑精神明,留于四脏。

水气运行:饮入于胃,游溢精气,上输于脾,脾气散精,上归于肺,通调水道,下输膀胱。水精四布,五经并行。

《素问·经脉别论》云:"食气入胃,散精于肝,淫气于筋。食气入胃,浊气归心,淫精于脉。脉气流经,经气归于肺,肺朝百脉,输精于皮毛。毛脉合精,行气于腑。腑精神明,留于四脏,气归于权衡。权衡以平,气口成寸,以决死生。饮入于胃,游溢精气,上输于脾,脾气散精,上归于肺,通调水道,下输膀胱。水精四布,五经并行,合于四时五脏阴阳,揆度以为常也。"

七、气血运行与天地同纪

1. 六经气血受天地之气的影响
太阳常多血少气,少阳常少血多气,

阳明常多气多血，少阴常少血多气，厥阴常多血少气，太阴常多气少血。

《素问·血气形志》云："夫人之常数，太阳常多血少气，少阳常少血多气，阳明常多气多血，少阴常少血多气，厥阴常多血少气，太阴常多气少血。此天之常数。"

2. 气血运行受日月影响　天温日明，卫气浮，血易泻，气易行；天寒日阴，人血凝泣而卫气沉。月始生，则血气始精，卫气始行；月郭满，则血气实，肌肉坚；月郭空，则肌肉减，经络虚，卫气去，形独居。

《素问·八正神明论》云："是故天温日明，则人血淖液而卫气浮，故血易泻，气易行；天寒日阴，则人血凝泣，而卫气沉。月始生，则血气始精，卫气始行；月郭满，则血气实，肌肉坚；月郭空，则肌肉减，经络虚，卫气去，形独居。是以因天时而调血气也。"

《灵枢·脉度》云："气之不得无行也，如水之流，如日月之行不休。"

3. 人体气血运行规律与当地潮汐规律一致　月满则海水西盛，人血气积，肌肉充，皮肤致，毛发坚，腠理郄；月郭空，则海水东盛，人气血虚，其卫气去，形独居，肌肉减，皮肤纵，腠理开，毛发残，膲理薄。

《灵枢·岁露论》云："人与天地相参也，与日月相应也。故月满则海水西盛。人血气积，肌肉充，皮肤致，毛发坚，腠理郄，烟垢著。当是之时，虽遇贼风，其入浅不深。至其月郭空，则海水东盛，人气血虚，其卫气去，形独居，肌肉减，皮肤纵，腠理开，毛发残，膲理薄，烟垢落。当是之时，遇贼风则其入深，其病人也卒暴。"

《灵枢·痈疽》云："经脉留行不止，与天同度，与地合纪。故天宿失度，日月薄蚀，地经失纪，水道流溢，草萱不成，五谷不殖，径路不通，民不往来，巷聚邑居，则别离异处。血气犹然，请言其故。夫血脉营卫，周流不休，上应星宿，下应经数。"

为什么会与天地同纪，日月相应？我们认为，人体的气血运行和海水的运动，受地球的公转和自转影响，在不同的地区有不同的时间节律，与经纬度有关，受时差影响。人的气血运行可以海水的潮汐规律作为参照物，气血和海水一样有潮汐规律，且与当地海水潮汐时间节律一致，这是地球公转、自转运动，以及月球对地球的公转运动造成的。

论十一　气　机　论

气机，指人体气的运行机制。人体之气亦分阴阳，阴阳再分三阴三阳。在脏腑为脏腑之气，在经络为经气。人体气机主要表现形式为升降出入、开阖枢。

一、气的运动是生命活动的根本状态，阴阳之气的运动构成了生命活动

《孟子·公孙丑》云："气者，体之充也。"《庄子·知北游》云："人之生，气之聚也，聚则为生，散则为死。"《难经·八难》云："气者，人之根本也。"《类经·摄生类》云："人之有生，全赖此气。"《素问·平人气象论》云："人一呼脉再动，一吸脉亦再动，呼吸定息脉五动，闰以太息，命曰平人。"

阴阳之气的动态平衡出入活动，保证了生命活动的正常进行。

《素问·六节脏象论》云："天食人以五气……五气入鼻，藏于心肺，上使五色修明，音声能彰。"

《类证活人书》云："阳根于阴，阴本于阳，无阴则阳无以生，无阳则阴无以化。"

《素灵微蕴》云："故阳自至阴之位而升之，使阴不下走；阴自至阳之位而降之，使阳不上越，上下相包，阴平阳秘，是以难老。阴在内，阳之守也；阳在外，阴之卫也。阴能守则阳秘于内，阳能卫则阴固于外。"

《类经·疾病类》云："五脏六腑之精气，皆上升于头，以成七窍之用，故头为精明之府。"

《灵枢·脉度》云："故肺气通于鼻，肺和则鼻能知臭香矣；心气通于舌，心和则舌能知五味矣；肝气通于目，肝和则目能辨五色矣；脾气通于口，脾和则口能知五谷矣；肾气通于耳，肾和则耳能闻五音矣。"

《素问·阴阳应象大论》云："阴在内阳之守也，阳在外阴之使也。"《素问·生气通天论》云："阴者藏精而起亟也，阳者卫外而为固也。"

《素问玄机原病式·六气为病》指出："玄府者，无物不有，人之脏腑皮毛，肌肉筋脉，骨髓爪牙，至于世之万物，尽皆有之，乃气出入升降之道路门户也……是以升降出入，无器不有，人之眼、耳、鼻、舌、身、意、神识，能为用

者,皆由升降出入之通利也;有所闭塞者,不能为用也。"

《素问·举痛论》云:"余知百病生于气也,怒则气上,喜则气缓,悲则气消,恐则气下,寒则气收,炅则气泄,惊则气乱,劳则气耗,思则气结。"

二、升降出入是人体气机运行的基本形式

人体后天之气的生成运行依靠自然界大气的交换和饮食精微的化生,饮食物化为精气之后,散精于肝以养筋,食气经胃的消化之后,浊气归于心以养脉,脉气循经运行归于肺,肺经呼吸后吐故纳新,输送全身,濡养皮毛;肺气与脉气相合,行气于五脏六腑。水液经胃的消化吸收后,精气上输于脾,归于肺,通调水道,浊气流于膀胱,水气与全身脏腑经脉相合,成为生命活动的基础。生命充分体现了气的升降出入运动,如气的升降出入运动失常,则化生疾病。

《素问·经脉别论》云:"食气入胃,散精于肝,淫气于筋。食气入胃,浊气归心,淫精于脉。脉气流经,经气归于肺,肺朝百脉,输精于皮毛。毛脉合精,行气于腑。腑精神明,留于四脏,气归于权衡。权衡以平,气口成寸,以决死生。饮入于胃,游溢精气,上输于脾,脾气散精,上归于肺,通调水道,下输膀胱。水精四布,五经并行,合于四时五脏阴阳,揆度以为常也。"

《医门法律》云:"五脏六腑,大经小络,昼夜循环不息,必赖胸中大气斡旋其间,大气一衰,则出入废,升降息,神机化灭,气立孤危矣。"

《素问·六微旨大论》云:"出入废则神机化灭,升降息则气立孤危。故非出入,则无以生长壮老已;非升降,则无以生长化收藏。是以升降出入,无器不有。故器者生化之宇,器散则分之,生化息矣。故无不出入,无不升降,化有小大,期有近远,四者之有,而贵常守,反常则灾害至矣。"

三、气机升降

人体气机升降表现多种形式。

1. 肺气下降,肾气上升　肺为华盖,其气以宣发、肃降为顺;肾主纳气,为气之根。肺气、肾气的升降活动,是呼吸运动的正常保证。

《类证治裁·喘证》云:"肺为气之主,肾为气之根,肺主出气,肾主纳气,阴阳相交,呼吸乃和。"

《医碥》云:"气根于肾,亦归于肾,故曰肾纳气,其息深深。肺司呼吸,

气之出入于是乎主之,且气上升至肺而极,升极则降,由肺而降,故曰肺为气主。肾主纳气,故丹田为下气海,肺为气主,故胸中为上气海。"

《存存斋医话稿》云:"盖肺统五脏六腑之气而主之,肾受五脏六腑之精而藏之。肾气原上际于肺,肺气亦下归于肾,一气自为升降者也。"

2. **脾气上升,胃气下降** 脾主运化,升精微物质以养周身;胃主受纳、腐熟水谷,以供脾运化;脾胃之气的升降运动,构成人体后天之本。

《明医杂著》云:"胃司受纳,脾司运化,一纳一运,化生精气,津液上升,糟粕下降,斯无病矣。"

《吴医汇讲》云:"求东垣治脾胃之法,莫精于升降……盖脾主生化,其用在于无形。其属土,地气主上腾,然后能载物,故健行而不息,是脾之宜升也明矣。胃者,水谷之海,容受糟粕,其主纳,纳则贵下行,譬如水之性莫不就下,是胃之宜降也又明矣。"

《孟河费伯雄先生医案》云:"脾为湿土,以升为健,胃为燥土,以降为和。"

《灵枢·四时气》云:"胃气逆则呕苦,故曰呕胆。"

3. **肝胆气升** 肝主疏泄,运化气血,以升为用;胆为少阳春生之气,胆气升以助脏腑气机运行。

《类证治裁》云:"凡上升之气,自肝而出。"《类经·脏象类》云:"然东垣曰:胆者,少阳春升之气,春气生则万化安。故胆气春升,则余脏从之,所以十一脏皆取决于胆。"

4. **清升浊降** 清气指具有濡养人体作用之气,浊气指体内代谢后需要排出的物质;清浊之气的升降出入运动,共同完成生命的代谢活动。

《医学入门》云:"清升浊降,六腑大源,实化饮消,五脏安堵。"

《素问·阴阳应象大论》云:"故积阳为天,积阴为地。阴静阳躁,阳生阴长,阳杀阴藏。阳化气,阴成形……清气在下,则生飧泄;浊气在上,则生䐜胀。此阴阳反作,病之逆从也。"又云:"故清阳为天,浊阴为地;地气上为云,天气下为雨;雨出地气,云出天气。故清阳出上窍,浊阴出下窍;清阳发腠理,浊阴走五脏;清阳实四支,浊阴归六腑。"

四、出入

人体之气因分布部位和作用不同具有不同的概念,气运动状态各有不同,或出或入,共同构成人体生命的气机活动。

1. **五谷之气**　五谷经口而入,经食道入胃,腐熟而成五谷之气,经脾散精,供养人体,其运动形式以入为主,出气口,经脾以升。

《灵枢·决气》云:"上焦开发,宣五谷味,熏肤,充身泽毛,若雾露之溉,是谓气。"《素问·五脏别论》云:"气口何以独为五脏主?岐伯曰:胃者,水谷之海,六腑之大源也。五味入口,藏于胃以养五脏气,气口亦太阴也。是以五脏六腑之气味,皆出于胃,变见于气口。"

2. **宗气**　宗气与大气相同,经肺宣发肃降完成气的出入活动,保证呼吸运动正常。

《灵枢·邪客》云:"宗气积于胸中,出于喉咙,以贯心脉,而行呼吸焉。"《灵枢·刺节真邪》云:"宗气留于海,其下者,注于气街;其上者,走于息道。"《灵枢·五味》云:"其大气之抟而不行者,积于胸中,命曰气海,出于肺,循喉咽,故呼则出,吸则入。"

3. **营卫气**　营卫为人体血脉之气,为水谷之气、宗气所化生,循环出入于经脉内外,荣养人体,防御外邪。

《灵枢·营卫生会》云:"人受气于谷,谷入于胃,以传与肺,五脏六腑,皆以受气,其清者为营,浊者为卫,营在脉中,卫在脉外,营周不休,五十而复大会。阴阳相贯,如环无端。卫气行于阴二十五度,行于阳二十五度,分为昼夜,故气至阳而起,至阴而止。"

《素问·痹论》云:"营者,水谷之精气也。和调于五脏,洒陈于六腑,乃能入于脉也。故循脉上下,贯五脏,络六腑也。"

《灵枢·营气》云:"营气之道,内谷为宝。谷入于胃,乃传之肺,流溢于中,布散于外,精专者行于经隧,常营无已。"

《灵枢·邪客》云:"营气者,泌其津液,注之于脉,化以为血,以荣四末,内注五脏六腑,以应刻数焉。卫气者,出其悍气之慓疾,而先行于四末、分肉、皮肤之间,而不休者也。昼日行于阳,夜行于阴,常从足少阴之分间,行于五脏六腑。"

《素问·痹论》云:"卫者,水谷之悍气也,其气慓疾滑利,不能入于脉也,故循皮肤之中,分肉之间,熏于肓膜,散于胸腹。"

《灵枢·卫气》云:"其浮气之不循经者,为卫气。其精气之行于经者,为营气。阴阳相随,外内相贯,如环之无端。"

《灵枢·胀论》云:"卫气之在身也,常然并脉,循分肉,行有逆顺,阴阳相随,乃得天和。"

《灵枢·五味》云:"谷始入于胃,其精微者,先出于胃之两焦,以溉五脏,别出两行,营卫之道。"

《灵枢·营卫生会》云:"营出于中焦,卫出于下焦……上焦出于胃上口,并咽以上,贯膈而布胸中,走腋。循太阴之分而行,还至阳明,上至舌,下足阳明,常与营俱行于阳二十五度,行于阴亦二十五度,一周也。故五十度而复大会于手太阴矣……中焦亦并胃中,出上焦之后,此所受气者,泌糟粕,蒸津液,化其精微,上注于肺脉,乃化而为血。以奉生身,莫贵于此,故独得行于经隧,命曰营气。"

《灵枢·痈疽》云:"中焦出气如露,上注溪谷,而渗孙脉,津液和调,变化而赤为血,血和则孙脉先满溢,乃注于络脉,皆盈乃注于经脉。"

4. 脏腑气 五脏六腑之气源于先天,与后天水谷精气和宗气交融,构成脏腑之气,其出入升降活动,成为生命活动的基础。

《素问·玉机真脏论》云:"五脏者皆禀气于胃,胃者五脏之本也;脏气者,不能自致于手太阴,必因于胃气,乃至于手太阴也。故五脏各以其时,自为而至于手太阴也。"

《难经·四难》云:"呼出心与肺,吸入肾与肝。"

《顾氏医镜》指出:"《仁斋直指》云:肺出气也,肾纳气也,肺为气之主,肾为气之本。"

《灵枢·脉度》云:"心气通于舌,心和则舌能知五味矣……脾气通于口,脾和则口能知五谷矣。"

5. 经络气 中医学认为,人体有十二经脉三百六十五络,是气血运行的通道,十二经脉各有走行,气血在经络中出入,完成生命活动。

《灵枢·邪气脏腑病形》云:"十二经脉三百六十五络,其血气皆上于面而走空窍,其精阳气上走于目而为睛,其别气走于耳而为听,其宗气上出于鼻而为臭,其浊气出于胃,走唇舌而为味。"

《灵枢·逆顺肥瘦》云:"手之三阴,从脏走手;手之三阳,从手走头;足之三阳,从头走足;足之三阴,从足走腹。"

《灵枢·经脉》论述了十二经脉气的走行,如"大肠手阳明之脉,起于大指次指之端,循指上廉,出合谷两骨之间,上入两筋之中,循臂上廉,入肘外廉,上臑外前廉,上肩,出髃骨之前廉,上出于柱骨之会上,下入缺盆,络肺,下膈属大肠;其支者,从缺盆上颈贯颊,入下齿中,还出挟口,交人中,左之右,右之左,上挟鼻孔。"

《素问·骨空论》论述了任、督等脉的气行,如"任脉者,起于中极之下,以上毛际,循腹里上关元,至咽喉,上颐循面入目。冲脉者,起于气街,并少阴之经,侠脐上行,至胸中而散……督脉者,起于少腹以下骨中央,女子入系廷孔,其孔,溺孔之端也,其络循阴器合篡间,绕篡后,别绕臀,至少阴与巨阳中络者,合少阴上股内后廉,贯脊属肾。与太阳起于目内眦,上额交巅上,入络脑,还出别下项,循肩髆内,夹脊抵腰中,入循膂络肾,其男子循茎下至篡,与女子等;其少腹直上者,贯脐中央,上贯心入喉,上颐环唇,上系两目之下中央。"

《素问·痿论》云:"冲脉者,经脉之海也,主渗灌溪谷,与阳明合于宗筋。"

《灵枢·逆顺肥瘦》云:"冲脉者,五脏六腑之海也,五脏六腑皆禀焉。"《灵枢·五音五味》:"冲脉,任脉,皆起于胞中,上循背里,为经络之海。"

《灵枢·脉度》云:"跷脉者,少阴之别,起于然骨之后。上内踝之上,直上循阴股入阴,上循胸里入缺盆,上出人迎之前,入頄属目内眦,合于太阳,阳跷而上行。"

论十二　论开阖枢

开阖枢问题,医家争论颇多,当代文献更有诸多理解和发挥。

开阖枢的本原是什么?

一、开阖枢之说源于《黄帝内经》

《素问·阴阳离合论》云:"帝曰:愿闻三阴三阳之离合也。岐伯曰:圣人南面而立,前曰广明,后曰太冲,太冲之地名曰少阴,少阴之上,名曰太阳,太阳根起于至阴,结于命门,名曰阴中之阳。中身而上,名曰广明,广明之下,名曰太阴,太阴之前,名曰阳明,阳明根起于厉兑,名曰阴中之绝阳。厥阴之表,名曰少阳,少阳根起于窍阴,名曰阴中之少阳。是故三阳之离合也,太阳为开,阳明为阖,少阳为枢。三经者,不得相失也,搏而勿浮,命曰一阳……三阴之离合也,太阴为开,厥阴为阖,少阴为枢。三经者,不得相失也,搏而勿沉,名曰一阴。"

文中说得非常明白:广明为人体胸部、太冲为人体背部,少阴在背部,向上为太阳。太阳起于至阴,终于命门,阳明起于厉兑,少阳起于窍阴。三经之中的太阳、阳明、少阳属于阳,不得相失。太阴起于隐白,少阴起于涌泉,厥阴起于大敦。三经中的太阴、少阴、厥阴同属于阴,不得相失。如《素问·阴阳离合论》云:"外者为阳,内者为阴……阴阳冲冲,积传一周,气里形表而为相成也。"外为阳,内为阴,三阴三阳之气离合运动,升降出入流通相传,以完成生命活动。

《灵枢·根结》说得更加具体:"太阳根于至阴,结于命门……阳明根于厉兑,结于颡大……少阳根于窍阴,结于窗笼……太阳为开,阳明为阖,少阳为枢。故开折则内节渎而暴病起也……阖折则气无所止息而痿疾起矣……枢折即骨繇而不安于地,故骨繇者取之少阳。"不但说明了三阴三阳气之起始,更进一步论述了其发病特点和治疗方法。治取之三阴三阳经脉。

在《黄帝内经》皮部论中,还提出了害蜚、枢持、关枢、枢儒、害肩、关蛰的概念,讨论了经脉在皮部的三阴三阳开阖枢活动。《素问·皮部论》云:"欲知皮部以经脉为纪者,诸经皆然。阳明之阳,名曰害蜚,上下同法……少阳之阳,名曰枢持,上下同法……太阳之阳,名曰关枢,上下同法,少阴之阴,名曰枢儒,上下同法……心主之阴,名曰害肩,上下同法……太阴之阴,名曰关蛰,上下同法。"说明皮部的经脉和体内经脉的三阴三阳之气的循行和产生疾病的治法都是相同的。

二、有关《伤寒论》开阖枢问题

《伤寒论》通篇没有论及开阖枢,有关《伤寒论》开、阖、枢的研究纯属后世医家发挥,与仲景无关。

但是后世医家的发挥有没有道理呢?答案是肯定的。原因是仲景论述的三阴三阳是基于《黄帝内经》三阴三阳理论认识的。讲的道理也是人体三阴三阳的升降出入变化运动与受邪后产生的病脉证。仲景讲六气,只要有六气存在,就有六经的开阖枢的运动形式,只是仲景没有明确的论述。因此,按照开阖枢理论去研究和发挥是可以产生理论依据和临床效果的,是对仲景学说的发挥。

三、"七篇大论"开阖枢

《黄帝内经》七篇大论没有论及开阖枢,但六气的气化活动是升降出入,人体之三阴三阳与天气相应。《素问·六微旨大论》曰:"出入废则神机化灭,升降息则气立孤危。故非出入,则无以生长壮老已;非升降,则无以生长化收藏。是以升降出入,无器不有。"六气厥阴、少阴、太阴、少阳、阳明、太阳也存在着气之多少、气交、升降,七篇大论无明确交代开阖枢。

四、六经开阖枢

《素问·阴阳离合论》云:"岐伯曰:圣人南面而立,前曰广明,后曰太冲,太冲之地名曰少阴,少阴之上,名曰太阳,太阳根起于至阴,结于命门,名曰阴中之阳。中身而上,名曰广明,广明之下,名曰太阴,太阴之前,名曰阳明,阳明根起于厉兑,名曰阴中之绝阳。厥阴之表,名曰少阳,少阳根起于窍阴,名曰阴中之少阳……外者为阳,内者为阴,然则中为阴,其冲在下,名曰太阴,太阴根起于隐白,名曰阴中之阴。太阴之后,名曰少阴,少阴根起于涌泉,名曰阴中之少阴。少阴之前,名曰厥阴,厥阴根起于大敦,名曰阴之绝阴。"

《灵枢·根结》云:"太阳根于至阴,结于命门……阳明根于厉兑,结于颡大……少阳根于窍阴,结于窗笼……太阳为开,阳明为阖,少阳为枢。"

从三阴三阳经的起始我们可以知道,经中所言三阴三阳为足之三阴三阳。所以,经中所论开阖枢为足六经开阖枢。

五、开阖枢运行

《素问·阴阳离合论》云:"是故三阳之离合也,太阳为开,阳明为阖,少阳为枢。三经者,不得相失也,搏而勿浮,命曰一阳……三阴之离合也,太阴为开,厥阴为阖,少阴为枢。三经者,不得相失也,搏而勿沉,名曰一阴。阴阳冲冲,积传为一周,气里形表而为相成也。"

该文说的就是人之三阴三阳之气循行于三阴三阳经脉之中。三阴三阳气之离合运动,产生升降出入活动,阴阳相属,阴阳气相贯,循环相传。

六、开阖枢本质

开阖枢的本质就是人体三阴三阳六气在六经中运行过程中,六经的表现状态,是六经的开阖枢。我们知道,人体之气分阴阳,阴阳之气各分三阴三阳,三阴三阳之气分属六经之中。太阳经中之气为太阳,阳明经中之气为阳明,少阳经中之气为少阳;太阴经中之气为太阴,厥阴经中之气为厥阴;少阴经中之气为少阴。阴阳处于阴平阳秘的动态平衡之中,三阴三阳之气,则同时也处于动态平衡之中。阴阳相伴而行,外为阳,三阳之离合以太阳为开,阳明为阖,少阳为枢;内为阴,三阴之离合以太阴为开,厥阴为阖,少阴为枢。太阳开时,厥阴为阖;阳明阖时,太阴为开;少阳、少阴则起到枢机作用,实现阴平阳秘的动态运动;阴阳冲冲,积传一周,气里形表而为相成。

七、开阖枢发病规律

《素问·热论》云:"伤寒一日,巨阳受之,故头项痛,腰脊强;二日阳明受之,阳明主肉,其脉侠鼻络于目,故身热,目疼而鼻干,不得卧也;三日少阳受之,少阳主胆,其脉循胁络于耳,故胸胁痛而耳聋。三阳经络皆受其病,而未入于脏者,故可汗而已;四日太阴受之,太阴脉布胃中,络于嗌,故腹满而嗌干;五日少阴受之,少阴脉贯肾络于肺,系舌本,故口燥舌干而渴;六日厥阴受之,厥阴脉循阴器而络于肝,故烦满而囊缩。三阴三阳,五脏六腑皆受病,荣卫不行,五脏不通,则死矣。"说明三阴三阳经的受邪过程是先阳后阴,先三阳后三阴,这是因为阳在表,阴在里的原因,如此我们便理解了三阴三阳的离合出入运动以及机体抵抗外邪的发病顺序,也理解了阴阳之气在经脉中的循行规律。

八、"开阖枢"与"关阖枢"

开关之说源起《灵枢·根结》:"发于春夏,阴气少,阳气多……发于秋冬,阳气少,阴气多……奇邪离经,不可胜数,不知根结,五脏六腑,折关败枢,开阖而走,阴阳大失,不可复取。"

说的是病发奇邪,五脏六腑三阴三阳之气的关枢开阖不利,阴阳失调。"开、阖、枢"我们明白了,"关、阖、枢"是什么呢? 可以这样理解:如开门和关门。对开阖枢的概念,各种文献说得很明白,犹如门扉、门枢,即开门的活动。那么关阖枢,就是关门的活动。开门与关门是一个道理,只是方向不同而已。门的开关活动是比喻,用来说明三阴、三阳之离合出入升降活动而已。《灵枢·本脏》云:"卫气者,所以温分肉,充皮肤,肥腠理,司关合者也。"

人体三阳之气上升,则三阴之气下降,此时三阳之气的活动是开阖枢,三阴之气的活动是关阖枢;人体三阳之气下降,三阴之气上升,此时三阳之气的活动是关阖枢,三阴之气的活动则是开阖枢。

为什么写"折关败枢,开阖而走"?是古文言文写作方法而已。《黄帝内经》中没有明确交代"关、阖、枢",全凭后世医家发挥。

"关"还有一个理解,那就是"关口"。三阴三阳气之交会处,太阳、阳明、少阳、太阴、少阴、厥阴三阴三阳气机离合、交接之处,都可以为"关",那么开阖枢之始、终之处都为"关"了。关折,可以是指这些地方的病变。

九、天地阴阳开阖

天地阴阳开阖是指天地间的阴阳消长变化规律。

《周易·系辞上》云:"是故阖户谓之坤,辟户谓之乾,一阖一辟谓之变。"天地之间,阴阳往复,冬至阳生,夏至阳盛,体现了天地之阳气时空开阖。

鬼谷子曰:"捭阖者,天地之道。捭阖者,以变动阴阳,四时开闭,以化万物。"又曰:"持枢,谓春生、夏长、秋收、冬藏。"《鬼谷子略》云:"夫一辟一阖,《易》之神也;一翕一张,老氏之几也。"

《春秋繁露》云:"故阳气出于东北,入于西北,发于孟春,毕于孟冬。"又云:"七十二日复得木。木用事,则行柔惠,挺群禁,至于立春,出轻系,去稽留,除桎梏,开门阖,通障塞,存幼孤,矜寡独,无伐木。"

《史记·历书》云:"以至子日当冬至,则阴阳离合之道行焉。"《五行大义》引《诗纬推度灾》云:"甲者,押也,春则开也,冬则阖也。"

十、天人有别

《素问·阴阳离合论》云:"今三阴三阳,不应阴阳,其故何也?……天覆地载,万物方生,未出地者,命曰阴处,名曰阴中之阴;则出地者,命曰阴中之阳。阳予之正,阴为之主。故生因春,长因夏,收因秋,藏因冬,失常则天地四塞。阴阳之变,其在人者,亦数之可数。"

三阴三阳有不应阴阳之处,即天气之三阴三阳,命曰阴处,阴为之主。因四季生长收藏,失常则天地四塞。出地之三阴三阳,为阴中之阳,阳予之正,阴为之主。

阴阳的变化,在人身上则数之可数。人之三阴三阳行于人体经脉之中,太阳起于至阴,终于命门,阳明起于厉兑,少阳起于窍阴。三经之中的太阳、阳明、少阳属于阳,不得相失。太阴起于隐白,少阴起于涌泉,厥阴起于大敦。三经中的太阴、少阴、厥阴同属于阴,不得相失。经文对天地阴阳与人体阴阳的区别做了明确的交代。

《黄帝内经》七篇大论没有论及开阖枢,但六气的气化活动是升降出入,人体之三阴三阳与天气相应。天之六气厥阴、少阴、太阴、少阳、阳明、太阳为标,指的是风寒暑湿燥火六元,虽然也存在着阴阳气之多少、气交、升降等,但论述的是天气、地气交感产生的气化,与人体经气中的三阴三阳有本质的区别。三阴三阳的开、阖、枢是人体气机运动升降出入时六经的表现状态,六经开阖枢体现了六气运动的规律。

论十三　从五运六气论气化

气化是指气的变化,气化理论在中医学有多种意义。以自然之气的变化研究气化是运气理论的核心内容;以机体内气的运动研究气化则属于气机的范畴,如气的升降出入运动产生的变化等;探讨脏腑的功能气化则是脏象学的内容,如脾主运化、膀胱气化、三焦气化功能等;以形气转化研究气化则属于中医学形态发生及代谢学的范畴,如化生精、气生形、水谷精微转化、代谢物的转化等。本文从五运六气论气化。

五运六气是中医理论的基础和渊源,气化学说则是中医五运六气理论的核心。气化就是气的运动变化,包括正常的变化与异常的变化,具有天化、地化、人化三个内涵,以及三者之间的交互作用。在五运六气理论中,正常的变化称之为化,异常的变化称之为变。

《素问·天元纪大论》云:"物生谓之化,物极谓之变。"《素问·六微旨大论》云:"夫物之生从于化,物之极由乎变,变化之相薄,成败之所由也。"

在人体,化是人体正常的生命活动基础,变则产生疾病。《素问·天元纪大论》云："夫五运阴阳者,天地之道也,万物之纲纪,变化之父母,生杀之本始……夫变化之为用也,在天为玄,在人为道,在地为化,化生五味,道生智,玄生神。"

天地人万物的生化源于阴阳气的活动,阴阳之气以多少表现为三阴三阳。《素问·天元纪大论》云："阴阳之气各有多少,故曰三阴三阳也。"《素问·至真要大论》云："夫阴阳之气,清净则生化治,动则苛疾起,此之谓也。"

一、天化

《素问·天元纪大论》云："太虚寥廓,肇基化元,万物资始,五运终天……生生化化,品物咸章。"说明天地万物始于生化。

寒暑燥湿风火,是天之阴阳,以三阴三阳来标示,来说明天地之气的变化。《素问·天元纪大论》云："上下相召奈何?……寒暑燥湿风火,天之阴阳也,三阴三阳上奉之。"《素问·六微旨大论》云："亢则害,承乃制,制则生化,外列盛衰,害则败乱,生化大病。"

（一）五运之化

以木、火、土、金、水五行说明五运之化,合于三阴三阳。

《素问·天元纪大论》云："夫五运阴阳者,天地之道也,万物之纲纪,变化之父母,生杀之本始,神明之府也。"

《素问·气交变大论》云："五运更治,上应天期,阴阳往复,寒暑迎随。"

《素问·五运行大论》云："子午之上,少阴主之;丑未之上,太阴主之;寅申之上,少阳主之;卯酉之上,阳明主之;辰戌之上,太阳主之;巳亥之上,厥阴主之。"

《素问·气交变大论》云："岁木太过,风气流行……岁火太过,炎暑流行……岁土太过,雨湿流行……岁金太过,燥气流行……岁水太过,寒气流行。""岁木不及,燥乃大行……岁火不及,寒乃大行……岁土不及,风乃大行……岁金不及,炎火乃行……岁水不及,湿乃大行。"

岁运的气化特点各有不同,以岁土不及为例,岁土不及之年,因为五行生克关系,木克土,故见风气流行,气化为风,引发人体气化,以肝脾之气化为发病表现。木气乘脾土太过,则必有金气来复,以制亢木,引发肺气的气化。如《素问·气交变大论》云："岁土不及,风乃大行……民病飧泄霍乱,体重腹痛……复则收政严峻,名木苍雕,胸胁暴痛,下引少腹,善大息。"

天地与人气化过程交互,密切联系,与岁运太过不及有密切关系,岁运太过之年,气化先至;岁运不及之年,气化后至。

《素问·六元正纪大论》云:"运有余,其至先;运不及,其至后,此天之道,气之常也。"《素问·六微旨大论》云:"至而不至,来气不及也;未至而至,来气有余也。"《素问·六元正纪大论》云:"运太过则其至先,运不及则其至后。"

(二)六气之化

六气乃风寒暑湿燥火,上下有位,左右有纪,六气之主按照厥阴、少阴、少阳、太阴、阳明、太阳之序,六气之客按厥阴、少阴、太阴、少阳、阳明、太阳之序,气始于厥阴,终于太阳为一周。

厥阴司天,其化为风;少阴司天,其化为热;太阴司天,其化为湿;少阳司天,其化为火;阳明司天,其化为燥;太阳司天,其化为寒。《素问·至真要大论》云:"厥阴司天,其化以风;少阴司天,其化以热;太阴司天,其化以湿;少阳司天,其化以火;阳明司天,其化以燥;太阳司天,其化以寒。以所临脏位,命其病者也。"

六气还有标本中气之化,三阴三阳为标,风寒暑湿燥火为本,与本互为表里的是中气,标本中气相互作用,完成天地气化。《素问·六微旨大论》云:"少阳之上,火气治之,中见厥阴;阳明之上,燥气治之,中见太阴;太阳之上,寒气治之,中见少阴;厥阴之上,风气治之,中见少阳;少阴之上,热气治之,中见太阳;太阴之上,湿气治之,中见阳明。"

《素问·至真要大论》云:"是故百病之起,有生于本者,有生于标者,有生于中气者,有取本而得者,有取标而得者,有取中气而得者。"

六气按三阴三阳之序运化于天,人与万物三阴三阳与之相应。当位则是正常的气化,不当位则是异常之变,是邪气产生之源。如《素问·六微旨大论》所说:"非其位则邪,当其位则正。"六气之运行开始于甲,与开始于子的地气相合,成为每岁之始,命为岁立,产生四时气象的变化,不当位则化生疾病。《素问·五运行大论》云:"不当其位者病,迭移其位者病,失守其位者危。"

《素问·六元正纪大论》云:"厥阴所至为生化,少阴所至为荣化,太阴所至为濡化,少阳所至为茂化,阳明所至为坚化,太阳所至为藏化,布政之常也。"说明了六气所至能促进万物出现不同的生化现象。

《素问·六元正纪大论》云："厥阴所至为毛化,少阴所至为羽化,太阴所至为倮化,少阳所至为羽化,阳明所至为介化,太阳所至为鳞化,德化之常也。"说明了六气所至在正常情况下对动物生长繁殖产生的不同影响。

《素问·至真要大论》云："夫百病之生也,皆生于风寒暑湿燥火,以之化之变也。"说明疾病的产生源于六气之化变。

《素问·六元正纪大论》云："太阴雨化,施于太阳;太阳寒化,施于少阴;少阴热化,施于阳明;阳明燥化,施于厥阴;厥阴风化,施于太阴。"说明六淫致病,其病证性质可循六淫所胜方向转化。

六气有胜复之化。《素问·至真要大论》云："有胜有复,无胜则否。"胜气是指本运之气偏胜,复气是指所不胜之气。《素问·五运行大论》云："气有余,则制己所胜而侮所不胜;其不及,则己所不胜侮而乘之,己所胜轻而侮之。侮反受邪,侮而受邪,寡于畏也。"

不迁正之化,主要指六气之司天之气应到位而未到位,产生异常的气化过程。《素问遗篇·刺法论》云："司天未得迁正,使司化之失其常政。""太阳复布,即厥阴不迁正……厥阴复布,少阴不迁正……少阴复布,太阴不迁正……太阴复布,少阳不迁正……少阳复布,则阳明不迁正……阳明复布,太阳不迁正"。又云："气过有余,复作布政,是各不退位也。使地气不得后化,新司天未可迁正,故复布化令如故也。"

不退位之化,指正常的司天应退位而不退位,仍停留在下一年的司天位置上,影响正常气化的过程。《素问遗篇·刺法论》云："子午之岁,天数有余,故少阴不退位也,热行于上,火余化布天……丑未之岁,天数有余,故太阴不退位也,湿行于上,雨化布天……寅申之岁,天数有余,故少阳不退位也,热行于上,火化布天……卯酉之岁,天数有余,故阳明不退位也,金行于上,燥化布天……辰戌之岁,天数有余,故太阳不退位也,寒行于上凛水化布天……故天地气逆,化成民病。"

升降不前之化,指六气升降运动的异常,当升不升,当降不降,而引起的异常气化,发病会迅猛剧烈。《素问遗篇·刺法论》云："升降不前,气交有变,即成暴郁。"

(三) 运气之化

五运、六气相互作用,形成运气之化,具有不同的表现形式。

1. **同化** 运与气的五行属性相同，为同化。如风化木，火化暑，土化湿，金化燥，水化寒。《素问·六元正纪大论》云："风温春化同，热曛昏火夏化同，胜与复同，燥清烟露秋化同，云雨昏暝埃长夏化同，寒气霜雪冰冬化同，此天地五运六气之化，更用盛衰之常也。"

（1）天符：天符是岁运的五行属性，与司天相同，气化所产生的疾病较危急。《素问·天元纪大论》云："应天为天符。"《素问·六微旨大论》云："土运之岁，上见太阴；火运之岁，上见少阳、少阴；金运之岁，上见阳明；木运之岁，上见厥阴；水运之岁，上见太阳……天之与会也，故《天元册》曰天符。"

（2）岁会：木运临卯，火运临午，土运临四季，金运临酉，水运临子，为岁会。岁会是指岁运的五行属性与年支的五行方位属性相同。《素问·六微旨大论》云："木运临卯，火运临午，土运临四季，金运临酉，水运临子，所谓岁会，气之平也。"

（3）同天符：同天符是阳干之年，太过岁运的五行属性与在泉之气相同，所产生的气化过程。《素问·六元正纪大论》云："太过而同天化者三……甲辰甲戌太宫下加太阴，壬寅壬申太角下加厥阴，庚子庚午太商下加阳明，如是者三……加者何谓？岐伯曰：太过而加同天符。"

（4）同岁会：同岁会是不及的岁运五行属性与在泉之气相同。《素问·六元正纪大论》云："不及而同地化者亦三……癸巳癸亥少徵下加少阳，辛丑辛未少羽下加太阳，癸卯癸酉少徵下加少阴，如是者三……不及而加，同岁会也。"

（5）太乙天符：太乙天符即时值天符年，又是岁会年的年份，其气化所产生的疾病往往危重。《素问·六微旨大论》云："天符岁会何如？岐伯曰：太一天符之会也。"《素问·天元纪大论》说："三合为治。"《素问·六微旨大论》指出："太一天符为贵人……中贵人者，其病暴而死。"

2. **运气异化** 运生气为小逆；运克气，为不和。岁运不及之年，气克运，为天刑。岁运太过之年，气生运，为顺化。

3. **平气之化** 如运太过而被抑，运不及而得助，为平气之化，全年气候比较平和，异常的气化较少，民亦少病。《类经图翼》云："平气，如运太过而被抑，运不及而得助也。"

二、地化

《素问·天元纪大论》云："木火土金水,地之阴阳也,生长化收藏下应之。"

地气之化应于天气之化。《素问·至真要大论》云："帝曰:地化奈何?岐伯曰:司天同候,间气皆然。"《素问·五运行大论》云："厥阴在上则少阳在下,左阳明右太阴;少阴在上则阳明在下,左太阳右少阳;太阴在上则太阳在下,左厥阴右阳明;少阳在上则厥阴在下,左少阴右太阳;阳明在上则少阴在下,左太阴右厥阴;太阳在上则太阴在下,左少阳右少阴。"

地气的运化顺序为少阳、阳明、太阳、厥阴、少阴、太阴与天气相应。

地化运行在人之下,太虚之中。《素问·五运行大论》云："地为人之下,太虚之中者也……故燥胜则地干,暑胜则地热,风胜则地动,湿胜则地泥,寒胜则地裂,火胜则地固矣。"此乃地气之化。

三、天地化

天地气化通过相互交感而完成。《素问·五运行大论》云："夫变化之用,天垂象,地成形,七曜纬虚,五行丽地。地者,所以载生成之形类也。虚者,所以列应天之精气也。形精之动,犹根本与枝叶也。"

《素问·五运行大论》云："上下相遘,寒暑相临,气相得则和,不相得则病。"又云："上者右行,下者左行,左右周天,余而复会也。"上者指天气,下者指地气,左右为间气。在泉为下,司天为上。上即为天气之所司,故曰司天。下即为地气之所主,故曰在泉。《素问·至真要大论》云："主岁者纪岁,间气者纪步也。"主岁即指司天、在泉之气主司全年气化,间气只主司所在时位之气化。

《素问·天元纪大论》云："神在天为风,在地为木,在天为热,在地为火,在天为湿,在地为土,在天为燥,在地为金,在天为寒,在地为水,故在天为气,在地成形,形气相感而化生万物矣。然天地者,万物之上下也……气有多少,形有盛衰,上下相召而损益彰矣。"又云："天地之阴阳者,应天之气,动而不息,故五岁而右迁,应地之气,静而守位,故六期而环会,动静相召,上下相临,阴阳相错,而变由生也……天以六为节,地以五为制。"

自然气候,生命活动在于天地间五运六气的气化运动,天地之气互根互用,以成天地之机。《素问·至真要大论》云:"厥阴司天为风化,在泉为酸化,司气为苍化,间气为动化。少阴司天为热化,在泉为苦化,不司气化,居气为灼化。太阴司天为湿化,在泉为甘化,司气为黅化,间气为柔化。少阳司天为火化,在泉为苦化,司气为丹化,间气为明化。阳明司天为燥化,在泉为辛化,司气为素化,间气为清化。太阳司天为寒化,在泉为咸化,司气为玄化,间气为藏化。故治病者,必明六化分治,五味五色所生,五脏所宜,乃可以言盈虚病生之绪也。"

《素问·六元正纪大论》云:"岁半之前,天气主之;岁半之后,地气主之。"

《素问·至真要大论》云:"厥阴司天,风淫所胜……少阴司天,热淫所胜……太阴司天,湿淫所胜……少阳司天,火淫所胜……阳明司天,燥淫所胜……太阳司天,寒淫所胜。"

《素问·至真要大论》云:"岁少阳在泉,火淫所胜……岁阳明在泉,燥淫所胜……岁厥阴在泉,风淫所胜……岁少阴在泉,热淫所胜……岁太阴在泉……湿淫所胜。"

《素问·六元正纪大论》云:"天气不足,地气随之。地气不足,天气从之。运居其中而常先也。"

《素问·至真要大论》云:"天地合气,六节分而万物化生矣。"

四、人化

人与天地相通,人之气化与天地相应。《素问·五运行大论》云:"寒暑燥湿风火,在人合之奈何? 其于万物何以生化? ……东方生风,风生木,木生酸,酸生肝,肝生筋,筋生心……化生五味……南方生热,热生火,火生苦,苦生心,心生血,血生脾……中央生湿,湿生土,土生甘,甘生脾,脾生肉,肉生肺……西方生燥,燥生金,金生辛,辛生肺,肺生皮毛,皮毛生肾……北方生寒,寒生水,水生咸,咸生肾,肾生骨髓,髓生肝……五气更立,各有所先,非其位则邪,当其位则正。"此乃人之生化。

《素问·天元纪大论》云:"天有五行,御五位,以生寒暑燥湿风,人有五脏,化五气,以生喜怒思忧恐,论言五运相袭皆治之,终期之日,周而复始。"

天地人交感以气化,各自表现出不同但相互联系的特征,产生四季、五季、七十二候。气的升降出入运动,年年岁岁,生生化化,化变有律,可以应天象而预知。

《素问·五运行大论》云："风寒在下,燥热在上,湿气在中,火游行其间,寒暑六入,故令虚而生化也。"

《素问·六微旨大论》云："高下相召,升降相因,而变作矣。""言天者求之本,言地者求之位,言人者求之气交……气上下之位,气交之中,人之居也。"

五、总结

天地万物始于生化。岁运的气化特点各有不同,五运之化各有所异,天地与人气化过程交互,密切联系,与岁运太过不及有密切关系,岁运太过之年,气化先至;岁运不及之年,气化后至。

六气之化乃风寒暑湿燥火之化,上下有位,左右有纪;六气还有标本中气之化,三阴三阳为标,风寒暑湿燥火为本,与本互为表里的是中气,标本中气相互作用,完成天地气化;六气按三阴三阳之序运化于天,人与万物三阴三阳与之相应,六气所至能促进万物出现不同的生化现象,六气所至在正常情况下对动物生长繁殖产生的不同影响,不正常的气化是邪气产生之源,疾病的产生源于六气之变,六淫致病,其病证性质可循六淫所胜方向转化,六气有胜复之化,迁正、不迁正之化,退位、不退位之化,升降不前之化等。

五运、六气相互作用,形成运气相合之化,具有不同的表现形式,有同化、异化、平气之化。运气同化包括天符、岁会、同天符、同岁会、太乙天符五种情况;运气异化包括小逆、不和、天刑、顺化四种情况;平气之化包括运太过而被抑,运不及而得助,干德符等。

地气之化应于天气之化,地气的运化顺序为少阳、阳明、太阳、厥阴、少阴、太阴与天气相应;地化运行在人之下,太虚之中。

天地气化通过相互交感而完成,自然气候,生命活动在于天地间五运六气的气化运动,天地之气互根互用,以成天地之机。

人与天地相通,人之气化与天地相应。天地人万物的生化源于阴阳气的活动,阴阳之气以多少表现为三阴三阳。在人体,化是人体正常的生命活动基础,变则产生疾病。

论十四 论标本中气

标本中气之释,古今多从王冰,似有定论,但不经推演,推原经文,其义可明。

1. 标 标指三阴三阳,即厥阴、少阴、太阴、少阳、阳明、太阳。用以说明六气的盛衰和程度,标示六气变化规律。《素问·六微旨大论》云:"愿闻天道六六之节盛衰何也?岐伯曰:上下有位,左右有纪。故少阳之右,阳明治之;阳明之右,太阳治之;太阳之右,厥阴治之;厥阴之右,少阴治之;少阴之右,太阳治之;太阴之右,少阳治之。此谓气之标,盖南面而待也。"

2. 本 本是自然界风寒暑湿燥火六气。《素问·天元纪大论》云:"所谓本也,是谓六元。"《素问·六微旨大论》云:"因天之序,盛衰之时,移光定位,正立而待之。"少阳司天,火气主治;阳明司天,燥气主治;太阳司天,寒气主治;厥阴司天,风气主治;少阴司天,热气主治;太阴司天,湿气主治。

3. 中气 中气,是天气。用三阴三阳表示,与标气相应,互为表里,与标气阴阳相对。《素问·六微旨大论》云:"本之下,中之见也,见之下,气之标也,本标不同,气应异象。"

少阳司天,火气为本,中气为厥阴;阳明司天,燥气为本,中气为太阴;太阳司天,寒气为本,中气为少阴;厥阴司天,风气为本,中气为少阳;少阴司天,热气为本,中气为太阳;太阴司天,湿气为本,中气为阳明。中气是标气的表里之气,两者阴阳互制,维持天气动态平衡。

对中气的认识,很多人存在误解,有以地气,有以人气。如刘完素曰:"中气者,人气也,人气为病矣。"

4. 标本中气的关系 自然界的六气自然现象,以三阴三阳定性标识,为天气之标,标气与中气互为表里,互为制约,共同作用,体现动态天气阴阳变化规律,表现出风寒暑湿燥火六气之本的特征性天气变化。

标本中气的关系表

本	火	燥	寒	风	热	湿
中	厥阴	太阴	少阴	少阳	太阳	阳明
标	少阳	阳明	太阳	厥阴	少阴	太阴

当自然界天气表现风气流行时,厥阴风木为标,中气为少阳,木生火,火性炎上,表现火的特性,少阳相火成为人体产生疾病主要影响因素;表现燥气时,阳明燥金为标,中气为太阴,土生金,金潜于土,表现土的特性,太阴湿土成为人体产生疾病的主要影响;表现火气时,少阳相火为标,厥阴风木为中气,木生火,火性炎上,火则成为影响人体产生疾病的主要原因;表现湿气时,太阴湿土为标,阳明燥金为中气,土生金,金藏于土,湿为土象,故湿则成为人体疾病之原因;寒气为本时,太阳寒水为标,少阴君火为中气,水克火,寒与火互相克制,两者均可能成为影响人体发生疾病的原因;热为本时,少阴君火为标,太阳寒水为中气,寒、火互制,两者为影响人体发病的原因。

标本中气揭示了六气深刻的道理:六元本气表现的不同特征,与标气和中气相互生克制约有密切关系,体现了六气的自稳机制,诠释了阴中有阳,阳中有阴,阴阳互生互制的道理。

5. 从化 标本中气有从化规律:少阳与太阴从本而化;少阴、太阳所化从本亦从标;阳明、厥阴之化既不从本也不从标,从化于中气。《素问·至真要大论》云:"气有从本者,有从标本者,有不从标本者也。"

对此,唐代王冰做了解释:"少阳之本火,太阴之本湿,本末同,故从本也……少阴之本热,其标阴,太阳之本寒,其标阳,本末异,故从本从标……阳明之中太阴,厥阴之中少阳,本末与中不同,故不从标本从乎中也。"张介宾亦言:"要之五行之气,以木遇火,则从火化,以金遇土,则从湿化,总不离于水流湿火就燥,同气相求之义耳。"

王冰之解乍看似乎有理,标本同气,皆从本化,少阳之本火,太阴之本湿,本末同,故从本;但是阳明之本为燥金,本末之性质也是相同的,王冰却从本末与中不同而解从化规律,显然不合理。所以王冰、张介宾等但从气的属性归所从,不合《黄帝内经》之旨。标本中气的从化关系不是从气的属性而从,其生、其化更不是同气相求所表达的经意,应从五行之气生克规律找答案。

辰戌之岁,太阳司天,太阴在泉,气化运行先天。在天本气为寒,标以太阳,中气为少阴。《素问·六微旨大论》云:"太阳之上,寒气治之,中见少阴"。少阴与太阳互为表里,寒与热相对,水与火互制,体现了阴阳平衡之理,天气平和;其发病,因为寒水克君火,寒热交争,故其发病特点从本、从标,《素问·至真要大论》云："少阴太阳从本从标。"

卯酉之岁，阳明司天，少阴在泉，气化运行后天。在天本气为燥，标以阳明，中气为太阴。《素问·六微旨大论》云："阳明之上，燥气治之，中见太阴。"阳明与太阴互为表里，湿与燥相对，土与金相生，体现了阴阳相生之理，天气以燥为主。因为太阴湿土生阳明燥金，金之性为凉，故有清的特征，金之化为燥，故现燥的化象，金得湿土之生，显本性之清，但阳明燥金司天，气化之象更显，因此天气相对干燥。太阴湿土生阳明燥金，金藏于土，湿为本，此自然之理，故其发病，不从标本，从中气。《素问·至真要大论》云："阳明厥阴不从标本，从乎中也。"

寅申之岁，少阳相火司天，厥阴风木在泉，气化运行先天。在天本气为火，标以少阳，中气为厥阴。《素问·六微旨大论》云："少阳之上，火气治之，中见厥阴。"厥阴与少阳互为表里，风与火相应，木与火相生，体现了阴阳相生之理，天气以火热为主。厥阴风木生少阳相火，其发病，按照五行相生规律，母生子旺，且火见风则炽，此自然之理，加司天之气旺，故从本，《素问·至真要大论》云："少阳太阴从本。"

丑未之岁，太阴湿土司天，太阳寒水在泉，气化运行后天。在天本气为湿，标以太阴，中气为阳明。《素问·六微旨大论》云："太阴之上，湿气治之，中见阳明。"太阴与阳明互为表里，湿与燥相对，土与金相生，体现了阴阳相生、相克之理，金之性为凉，故有清的特征，金之化为燥，故现燥的化象，金得湿土之生，显本性之清，天气相对清凉。太阴湿土生阳明燥金，金藏于土，湿为本，故其发病，从本。《素问·至真要大论》云："少阳太阴从本。"

子午之岁，少阴君火司天，阳明燥金在泉，气化运行先天。在天本气为热，标以少阴，中气为太阳寒水。《素问·六微旨大论》云："少阴之上，热气治之，中见太阳。"少阴与太阳互为表里，寒与热相对，水与火相克，体现了阴阳相克之理，天气较为平和。太阳寒水克少阴君火，其发病，如果按照生克规律，应从中气，但此少阴君火司天，中气克主无力，君火侮而行君令，寒热交争，故从本从标。《素问·至真要大论》云："少阴太阳从本从标。"

巳亥之岁，厥阴风木司天，少阳相火在泉，气化运行后天。在天本气为风，标以厥阴，中气为少阳。《素问·六微旨大论》云："厥阴之上，风气治之，中见少阳。"厥阴与少阳互为表里，风与火相应，木与火相生，体现了阴阳相生之理，天气以火热为主。厥阴风木生少阳相火，其发病，按照生克规律，母生子旺,火见风则炽,故从中气。《素问·至真要大论》云:"阳明厥阴不从标本,从乎中也。"

6. 指导临床　《素问·至真要大论》云:"知标与本,用之不殆,明知逆顺,正行无问。此之谓也。不知是者,不足以言诊,足以乱经。故《大要》曰:粗工嘻嘻,以为可知,言热未已,寒病复始,同气异形,迷诊乱经。此之谓也。夫标本之道,要而博,小而大,可以言一而知百病之害。言标与本,易而勿损,察本与标,气可令调,明知胜复,为万民式,天之道毕矣。"

标本中气反映了六气气化理论,人在气交之中,人的生理病理亦随着六气之化而发生不同的变化,疾病的发生亦与标本中气密切相关,我们要明辨标本中气的生化关系,以指导临床。凡治病,必知天地标本之为害,明其顺逆,方可言诊;以气之同异而求标本,当为粗工;标本之道,以小言大,以要言博,只有阴阳五行生克之理可以概括,方可以言一而知百病之害,标本之微,胜复之理,以应天道,天道者,阴阳五行生克之理也,故仲景明标本言伤寒,而知百病之为害。张介宾曰:"六气之太过不及,皆能为病,病之化生,必有所因,或从乎本,或从乎标,或从乎中气,知其所以,则治无险也。"博而约之,当自然界显示风气流行时,中气是少阳相火,厥阴从乎中气,出现少阳相火的特征,故从相火论治;当出现燥气流行时,中气是太阴湿土,阳明从乎中气,出现太阴湿土的症状,故从太阴湿土论治;当出现热气流行时,从乎本气,从热论治;当出现湿气流行时,从乎本气,从湿论治;当出现少阴君火、太阳寒水之象时,从本从标,根据寒热不同表现,从寒、热论治。明标本中气,诊之无过,用之不迨也。2017 年 10 月下旬至11 月上旬,阳明燥金司天,少阴君火在泉,主气为阳明燥金,客气为厥阴风木,五运主客皆为少羽,时值五之气之中气,笔者发现,临床患者多伴有太阴湿土之象,舌苔多见白腻,体现了阳明从乎中气的特点,综合辨治,取得了明显的疗效。

（本文据笔者《五运六气入门与提高十二讲》相关内容修改）

论十五　中医象数浅论

象数是中国传统文化的重要组成部分,与中医学有着深厚的渊源,探讨中医象数,构建中医象数医学理论体系,具有重要的意义。

一、河图、洛书与易经

《易经·系辞上》说:"河出图,洛出书,圣人则之。"西汉经学家孔安国解释说:"河图者,伏羲氏王天下,龙马出河,遂则其文,以画八卦。"《汉书·五行志》云:"刘歆以为,禹治洪水,赐洛书,法而陈之,九畴是也。"

河洛图书被称为中华文化之源头,邵康节说:"圆者星也,历纪之数,其肇于此乎?方者土也,画州井地之法,其做于此乎。盖圆者河图之数,方者洛书之文,故羲、文因之而造《易》,禹、箕叙之而作《范》也。"

1. **河图**　现存最早记载河图的文献是《尚书》。《尚书·顾命》云:"大玉,夷玉,天球,河图在东序。"有人认为,河图是木、火、土、金、水五星出没的实录。水星十一月(按照十月太阳历,应为一月)、六月黄昏时见于北方;木星三月、八月黄昏时见于东方;火星二月、七月黄昏时见于南方;土星五月、十月黄昏时见于中天;金星四月、九月黄昏时见于南方。以五星出没画符,记录天象,在没有文字,崇拜昊天的远古是可信的。河图很可能与五星及十月太阳历相关。

在远古时代,人们已经认识了日、月、五星、二十八宿、五气经天等天象规律,由此产生五行类比世间万事万物,形成以天象类万物的思维过程。《易经·系辞下》云:"仰则观象于天,俯则观法于地,观鸟兽之文,与地之宜,近取诸身,远取诸物。"

2. **洛书**　指代方位,有人认为是远古游牧时期的罗盘,定方位与日月星辰有关。这种认识有一定的道理。笔者认为,洛书很可能就是九宫方位图。古人通过太一游宫,对应自然界气候变化,形成九宫图,九宫即招摇、叶蛰、天留、仓门、阴洛、天宫、玄委、仓果、新洛。根据远古人们对方位和自然气候的认识,以阴阳画符为卦,形成后天八卦。1977年安徽省阜阳县双古堆汝阴侯墓中出土的西汉时期文物"太乙九宫占盘",其正面刻画九宫名词和各宫节气日数与《灵枢·九宫八风》篇首图完全一致,小圆盘刻画为洛书,可见九宫图与洛书的渊源关系。

3. **易**　中国的古代文化,肇始于易。易有三,连山、归藏、周易。连山、归藏已失传,留给我们的《周易》揭示了古代文明的肇源。

《周礼·春官宗伯第三·筮人》云:"筮人掌三易,以辨九筮之名:一曰

《连山》,二曰《归藏》,三曰《周易》。"夏易曰连山,以艮卦为首;归藏以坤卦为首;周易以乾为首。20世纪70年代,长沙马王堆汉墓中发现了帛书本《易经》,其排列顺序完全不同。帛书本《易经》是三易中的一种还是《周易》的变体,目前尚没有研究结论。

《周易》包括《经》和《传》两部分,《经》主要是六十四卦及三百八十四爻,各有卦辞和爻辞,可能写定于周初至春秋。《传》是解释《经》的,相传孔子所作,今人研究,大抵系战国及秦汉之际的作品。《易》有四要素:数、卦、爻、辞。

4. **八卦**　八卦有先天八卦和后天八卦,先天八卦是对天的客观认知,后天八卦是对地和万物感知,禀卦以类万物。

《汉书·五行志》载:"伏羲氏继天而王,受河图而画之,八卦是也,禹治洪水,赐洛书而陈之,洪范是也。"

东汉魏伯阳著《周易参同契》对卦象多有论述,且有"上察河图文,下序地形流。""若夫至圣,不过伏羲,数画八卦,效天地图"之论,但书中没有河图、洛书等;对于象的认识,长生阴真人注曰:"象,谓日月、五星、二十八宿。"对于水火坎离的认识,长生阴真人注曰:"天文谓火,地形谓水。"林屋山人全阳子俞琰述曰:"坎,月也。离,日也。"又曰:"坎外阴而内阳,月之象也。离外阳而内阴,日之象也。"《周易参同契》各家注本较多,内容也不尽相同。汉代道家杨雄《太玄经》也列卦象,但与后世不同,也没有河图、洛书及先后天图。唐代李鼎祚《周易集解》则详列六十四卦并做释解,也没有河图、洛书及先后天图。

相传河图、洛书及先后天图早已佚失,经道家藏匿得以保存,由陈抟推出。陈抟曰:"八卦之书,始于伏羲,有画无文,先天之《易》也。六十四卦,重于文王,卦下有辞,后天之《易》也。"其后朱熹、邵雍等人尽之以发挥。

二、象与数

1. **《易》源于象数**　《易》源于象数。杨力指出:"一部《周易》全在一部象数,象数是易理的瑰宝,没有象数便没易理。"

《国语·周语下》云:"天六地五,数之常也。经之以天,纬之以地,文之象也。"

兴南子曰:"宇宙虽大,不离其数,万物虽多,不离其象。明象数者,知

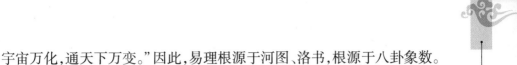

宇宙万化,通天下万变。"因此,易理根源于河图、洛书,根源于八卦象数。

2. **象** 象,是事物的形象、征象。《易·系辞传下》云:"是故《易》者,象也;象也者,像也。"《易·系辞传上》指出:"圣人有以见天下之赜,而拟诸其形容,象其物宜,是故谓之象。"《易·系辞传上》又云:"易有太极,是生两仪,两仪生四象,四象生八卦。"《易·系辞上》云:"法象莫大乎天地;变通莫大乎四时;悬象著明莫在乎日月。"《易·系辞上》又云:"圣人立象以尽意。"《孟子·告子下》云:"有诸内,必形诸外。"董仲舒在《春秋繁露·天地阴阳》中曰:"万物载名而生。圣人因其象而命之。"王充《论衡·乱龙篇》云:"虽知非真,示当感动,立意于象。"

3. **数**

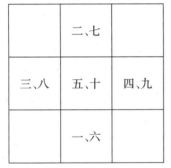

	河图数字图	
	二、七	
三、八	五、十	四、九
	一、六	

	洛书九宫数字图	
四	九	二
三	五	七
八	一	六

可以看出:河图数字图是指东西南北中五个方位,洛书数字则进一步指出了九方位置。

古人占筮都是用数字来表示。1950年,河南安阳发现了一些商代卜骨,1956年陕西西安又发现了一些西周卜骨,卜骨上有一些"奇字",1957年,唐兰先生第一次指出,这些"奇字"是由一、五、六、七、八等数字组成。1978年,张政烺先生指出这些"奇字"就是卦画。研究表明,商代数字卦,有一、五、六、七、八、九,天星观楚墓发现的简牍上的数字卦,用数也有一、六、七、八、九,20世纪80年代发现的西周铜戈上,也有一、六。

4. **象与数的关系** 学者唐君毅说:"中国先哲以数由理象而成,不离理象而独立,故数之结合即象之结合,与理之感通互摄。"丹道经典《灵宝毕法·内观交换第九》云:"以象生形,因形立名,有名则推其数,有数则得其理。"因此,象与数的关系是先有象而后才有数,因象而名数。

三、《黄帝内经》中的象

《素问·示从容论》云："援物比类,化之冥冥……不引比类,是知不明也。"《素问·阴阳应象大论》中说："以我知彼,以表知里,以观过与不及之理,见微得过,用之不殆。"

1. 象天地日月 中医学认为,人与天地相应,脏腑经络组织的生理病理与天地运行有着内在的联系。《灵枢·岁露论》云："人与天地相参,与日月相应。"《素问·离合真邪论》说："夫圣人之起度数,必应于天地,故天有宿度,地有经水,人有经脉。天地温和,则经水安静;天寒地冻,则经水凝泣;天暑地热,则经水沸溢;卒风暴起,则经水波涌而陇起。"

《灵枢·外揣》云："日与月焉,水与镜焉,鼓与响焉。夫日月之明,不失其影;水镜之察,不失其形,鼓响之应,不失其声,动摇则应和,尽得其情……昭昭之明不可蔽。其不可蔽,不失阴阳也。合而察之,切而验之,见而得之,若清水明镜之不失其形也。五音不彰,五色不明,五脏波荡,若是则内外相袭,若鼓之应桴,响之应声,影之似形。故远者司外揣内,近者司内揣外,是谓阴阳之极,天地之盖。"

《素问·金匮真言论》说："故人亦应之,夫言人之阴阳,则外为阳,内为阴。言人身之阴阳,则背为阳,腹为阴……此皆阴阳表里内外雌雄相输应也,故以应天之阴阳也。"

2. 阴阳应象 中医学认为,天地万物、自然现象都可以以阴阳之象表现出来。《素问·五运行大论》曰："夫阴阳者,数之可十,推之可百,数之可千,推之可万,天地阴阳者,不以数推,以象之谓也。"

《素问·生气通天论》："阳气者,若天与日,失其所则折寿而不彰,故天运当以日光明,是故阳因而上,卫外者也。"

3. 五行象 用五行与自然现象、人体五脏六腑及功能表现相联属,以五行类物象。《素问·阴阳应象大论》云："东方生风,风生木,木生酸,酸生肝,肝生筋,筋生心,肝主目……神在天为风,在地为木,在体为筋,在脏为肝,在色为苍,在音为角,在声为呼,在变动为握,在窍为目,在味为酸,在志为怒。怒伤肝,悲胜怒;风伤筋,燥胜风;酸伤筋,辛胜酸。"

4. 脏象 "脏象"一词,见于《素问·六节脏象论》《素问·灵兰秘典论》《素问·五脏别论》《素问·脏气法时论》等二十多个篇章。综合《黄帝内经》

脏象理论,可有形态象、性质象、职能象、时空象四类。张景岳在《类经》中说:"象,形象也。脏居于内,形见于外,故曰脏象。"

《素问·刺禁论》指出:"肝生于左,肺藏于右,心部于表,肾治于里,脾为之使,胃为之市。"王冰说:"肝象木,王于春,春阳发生,故生于左也;肺象金,王于秋,秋阴收杀,故藏于右也。"

《素问·灵兰秘典论》对各脏腑的生理功能与协调关系有着详细的论述:"心者,君主之官也,神明出焉。肺者,相傅之官,治节出焉。肝者,将军之官,谋虑出焉。胆者,中正之官,决断出焉……凡此十二官者,不得相失也,故主明则下安,以此养生则寿,殁世不殆,以为天下则大昌;主不明则十二官危,使道闭塞而不通,形乃大伤,以此养生则殃,以为天下者,其宗大危。"《素问·六节脏象论》云:"心者,生之本,神之变也,其华在面,其充在血脉,为阳中之太阳,通于夏气。"所谓"有诸内必形诸外",即通过外象而把握其内在功能。

5. 经络象 《灵枢·背腧》云:"肾俞在十四椎之旁,皆挟背相去三寸所……灸之则可,刺之则不可。"腧穴为经络的敏感点,经气变化之象通常表现在腧穴,而五脏六腑之象也通过经络表现在腧穴。《灵枢·九针十二原》云:"五脏五腧,五五二十五腧;六腑六腧,六六三十六腧"。又云"所出为井,所溜为荥,所注为输,所行为经,所入为合。"井,为水出之源,少商穴是肺经之气始发部位,故命此穴为井穴。荥,水流细小貌,鱼际穴是肺经之气流注微弱部位,故命此为荥穴。输穴处经气渐盛,像水流灌注盈满而转输到他处一样。经穴处为经气隆盛,好似水流滚滚,激波逐浪。合穴处为经气汇合部位,如同百川汇集,归流大海。故知井荥输经合五输穴命名之意,是取水流从源到流,由小到大的自然现象来比喻人体内营卫气血流注这五个不同部位的盛衰情况,借以说明营卫气血运行和分布的规律。

6. 色象 色象指体表皮肤、黏膜组织及外在器官表露的颜色,其色泽的变化可以表现脏腑、经络组织器官的生理和病理变化。《灵枢·五色》云:"色明不粗;沉夭为甚,不明不泽,其病不甚。"又云:"五色……察其泽夭,以观成败;察其散抟,以知远近。"色散,即色疏而浅,为邪浅病轻之象,主病将解;色抟,即色聚而深,为邪深病重之象,主病久渐聚。先散后抟,主病加深;先抟后散,主病将解。

《素问·五脏生成》有"青如翠羽……赤如鸡冠……黄如蟹腹……白如

豕膏……黑如乌羽"之色的描述,此五者色象均润泽光亮,是正气充盛之象,属有生气之象。

7. 脉象 脉象是通过诊察脉的变化以观察机体脏腑组织气血的运行变化,以诊察五脏六腑的生理病理变化。中医学认为,脉为血气之先见,其变化与天地阴阳、气血运行密切相关。《素问·脉要精微论》云:"夫切脉动静而视精明,察五色,观五脏有余不足,六腑强弱,形之盛衰,以此参伍,决死生之分……脉者,血之府也。"《素问·五脏生成》云:"夫脉之小、大、滑、涩、浮、沉,可以指别;五脏之象,可以类推;五脏相音,可以意识;五色微诊,可以目察。能合脉色,可以万全。"

8. 运气象 五运六气也是以象为表现的。风、寒、暑、湿、燥、火在《黄帝内经》运气理论中称为"六气",六气和五运在天地中的表现及其对人体的影响可称为"运气象",自然界气候、物候的变化都是五运六气象的反应,在人体也有明显的象反应。如表现厥阴风木的六气特征时,人体可有情绪波动,烦躁易怒;表现阳明燥金时,人可有口干、口渴的表现。

9. 疾病象 象类病症:疾病的外在表现,为病象、症象或证象。《灵枢·五阅五使》言:"故肺病者,喘息鼻张;肝病者,眦青;脾病者,唇黄;心病者,舌卷短,颧赤;肾病者,颧与颜黑。"《灵枢·本脏》载:"五脏者,固有小大高下坚脆端正偏倾者;六腑亦有小大长短厚薄结直缓急……心小则安,邪弗能伤,易伤以忧;心大则忧不能伤,易伤于邪。"此类描述均非解剖所见,而源自医者察人体功能活动之象所得。

取象求因:根据自然界风、寒、暑、湿、燥、火六种自然气化现象,推求疾病的病因,是"取象求因"的一个典型例证。《素问·至真要大论》云:"夫百病之生也,皆生于风寒暑湿燥火,以之化之变也。"五运六气影响人体发病可称为"运气因",运气因多是人体发病的诱因,风寒暑湿燥火亢而为害属于外因,五运六气因素引发的急性传染性疾病如瘟疫等还可以是主因。

象论病机:根据疾病的外在表现以推测发生疾病的机理,谓以象论病机。如《素问·至真要大论》云:"诸风掉眩,皆属于肝。诸寒收引,皆属于肾。诸气膹郁,皆属于肺……"论述了十九条病机,以象推测疾病发生的病位和病性。

以象诊病:根据患者的临床表现,通过望闻问切诊察病因病机,是以象诊病。《素问·阴阳应象大论》所论:"善诊者,察色按脉,先别阴阳;审清浊,而知部分；视喘息，听音声，而知所苦；观权衡规矩，而知病所主；按尺寸，观浮沉滑涩，而知病所生；以治则无过，以诊则不失矣。"

以象论治：根据象的表现，确定治则治法的方法，谓以象论治。《素问·四气调神大论》云："夫病已成而后药之，乱已成而后治之，譬如渴而穿井，斗而铸锥，不亦晚乎？"《灵枢·九针十二原》云："今夫五脏之有疾也，譬犹刺也，犹污也，犹结也，犹闭也……夫善用针者，取其疾也，犹拔刺也，犹雪污也，犹解结也，犹决闭也。"《素问·六元正纪大论》取象五运之郁为人体"五郁"立法，提出了"木郁达之，火郁发之，土郁夺之，金郁泄之，水郁折之。"

四、《黄帝内经》中的数

《黄帝内经》中数的内涵有三，一是天地之数，二是记生化之用之数，三是易之数。

1. 天地之数 《素问·离合真邪论》："夫圣人之起度数，必应于天地。"《素问·六节脏象论》云："夫六六之节，九九制会者，所以正天之度、气之数也。天度者，所以制日月之行也；气数者，所以纪化生之用也。天为阳，地为阴；日为阳，月为阴；行有分纪，周有道理，日行一度，月行十三度而有奇焉，故大小月三百六十五日而成岁，积气余而盈闰矣。立端于始，表正于中，推余于终，而天度毕矣。"

《素问·天元纪大论》云："帝曰：上下周纪，其有数乎？鬼臾区曰：天以六为节，地以五为制。周天气者，六期为一备；终地纪者，五岁为一周。君火以明，相火以位。五六相合而七百二十气，为一纪，凡三十岁；千四百四十气，凡六十岁，而为一周。不及太过，斯皆见矣。"此数为天地之常数。

《素问·六元正纪大论》云："天地之数，终始奈何？岐伯曰：悉乎哉问也！是明道也。数之始，起于上而终于下，岁半之前，天气主之，岁半之后，地气主之，上下交互，气交主之，岁纪毕矣。"天地之数起始于上下半年，上半年天气主之，下半年地气主之，

2. 记生化之数 《素问·五运行大论》云："夫数之可数者，人中之阴阳也，然所合，数之可得者也。"又："夫阴阳者，数之可十，推之可百，数之可千，推之可万。"此数用以记生化。

3. **易数** 《黄帝内经》应用了河图数:《素问·六元正纪大论》云:"乙丑、乙未岁:上太阴土,中少商金运,下太阳水。热化寒化胜复同,所谓邪气化日也。灾七宫。湿化五,清化四,寒化六,所谓正化日也。"其数五、四、六代表河图所指之方位。

《素问·五常政大论》云:"委和之纪……眚于三……从革之纪……眚于七……涸流之纪……眚于一。"委和之纪,以数三指代东方;从革之纪,数七指代南方;涸流之纪,数一指代北方。

《黄帝内经》应用了洛书之数:《素问·六元正纪大论》云:"太过者其数成,不及者其数生,土常以生也。"说明太过之年用成数,不及之年用生数,土独以生数。

《素问·六元正纪大论》论述了九宫:"丁丑、丁未岁……灾三宫……己卯、己酉岁……灾五宫……辛巳、辛亥岁……灾一宫……癸未、癸丑岁……灾九宫。"是以《洛书》九宫之数,东宫为三,中宫为五,北宫为一,南宫为九。

《灵枢·九宫八风》云:"是故太一入徙立于中宫,乃朝八风,以占吉凶也。风从南方来,名曰大弱风,其伤人也,内舍于心,外在于脉,其气主为热……此八风皆从其虚之乡来,乃能病人。"根据斗纲所指洛书九宫,以定八风的方位,推测气象及疾病的吉凶。

五、结语

象与数是中国传统文化的内涵,古人观象纪数,以说天地之道。在没有文字记载的远古传河图、洛书,八卦以画。以文解卦而成易,易成为中国传统文化的源头,象数是易的重要组成部分。《黄帝内经》应用了易学思想,用其象数指导研究天地人与疾病发生、发展的关系。《黄帝内经》中的象包含了广泛的内涵:象天地日月、阴阳应象、五行象、脏象、经络象、脉象、色象、疾病象等,用象思维以援物比类。《黄帝内经》中数有天地之数、记生化之数和易之数,用以说明天地之道、人体阴阳变化、推测气象变化对疾病与地理方位的影响等。张景岳指出:"宾尝闻之孙真人曰:不知易,不足以言太医……易具医之理,医得易之用。"研究象数源起及其与《黄帝内经》的关系,对深刻理解《黄帝内经》思维方法,建立中医象数理论体系,指导临床实践,具有重要意义。

论十六　脏腑理论

《黄帝内经》中五脏指肝、心、脾、肺、肾，六腑指胆、小肠、胃、大肠、膀胱、三焦，奇恒之腑指脑、髓、骨、脉、胆、女子胞。

《黄帝内经》对脏腑的论述，包含多个层次。脏腑与天地应象，脏腑合于天地阴阳、五行，脏腑各有其生理特点，五脏六腑相互相联系，合于自然规律。

一、象之脏腑——脏象

"脏象"一词，首见于《素问·六节脏象论》云："脏象何如？岐伯曰：心者，生之本，神之变也，其华在面，其充在血脉，为阳中之太阳，通于夏气。肺者，气之本，魄之处也，其华在毛，其充在皮。"该篇论述了五脏的功能，外在表现，阴阳属性和与四季气之相应。以"象"见脏腑。王冰曰："象谓所见于外，可阅者也。"张景岳《类经》云："象，形象也，脏居于内，形见于外，故曰脏象。"

《素问·五脏别论》言："脑髓骨脉胆女子胞，此六者，地气之所生也，皆藏于阴而象于地，故藏而不泻，名曰奇恒之腑。夫胃大肠小肠三焦膀胱，此五者，天气之所生也，其气象天，故泻而不藏，此受五脏浊气，名曰传化之腑，此不能久留，输泻者也。"《素问·五脏生成》云："五脏之象，可以类推。"

二、形态、物质、结构之脏腑

《灵枢·经水》云："若夫八尺之士，皮肉在此，外可度量切循而得之，其死可解剖而视之，其脏之坚脆，腑之大小，谷之多少，脉之长短，血之清浊，气之多少，十二经之多血少气，与其少血多气，与其皆多血气，与其皆少血气，皆有大数。"

《灵枢·本脏》篇又进一步指出："五脏者，固有小大、高下、坚脆、端正、偏倾者；六腑亦有小大、长短、厚薄、结直、缓急。"

《灵枢·经水》指出："经脉十二者，外合于十二经水，而内属于五脏六腑。夫十二经水者，其有大小、深浅、广狭、远近各不同，五脏六腑之高下、小大、受谷之多少亦不等。"

《灵枢·肠胃》云："黄帝问于伯高曰：余愿闻六腑传谷者，肠胃之大小长短，受谷之多少奈何？伯高曰：请尽言之，谷所从出入浅深远近长短之度……小肠后附脊，左环回周迭积，其注于回肠者，外附于脐上。上回运环十六曲，大二寸半，径八分分之少半，长三丈二尺。回肠当脐，左环。回周叶积而下，回运环反十六曲，大四寸，径一寸寸之少半，长二丈一尺。广肠传脊，以受回肠，左环叶积上下，辟大八寸，径二寸寸之大半，长二尺八寸。肠胃所入至所出，长六丈四寸四分，回曲环反，三十二曲也。"

《灵枢·平人绝谷》云："回肠大四寸，径一寸寸之少半，长二丈一尺，受谷一斗，水七升半。广肠大八寸，径二寸寸之大半，长二尺八寸，受谷九升三合八分合之一。"

《灵枢·经脉》云："大肠手阳明之脉，起于大指次指之端，循指上廉，出合谷两骨之间，上入两筋之间，循臂上廉，入肘外廉，上臑外前廉，上肩，出髃骨之前廉，上出于柱骨之会上，下入缺盆，络肺，下膈，属大肠；其支者，从缺盆上颈，贯颊，入下齿中，还出挟口，交人中，左之右，右之左，上挟鼻孔。"

《灵枢·胀论》云："脏腑之在胸胁腹里之内也，若匣匮之藏禁器也……夫胸腹者，脏腑之郭也。"

《黄帝内经》时代的解剖是以人个体进行的解剖，没有统计学处理，但却是真实可信的，并以解剖学为基础，分析、推测、认识脏腑经络联系、水谷运化，气血运行等生理功能。

三、属性之脏腑

1. 天人相应　中医学认为，五脏六腑与天地阴阳相应。《灵枢·经别》云："人之合于天地道也，内有五脏，以应五音、五色、五时、五味、五位也，外有六腑，以应六律，六律建阴阳诸经，而合之十二月、十二辰、十二节、十二经水、十二时、十二经脉者，此五脏六腑之所以应天道。"

《素问·脏气法时论》云："肝主春、心主夏、脾主长夏、肺主秋、肾主冬。"《灵枢·九针论》说："一者，天也。天者，阳也。五脏之应天者肺，肺者，五脏六腑之盖也。"

《素问·六节脏象论》则借用自然界气候、物候的特点以说明五脏的生理功能及其特点，如对肾的论述："肾者，主蛰，封藏之本……为阴中之少阴,通于冬气。"即以冬天的气候、物候特点推论肾的生理功能及其特点。

2. **阴阳属性** 根据天气阴阳之中又有阴阳,人与之相应的理论,《素问·金匮真言论》指出:"人身之脏腑中阴阳,则脏者为阴,腑者为阳;肝心脾肺肾五脏皆为阴,胆胃大肠小肠膀胱三焦六腑皆为阳……背为阳,阳中之阳,心也;背为阳,阳中之阴,肺也;腹为阴,阴中之阴,肾也;腹为阴,阴中之阳,肝也;腹为阴,阴中之至阴,脾也。此皆阴阳、表里、内外、雌雄相输应也。"

《灵枢·终始》云:"阴者主脏,阳者主腑。"又云:"五脏为阴,六腑为阳。"《灵枢·九针十二原》云:"阳中之少阴,肺也……阳中之太阳,心也……阴中之少阳,肝也……阴中之至阴,脾也……阴中之太阴,肾也。"

《黄帝内经》运用太少阴阳属性说明四时五脏之气和人体五脏部位。如《素问·六节脏象论》云:"心……为阳中之太阳,通于夏气。肺……为阳中之太阴,通于秋气。肾……为阴中之少阴,通于冬气。肝……为阳中之少阳,通于春气。"《灵枢·阴阳系日月》云:"腰以上者为阳,腰以下者为阴。其于五脏也,心为阳中之太阳,肺为阴中之少阴,肝为阴中之少阳,脾为阴中之至阴,肾为阴中之太阴。"

3. **五行属性** 五脏与五行相联属。《素问·阴阳应象大论》云:"东方生风,风生木,木生酸,酸生肝,肝生筋,筋生心,肝主目……神在天为风,在地为木,在体为筋,在脏为肝,在色为苍,在音为角,在声为呼,在变动为握,在窍为目,在味为酸,在志为怒。"

四、功能、神明之脏腑

脏腑具有各自的功能,五脏藏五志,完成人体的思维意识活动。《素问·六节脏象论》云:"天食人以五气,地食人以五味,五气入鼻,藏于心肺……五味入口,藏于肠胃,味有所藏,以养五气。"《素问·经脉别论》说:"食气入胃,散精于肝,淫气于筋。食气入胃,浊气归心,淫精于脉,脉气流经,经气归于肺,肺朝百脉,输精于皮毛。毛脉合精,行气于腑,腑精神明,留于四脏……饮入于胃,游溢精气,上输于脾,脾气散精,上归于肺,通调水道,下输膀胱。水精四布,五经并行。"《灵枢·脉度》云:"五脏常内阅于上七窍也,故肺气通于鼻,肺和则鼻能知香臭矣,心气通于舌,心和则舌能知五味矣,肝气通于目,肝和则目能辨五色矣,脾气通于口,脾和则口能知五谷矣,肾气通于耳,肾和则耳能闻五音矣。"这里的心肝肺肾均指心肝肺肾所藏的精气。

《素问·刺禁论》云:"肝生于左,肺藏于右,心布于表,肾治于里。"

《素问·六节脏象论》云:"脾、胃、大肠、小肠、三焦、膀胱者,仓廪之本,营之居也,名曰器,能化糟粕,转味而入出者也……此至阴之类,通于土气。"《素问·天元纪大论》说:"人有五脏化五气,以生喜怒思忧恐。"《素问·五脏别论》说:"五脏者,藏精气而不泻也,故满而不能实。六腑者,传化物而不藏,故实而不能满也。"奇恒之腑亦有藏阴精而不泻的功能,《素问·五脏别论》将其归纳为:"脑、髓、骨、脉、胆、女子胞,此六者,地气之所生也,皆藏于阴而象于地,故藏而不泻,名曰奇恒之腑。夫胃、大肠、小肠、三焦、膀胱,此五者,天气之所生也,其气象天,故泻而不藏,此受五脏浊气,名曰传化之腑,此不能久留,输泻者也。"

《素问·六节脏象论》云:"故形脏四,神脏五,合为九脏以应之也。"《素问·灵兰秘典论》云:"心者,君主之官也,神明出焉。肺者,相傅之官,治节出焉。肝者,将军之官,谋虑出焉……凡此十二官者,不得相失也。故主明则下安,以此养生则寿,殁世不殆,以为天下则大昌。主不明则十二官危,使道闭塞而不通,形乃大伤,以此养生则殃,以为天下者,其宗大危,戒之戒之。"《素问·调经论》云:"心藏神、肺藏气、肝藏血、脾藏肉、肾藏志,而此成形。志意通,内连骨髓,而成身形五脏。五脏之道,皆出于经隧,以行血气。"《灵枢·经水》云:"五脏者,合神气魂魄而藏之;六腑者,受水谷而行之,受气而扬之;经脉者,受血而营之。"《灵枢·本脏》篇亦说:"五脏者,所以藏精神血气魂魄者也。"《素问·宣明五气》又说:"心藏神,肺藏魄,肝藏魂,脾藏意,肾藏志,是为五脏所藏。"《素问·灵兰秘典论》指出:"胆者中正之官,决断出焉。"《灵枢·本脏》云:"五脏者,所以藏精神血气魂魄者也。六腑者,所以化水谷而行津液者也。"《灵枢·经水》云:"五脏者,合神气魂魄而藏之;六腑者,受谷而行之,受气而扬之。"《灵枢·本神》云:"肝藏血,血舍魂……脾藏营,营舍意……心藏脉,脉舍神……肺藏气,气舍魄……肾藏精,精舍志。"《素问·阴阳应象大论》云:"人有五脏化五气,以生喜怒悲忧恐。"又云:"肝……在志为怒。心……在志为喜。脾……在志为思。肺……在志为忧。肾……在志为恐。"

《灵枢·平人绝谷》云:"胃满则肠虚,肠满则胃虚,更虚更满,故气得上下,五脏安定,血脉和利,精神乃居。故神者,水谷之精气也。"

《灵枢·五味》指出:"谷始入于胃,其精微者,先出于胃之两焦,以溉五脏,别出两行,营卫之道。"

(一)肝脏的功能

1. 肝为罢极之本 《素问·六节脏象论》云:"肝者,罢极之本,魂之居也;其华在爪,其充在筋,以生血气。"

2. 藏血功能 《素问·五脏生成》云:"人卧血归于肝,肝受血而能视,足受血而能步,掌受血而能握,指受血而能摄。"

3. 肝藏魂之功能 《素问·六节脏象论》云:"肝者,罢极之本,魂之居也。"《灵枢·本神》云:"肝悲哀动中则伤魂,魂伤则狂忘不精。"

4. 肝藏筋膜之气 《素问·平人气象论》云:"脏真散于肝,肝藏筋膜之气也。"肝所获得的精气,都会布散到筋,发挥濡养作用,故疲极筋力,最易耗损肝血,引起肝的病变。

(二)心脏功能

1. 心主血脉 心具有推动血脉运行的作用。《素问·脉要精微论》云:"脉者,血之府也。"《素问·五脏生成》云:"诸血者皆属于心。"《素问·平人气象论》云:"脏真通于心,心藏血脉之气也。"

2. 心主神明 心具有主管人的精神意识思维活动的作用。《灵枢·本神》云:"心藏脉,脉舍神。"《素问·宣明五气》云:"心藏神。"《素问·灵兰秘典论》说:"心者,君主之官,神明出焉。"《灵枢·邪客》说:"心者,五脏六腑之大主也,精神之所舍也。"《素问·六节脏象论》云:"心者,生之本,神之处也。"《灵枢·天年》云:"五脏已成,神气舍心。"

(三)脾脏功能

1. 脾主运化 主要包括运化水谷和运化水湿两个方面。

《素问·太阴阳明论》曰:"脾与胃以膜相连耳,而能为之行其津液……今脾病不能为胃行其津液,四肢不得禀水谷气。"

2. 脾主升清 指脾具有把脏腑组织代谢的精微物质转送到肺的作用。《素问·经脉别论》云:"饮入于胃,游溢精气,上输于脾,脾气散精,上归于肺。"

3. 脾生血统血 《灵枢·本神》云:"脾藏营。"《灵枢·营卫生会》云:"营出于中焦。"营者,营血也。营出中焦者,指血生于脾胃。

（四）肺的功能

1. 肺为华盖 《素问·痿论》中说："肺者，脏之长也，为心之盖也。"《素问·病能论》云："肺者，脏之盖也。"《灵枢·九针论》云："肺者，五脏六腑之盖也。"《素问·阴阳应象大论》云："天气通于肺。"《素问·平人气象》云："脏真高于肺，以行荣卫阴阳也。"

2. 肺主气司呼吸 《素问·阴阳应象大论》云："天气通于肺……雨气通于肾。"《灵枢·动输》云："胃为五脏六腑之海，其清气上注于肺，肺气从太阴而行之，其行也，以息往来。"《素问·六节脏象论》云："肺者，气之本。"《素问·五脏生成》云："诸气者，皆属于肺。"《灵枢·五阅五使》云："鼻者，肺之官也。"《灵枢·脉度》云："肺气通于鼻，肺和则鼻能知臭香矣。"《灵枢·本神》云："肺藏气，气舍魄。"

3. 肺主宣发肃降 《灵枢·小针解》云："言水谷皆入于胃，其精气上注于肺。"《灵枢·决气》云："上焦开发，宣五谷味，熏肤，充身，泽毛，若雾露之溉，是谓气。"

4. 肺朝百脉 《素问·经脉别论》云："食气入胃，浊气归心，淫精于脉，脉气流经，经气归于肺，肺朝百脉，输精于皮毛。"

5. 肺主通调水道 《素问·经脉别论》云："脾气散精，上归于肺，通调水道，下输膀胱。"

6. 肺主治节 《素问·灵兰秘典论》云："肺者，相傅之官，治节出焉。"

（五）肾脏功能

1. 肾藏精，主生长、发育、生殖 《素问·上古天真论》中关于女子从七岁到七七，男子从八岁到八八生理变化记载，此外其他篇章也有相关记载。《灵枢·经脉》云："人始生，先成精，精成而脑髓生，骨为干，脉为营，筋为刚，肉为墙，皮肤坚而毛发长，谷入于胃，脉道以通，血气乃行。"

2. 肾主水液 《素问·上古天真论》云："肾者主水，受五脏六腑之精而藏之。"

3. 肾主骨，生髓，通脑 《素问·六节脏象论》云："肾者……其充在骨。"《灵枢·经脉》曰："人始生，先成精，精成而脑髓生。"

五、脏腑联系

脏腑通过经络组织相联属。《灵枢·本输》云："肺合大肠……心合小肠……肝合胆……脾合胃……肾合膀胱。"《素问·太阴阳明论》说:"脾与胃以膜相连耳,而能为之行其津液。"《素问·刺禁论》云:"脾为之使,胃为之市。"《灵枢·玉版》言:"人之所受气者,谷也。谷之所注者,胃也。胃者,水谷气血之海也。海之所行云气者,天下也;胃之所出气血者,经隧也。经隧者,五脏六腑之大络也。"《灵枢·本输》云:"三焦者……属膀胱。"《灵枢·本脏》云:"肾合三焦膀胱。"《素问·五脏生成》说:"心……其主肾也;肺……其主心也;肝……其主肺也;脾……其主肝也;肾……其主脾也。"《灵枢·经脉》云:"肺手太阴之脉,起于中焦,下络大肠,还循胃口,上膈属肺,从肺系横出腋下,下循臑内,行少阴心主之前,下肘中,循臂内上骨下廉,入寸口,上鱼,循鱼际,出大指之端;其支者,从腕后直出次指内廉,出其端。"《灵枢·本脏》云:"肺合大肠,大肠者,皮其应。"《灵枢·经脉》云:"肺手太阴之脉,起于中焦,下络大肠,还循胃口,上膈属肺。"《灵枢·本输》云:"肺合大肠,大肠者,传道之腑。心合小肠,小肠者,受盛之腑。肝合胆,胆者,中精之腑。脾合胃,胃者,五谷之腑。肾合膀胱,膀胱者,津液之腑也。"

六、脏腑病理

五脏六腑的病理变化多种多样。《素问·宣明五气》云:"肺为咳。"《素问·咳论》云:"肺咳之状,咳而喘息有音,甚则唾血。"《素问·大奇论》云:"肺之壅,喘而两胠满。"《素问·咳论》云:"五脏之久咳,乃移于六腑。脾咳不已,则胃受之……肝咳不已,则胆受之……肺咳不已,则大肠受之……心咳不已,则小肠受之……肾咳不已,则膀胱受之。"《素问·脏气法时论》云:"肺病者,喘咳逆气,肩背痛……虚则少气不能报息。"《素问·逆调论》云:"帝曰:人有逆气不得卧而息有音者,有不得卧而息无音者,有起居如故而息有音者,有得卧而喘者,有不得卧不能行而喘者,有不得卧卧而喘者,皆何脏使然? 愿闻其故。岐伯曰:不得卧而息有音者,是阳明之逆也,足三阳者下行,今逆而上行,故息有音也。"《素问·气厥论》云:"小肠移热于大肠,为虚瘕,为沉。"《素问·痹论》:"肠痹者,数饮而出不得,中气喘争,时发飧泄。《素问·五脏生成》云:"咳嗽上气,厥在胸中,过在手阳明、太阴。"《素问·疏五过论》言:"忧恐喜怒,五脏空虚,血气离守。"《素问·玉机真脏论》云:"五脏受气于其所生,传之于其所胜,气舍于其所生,死于其所不胜。病之且死,必先传行至其所不胜,病乃死……肝受气于心,传之于脾,气舍于肾,至肺而死。心受气于脾,传之于肺,气舍于肝,至肾而死。脾受气于肺,传之于肾,气舍于心,至肝而死。肺受气于肾,传之于肝,气舍于脾,至心而死。肾受气于肝,传之于心,气舍于肺,至脾而死。"

《素问·四气调神大论》:"春三月……逆之则伤肝……夏三月……逆之则伤心……秋三月……逆之则伤肺……冬三月……逆之则伤肾。"又云:"逆春气,则少阳不生,肝气内变;逆夏气,则太阳不长,心气内洞;逆秋气,则太阴不收,肺气焦满;逆冬气,则少阴不藏,肾气独沉。"《素问·五常政大论》云:"审平之纪,收而不争……其用散落,其化坚敛,其类金,其政劲肃,其候清切,其令燥,其脏肺……其应秋。"又云:"坚成之纪,是谓收引……其象秋,其经手太阴阳明。"

《灵枢·本神》云:"肝悲哀动中则伤魂,魂伤则狂忘不精。"《灵枢·邪气脏腑病形》云:"大肠病者,肠中切痛而鸣濯濯,冬日重感于寒即泄,当脐而痛,不能久立,与胃同候,取巨虚上廉。"《灵枢·四时气》云:"腹中常鸣,气上冲胸,喘不能久立,邪在大肠。"《灵枢·经脉》云:"大肠手阳明之脉……是动则病齿痛颈肿。是主津液所生病者,目黄口干,鼽衄,喉痹,肩前臑痛,大指次指痛不用。气有余则当脉所过者热肿,虚则寒栗不复。"《灵枢·师传》云:"肠中热,则出黄如糜,脐以下皮寒……肠中寒,则肠鸣飧泄。"《灵枢·胀论》云:"大肠胀者,肠鸣而痛濯濯,冬日重感于寒,则飧泄不化。"《灵枢·本神》云:"肺喜乐无极则伤魄,魄伤则狂,狂者意不存人,皮革焦,毛悴色夭,死于夏。"《灵枢·邪客》云:"心者,五脏六腑之大主也,精神之所舍也,其脏坚固,邪弗能容也。容之则心伤,心伤则神去,神去则死矣。"等等。

论十七　《黄帝内经》脉论

一、脉源

《黄帝内经》是我国现存医学文献中最早的一部经典著作,是中国古代医学的一部大百科全书,集古代医学成就之大成,《黄帝内经》脉学理论非常完备。

《黄帝内经》成书之前已有多部脉学专著,其引用的脉学方面医书有《脉经》《脉法》《脉要》等各种脉书。

《脉法》于1973年在湖南长沙马王堆3号汉墓出土。《脉法》云:"以眽(脉)法明教下,眽(脉)亦听(圣)人之所贵也。"同时出土的《足臂十一脉灸经》云:"揞温如三人参春,不过三日死。温绝如食顷不过三日死。"《马王堆医书考注》:"三人参春,谓象三个人捣臼,形容脉象杂乱无章。"《素问·三部九候论》云:"上下左右之脉相应如参春者病甚。"王冰注:"如参春者,谓大数如鼓,如参春杵之上下不一也。"

马王堆汉墓出土的医书还有《阴阳十一脉灸经》等。《阴阳十一脉灸经》成书应晚于《足臂十一脉灸经》而早于《灵枢·经脉》,从它们之间的对比关系可以看出经络早期的发展和完善过程。

1983年湖北江陵出土的张家山汉墓中的竹简《脉书》,也早于《黄帝内经》,其内容在《黄帝内经》中也有具体体现。

马王堆医书是我国现存最早的古代医书,也是我们能看到的《黄帝内经》成书之前唯一医书,书中已出现脉诊的雏形,但与《黄帝内经》有严重的断代,只从马王堆医书中并不能看出脉诊的全貌,秦汉时期的非医学著作有助于了解《黄帝内经》脉学理论的形成。

《史记·扁鹊仓公列传》云:"至今天下言脉者,由扁鹊也。""越人之为方也,不待切脉、望色、听声、与形,言病之所在。"扁鹊(春秋时期)著有《扁鹊阴阳脉法》《扁鹊脉法》《扁鹊诊诸反逆死脉要诀》等文献,收录在《脉经》中。

《仓公传》云:"循其尺,其尺索刺粗,而毛美奉发,是生气也。""少阳初代,代则经病,病去过入,入则支络脉之病,当其时,少阳初、关一分。"《仓公传》载有:长弦、代、和、浊、来、数疾、去难、不一、盛、大、顺清、不交、沉、浮、坚、紧、平、鼓、参、击、深、小弱、搏、来难、动、躁、啬不属、散等脉名。

《三国志·华佗传》:"李将军妻病甚,呼佗视脉。曰'伤娠而胎不去。'……佗曰:'案脉,胎未去也'。"

《周礼·天官·疾医》云:"以五气、五声、五色眡其死生,两之以九窍之变,参之以九脏之动。"

说明《黄帝内经》脉学理论源于成书前之古代医家脉学成就。

二、《黄帝内经》脉的内涵

《黄帝内经》几乎大多数篇章中都有脉的论述,论脉专篇有《素问·脉要精微论》《素问·平人气象论》《素问·玉版论要》《素问·三部九候论》《素问·玉机真脏论》《灵枢·经脉》等多个篇章中,《黄帝内经》脉学理论已达到相当的水准。

(一)《黄帝内经》脉的含义

《黄帝内经》中脉的含义相对于当今对脉的认识,具有更多的内涵。当今对脉的运用和认识以诊脉为目的,内含脉象和把(凭、诊)脉的内涵。而《黄帝内经》中脉的含义包括血脉、经脉、络脉、筋脉、脉气、脉象、脉色、诊脉等诸多内容,不仔细辨别容易混淆。

1. **血脉** 《素问·脉要精微论》云:"夫脉者,血之府也。"《灵枢·决气》云:"壅遏营气,令无所避,是为脉。"《灵枢·经水》:"经脉者,受血而营之。"讲的是血脉。

2. **经脉** 《素问·举痛论》云:"寒气客于厥阴之脉,厥阴之脉者,络阴器,系于肝。"《素问·评热病论》云:"身重难以行者,胃脉在足也。"《灵枢·经脉》云:"大肠手阳明之脉,起于大指次指之端……气有余则当脉所过者热肿。"指的是经脉。

3. **络脉** 《灵枢·经脉》云:"诸脉之浮而常见者,皆络脉也。"《灵枢·脉度》说:"经脉为里,支而横者为络,络之别者为孙。"

4. **血络** 《灵枢·血络论》云:"黄帝曰:愿闻其奇邪而不在经者。岐伯曰:血络是也……脉气盛而血虚者,刺之则脱气,脱气则仆。"

5. **脉气** 《素问·气府论》云:"足太阳脉气所发者,七十八穴……足少阳脉气所发者,六十二穴……足阳明脉气所发者,六十八穴。"《素问·经脉别论》云:"食气入胃,浊气归心,淫精于脉,脉气流经,经气归于肺。"探讨了脉气问题。

6. **脉象** 《素问·脉要精微论》云:"春日浮,如鱼之游在波;夏日在肤,泛泛乎万物有余;秋日下肤,蛰虫将去;冬日在骨,蛰虫周密,君子居室。"《素问·平人气象论》云:"春胃微弦,曰平;弦多胃少,曰肝病;但弦无胃,曰死;胃而有毛,曰秋病,毛甚,曰今病。"脉以象表现出来。

7. **诊脉** 通常又称把脉、凭脉、察脉等。《素问·疏五过论》云:"善为

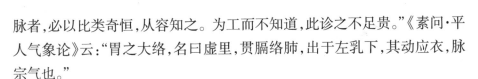

脉者,必以比类奇恒,从容知之。为工而不知道,此诊之不足贵。"《素问·平人气象论》云:"胃之大络,名曰虚里,贯膈络肺,出于左乳下,其动应衣,脉宗气也。"

（二）脉的作用

1. 脉为血之府,约束营气 《灵枢·经水》云:"经脉者,受血而营之。"

2. 脉断预后 《素问·玉机真脏论》云:"脉从四时,谓之可治,脉弱以滑,是有胃气。"《灵枢·五色》云:"切其脉口,滑小紧以沉者,病益甚,在中;人迎气大紧以浮者,其病益甚,在外……脉之浮沉及人迎与寸口气小大等者,病难已。"凭脉测知疾病的预后。

3. 脉察五脏六腑,阴阳表里 《素问·金匮真言论》云:"故善为脉者,谨察五脏六腑,一逆一从,阴阳表里,雌雄之纪。"

4. 脉诊疾病 《黄帝内经》建立了系统的以脉诊病的理论体系。《素问·阴阳应象大论》云:"善诊者,察色按脉,先别阴阳。"

《素问·痿论》云:"心气热,则下脉厥而上。"《素问·平人气象论》云:"脉盛滑坚者,曰病在外;脉小实而坚者,曰病在内。脉小弱以涩,谓之久病;脉滑浮而疾者,谓之新病。"

5. 脉应四时 《素问·脉要精微论》云:"四变之动,脉与之上下,以春应中规,夏应中矩,秋应中衡,冬应中权……阴阳有时,与脉为期。"

《素问·玉机真脏论》云:"所谓逆四时者,春得肺脉,夏得肾脉,秋得心脉,冬得脾脉,甚至皆悬绝沉涩者,命曰逆四时。"

6. 说明人体生理、病理 《素问·平人气象论》云:"人一呼脉再动,一吸脉亦再动,呼吸定息,脉五动,闰之以太息,命曰平人。"《灵枢·经别》云:"夫十二经脉者,人之所以生,病之所以成,人之所以治,病之所以起。"

7. 指导治疗 《素问·痹论》云:"帝曰:以针治之奈何? 岐伯曰:五脏有俞,六腑有合,循脉之分,各有所发,各随其过,则病瘳也。"《灵枢·经脉》云:"经脉者,所以能决死生,处百病,调虚实,不可不通。"

《素问·脉要精微论》云:"微妙在脉,不可不察,察之有纪,从阴阳始,始之有经,从五行生,生之有度,四时为宜。"

三、脉象的实质

《黄帝内经》的脉在内涵中论述了经脉、血脉、络脉、脉象、诊脉等实质内容,其根本原因是古人对脉和脉象说有严格区分,但在论述时却分别有道。当代对脉学的认识是基于《黄帝内经》脉学理论为基础,把握脉象,诊断疾病。那么脉象的实质是什么呢?

1. **气为脉象之本** 《素问·经脉别论》云:"食气入胃,散精于肝,淫气于筋。食气入胃,浊气归心,淫精于脉。脉气流经,经气归于肺,肺朝百脉,输精于皮毛。毛脉合精,行气于腑。腑精神明,留于四脏,气归于权衡。权衡以平,气口成寸,以决死生。"

《素问·举痛论》云:"经脉流行不止,环周不休,寒气入经则稽迟,泣而不行,客于脉外则血少,客于脉中则气不通。"

可见,脉之本为气,脉象即脉气之象。把握脉气的变化,是脉诊的实质。

2. **血脉与脉象** 《灵枢·九针论》云:"人之所以成生者,血脉也。"《灵枢·决气》云:"壅遏营气,令无所避,是谓脉。"《灵枢·营卫生会》云:"中焦亦并胃中,出上焦之后,此所受气者,泌糟粕,蒸津液,化其精微,上注于肺脉乃化而为血,以奉生身,莫贵于此,故独得行于经隧,命曰营气。"《素问·痹论》云:"荣者,水谷之精气也,和调于五脏,洒陈于六腑,乃能入于脉也。故循脉之上下,贯五脏,络六腑也。"所以血脉之象亦是气之象。

3. **胃气与脉象** 《灵枢·动输》云:"胃为五脏六腑之海,其清气上注于肺,肺气从太阴而行之,其行也,以息往来,故人一呼脉再动,一吸脉亦再动,呼吸不已,故动而不止。"《素问·五脏别论》云:"五脏六腑之气味,皆出于胃,变见于气口"。因此,脉象的实质就是脉中气的运动表现。

4. **经脉与脉象** 《素问·宝命全形论》云:"经气已至,慎守勿失。"

《素问·平人气象论》云:"太阳脉至,洪大以长;少阳脉至,乍数乍疏,乍短乍长;阳明脉至,浮大而短。"

《灵枢·动输》云:"黄帝曰:经脉十二,而手太阴、足少阴、阳明,独动不休,何也……岐伯曰:胃气上注于肺,其悍气上冲头者,循咽,上走空窍,循眼系,入络脑,出颅,下客主人,循牙车,合阳明,并下人迎,此胃气别走于阳明也。故阳明上下,其动也若一。"

《灵枢·经脉》云:"经脉者,常不可见,其虚实也,以气口知之。"《灵枢·经水》云:"经脉者,受血而营之。"

5. **脉象与五脏六腑相关** 《素问·痹论》云:"心痹者,脉不通。"《素问·五脏生成》云:"心之合脉也。"《素问·五脏别论》云:"五脏六腑之气味,皆出于胃,变见于气口。"《素问·玉机真脏论》云:"脾脉者土也,孤脏以灌四旁者也。"又云:"五脏者,皆禀气于胃,胃者五脏之本也;脏气者,不能自致于手太阴,必因于胃气,乃至于手太阴也。故五脏各以其时,而自至于手太阴也。"

《素问·五脏生成》云:"诸气者,皆属于肺。"《灵枢·邪客》云:"宗气积于胸中,出于喉咙,以贯心脉,而行呼吸焉。"

《素问·经脉别论》云:"食气入胃,散精于肝,淫气于筋。食气入胃,浊气归心,淫精于脉。脉气流经,经气归于肺,肺朝百脉,输精于皮毛。毛脉合精,行气于腑。腑精神明,留于四脏,气归于权衡。权衡以平,气口成寸,以决死生。饮入于胃,游溢精气,上输于脾,脾气散精,上归于肺,通调水道,下输膀胱。水精四布,五经并行,合于四时五脏阴阳,揆度以为常也。"

《灵枢·经脉》云:"人始生,先成精,精成而脑髓生,骨为干,脉为营,筋为刚……谷入于胃,脉道以通,血气乃行。"《灵枢·根结》云:"一日一夜五十营……所谓五十营者,五脏皆受气,持其脉口,数其至也。"

6. 脉象与四时天地阴阳相应 《灵枢·岁露论》云:"人与天地相参也,与日月相应也。"《素问·脉要精微论》云:"四变之动,脉与之上下,以春应中规,夏应中矩,秋应中衡,冬应中权。是故冬至四十五日,阳气微上,阴气微下;夏至四十五日,阴气微上,阳气微下。阴阳有时,与脉为期,期而相失,知脉所分,分之有期,故知死时。微妙在脉,不可不察,察之有纪,从阴阳始,始之有经,从五行生,生之有度,四时为宜,补泻勿失,与天地如一,得一之情,以知死生。是故声合五音,色合五行,脉合阴阳。"

《素问·离合真邪论》云:"夫圣人之起度数,必应于天地;故天有宿度,地有经水,人有经脉。天地温和,则经水安静;天寒地冻,则经水凝泣;天暑地热,则经水沸溢,卒风暴起,则经水波涌而陇起。"

《素问·玉机真脏论》云:"春脉者,肝也,东方木也,万物之所以始生也,肝脏主之。夏脉者心也,南方火也,万物之所以盛长也,故其气来盛去衰,故曰钩。秋脉者肺也,西方金也,万物之所以收成也,故其气来轻虚以浮,来急去散,故曰浮。冬脉者,肾也。北方水也,万物之所以合藏也。故其气来以搏,故曰营。"

《素问·玉机真脏论》云:"脉从四时,谓之可治……脉逆四时,为不可治。"

《素问·平人气象论》云："春夏而脉沉涩,秋冬而脉浮大,命曰逆四时也。"

四、影响脉象的因素

1. **天地日月、五运六气** 《灵枢·岁露论》云："人与天地相参也,与日月相应也。故月满则海水西盛,人血气积……至其月郭空,则海水东盛,人气血虚。"《素问·移精变气论》云："色以应日,脉以应月。"《素问·八正神明论》云："月始生则血气始精,卫气始行;月郭满则血气实,肌肉坚;月郭空,则肌肉减,经络虚,卫气去,形独居。"

《素问·至真要大论》云："北政之岁,少阴在泉,则寸口不应;厥阴在泉,则右不应;太阴在泉,则左不应。南政之岁,少阴司天,则寸口不应;厥阴司天,则右不应;太阴司天,则左不应。"

2. **四时、阴阳** 《素问·脉要精微论》云："四变之动,脉与之上下。以春应中规,夏应中矩,秋应中衡,冬应中权……阴阳有时,与脉为期。"

《素问·至真要大论》云："《脉要》曰:春不沉,夏不弦,冬不涩,秋不数,是谓四塞。"《灵枢·禁服》云："春夏人迎微大,秋冬寸口微大。"《素问·玉机真脏论》云："春脉如弦……夏脉如钩……秋脉如浮……冬脉如营。"

3. **气候因素** 《素问·离合真邪论》云："天地温和,则经水安静;天寒地冻,则经水凝泣;天暑地热,则经水沸溢;卒风暴起,则经水波涌而陇起。"

4. **居处环境和七情** 《素问·经脉别论》云："人之居处动静勇怯,脉亦为之变乎? 岐伯对曰:凡人之惊恐恚劳动静,皆为变也。"《素问·阴阳应象大论》云："暴怒伤阴,暴喜伤阳,厥气上行,满脉去形。"

5. **体质因素** 《灵枢·根结》云："逆顺五体者,言人骨节之小大,肉之坚脆,皮之厚薄,血之清浊,气之滑涩,脉之长短,血之多少,经络之数。"《灵枢·通天》云："少阴之人,多阴少阳,小胃而大肠,六腑不调,其阳明脉小,而太阳脉大,必审调之,其血易脱,其气易败也。"

五、脉诊方法

(一) 部位

1. **寸口** 《灵枢·经脉》云："经脉者,常不可见,其虚实者,以气口知之。"《素问·脉经别论》云："权衡以平,气口成寸,以决死生。"

《素问·平人气象论》云："寸口之脉中手短者,曰头痛,寸口脉中手长者,曰足胫痛。寸口脉中手促上击者,曰肩背痛。寸口脉沉而坚者,曰病在中。寸口脉浮而盛者,曰病在外。寸口脉沉而弱,曰寒热及病疝瘕少腹病……寸口脉沉而喘,曰寒热。"

《素问·五脏别论》云："气口何以独为五脏主?岐伯曰:胃者,水谷之海,六腑之大源也。五味入口,藏于胃,以养五脏气,气口亦太阴也。是以五脏六腑之气味,皆出于胃,变见于气口。"

2. **三部九候** 《素问·三部九候论》云："故人有三部,部有三候,以决死生,以处百病,以调虚实,而除邪疾。""何谓三部?岐伯曰:有下部,有中部,有上部。部各有三候,三候者,有天,有地,有人也……上部天,两额之动脉;上部地,两颊之动脉;上部人,耳前之动脉。中部天,手太阴也;中部地,手阳明也;中部人,手少阴也。下部天,足厥阴也;下部地,足少阴也;下部人,足太阴也。故下部之天以候肝,地以候肾,人以候脾胃之气。""九候之相应也,上下若一,不得相失。一候后则病,二候后则病甚,三候后则病危。所谓后者,应不俱也。"

3. **十二经脉** 《灵枢·经别》云："十二经脉者,人之所以生,病之所以成,人之所以治,病之所以起,学之所始,工之所止也。"

《灵枢·经脉》云："经脉十二者,伏行于分肉之间,深而不见;其常见者,足太阴过于外踝之上,无所隐故也……脉之卒然动者,皆邪气居之,留于本末,不动则热,不坚则陷且空,不与众同,是以知何脉之动也……经脉者,常不可见也,其虚实也,人气口知之。脉之见者,皆络脉也。"

4. **人迎** 《灵枢·寒热病》云："颈侧之动脉人迎。人迎,足阳明也,在婴筋之前。"

《灵枢·四时气》云："气口候阴,人迎候阳。"

《灵枢·禁服》云："寸口主中,人迎主外。"

5. **虚里** 《素问·平人气象论》云："胃之大络,名曰虚里。贯膈络肺,出于左乳下,其动应衣,脉宗气也。虚喘数绝者,则病在中;结而横,有积矣;绝不至曰死。乳之下其动应衣,宗气泄也。"

6. **外踝上五寸** 《素问·三部九候论》云："以左手足上,上去踝五寸按之,庶右手足当踝而弹之,其应过五寸以上,蠕蠕然者不病;其应疾,中手浑浑然者病;中手徐徐然者病;其应上不能至五寸,弹之而不应者死。"

7. **手少阴** 《素问·平人气象论》云："妇人手少阴脉动甚者,妊子也。"

（二）诊脉方法

1. **切** 《素问·脉要精微论》云："切脉动静,而视精明。"

《灵枢·五色》云："切其脉口,滑小紧以沉者,病益甚,在中。"

2. **数** 《灵枢·根结》云："所谓五十营者……持其脉口,数其至也。"

3. **按** 《素问·阴阳大论》云："善诊者,察色按脉,先别阴阳。"

《素问·平人气象论》云："按之益坚,曰肾病。"

4. **脉** 《素问·平人气象论》云："胃之大络,名曰虚里……其动应衣,脉宗气也。"

5. **弹** 《素问·三部九候论》云："以左手足上……庶右手足当踝而弹之。"

6. **色** 《灵枢·经脉》云："凡诊络脉,脉色青则寒且痛,赤则有热。胃中寒,手鱼际之络多青矣;胃中有热,鱼际络赤;其暴黑者,留久痹也;其有赤有黑有青者,寒热气也;其青短者,少气也。"

7. **独取** 《素问·五脏别论》云："五脏六腑之气味,皆出于胃,变见于气口。"

8. **合参** 《灵枢·禁服》云："寸口主中,人迎主外。"

《灵枢·四时气》云："气口候阴,人迎候阳"

9. **尺肤合诊** 《素问·脉要精微论》云："尺内两旁,则季胁也。尺外以候肾,尺里以候腹中。"《灵枢·论疾诊尺》云："尺肤滑而泽脂者,风也。尺肤涩者,风痹也。"

10. **色脉合诊** 《素问·脉要精微论》云："切脉动静而视精明,察五色,观五脏有余不足,六腑强弱,形之盛衰,以此参伍,决死生之分……是故声合五音,色合五行,脉合阴阳。"

《素问·五脏生成》云："夫脉之小、大、滑、涩、浮、沉,可以指别;五脏之象,可以类推;五脏相音,可以意识;五色微诊,可以目察。能合脉色,可以万全。"

11. **遍诊法** 《素问·三部九候论》云："故人有三部,部有三候,以决死生,以处百病,以调虚实,而除邪疾。"

（三）诊脉时间

脉随时可诊,但平旦脉象最准确。《素问·脉要精微论》云："诊法常以平旦,阴气未动,阳气未散,饮食未进,经脉未盛,络脉调匀,气血未乱,故乃可诊有过之脉。"

六、脉象的意义

1. **别阴阳** 《素问·阴阳应象大论》云:"善诊者,察色按脉,先别阴阳。"

《素问·阴阳别论》:"脉有阴阳,知阳者知阴,知阴者知阳……所谓阴阳者,去者为阴,至者为阳;静者为阴,动者为阳;迟者为阴,数者为阳。"

《素问·脉要精微论》云:"阴阳有时,与脉为期……脉合阴阳。"

《素问·金匮真言论》云:"故善为脉者,谨察五脏六腑,一逆一从,阴阳表里,雌雄之纪。"

2. **脉宗气** 《素问·平人气象论》云:"胃之大络,名曰虚里……脉宗气也。""乳之下其动应衣,宗气泄也。"

3. **脉胃气** 《素问·玉机真脏论》云:"脉弱以滑,是有胃气。"

《灵枢·终始》云:"谷气来也,徐而和。"

《素问·平人气象论》云:"夫平心脉来……夏以胃气为本。"

4. **定平人** 《素问·平人气象论》云:"人一呼脉再动,一吸脉亦再动,呼吸定息,脉五动,闰以太息,命曰平人。"

《灵枢·禁服》云:"春夏人迎微大,秋冬寸口微大,如是者,名曰平人。"

《灵枢·终始》云:"所谓平人者不病……脉口人迎应四时。"

《素问·平人气象论》云:"平人之常气禀于胃,胃者,平人之常气也……脉无胃气亦死。"

5. **诊经脉气** 《素问·平人气象论》云:"太阳脉至,洪大以长,少阳脉至,乍数乍疏,乍长乍短,阳明脉至,浮大而短。"

《素问·至真要大论》云:"厥阴之至其脉弦,少阴之至其脉钩,太阴之至其脉沉,少阳之至大而浮,阳明之至短而涩,太阳之至大而长。"

6. **辨体质** 《素问·三部九候论》云:"形盛脉细……形瘦脉大。"

7. **察疾病** 《素问·三部九候论》云:"察九候独小者病,独大者病,独疾者病,独迟者病,独热者病,独寒者病,独陷下者病。"

《灵枢·终始》云:"邪气来也紧而疾。"

《素问·脉要精微论》"上竟上者,胸喉中事也,下竟下者,少腹腰股膝胫足中事也。"

《素问·六节脏象论》云:"故人迎一盛病在少阳,二盛病在太阳,三盛病在阳明。"

8. **判虚实** 《灵枢·经脉》云:"经脉者,常不可见也,其虚实也,以气口知之。"

9. **定寒热** 《素问·痿论》云:"心气热则下脉厥而上。"

《灵枢·经脉》云:"凡诊络脉,脉色青,则寒且痛,赤则有热。"

《素问·举痛论》云:"寒气客于厥阴之脉,厥阴之脉者,络阴器,系于肝。"

《素问·平人气象论》云:"寸口脉沉而喘,曰寒热。"

《素问·离合真邪论》云:"夫邪之入于脉也,寒则血凝泣,暑则气淖泽。"

10. **明表里,定内外** 《素问·平人气象论》云:"寸口脉沉而坚者,曰病在中。寸口脉浮而盛者,曰病在外。"

《灵枢·禁服》云:"寸口主中,人迎主外。"

《灵枢·五色》云:"切其脉口,滑小紧以沉者,病益甚,在中;人迎气大以浮者,其病益甚,在外。"

《素问·平人气象论》云:"脉盛滑坚者,曰病在外,脉小实而坚者,曰病在内。"又云:"盛喘数绝者,则病在中。"

11. **观病之新久** 《素问·平人气象论》云:"脉小弱以涩,谓之久病;脉滑浮而疾者,谓之新病。"

12. **知顺逆** 《素问·平人气象论》云:"春夏而脉沉涩,秋冬而脉浮大,命曰逆四时也。"

《素问·玉机真脏论》云:"脉从四时,谓之可治;脉弱以滑,是有胃气。"

《素问·至真要大论》云:"脉要曰:春不沉,夏不弦,冬不涩,秋不数,是谓四塞。"

13. **定治疗** 《素问·八正神明论》云:"上工救其萌芽,必先见三部九候之气,尽调不败而救之,故曰上工。下工……救其已成者,言不知三部九候之相失也。"

14. **决生死、调虚实、除邪疾** 《素问·三部九候论》云:"故人有三部,部有三候,以决死生,以处百病,以调虚实,而除邪疾。"

15. **判预后** 《素问·经脉别论》云:"权衡以平,气口成寸,以决死生。"

《灵枢·五色》云:"脉之浮沉及人迎与寸口气小大等者,病难已。"

七、《黄帝内经》常见脉象举隅

（一）平脉

《素问·平人脉象论》云："人一呼脉再动,一吸脉亦再动,呼吸定息脉五动,闰以太息,命曰平人。"

1. 四季脉 《素问·脉要精微论》云："四变之动,脉与之上下,以春应中规,夏应中矩,秋应中衡,冬应中权。"

【弦脉】

《素问·玉机真脏论》云："黄帝问曰:春脉如弦,何如而弦? 岐伯对曰:春脉者肝也,东方木也,万物之所以始生也,故其气来,软弱轻虚而滑,端直以长,故曰弦,反此则病。"

形态:软弱轻虚而滑,端直以长。

意义:春季正常脉。

【钩脉】

《素问·玉机真脏论》云："夏脉如钩,何如而钩? 岐伯对曰:夏脉者心也,南方火也,万物所以盛长也,故其气来盛去衰,故曰钩,反此则病。"

形态:来盛去衰。

意义:夏季正常脉。

【浮脉】

《素问·玉机真脏论》云："秋脉如浮,何如而浮? 岐伯对曰:秋脉者肺也,西方金也,万物所以收也,故其气来轻虚以浮,其气来急去皆散,故曰浮,反此则病。"

形态:轻虚而浮,来急去散。

意义:秋季正常脉。

【营脉】

《素问·玉机真脏论》云："冬脉如营,何如而营? 岐伯曰:冬脉者肾也,北方水也,万物之所以合藏也,故其气来沉以搏,故曰营,反此则病。"

形态:沉以搏。

意义:冬季正常脉。

2. 五脏脉 《素问·宣明五气》云："肝脉弦,心脉钩,脾脉代,肺脉毛,肾脉石,是谓五脏之脉。"

《素问·平人气象论》云:"平肝脉来,软弱招招,如揭长竿末梢,曰肝平,春以胃气为本……平心脉来,累累如连珠,如循琅玕,曰心平,夏以胃气为本……平脾脉来,和柔相离,如鸡践地,曰脾平,长夏以胃气为本……平肺脉来,厌厌聂聂,如落榆荚,曰肺平,秋以胃气为本……平肾脉来,喘喘累累如钩,按之而坚,曰肾平,冬以胃气为本。"

【肝平脉】

形态:软弱招招,如揭长竿末梢。

意义:肝脏的正常脉象。

【心平脉】

形态:累累如连珠,如循琅玕,

意义:心脏的正常脉象。

【脾平脉】

形态:和柔相离,如鸡践地。

意义:脾脏的正常脉象。

【肺平脉】

形态:厌厌聂聂,如落榆荚。

意义:肺脏的正常脉象。

【肾平脉】

形态:喘喘累累如钩,按之而坚。

意义:肾脏的正常脉象。

3. 有胃气脉 《素问·玉机真脏论》云:"脉弱以滑,是有胃气。"

《灵枢·终始》云:"谷气来也,徐而和。"

4. 孕脉 《素问·平人气象论》云:"妇人手少阴脉动甚者,妊子也。"

《素问·阴阳别论》云:"阴搏阳别,谓之有子。"

《素问·腹中论》云:"何以知怀子之且生也?岐伯曰:身有病而无邪脉也。"

5. 六气平脉 《素问·至真要大论》云:"厥阴之至其脉弦,少阴之至其脉钩,太阴之至其脉沉,少阳之至大而浮,阳明之至短而涩,太阳之至大而长。"

【厥阴脉】

形态:弦。

意义:气至。

【少阴脉】

形态:钩。

意义:气至。

【太阴脉】

形态:沉。

意义:气至。

【少阳脉】

形态:大而浮。

意义:气至。

【阳明脉】

形态:短而涩。

意义:气至。

【太阳脉】

形态:大而长。

意义:气至。

(二)病脉

1. **四季病脉** 《素问·平人气象论》云:"春夏而脉沉涩,秋冬而脉浮大,命曰逆四时也。"

【春病脉】

《素问·玉机真脏论》云:"帝曰:何如而反? 岐伯曰:其气来实而强,此谓太过,病在外;其气来不实而微,此谓不及,病在中。帝曰:春脉太过与不及,其病皆何如? 岐伯曰:"太过则令人善怒,忽忽眩冒而巅疾;其不及,则令人胸痛引背,下则两胁胠满。"

【弦脉太过】

形态:脉来实而强。

意义:主病在外。善怒、眩冒、巅疾。

【弦脉不及】

形态:脉来不实而微。

意义:主病在内。胸痛引背,两胁满。

【夏病脉】

《素问·玉机真脏论》云:"其气来盛去亦盛,此谓太过,病在外;其气来不盛去反盛,此谓不及,病在中……太过则令人身热而肤痛,为浸淫;其不及,则令人烦心,上见咳唾,下为气泄。"

【钩脉太过】

形态:脉来盛去盛。

意义:主病在外。身热肤痛、浸淫。

【钩脉不及】

形态:来不盛去反盛

意义:主病在中。烦心、咳唾、气泄。

【秋病脉】

《素问·玉机真脏论》云:"其气来毛而中央坚,两旁虚,此谓太过,病在外;其气来毛而微,此谓不及,病在中……太过,则令人逆气而背痛愠愠然,其不及,则令人喘,呼吸少气而咳,上气见血,下闻病音。"

【浮脉太过】

形态:脉毛而中央坚,两旁虚。

意义:主病在外,逆气、背痛。

【浮脉不及】

形态:脉毛而微。

意义:主病在中。哮喘、气短、咳、鼻衄、咳血。

【冬病脉】

《素问·玉机真脏论》云:"其气来如弹石者,此为太过,病在外;其去如数者,此谓不及,病在中……太过,令人懈㑊,脊脉痛而少气不欲言;其不及,则令人心悬如病饥,胁中清,脊中痛,少腹满,小便变赤黄。"

【营脉太过】

形态:脉如弹石。

意义:主病在外。懈㑊,脊脉痛,少气不言。

【营脉不及】

形态:脉去如数。

意义:主病在中。心悬,胁中清,脊中痛,少腹满,小便赤黄。

2. **五脏病脉** 《素问·平人气象论》言:"病肝脉来,盈实而滑,如循长竿,曰肝病……病心脉来,喘喘连属,其中微曲,曰心病……病脾脉来,实而盈数,如鸡举足,曰脾病……病肺脉来,不上不下,如循鸡羽,曰肺病……病肾脉来,如引葛,按之益坚,曰肾病。”

【肝病脉】

形态:盈实而滑,如循长竿。

意义:肝病。

【心病脉】

形态:喘喘连属,其中微曲。

意义:心病。

【脾病脉】

形态:实而盈数,如鸡举足。

意义:脾病。

【肺病脉】

形态:不上不下,如循鸡羽。

意义:肺病。

【肾病脉】

形态:如引葛,按之益坚。

意义:肾病。

3. **五脏太过不及脉** 《素问·脉要精微论》云:“心脉搏坚而长,当病舌卷而不能言,其软而散者,当消渴自已。肺脉搏坚而长,当病唾血,其软而散者,当病灌汗,至今不复散发也。肝脉搏坚而长,色不青,当病坠若搏,因血在胁下,令人喘逆;其软而散色泽者,当病溢饮……脾脉搏坚而长,其色黄,当病少气,其软而散色不泽者,当病足胻肿,若水状也。肾脉搏坚而长,其色黄而赤者,当病折腰;其软而散者,当病少血,至今不复也。”

【心脉太过】

形态:坚而长。

意义:病舌卷不能言。

【心脉不及】

形态:软而散。

意义:病消渴。

【肺脉太过】

形态：坚而长。

意义：病唾血。

【肺脉不及】

形态：软而散。

意义：病灌汗而不复散发。

【肝脉太过】

形态：坚而长，色不青。

意义：病坠，喘逆。

【肝脉不及】

形态：软而散，色泽。

意义：病溢饮。

【脾脉太过】

形态：坚而长，色黄。

意义：病少气。

【脾脉不及】

形态：软而散，色不泽。

意义：病足胻肿。

【肾脉太过】

形态：坚而长，色黄而赤。

意义：病折腰。

【肾脉不及】

形态：软而散。

意义：病少血不复。

4. **真脏脉**　《素问·玉机真脏论》云："真肝脉至，中外急，如循刀刃责责然，如按琴瑟弦，色青白不泽……真心脉至，坚而搏，如循薏苡子累累然，色赤黑不泽……真肺脉至，大而虚，如以毛羽中人肤，色白赤不泽……其真肾脉至，搏而绝，如指弹石辟辟然，色黑黄不泽……真脾脉至，弱而乍数乍疏，色黄青不泽……诸真脏脉见者，皆死不治也。"

【真肝脉】

形态：中外急，如循刀刃责责然，如按琴瑟弦，色青白不泽。

意义:不治。

【真心脉】

形态:坚而搏,如循薏苡子累累然,色赤黑不泽。

意义:不治。

【真肺脉】

形态:大而虚,如以毛羽中人肤,色白赤不泽。

意义:不治。

【真肾脉】

形态:搏而绝,如指弹石辟辟然,色黑黄不泽。

意义:不治。

【真脾脏】

形态:弱而乍数乍疏,色黄青不泽。

意义:不治。

5. **五脏死脉** 《素问·平人气象论》言:"死心脉来,前曲后居,如操带钩,曰心死……死肺脉来,如物之浮,如风吹毛,曰肺死……死肝脉来,急益劲,如新张弓弦,曰肝死……死脾脉来,锐坚如鸟之喙,如鸟之距,如屋之漏,如水之流,曰脾死……死肾脉来,发如夺索,辟辟如弹石,曰肾死。"

【心死脉】

形态:前曲后居,如操带钩。

意义:不治。

【肺死脉】

形态:如物之浮,如风吹毛。

意义:不治。

【肝死脉】

形态:急益劲,如新张弓弦。

意义:不治。

【脾死脉】

形态:锐坚如鸟之喙,如鸟之距,如屋之漏,如水之流。

意义:不治。

【肾死脉】

形态:发如夺索,辟辟如弹石。

意义:不治。

6. 疾病脉　《素问·三部九候论》云:"察九候独小者病,独大者病,独疾者病,独迟者病,独热者病,独热者病,独寒者病,独陷下者病。"

《素问·大奇论》云:"肾脉小急,肝脉小急,心脉小急,不鼓皆为瘕。肝肾并沉为石水,并浮为风水,并虚为死。"

《素问·四时刺逆从论》云:"厥阴有余病阴痹,不足病生热痹,滑则病狐疝风,涩则病少腹积气。少阴有余病皮痹隐轸,不足病肺痹,滑则病肺风疝,太阴不足则病脾痹,滑则病脾风病,涩则病积心腹时满。"

《素问·平人气象论》云:"欲知寸口太过与不及,寸口之脉中手短者,曰头痛;寸口脉中手长者,曰足胫痛;寸口脉中手促上击者,曰肩脊痛;寸口脉沉而坚者,曰病在中;寸口脉浮而盛者,曰病在外;寸口脉沉而弱,曰寒热及疝瘕少腹痛;寸口脉沉而横,曰胁下有积,腹中有横积痛;寸口脉沉而喘,曰寒热。"

《素问·脉要精微论》云:"粗大者,阴不足阳有余,为热中也。来疾去徐,上实下虚,为厥巅疾。来徐去疾,上虚下实,为恶风也。故中恶风者,阳气受也。有脉俱沉细数者,少阴厥也;沉细数散者,寒热也;浮而散者为眴仆。诸浮不躁者,皆在阳,则为热;其有躁者在手,诸细而沉者,皆在阴,则为骨痛;其有静者在足。数动一代者,病在阳之脉也,泄及便脓血。"

【瘕】

脉形:肾脉小急不鼓、肝脉小急不鼓、心脉小急不鼓。

意义:瘕病(心瘕、肾瘕、肝瘕)。

【石水】

脉形:肝、肾并沉。

意义:石水病。

【风水】

脉形:肝肾并浮。

意义:风水病。

【死脉】

脉形:肝肾并虚。

意义:不治。

【阴痹】

形态:厥阴脉有余。

意义:阴痹。

【热痹】

形态:厥阴脉不足。

意义:热痹。

【狐疝风】

形态:厥阴脉滑。

意义:狐疝风。

【少腹积气】

形态:厥阴脉涩。

意义:少腹积气。

【皮痹、隐轸】

形态:少阴脉有余。

意义:皮痹、隐疹。

【肺痹】

脉形:少阴脉不足。

意义:肺痹。

【肺风疝】

脉形:少阴脉滑。

意义:肺风疝。

【脾痹】

脉形:太阴脉不足。

意义:脾痹。

【脾风疝】

形态:太阴脉滑。

意义:脾风病。

【心腹满】

形态:太阴脉涩。

意义:积心腹时满。

【头痛】

形态：寸口脉短。

意义：头痛。

【足胫痛】

形态：寸口脉长。

意义：足胫痛。

【背痛】

形态：寸口脉促上击。

意义：肩脊痛。

【里病】

形态：寸口脉沉而坚。

意义：病在中。

【表病】

形态：寸口脉浮而盛。

意义：病在外。

【疝瘕、少腹痛、寒热】

形态：寸口脉沉而弱。

意义：病寒热、疝瘕、少腹痛。

【积病】

形态：寸口脉沉而横。

意义：胁下有积，腹中横积痛。

【寒热】

形态：寸口脉沉而喘。

意义：病寒热。

【热中】

脉形：粗大，阴不足，阳有余。

意义：主病热中。

【厥、癫疾】

脉形：来疾去徐，上实下虚。

意义：主病厥、癫疾。

【恶风】

脉形:来徐去疾,上虚下实。

意义:主恶风。

【少阴厥】

脉形:沉细数。

意义:少阴厥。

【寒热】

脉形:沉细数散。

意义:主病寒热。

【眴仆】

脉形:浮而散。

意义:主病眴仆。

【热】

脉形:浮不躁。

意义:病热。

【手病】

脉形:浮而躁。

意义:主病在手。

【骨痛】

脉形:细而沉。

意义:病在阴,骨痛。

【足病】

脉形:细而沉,静。

意义:病在阴,在足。

【泄、便脓血】

脉数:数动,一代。

意义:病脉阳脉,主病泄、便脓血。

《黄帝内经》记载了大量的脉象,仅举例说明不能全面,当代对疾病的认识与《黄帝内经》时代有了很大的进展和不同,当代脉象研究亦可谓百花齐放,各领风骚,如何在经典的基础上继承发扬,是摆在我们当代中医人面前艰巨的课题。

论十八　五运六气脉象探微

　　运气之脉,历代认识多有分歧,尤其是对不应脉的认识,存在诸多模糊。仲景曰:"脉为血气之先见",诊脉之理主要是测人体气血,影响脉诊的主要因素有三:天气、地气、人气,脉与天地人相应。

一、脉以胃气为本

　　人气包括胃气、宗气、血气、脏腑气、经气等内涵,脉诊以血气为主,以胃气为本。《素问·平人气象论》云:"平人之常气禀于胃。胃者平人之常气也,人无胃气曰逆,逆者死。春胃微弦曰平,弦多胃少曰肝病,但弦无胃曰死,胃而有毛曰秋病,毛甚曰今病。脏真散于肝,肝藏筋膜之气也。夏胃微钩曰平,钩多胃少曰心病,但钩无胃曰死,胃而有石曰冬病,石甚曰今病。脏真通于心,心藏血脉之气也。长夏胃微软弱曰平,弱多胃少曰脾病,但代无胃曰死,软弱有石曰冬病,弱甚曰今病。脏真濡于脾,脾藏肌肉之气也。秋胃微毛曰平,毛多胃少曰肺病,但毛无胃曰死,毛而有弦曰春病,弦甚曰今病。脏真高于肺,以行荣卫阴阳也。冬胃微石曰平,石多胃少曰肾病,但石无胃曰死,石而有钩曰夏病,钩甚曰今病。脏真下于肾,肾藏骨髓之气也。胃之大络,名曰虚里,贯膈络肺,出于左乳下,其动应衣,脉宗气也。盛喘数绝者,则病在中;结而横,有积矣;绝不至曰死。乳之下其动应衣,宗气泄也。"又云:"人以水谷为本,故人绝水谷则死,脉无胃气亦死。所谓无胃气者,但得真脏脉不得胃气也。所谓脉不得胃气者,肝不弦肾不石也。太阳脉至,洪大以长,少阳脉至,乍数乍疏,乍短乍长;阳明脉至,浮大而短。夫平心脉来,累累如连珠,如循琅玕,曰心平,夏以胃气为本。病心脉来,喘喘连属,其中微曲,曰心病。死心脉来,前曲后居,如操带钩,曰心死。平肺脉来,厌厌聂聂,如落榆荚,曰肺平,秋以胃气为本。病肺脉来,不上不下,如循鸡羽,曰肺病;死肺脉来,如物之浮,如风吹毛,曰肺死。平肝脉来,软弱招招,如揭长竿末梢,曰肝平,春以胃气为本。病肝脉来,盈实而滑,如循长竿,曰肝病。死肝脉来,急益劲,如新张弓弦,曰肝死。平脾脉来,和柔相离,如鸡践地,曰脾平,长夏以胃气为本。病脾脉来,实而盈数,如鸡举足,曰脾病。死脾脉来,锐坚如鸟之喙,如鸟之距,如屋之漏,如水之流,曰脾死。平肾脉来,喘喘累累如钩,按之而坚,曰肾平,冬以胃气为本。病肾脉来,如引葛,按之益坚,曰肾病。死肾脉来,发如夺索,辟辟如弹石,曰肾死。"

二、三部之候

天人相应,天地人之气可以脉候,候脉以三部,三部谓上、中、下。

《素问·离合真邪论》云:"夫圣人之起度数,必应于天地,故天有宿度,地有经水,人有经脉。天地温和,则经水安静;天寒地冻,则经水凝泣;天暑地热,则经水沸溢;卒风暴起,则经水波涌而陇起……不知三部者,阴阳不别,天地不分。地以候地,天以候天,人以候人,调之中府,以定三部。"

《素问·三部九候论》云:"天地之至数,始于一,终于九焉。一者天,二者地,三者人,因而三之,三三者九,以应九野。故人有三部,部有三候,以决死生,以处百病,以调虚实,而除邪疾。帝曰:何谓三部? 岐伯曰:有下部,有中部,有上部,部各有三候,三候者,有天有地有人也,必指而导之,乃以为真。上部天,两额之动脉;上部地,两颊之动脉;上部人,耳前之动脉。中部天,手太阴也;中部地,手阳明也;中部人,手少阴也。下部天,足厥阴也;下部地,足少阴也;下部人,足太阴也。故下部之天以候肝,地以候肾,人以候脾胃之气。帝曰:中部之候奈何? 岐伯曰:亦有天,亦有地,亦有人。天以候肺,地以候胸中之气,人以候心。帝曰:上部以何候之? 岐伯曰:亦有天,亦有地,亦有人。天以候头角之气,地以候口齿之气,人以候耳目之气。三部者,各有天,各有地,各有人,三而成天,三而成地,三而成人。三而三之,合则为九,九分为九野,九野为九脏。故神脏五,形脏四,合为九脏。五脏已败,其色必夭,夭必死矣。"

三、诊脉独取寸口

《黄帝内经》三部候脉以诊天地人气,独取寸口,亦有理论依据。五脏六腑之气味皆出于胃,变见于气口,故寸口成为中医诊脉之肯綮。

《素问·五脏别论》云:"帝曰:气口何以独为五脏主? 岐伯曰:胃者,水谷之海,六腑之大源也。五味入口,藏于胃以养五脏气,气口亦太阴也。是以五脏六腑之气味,皆出于胃,变见于气口。"

后人将天地六气,人之三阴三阳之气,五脏六腑之气,皆从寸口脉诊,体现五行生长之序。《难经本义》云："右寸手太阴、阳明金，生左尺足太阳、少阴水。太阳、少阴水，生左关足厥阴、少阳木。厥阴、少阳木，生左寸手太阳、少阴火。太阳、少阴火，通右尺手心主少阳火。手心主、少阳火，生右关足太阴、阳明土，复生右寸手太阴、阳明金。此皆五行子母更相生养者也。"

四、脉应四时阴阳

脉合阴阳，与四季相应，五脏之气，旺于六气。四时之变动，脉与之相应：春应中规，夏应中矩，秋应中衡，冬应中权；六气与人其相应：初之气，人气在肝；二之气，人气在脾；三之气，人气在头；四之气，人气在肺；五之气，人气在心；终之气，人气在肾。

《素问·诊要经终论》云："正月二月，天气始方，地气始发，人气在肝。三月四月，天气正方，地气定发，人气在脾。五月六月，天气盛，地气高，人气在头。七月八月，阴气始杀，人气在肺。九月十月，阴气始冰，地气始闭，人气在心。十一月十二月，冰复，地气合，人气在肾。"

《素问·脉要精微论》云："帝曰：脉其四时动奈何？知病之所在奈何？知病之所变奈何？知病乍在内奈何？知病乍在外奈何？请问此五者，可得闻乎？岐伯曰：请言其与天运转大也。万物之外，六合之内，天地之变，阴阳之应，彼春之暖，为夏之暑，彼秋之忿，为冬之怒，四变之动，脉与之上下，以春应中规，夏应中矩，秋应中衡，冬应中权。是故冬至四十五日，阳气微上，阴气微下；夏至四十五日，阴气微上，阳气微下。阴阳有时，与脉为期，期而相失，知脉所分，分之有期，故知死时。微妙在脉，不可不察，察之有纪，从阴阳始，始之有经，从五行生，生之有度，四时为宜，补泻勿失，与天地如一，得一之情，以知死生。是故声合五音，色合五行，脉合阴阳。"

《素问·至真要大论》云："夫气之生，与其化衰盛异也。寒暑温凉盛衰之用，其在四维。故阳之动，始于温，盛于暑；阴之动，始于清，盛于寒。春夏秋冬，各差其分。故《大要》曰：彼春之暖，为夏之暑，彼秋之忿，为冬之怒，谨按四维，斥候皆归，其终可见，其始可知。此之谓也。帝曰：差有数乎？岐伯曰：又凡三十度也。帝曰：其脉应皆何如？岐伯曰：差同正法，待时而去也。脉要曰：春不沉，夏不弦，冬不涩，秋不数，是谓四塞。沉甚曰病，弦甚曰病,涩甚曰病,数甚曰病,参见曰病,复见曰病,未去而去曰病,去而不去曰病,反者死。故曰:气之相守司也,如权衡之不得相失也。夫阴阳之气,清静则生化治,动则苛疾起。此之谓也。"正常的四季脉象,春稍沉,夏稍弦,秋稍数,冬稍涩;如果失于以上特征,谓之四塞。如春脉过于沉,夏脉过于弦,秋脉过于数,冬脉过于涩,是为运气变异为病。

《素问·平人气象论》云:"脉有逆从四时,未有脏形,春夏而脉瘦,秋冬而脉浮大,命曰逆四时也。风热而脉静,泄而脱血脉实,病在中脉虚,病在外脉涩坚者,皆难治,命曰反四时也。"

五、脉合运气

通常情况下,天地之气,胜复之作,不形于脉诊。《素问·五运行大论》云:"帝曰:天地之气,何以候之? 岐伯曰:天地之气,胜复之作,不形于诊也。《脉法》曰:天地之变,无以脉诊。此之谓也。"

但是间气可以脉诊候之。《素问·五运行大论》云:"帝曰:间气何如? 岐伯曰:随气所在,期于左右。帝曰:期之奈何? 岐伯曰:从其气则和,违其气则病,不当其位者病,迭移其位者病,失守其位者危,尺寸反者死,阴阳交者死。先立其年,以知其气,左右应见,然后乃可以言死生之逆顺。"从间气则人体气血调和,不从其气则病,根据每年所见六气之不同,可以以脉诊之。

六气可以脉诊。《素问·至真要大论》云:"厥阴之至其脉弦,少阴之至其脉钩,太阴之至其脉沉,少阳之至大而浮,阳明之至短而涩,太阳之至大而长。至而和则平,至而甚则病,至而反者病,至而不至者病,未至而至者病,阴阳易者危。"

标本中气是运气学说的重要理论,脉与标本中气亦有从与反的不同。《素问·至真要大论》云:"帝曰:脉从而病反者,其诊何如? 岐伯曰:脉至而从,按之不鼓,诸阳皆然。帝曰:诸阴之反,其脉何如? 岐伯曰:脉至而从,按之鼓甚而盛也。是故百病之起,有生于本者,有生于标者,有生于中气者,有取本而得者,有取标而得者,有取中气而得者,有取标本而得者,有逆取而得者,有从取而得者。逆,正顺也;若顺,逆也。故曰:知标与本,用之不殆,明知逆顺,正行无问。此之谓也。不知是者,不足以言诊,足以乱经。"

六、不应脉

运气司天在泉有应与不应之别,其诊要视岁南北,《素问·至真要大论》
云:"夫子言察阴阳所在而调之,论言人迎与寸口相应,若引绳小大齐等,命
曰平,阴之所在寸口何如? 岐伯曰:视岁南北,可知之矣。"

1. **脏气不应** 六气司天,脏气各有上从,上从于天,而不应脏之本气。
少阳司天,火气下临,肺气上从;阳明司天,燥气下临,肝气上从;太阳司天,
寒气下临,心气上从;厥阴司天,风气下临,脾气上从;少阴司天,热气下临,
肺气上从;太阴司天,湿气下临,肾气上从。

《素问·五常政大论》云:"帝曰:善。其岁有不病,而脏气不应不用者何
也? 岐伯曰:天气制之,气有所从也……少阳司天,火气下临,肺气上从,白
起金用,草木眚,火见燔焫,革金且耗,大暑以行,咳嚏鼽衄鼻窒,曰疡,寒热
胕肿。风行于地,尘沙飞扬,心痛胃脘痛,厥逆膈不通,其主暴速。阳明司
天,燥气下临,肝气上从,苍起木用而立,土乃眚,凄沧数至,木伐草萎,胁痛
目赤,掉振鼓栗,筋痿不能久立。暴热至,土乃暑,阳气郁发,小便变,寒热
如疟,甚则心痛,火行于槁,流水不冰,蛰虫乃见。太阳司天,寒气下临,心
气上从,而火且明,丹起金乃眚,寒清时举,胜则水冰,火气高明,心热烦,嗌
干善渴,鼽嚏,喜悲数欠,热气妄行,寒乃复,霜不时降,善忘,甚则心痛。土
乃润,水丰衍,寒客至,沉阴化,湿气变物,水饮内稸,中满不食,皮㿉肉苛,
筋脉不利,甚则胕肿身后痈。厥阴司天,风气下临,脾气上从,而土且隆,黄
起水乃眚,土用革,体重肌肉萎,食减口爽,风行太虚,云物摇动,目转耳鸣。
火纵其暴,地乃暑,大热消烁,赤沃下,蛰虫数见,流水不冰,其发机速。少
阴司天,热气下临,肺气上从,白起金用,草木眚,喘呕寒热,嚏鼽衄鼻窒,大
暑流行,甚则疮疡燔灼,金烁石流。地乃燥清,凄沧数至,胁痛善太息,肃杀
行,草木变。太阴司天,湿气下临,肾气上从,黑起水变,埃冒云雨,胸中不
利,阴痿气大衰而不起不用。当其时反腰脽痛,动转不便也,厥逆。地乃藏
阴,大寒且至,蛰虫早附,心下痞痛,地裂冰坚,少腹痛,时害于食,乘金则止
水增,味乃咸,行水减也。"

脏气上从,即所在脏气上应于司天之气,掩盖了所在脏气本身的真象,
表现出司天之气的脉象特征,是为脏气不应。

2. **不应脉** 脏气不应本气而上从于司天之气,脉象不应脏气而应于

天,是为不应脉。

《素问·至真要大论》云:"北政之岁,少阴在泉,则寸口不应;厥阴在泉,则右不应;太阴在泉,则左不应。南政之岁,少阴司天,则寸口不应;厥阴司天,则右不应;太阴司天,则左不应"。又曰:"帝曰:尺候何如?岐伯曰:北政之岁,三阴在下,则寸不应;三阴在上,则尺不应。南政之岁,三阴在天,则寸不应;三阴在泉,则尺不应。左右同。"

南政、北政之岁,其脉象不应是不同的,司天、在泉不同,寸口脉象不应各异。寸候:北政之岁,少阴在泉,则寸口不应;厥阴在泉,则右不应;太阴在泉,则左不应。南政之岁,少阴司天,则寸口不应;厥阴司天,则右不应;太阴司天,则左不应。尺候:北政之岁,三阴在下,则寸不应;三阴在上,则尺不应。南政之岁,三阴在天,则寸不应;三阴在泉,则尺不应。左右同。

3. **不应在寸尺** 不应脉的一个特点,是不应脉全体现于寸和尺。右寸在五脏应肺,在天应阳明燥金;右尺在人应肾,在天应太阳寒水。不应脉为什么不应在寸和尺? 不应在尺《黄帝内经》交代很清楚,但不应在寸则令人疑惑,寸候是单指寸吗? 从经文语义分析,寸应该是寸口,包括寸关尺。

4. **审三阴** 《素问·至真要大论》所论之脉全以三阴为前提。北政之岁,三阴在泉,则三阳司天。厥阴在泉,少阳司天,寸口体现少阳之气化特点,不应脉在左关;少阴在泉,则阳明司天,寸口体现阳明之气化特点,不应脉在右寸;太阴在泉,则太阳司天,体现太阳的气化特点,不应脉在左寸。南政之岁,少阴司天,是以不应脉在左寸;厥阴司天,不应脉在左关;太阴司天,不应脉在右寸。如此,则明白了不应脉审三阴的道理。

5. **左右脉** 在尺候,"北政之岁,三阴在下,则寸不应;南政之岁,三阴在天,则寸不应。"这两句与寸候所论是同一个意思,放在尺候再论,易让学者迷惑,应甄别。北政之岁,三阴在上,则尺不应。南政之岁,三阴在泉,则尺不应。这才是尺候的根本,而且左右同。

6. **尺不应** 北政之岁,三阴在上,说明六气客气三阴在上,司天之气为太阴,讲的是太阴司天之政,丑未之岁的上半年。左右尺不应于脏气,而应于天气,如《素问·五常政大论》云:"太阴司天,湿气下临,肾气上从。"太阳之象不显,应以左尺为主,表现湿气之象。

南政之岁,三阴在泉,则尺不应,说明六气客气三阴在下,则三阳在上,说的是太阳司天之政,辰戌之岁的下半年。

左右尺不应于脏气,而应于天气,如《素问·五常政大论》:"太阳司天,寒气下临,心气上从。"应以右尺为主,心主之象不显,表现寒水之象。

左右同,经论在尺候之后,说明尺候不应脉左右相同,这是为什么? 需要临证检验。

7. 寸口脉不应

(1) 北政之岁:《素问·至真要大论》云:"北政之岁,少阴在泉,则寸口不应。"少阴在泉,则阳明司天,是卯酉岁的上半年。《素问·五常政大论》云:"阳明司天,燥气下临,肝气上从。"肝气上从,不应于肝脉,左侧寸口显示阳明燥金之象。

《素问·至真要大论》云:"厥阴在泉,则右不应。"说明是少阳司天之政,寅申岁的上半年。《素问·五常政大论》云:"少阳司天,火气下临,肺气上从。"为什么是右不应呢? 这似乎容易理解,右寸为脏气之肺脉,肺气上从,不应脏气应少阳相火之象。

《素问·至真要大论》云:"太阴在泉,则左不应。"说明是太阳司天之政,辰戌之岁的上半年。《素问·五常政大论》云:"太阳司天,寒气下临,心气上从。"为什么左寸不应呢? 左寸在脏气为心之脉,心气上从,故应于太阳寒水之象。

(2) 南政之岁:《素问·至真要大论》云:"南政之岁,少阴司天,则寸口不应",说明子午之岁的下半年,寸口不应。《素问·五常政大论》云:"少阴司天,热气下临,肺气上从。"寸口不应在右寸肺脉,显示少阴君火之象。

《素问·至真要大论》云:"厥阴司天,则右不应。"说明巳亥之岁下半年,右寸不应。《素问·五常政大论》云:"厥阴司天,风气下临,脾气上从。"寸口不应在右关脾脉,显现厥阴风木之象。

《素问·至真要大论》云:"太阴司天,则左不应。"说明丑未之岁下半年,左寸不应。《素问·五常政大论》云:"太阴司天,湿气下临,肾气上从。"左寸不应是为左寸口不应,左侧尺脉不应肾气,显示太阴湿土之象。

《黄帝内经》不应脉表现在不同的年份,与司天和六气客气密切相关,南政北政各有不同,有其理论基础,但许多问题没有交代清楚,且至今没有临床验证,很多问题需要进一步探索和在实践中研究。

8. **不应脉之诊** 《素问·至真要大论》云:"诸不应者,反其诊则见矣。"王冰释曰:"不应皆为脉沉,脉沉下者,仰手而沉,覆其手,则沉为浮,细为大也。"后世临证多宗其说,王肯堂《医学穷源集》有多则验案以沉脉按之以脉不应。从经道而言,不应脉为天气之脉象,脏气之不应,以反手其诊和以沉脉之诊都缺乏科学的道理,反其诊则见,应该理解为鉴别脏气之不应,以反向思维去认识。其实《黄帝内经》自有答案,《素问·至真要大论》云:"脉从而病反者,其诊何如? 岐伯曰:脉至而从,按之不鼓,诸阳皆然。"说明了不应脉之诊,与病气相反,脉从司天而不显脏气、病气。不应脉之诊,需要大家共同验证。

(本文选自笔者《五运六气入门与提高十二讲》)

论十九　经络理论浅论

经络,是经脉和络脉的总称。《医学入门》云:"经者,径也。径直者为经,经之支派旁出者为络。"分布在经络具有特殊作用的部位为腧穴。中医学通过研究经络、腧穴与脏腑的连属关系,探讨其生理、病理,针对经络腧穴运用针灸砭石治疗疾病,形成经络理论。

传说最早伏羲制九针。《帝王世纪》云:"伏羲氏仰观天象,俯观法于地……乃尝百药而制九针,以极天枉焉。"《山海经》载:"高氏之山,其上多玉,其下多箴石。"《孟子·离娄》云:"犹七年之病,求三年之艾。"《庄子·盗跖》云:"丘所谓无病而自灸也。"《左传》载:"鲁成公十年(公元前581年),晋侯有疾,医缓云:病之不可为也,在肓之下,膏之上,攻之不可,达之不及。"《史记》扁鹊仓公列传亦记有:扁鹊治疗虢太子的"尸厥",令弟子子阳砺针砭石"五会"而得苏。

1973年马王堆三号墓出土了大量的帛书,有"足臂十一脉灸经"及"阴阳十一脉灸经"等,论述了十一脉循行主病及治疗方法,说明早期的经络理论已经形成。

《汉书·艺文志》记载了大量的医学文献:"方技三十六家,八百六十八卷。"但得以留传至今的只有《黄帝内经》。《汉书·艺文志·方技略》云:"医经者,原人血脉、经络、骨髓、阴阳、表里,以起百病之本,死生之分,而用度箴石汤火所施,调百药齐和之所宜。"《黄帝内经》分《素问》和《灵枢》,《灵枢》更多地阐发了经络理论,经络理论在《黄帝内经》已形成系统的理论体系。

《难经》是对《黄帝内经》的阐发和补充,其中关于奇经八脉和原气的论述,发挥了经络理论。西晋皇甫谧作《针灸甲乙经》,继承发展了《黄帝内经》经络理论,后世经历代医家不断发展,针灸经络理论形成中医学独立的学科。

一、经络循行

经络系统由经脉和络脉组成,《灵枢·海论》云:"内属于脏腑,外络于肢节。"

经脉分正经和奇经两类。正经即手足三阴经和手足三阳经,合称"十二经脉",是气血运行的主要通道。

十二经脉的循行如《灵枢·经脉》云:"肺手太阴之脉,起于中焦,下络大肠,还循胃口,上膈属肺,从肺系横出腋下,下循臑内,行少阴心主之前。下肘中,循臂内上骨下廉,入寸口,上鱼,循鱼际,出大指之端,其支者,从腕后直出次指内廉,出其端……大肠手阳明之脉,起于大指次指之端,循指上廉,出合谷两骨之间,上入两筋之中,循臂上廉,入肘外廉,上臑外前廉,上肩,出髃骨之前廉,上出于柱骨之会上,下入缺盆络肺,下膈属大肠;其支者,从缺盆上颈贯颊,入下齿中,还出挟口,交人中,左之右,右之左,上挟鼻孔……胃足阳明之脉,起于鼻之交頞中,旁纳太阳之脉,下循鼻外,入上齿中,还出挟口环唇,下交承浆,却循颐后下廉,出大迎,循颊车,上耳前,过客主人,循发际,至额颅;其支者,从大迎前下人迎,循喉咙,入缺盆,下膈属胃络脾;其直者,从缺盆下乳内廉,下挟脐,入气街中;其支者,起于胃口,下循腹里,下至气街中而合,以下髀关,抵伏兔,下膝膑中,下循胫外廉,下足跗,入中指内间;其支者,下廉三寸而别,下入中指外间;其支者,别跗上,入大指间,出其端……脾足太阴之脉,起于大指之端,循指内侧白肉际,过核骨后,上内踝前廉,上踹内,循胫骨后,交出厥阴之前,上膝股内前廉,入腹属脾络胃,上膈,挟咽,连舌本,散舌下;其支者,复从胃,别上膈,注心中……心手少阴之脉,起于心中,出属心系,下膈络小肠;其支者,从心系上挟咽,系目系;其直者,复从心系却上肺,下出腋下,下循臑内后廉，行太阴心主之后，下肘内，循臂内后廉，抵掌后锐骨之端，入掌内后廉，循小指之内出其端……小肠手太阳之脉，起于小指之端，循手外侧上腕，出踝中，直上循臂骨下廉，出肘内侧两筋之间，上循臑外后廉，出肩解，绕肩胛，交肩上，入缺盆络心，循咽下膈，抵胃属小肠；其支者，从缺盆循颈上颊，至目锐眦，却入耳中；其支者，别颊上䪼抵鼻，至目内眦，斜络于颧……膀胱足太阳之脉，起于目内眦，上额交巅；其支者，从巅至耳上角；其直者，从巅入络脑，还出别下项，循肩髆内，挟脊抵腰中，入循膂，终肾属膀胱；其支者，从腰中下挟脊贯臀，入腘中；其支者，从髆内左右，别下贯胛，挟脊内，过髀枢，循髀外从后廉下合腘中，以下贯踹内，出外踝之后，循京骨，至小指外侧……肾足少阴之脉，起于小指之下，邪走足心，出于然谷之下，循内踝之后，别入跟中，以上踹内，出腘内廉，上股内后廉，贯脊属肾络膀胱；其直者，从肾上贯肝膈，入肺中，循喉咙，挟舌本；其支者，从肺出络心，注胸中……心主手厥阴心包络之脉，起于胸中，出属心包络，下膈，历络三焦；其支者，循胸出胁，下腋三寸，上抵腋，下循臑内，行太阴少阴之间，入肘中，下臂行两筋之间，入掌中，循中指出其端；其支者，别掌中，循小指次指出其端……三焦手少阳之脉，起于小指次指之端，上出两指之间，循手表腕，出臂外两骨之间，上贯肘，循臑外上肩，而交出足少阳之后，入缺盆，布膻中，散落心包，下膈，循属三焦；其支者，从膻中上出缺盆，上项，系耳后直上，出耳上角，以屈下颊至䪼；其支者，从耳后至耳中，出走耳前，过客主人前，交颊，至目锐眦……胆足少阳之脉，起于目锐眦，上抵头角，下耳后，循颈行手少阳之前，至肩上，却交出手少阳之后，入缺盆；其支者，从耳后入耳中，出走耳前，至目锐眦后；其支者，别锐眦，下大迎，合于手少阳，抵于䪼，下加颊车，下颈合缺盆，以下胸中，贯膈络肝属胆，循胁里，出气街，绕毛际，横入髀厌中；其直者，从缺盆下腋，循胸过季胁，下合髀厌中，以下循髀阳，出膝外廉，下外辅骨之前，直下抵绝骨之端，下出外踝之前，循足跗上，入小指次指之间；其支者，别跗上，入大指之间，循大指歧骨内出其端，还贯爪甲，出三毛……肝足厥阴之脉，起于大指丛毛之际，上循足跗上廉，去内踝一寸，上踝八寸，交出太阴之后，上腘内廉，循股阴入毛中，过阴器，抵小腹，挟胃属肝络胆，上贯膈，布胁肋，循喉咙之后，上入颃颡，连目系，上出额，与督脉会于巅；其支者，从目系下颊里，环唇内；其支者，复从肝别贯膈，上注肺。"

十二经脉的走向和交接是有规律的。《灵枢·营卫生会》指出："阴阳相贯,如环无端。"《灵枢·逆顺肥瘦》云："手之三阴,从脏走手;手之三阳,从手走头。足之三阳,从头走足;足之三阴,从足走腹。"

一般来说,十二经脉在体表的分布:在四肢部,阴经分布在内侧面,阳经分布在外侧面。内侧分三阴,外侧分三阳;太阴、阳明在前缘,少阴、太阳在后缘,厥阴、少阳在中线。在头面部,阳明经行于面部、额部;太阳经行于面颊、头顶及头后部;少阳经行于头侧部。在躯干部,手三阳经行于肩胛部;足三阳经则阳明经行于前(胸、腹面),太阳经行于后(背面),少阳经行于侧面。手三阴经均从腋下走出,足三阴经均行于腹面。循行于腹面的经脉,自内向外的顺序为足少阴、足阳明、足太阴、足厥阴。

手足三阴、三阳,通过经别和别络互相沟通,组合成六对"表里相合"关系。《素问·血气形志》说："足太阳与少阴为表里,少阳与厥阴为表里,阳明与太阴为表里,是为足阴阳也。手太阳与少阴为表里,少阳与心主为表里,阳明与太阴为表里,是为手之阴阳也。"相为表里的两条经脉,都在四肢末端交接,分别循行于四肢内外两个侧面的相对位置(足厥阴肝经与足太阴脾经在下肢内踝上八寸处交叉,交换后位置:足太阴在前缘,足厥阴在中线),分别络属于相为表里的脏腑(足太阳属膀胱络肾,足少阴属肾络膀胱)。

奇经有八条,即任、冲、督、带、阴跷、阳跷、阴维、阳维,合称"奇经八脉。"奇经八脉的循行见于《难经》。《难经·二十八难》云:"督脉者,起于下极之俞,并于脊里,上至风府,入属于脑。任脉者,起于中极之下,以上毛际,循腹里,上关元,至咽喉。冲脉者,起于气冲,并足阳明之经,夹脐上行,至胸中而散也。带脉者,起于季胁,回身一周。阳跷脉者,起于跟中,循外踝上行,入风池。阴跷脉者,亦起于跟中,循内踝上行,至咽喉,交贯冲脉。阳维、阴维者,维络于身,溢蓄不能环流灌溉诸经者也,故阳维起于诸阳会也,阴维起于诸阴交也。"

络脉是经脉的分支,有别络、浮络和孙络之分。别络是较大的和主要的络脉。十二经脉与督脉、任脉各有一支别络,再加上脾之大络,合为"十五别络"。浮络是循行于人体浅表部位而常浮现的络脉。孙络是最细小的络脉。

经筋和皮部,是十二经脉与筋肉和体表的连属部分。人体的经筋是十二经脉之气"结、聚、散、络"于筋肉、关节的体系,是十二经脉的附属部分,所以称"十二经筋"。全身的皮肤,是十二经脉的功能活动反映于体表的部位,也是经络之气的散布所在,所以,把全身皮肤分为十二个部分,分属于十二经脉,称"十二皮部"。

二、经络的作用

经络是中医学对人体生命结构的独特认识,人体的五脏六腑、四肢百骸通过经络相互联系,经络是气血运行的通道。

1. **经络通行联属人体组织器官,内通于脏腑,外络于肢节** 《灵枢·海论》云:"夫十二经脉者,内属于脏腑,外络于肢节。"人体的五官九窍也通过经脉的走行相联属。如足厥阴肝经属肝、络胆,上联目系;足阳明胃经属胃,络脾环绕嘴唇等。脏腑、经络之间也都是通过经络的衔接而构成相互联系,别络的主要功能是加强相为表里的两条经脉之间在体表的联系,形成人体的整体性。

2. **经络的主要生理作用还有运行气血、濡养肌体** 《灵枢·本脏》云:"经脉者,所以行血气而营阴阳,濡筋骨,利关节者也。"孙脉有"溢奇邪""通荣卫"的作用,经筋也有连缀四肢百骸、主司关节运动的作用。

3. **经络理论的病理作用** 以经络理论阐释病理变化。经络具有联属脏腑组织、运行气血、濡养肌体的作用,如果人体受到外邪或内在生理机制发生变化,可以通过经络的变化而表现。《素问·皮部论》云:"邪客于皮则腠理开,开则邪入客于络脉,络脉满则注于经脉,经脉满则入舍于腑脏也。"《黄帝内经》还论述了十二经络各自的发病表现。中医学的传统理论,脏腑疾病的传变理论,都是基于气在经络的运行而发生的。

4. **指导疾病的诊断** 通过经络理论诊察经气、腧穴所在病变发生部位,可以诊断疾病。《灵枢·官能》云:"察其所痛,左右上下,知其寒温,何经所在。"

5. **指导疾病的治疗** 确定了脏腑、经络的发病位置,可以运用经络理论治疗疾病。从最早的九针、砭石和艾灸,到《黄帝内经》所形成的"归经理论",后世以"引经报使"运用引经药物。中药的归经,都是经络理论在中医治疗学的具体运用。当代更是在经络理论的指导下,运用现代科学方法,开展中西医结合,创造发明"针刺麻醉"、电针、针刀、穴位埋线等新方法,使经络理论得到弘扬和发展。但是，目前应用经络理论治疗临床疾病时，许多医者忽视了传统的理论和方法，如井荥输经合、子午流注、灵龟八法等，需要我们认真研究经络理论，传承挖掘，发扬光大。

论二十　论传经与经传

一、六经传

传经理论出于《黄帝内经》。《素问·热论》云："伤寒一日，巨阳受之，故头项痛腰脊强。二日阳明受之，阳明主肉，其脉侠鼻络于目，故身热目疼而鼻干，不得卧也。三日少阳受之，少阳主胆，其脉循胁络于耳，故胸胁痛而耳聋。三阳经络皆受其病，而未入于脏者，故可汗而已。四日太阴受之，太阴脉布胃中络于嗌，故腹满而嗌干。五日少阴受之，少阴脉贯肾络于肺，系舌本，故口燥舌干而渴。六日厥阴受之，厥阴脉循阴器而络于肝，故烦满而囊缩。三阴三阳，五脏六腑皆受病，荣卫不行，五脏不通，则死矣。"说明伤于寒之邪气，在六经中的传变规律。一日，太阳受邪，故出现头痛、项痛、腰背不舒的症状；二日，邪传阳明，出现发热、鼻干、目痛等表现；三日，邪传少阳，出现胸胁痛、耳聋等症状；四日，邪传太阴，出现腹胀、咽干等；五日，邪传少阴，表现为口干、口渴、舌燥等；六日，邪传厥阴，出现烦满、囊缩等症状。《素问·热论》的传经理论，正是张仲景《伤寒杂病论》的理论基础。

问题是《黄帝内经》已有十二经，为什么邪传六经？六经与十二经有什么关系？巨阳即太阳，《黄帝内经》中太阳经有足太阳膀胱经和手太阳小肠经，从症状表现来看，显然是足太阳经受邪，那么伤寒一日，为什么邪犯足太阳经呢？这可能是太阳为一身阳气之表的原因。柯韵伯曰："太阳主表，故寒邪伤人，即太阳先受。"

二日，邪传阳明。《黄帝内经》中阳明经有足阳明胃经和手阳明大肠经，《素问·热论》云："阳明主肉，其脉侠鼻络于目。"显然是指足阳明胃经。《灵枢·经脉》云："胃足阳明之脉，起于鼻，交頞中，旁纳太阳之脉，下循鼻外，入上齿中，还出挟口环唇，下交承浆，却循颐后下廉，出大迎，循颊车，上耳前，过客主人，循发际，至额颅。"邪从太阳传阳明，与胃足阳明之脉旁纳太阳之脉有关。

三日，邪从阳明传少阳。《黄帝内经》少阳有足少阳胆经和手少阳三焦经。《素问·热论》云："少阳主胆，其脉循胁络于耳。"显然是指足少阳胆经。阳明至少阳如何而传？《灵枢·经脉》云："胃足阳明之脉，起于鼻，交颏中，旁纳太阳之脉，下循鼻外，入上齿中，还出挟口环唇，下交承浆，却循颐后下廉，出大迎，循颊车，上耳前，过客主人，循发际，至额颅。"又："胆足少阳之脉……其支者，别锐眦，下大迎，合于手少阳，抵于颇，下加颊车，下颈合缺盆，以下胸中，贯膈络肝属胆，循胁里，出气街，绕毛际，横入髀厌中。"

四日，邪从少阳传太阴。太阴有足太阴脾经和手太阴肺经，《素问·热论》云："太阴脉布胃中络于嗌。"太阴指足太阴脾经。《灵枢·经脉》云："脾足太阴之脉，起于大指之端，循指内侧白肉际，过核骨后，上内踝前廉，上腨内，循胫骨后，交出厥阴之前，上膝股内前廉，入腹属脾络胃，上膈，挟咽，连舌本，散舌下。"少阳与太阴的邪传交接点在膈。

五日，邪从太阴传少阴。少阴有手少阴心经和足少阴肾经。《素问·热论》云："少阴脉贯肾络于肺，系舌本。"《灵枢·经脉》云："肾足少阴之脉，起于小指之下，邪走足心，出于然谷之下，循内踝之后，别入跟中，以上腨内，出腘内廉，上股内后廉，贯脊属肾络膀胱；其直者，从肾上贯肝膈，入肺中，循喉咙，挟舌本；其支者，从肺出络心，注胸中。"显然是指足少阴肾经。

六日，邪从少阴传厥阴。厥阴有足厥阴肝经和手厥阴心包经。《素问·热论》云："厥阴脉循阴器而络于肝。"《灵枢·经脉》云："肝足厥阴之脉，起于大指丛毛之际，上循足跗上廉，去内踝一寸，上踝八寸，交出太阴之后，上腘内廉，循股阴入毛中，过阴器，抵小腹，挟胃属肝络胆，上贯膈，布胁肋，循喉咙之后，上入颃颡，连目系，上出额，与督脉会于巅；其支者，从目系下颊里，环唇内；其支者，复从肝别贯膈，上注肺。"显然是指足厥阴肝经。

由上可见，六经指足之六经，症状全为足六经循经之表现，通过临床观察也的确如此。

《素问·热论》云："两感于寒者，病一日则巨阳与少阴俱病，则头痛口干而烦满；二日则阳明与太阴俱病，则腹满身热，不欲食谵言；三日则少阳与厥阴俱病，则耳聋囊缩而厥，水浆不入，不知人，六日死。"太阳与少阴俱病：头痛为太阳经症状，口干为少阴经症状，烦满为厥阴症状；阳明与太阴俱病：腹满为太阴症状，身热为阳明经症状，不欲食、谵言则为阳明太阴重症；少阳与厥阴俱病：耳聋为少阳症状，囊缩为厥阴症状，厥、水浆不入、不知人则为少阳与厥阴重症。可见,两感于寒时,为两经同时感受寒邪,可出现危急重症。

　　人体十二经,此六经传邪,其他六经为何不传?足太阳膀胱经与足少阴肾经相连接,为什么不传足少阴肾经?足少阳胆经与足厥阴肝经表里相连,为什么少阳不传厥阴而传太阴?每一经的邪传都存在着相同的问题。

　　我们看六经传变顺序:一日,邪犯太阳;二日,邪从太阳传阳明;三日,邪从阳明传少阳;四日邪从少阳传太阴;五日,邪从太阴传少阴。六日,邪从少阴传厥阴。六经邪传是按照太阳、阳明、少阳、太阴、少阴、厥阴之序相传,由此推知,邪传三阳再传三阴。三阳:太阳在表,阳明在中,少阳在里;三阴:太阴在表,少阴在中,厥阴在里。

　　这个顺序,正是人体六气的运行顺序。此顺序与《伤寒杂病论》的发病顺序相同,仲景忠实的应用了《素问·热论》理论以治疗伤寒病。六气运行,表现出了六经的症状,可见,感受寒邪,是六气与邪气相争的结果,是正邪交争的过程。因此,我们可以解释邪传六经而非十二经的道理,非以经相传,而是邪气与人体六气相争而传。因此,六经传应为六气传。黄元御曰:"人有十二经,仲景《伤寒》,但立六经者,从六气也。"

　　《伤寒论浅注》云:"张岭韶云:传经之法,一日太阳,二日阳明,三日少阳,四日太阴,五日少阴,六日厥阴。六气以次相传,周而复始,一定不移,此气传而非病传也。"

　　《素问·阴阳类论》云:"所谓三阳者,太阳为经,三阳脉至手太阴,弦浮而不沉,决以度,察以心,合之阴阳之论。所谓二阳者,阳明也,至手太阴,弦而沉急不鼓,炅至以病皆死。一阳者,少阳也,至手太阴,上连人迎,弦急悬不绝,此少阳之病也,专阴则死。三阴者,六经之所主也,交于太阴,伏鼓不浮,上空志心。二阴至肺,其气归膀胱,外连脾胃。一阴独至,经绝,气浮不鼓,钩而滑。此六脉者,乍阴乍阳,交属相并,缪通五脏,合于阴阳,先至为主,后至为客。"

二、脏腑传

　　《素问·玉机真脏论》云:"五脏受气于其所生,传之于其所胜,气舍于其所生,死于其所不胜。病之且死,必先传行至其所不胜,病乃死。此言气之逆行也,故死。肝受气于心,传之于脾,气舍于肾,至肺而死。心受气于脾,传之于肺,气舍于肝,至肾而死。脾受气于肺,传之于肾,气舍于心,至肝而死。肺受气于肾,传之于肝,气舍于脾,至心而死。肾受气于肝,传之于心,气舍于肺,至脾而死……五脏相通,移皆有次,五脏有病,则各传其所胜。"

《难经·七十七难》云:"所谓治未病者,见肝之病,则知肝当传之与脾,故先实其脾气,无令得受肝之邪,故曰治未病焉。中工者,见肝之病,不晓相传,但一心治肝,故曰治已病也。"

《素问·气厥论》云:"黄帝问曰:五脏六腑,寒热相移者何?岐伯曰:肾移寒于脾,痈肿少气。脾移寒于肝,痈肿筋挛。肝移寒于心,狂隔中。心移寒于肺,肺消,肺消者饮一溲二,死不治。肺移寒于肾,为涌水,涌水者,按腹不坚,水气客于大肠,疾行则鸣濯濯如囊裹浆,水之病也。脾移热于肝,则为惊衄。肝移热于心,则死。心移热于肺,传为膈消。肺移热于肾,传为柔痓。肾移热于脾,传为虚,肠澼死,不可治。胞移热于膀胱,则癃溺血。膀胱移热于小肠,膈肠不便,上为口糜。小肠移热于大肠,为虑瘕,为沉。大肠移热于胃,善食而瘦,谓之食亦。胃移热于胆,亦曰食亦。胆移热于脑,则辛颎鼻渊,鼻渊者,浊涕下不止也,传为衄蔑瞑目,故得之气厥也。"

《灵枢·病传》云:"黄帝曰:大气入脏奈何?岐伯曰:病先发于心,一日而之肺,三日而之肝,五日而之脾,三日不已,死,冬夜半,夏日中。病先发于肺,三日而之肝,一日而之脾,五日而之胃,十日不已,死,冬日入,夏日出。病先发于肝,三日而之脾,五日而之胃,三日而之肾,三日不已,死,冬日入,夏早食。病先发于脾,一日而之胃,二日而之肾,三日而之膂膀胱,十日不已,死,冬人定,夏晏食。病先发于胃,五日而之肾,三日而之膂膀胱,五日而上之心,二日不已,死,冬夜半,夏日昳。病先发于肾,三日而之膂膀胱,三日而上之心,三日而之小肠,三日不已,死,冬大晨,夏晏晡。病先发于膀胱,五日而之肾,一日而之小肠,一日而之心,二日不已,死,冬鸡鸣,夏下晡。"

《难经·五十四难》云:"脏病难治,腑病易治,何谓也?然:脏病所以难治者,传其所胜也;腑病易治者,传其子也。与七传、间传同法也。"

《难经·五十三难》云:"经言七传者死,间脏者生,何谓也?然:七传者,传其所胜也。间脏者,传其子也。何以言之?假令心病传肺,肺传肝,肝传脾,脾传肾,肾传心,一脏不再伤,故言七传者死也。间脏者,传其所生也。假令心病传脾,脾传肺,肺传肾,肾传肝,肝传心,是母子相传,竟而复始,如环无端,故曰生也。"

三、卫气传

卫气之传有如下特点：

（1）卫气之行，一日一夜五十周于身，昼日行于阳二十五周，夜行于阴二十五周，周于五脏。

（2）人气在五脏之传始于足少阴肾经，按照肾、心、肺、肝、脾经顺序周于身，复归于肾。人气，即卫气。

（3）卫气在六经中按照足太阳、手太阳、足少阳、手少阳、足阳明、手阳明之顺序循行。

（4）卫气循行与日月运行相关。

四、营气传

营气之传具有以下特点：

（1）一日一夜五十营。

（2）营气运行与天地同纪。

（3）营气的运行规律：营气出太阴，注手阳明，经足阳明，下行注大趾，与太阴合，上行至脾注心中；循手少阴，注小指，合手太阳，上行合足太阳。下行注小趾之端，循足心，注足少阴，上行注肾。从肾注心，至中指、小指次指之端，合手少阳，上行注膻中，散于三焦，从三焦注胆，出胁，注足少阳。下行至跗上，注大趾间，合足厥阴，上行至肝，从肝上注肺，上循喉咙，究于畜门。其分支，循督脉，络阴器，注肺中，复出太阴。

五、表里传

表里的概念，早在《黄帝内经》已经提出。《灵枢·九针论》云："足阳明太阴为表里，少阳厥阴为表里，太阳少阴为表里，是谓足之阴阳也。手阳明太阴为表里，少阳心主为表里，太阳少阴为表里，是谓手之阴阳也。"

《黄帝内经》指出，两个互为表里的脏腑相合。《灵枢·本输》云："肺合大肠，大肠者，传道之腑。心合小肠，小肠者，受盛之腑。肝合胆，胆者，中精之腑。脾合胃，胃者，五谷之腑。肾合膀胱，膀胱者，津液之腑也。少阴（原文阳，据《甲乙》改）属肾，肾上连肺，故将两脏。三焦者，中渎之腑也，水道出焉，属膀胱，是孤之腑也。是六腑之所与合者。"

一般情况下，五脏有病传与六腑，发病由浅入深，由表入里；病解时，邪由里出表，由深及浅。如《素问·咳论》云："五脏之久咳，乃移于六腑。脾咳不已，则胃受之，胃咳之状，咳而呕，呕甚则长虫出。肝咳不已，则胆受之，胆咳之状，咳呕胆汁。肺咳不已，则大肠受之，大肠咳状，咳而遗失。心咳不已，则小肠受之，小肠咳状，咳而矢气，气与咳俱失。肾咳不已，则膀胱受之，膀胱咳状，咳而遗溺。久咳不已，则三焦受之，三焦咳状，咳而腹满，不欲食饮。"

六、病邪传

《黄帝内经》传经理论除了论述气血、脏腑、六经之传，还讨论了病邪之传。

1. **风雨传** 《素问·调经论》云："帝曰：风雨之伤人奈何？岐伯曰：风雨之伤人也，先客于皮肤，传入于孙脉，孙脉满则传入于络脉，络脉满则输于大经脉，血气与邪并客于分腠之间，其脉坚大，故曰实。实者外坚充满，不可按之，按之则痛。"

2. **寒湿传** 《素问·调经论》云："寒湿之伤人奈何？岐伯曰：寒湿之中人也，皮肤收，肌肉坚紧，荣血泣，卫气去，故曰虚。虚者聂辟气不足，按之则气足以温之，故快然而不痛。"

3. **虚邪传** 《灵枢·百病始生》云："是故虚邪之中人也，始于皮肤，皮肤缓则腠理开，开则邪从毛发入，入则抵深，深则毛发立，毛发立则淅然，故皮肤痛。留而不去，则传舍于络脉，在络之时，痛于肌肉，其痛之时息，大经乃代。留而不去，传舍于经，在经之时，洒淅喜惊。留而不去，传舍于输，在输之时，六经不通，四肢则肢节痛，腰脊乃强。留而不去，传舍于伏冲之脉，在伏冲之时，体重身痛。留而不去，传舍于肠胃，在肠胃之时，贲响腹胀，多寒则肠鸣飧泄，食不化，多热则溏出麋。留而不去，传舍于肠胃之外，募原之间，留著于脉，稽留而不去，息而成积。或著孙脉，或著络脉，或著经脉，或著输脉，或著于伏冲之脉，或著于脊筋，或著于肠胃之募原，上连于缓筋，邪气淫泆，不可胜论。"

4. **内外合邪** 《素问·咳论》云："皮毛者肺之合也，皮毛先受邪气，邪气以从其合也。其寒饮食入胃，从肺脉上至于肺则肺寒，肺寒则外内合邪，因而客之，则为肺咳。五脏各以其时受病，非其时，各传以与之。"

《素问·痹论》云："帝曰：内舍五脏六腑，何气使然？岐伯曰：五脏皆有合，病久而不去者，内舍于其合也。故骨痹不已，复感于邪，内舍于肾。筋痹不已，复感于邪，内舍于肝。脉痹不已，复感于邪，内舍于心。肌痹不已，复感于邪，内舍于脾。皮痹不已，复感于邪，内舍于肺。"

5. **病传**　《灵枢·病传》云："病先发于心，一日而之肺，三日而之肝，五日而之脾，三日不已，死，冬夜半，夏日中。病先发于肺，三日而之肝，一日而之脾，五日而之胃，十日不已，死，冬日入，夏日出。病先发于肝，三日而之脾，五日而之胃，三日而之肾，三日不已，死，冬日入，夏早食。病先发于脾，一日而之胃，二日而之肾，三日而之膂膀胱，十日不已，死，冬人定，夏晏食。病先发于胃，五日而之肾，三日而之膂膀胱，五日而上之心，二日不已，死，冬夜半，夏日昳。病先发于肾，三日而之膂膀胱，三日而上之心，三日而之小肠，三日不已，死，冬大晨，夏早晡。病先发于膀胱，五日而之肾，一日而之小肠，一日而之心，二日不已，死，冬鸡鸣，夏下晡。诸病以次是相传，如是者，皆有死期，不可刺也；间一脏及二三四脏者，乃可刺也。"

6. **四时天地相应**　《素问·咳论》云："五脏各以其时受病，非其时各传以与之。人与天地相参，故五脏各以治时感于寒则受病，微则为咳，甚者为泄为痛。乘秋则肺先受邪，乘春则肝先受之，乘夏则心先受之，乘至阴则脾先受之，乘冬则肾先受之。"

七、《伤寒杂病论》六气传变

六气指太阳、阳明、少阳、太阴、少阴、厥阴。《伤寒论》的三阴三阳起源于《黄帝内经》。《素问·热论》云："黄帝问曰：今夫热病者，皆伤寒之类也……愿闻其状。岐伯曰：伤寒一日，巨阳受之，故头项痛腰脊强。二日阳明受之……三日少阳受之……四日太阴受之……五日少阴受之……三阴三阳、五脏六腑皆受病，荣卫不行，五脏不通。"可见，《伤寒论》的三阴三阳排序与之相合，所论内容与之相符，因此，《伤寒论》三阴三阳源于《素问·热论》。

我们通常把《伤寒论》三阴三阳六气之传称为六经传。认为传经是指病情循着一般规律的发展，由一经传到另一经，还有传经和不传经之分。大多注家认为正常六经的经气顺序，本是一曰太阳、二曰阳明、三曰少阳、四曰太阴、五曰少阴、六曰厥阴。对顺次相传的，称为循经传，隔一经或二经相传的,称为越经传。由太阳传入少阴,由阳明传入太阴,由少阳传入厥阴的,名为表里传。又有初起即为三阴证治的,名为三阴直中等说。

六经病传的本质是六气传,六气藏于六经之内运行,病邪与经气交争发病而表现所在脏腑经络的特征病证,故被后世医家称为六经病。

八、卫气营血传

清代叶桂作《叶香岩外感温热篇》,提出了温病的发生、发展规律,指出"温邪上受,首先犯肺,逆传心包。肺主气属卫;心主血属营。辨营卫气血虽与伤寒同,若论治法,则与伤寒大异也。"提出温病由浅入深的四个辨证层次,即温病在人体卫、气、营、血四个病传阶段,给予了具体治则:"在卫汗之可也,到气才可清气,入营犹可透热转气,入血直须凉血散血。"并指出温病的传变模式有顺传与逆传二种:顺传由卫而气而营而血,逐步传入;逆传由卫分直入营分。需要指出的是,此处的营卫概念较《黄帝内经》相比其内涵发生了变化,《黄帝内经》营卫多指营卫之气,此处则指疾病发生发展的病理阶段。

九、三焦传

清代吴鞠通著《温病条辨》,建立了完全独立于伤寒的温病学说体系,创立了三焦辨证纲领,重申寒、温分立,提出病因有三(伏气、时气、戾气),病类为九(风温、温热、温疫、温毒、暑温、秋燥、冬温、温疟),创立了三焦辨证纲领。

三焦辨证法将人体分为上、中、下三焦。上焦以心肺为主,中焦以脾胃为主,下焦包括肝、肾、大小肠及膀胱,发展了《黄帝内经》三焦理论,并以此归类脏腑,开创了温病辨证新方法,认为温病在三焦的正常传变方式是由上而下的顺传途径:"温病由口鼻而入,鼻气通于肺,口气通于胃,肺病逆传则为心包,上焦病不治,则传中焦,胃与脾也;中焦病不治,则传下焦。始上焦,终下焦。"并提出具体的治疗原则:"治上焦如羽,非轻不举;治中焦如衡,非平不安;治下焦如权,非重不沉。"

十、经传

经传是指真气或邪气在一经之中的流传,没有传到其他经。《灵枢·经脉》论述了十二经脉的循行。以手太阴肺经为例,《灵枢·经脉》云:"经脉者,所以能决死生,处百病,调虚实,不可不通。肺手太阴之脉,起于中焦,下络大肠,还循胃口,上膈属肺,从肺系横出腋下,下循臑内,行少阴心主之前。下肘中,循臂内上骨下廉,入寸口,上鱼,循鱼际,出大指之端,其支者,从腕后直出次指内廉,出其端。是动则病肺胀满膨膨而喘咳,缺盆中痛,甚则交两手而瞀,此为臂厥。是主肺所生病者,咳,上气喘渴,烦心胸满,臑臂内前廉痛厥,掌中热。气盛有余,则肩背痛风寒,汗出中风,小便数而欠。气虚则肩背痛寒,少气不足以息,溺色变。"

我们在临床中经常会遇到某一症状出现后,在一定时间内循同一经络在不同的部位传变现象,提出经传理论在于提醒我们临床医生关注同一经内症状的传变现象,帮助辨证和治疗。

论二十一 论时间节律

《黄帝内经》最早论述了天地阴阳、人体时间节律,如六十年甲子节律、年节律、五运节律、六气节律、季节律、月节律、日节律、脉象变动节律、疾病的时间节律等,一部《黄帝内经》,约有四分之一的篇幅论述各种时间节律。中医时间医学是研究时间节律与疾病关系的学说。中医时间医学研究的内容包括对人体时间节律规律诊断和治疗、用药的时间规律、时间预防和养生、采药的时间等内容。

一、天地阴阳节律

地球围绕太阳公转,一圈为一年,历经春夏秋冬,年年如此,岁岁不移,因此,地球上万物也随地球的运动而受影响,地球自转产生日夜二十四小时,地球公转是产生五运六气理论的基础。《素问·至真要大论》云:"本乎天者,天之气也,本乎地者,地之气也,天地合气,六节分而万物化生矣。"

1. **六十甲子节律** 《素问·天元纪大论》云:"天以六为节,地以五为制。周天气者,六期为一备;终地纪者,五岁为一周……五六相合而七百二十气,为一纪,凡三十岁;千四百四十气,凡六十岁,而为一周,不及太过,斯皆见矣。"又云:"甲己之岁,土运统之,乙庚之岁,金运统之;丙辛之岁,水运统之;丁壬之岁,木运统之;戊癸之岁,火运统之。"

六十年为气令变化的一大周期,每年各有不同,充分说明了天地阴阳的运行规律,古人用甲子纪年、月、日,这与现代天文学所论太阳、地球、月亮的周期规律是一致的。

2. **日月运行节律** 《灵枢·岁露论》云:"人与天地相参也,与日月相应也。"又云:"乘年之衰,逢月之空,失时之和,因为贼风所伤,是谓三虚……逢年之盛,遇月之满,得时之和,虽有贼风邪气,不能危之也。"《素问·厥论》云:"春夏则阳气多而阴气少,秋冬则阴气盛而阳气衰。"《素问·宝命全形论》云:"人以天地之气生,四时之法成……人能应四时者,天地为之父母……人生有形,不离阴阳,天地合气,别为九野,分为四时,月有小大,日有短长,万物并至,不可胜量。"说明自然界天地阴阳之气与人体息息相通,人的各种生理活动及病理变化受到天地时令节律等因素的影响。

《黄帝内经》指出,人体功能随月盈亏而变动。《素问·八正神明论》云:"凡刺之法,必候日月星辰,四时八正之气,气定乃刺之。是故天温日明,则人血淖液而卫气浮,故血易泻,气易行;天寒日阴,则人血凝泣而卫气沉。月始生,则血气始精,卫气始行;月郭满,则血气实,肌肉坚;月郭空,则肌肉减,经络虚,卫气去,形独居。是以因天时而调血气也。是以天寒无刺,天温无疑。月生无泻,月满无补,月郭空无治,是谓得时而调之。因天之序,盛虚之时,移光定位,正立而待之。故曰月生而泻,是谓脏虚;月满而补,血气扬溢,络有留血,命曰重实;月郭空而治,是谓乱经。阴阳相错,真邪不别,沉以留止,外虚内乱,淫邪乃起。"认识到人体与日月的运动、潮汐涨落有相关性,并指导临床治疗。

现今已证明,月球围绕地球公转不仅在地球上引起潮汐现象,而且对人体的代谢确有影响。如妇女月经周期,月球绕地球一周约 29.53 天,而大量统计资料表明女性月经周期平均是 29.50 天,基本上等于一个朔望月。

《黄帝内经》制定了时间治疗学的基本原则,提出了"从阴阳则生,逆阴阳则死,法天则地,随应而动。""时必顺之""热无犯热,寒无犯寒""无失天信,无逆气宜",针刺补泻,因时随迎等治则。

《素问·六元正纪大论》谓:"用寒远寒……用热远热",也是根据季节气候的变化不同,对人体生理病理的影响各异,而使用不同寒热温凉的药物治疗。

养生原则讲究春夏养阳、秋冬养阴,即顺应阳气去进行养生,春生夏长,顺应阳气之升以养;秋收冬藏,顺应阳气之藏以养。

3. 岁节律 在我国古代,岁与年是两个不同的概念。岁是指365天5小时48分的太阳回归年;年是指354日的太阴年。郑玄注《周礼·春官》曰:"中数曰岁,朔数曰年。"孔颖达《礼记·月令》疏:"中数者,谓十二月中气一周,总三百六十五日四分之一,谓之一岁;朔数者,谓十二月之朔一周,总三百五十四日,谓之年。"五运六气理论是以岁与年的结合为基础。

天气始于甲,很可能是指岁的开始,故有十天干;地气始于子,很可能为年的开始,故有十二地支。天地合气,甲子相合,形成六十甲子。根据对自然现象的观察,在中医运气理论中方有甲己化土,乙庚化金,丁壬化木,丙辛化水,戊癸化火的天干化运规律;以及子午之岁,上见少阴,丑未之岁,上见太阴,寅申之岁,上见少阳,卯酉之岁,上见阳明,辰戌之岁,上见太阳,巳亥之岁,上见厥阴的地支化气规律。每岁之运气是起始于甲子,天气始于甲,地气始于子,子甲相合为岁立,每年各有所主。《素问·六微旨大论》云:"天气始于甲,地气治于子,子甲相合,命曰岁立,谨候其时,气可与期。"

人要适应天地运行规律,必先掌握每年的运气变化规律,适应天地之气的常化和变化。《素问·五常政大论》云:"必先岁气,无伐天和。"《素问·五运行大论》云:"子午之上,少阴主之;丑未之上,太阴主之;寅申之上,少阳主之;卯酉之上,阳明主之;辰戌之上,太阳主之;巳亥之上,厥阴主之。"《素问·天元纪大论》云:"子午之岁,上见少阴;丑未之岁,上见太阴;寅申之岁,上见少阳;卯酉之岁,上见阳明;辰戌之岁,上见太阳;巳亥之岁,上见厥阴。"

《素问·六元正纪大论》云:"岁半之前,天气主之;岁半之后,地气主之。"《素问·五运行大论》云:"先立其年,以知其气,左右应见。"

《灵枢·五变》云:"先立其年,以知其时,时高则起,时下则殆,虽不陷下,当年有冲通,其病必起,是谓因形而生病,五变之纪也。"

医者必明岁运与气候对人体发病的影响。《素问·六节脏象论》云:"不知年之所加,气之盛衰,虚实之所起,不可以为工矣。"

4. 季节律 《黄帝内经》中有四季、五季的不同概念,四季是根据天地阴阳消长规律而定,五季则是根据天体运行与五星定位、五行、五运规律而联属,五季与十月太阳历有关。《鹖冠子·环流》云:"斗柄东指,天下皆春;斗柄南指,天下皆夏;斗柄西指,天下皆秋;斗柄北指,天下皆冬。"

天地四时阴阳变化是万物生存的根本。《素问·四气调神大论》云："四时阴阳者,万物之根本也。"

人与天地阴阳相应,四时之气相通。《素问·脏气法时论》云："合人形以法四时五行而治。"《灵枢·顺气一日分为四时》云："春生、夏长、秋收、冬藏,气之常也,人亦应之。"

四季:生命要顺应天地阴阳,法则天地,四季变化,阴阳交替,春生、夏长、秋收、冬藏,人体的气血与之相顺应,四时气候变化,对应人体相应脏腑,人体的脉象也随四时而变化。

《灵枢·逆顺》云："气之逆顺者,所以应天地、阴阳、四时、五行也。"《灵枢·顺气一日分为四时》云："春生夏长,秋收冬藏,是气之常也,人亦应之。"《素问·六节脏象论》云："心者,生之本……为阳中之太阳,通于夏气。肺者,气之本……为阳中之太阴,通于秋气。肾者……为阴中之少阴,通于冬气。肝者,罢极之本……为阳中之少阳,通于春气。"

四时五季六气的运动变化与人体有着密切的联系。《素问·阴阳应象大论》云："天有四时五行,以生长收藏,以生寒暑燥湿风。人有五脏,化五气,以生喜怒悲忧恐。"《灵枢·顺气一日分为四时》云："人有五脏,五脏有五变,五变有五输,故五五二十五输,以应五时。"

人的生理病理也与四时气候变化有密切的联系,疾病与异常的气令相关,四季的变化对人体发病是有影响的。《素问·金匮真言论》云："东风生于春,病在肝,俞在颈项;南风生于夏,病在心,俞在胸胁;西风生于秋,病在肺,俞在肩背;北风生于冬,病在肾,俞在腰股。"《素问·脏气法时论》云："肝主春,足厥阴少阳主治,其日甲乙,肝苦急,急食甘以缓之……病在肝,愈于夏,夏不愈,甚于秋,秋不死,持于冬,起于春。"《素问·四气调神大论》云："逆春气,则少阳不生,肝气内变。逆夏气,则太阳不长,心气内洞。逆秋气,则太阴不收,肺气焦满。逆冬气,则少阴不藏,肾气独沉……从阴阳则生,逆之则死,从之则治,逆之则乱。反顺为逆,是谓内格。"医者要知四时阴阳为万物的根本,治病之道在于顺应天时,否则灾害至,疾病起。《素问·四气调神大论》云："夫四时阴阳者,万物之根本也……以从其根,故与万物沉浮于生长之门。逆其根,则伐其本,坏其真矣。故阴阳四时者,万物之终始也,死生之本也,逆之则灾害生,从之则苛疾不起,是谓得道。"

疾病的发生与自然界四时的异常气候有关联,如春天生东风,如果太过异常，影响人体肝脏；夏天生南风，异常则影响人体心脏；秋天生西风，异常则影响人体肺脏；冬天生北风，异常则影响人体肾脏。

《素问·金匮真言论》云："东风生于春，病在肝，俞在颈项；南风生于夏，病在心，俞在胸胁；西风生于秋，病在肺，俞在肩背；北风生于冬，病在肾，俞在腰股；中央为土，病在脾，俞在脊。故春气者病在头，夏气者病在脏，秋气者病在肩背，冬气者病在四肢。"《素问·阴阳应象大论》云："冬伤于寒，春必温病；春伤于风，夏生飧泄；夏伤于暑，秋必痎疟；秋伤于湿，冬生咳嗽。"

人要顺应四时养生，和于阴阳，以防病治病。春天到来，万物以荣，要早睡早起，散步旅游，顺应春气之生发；夏天万物生长，要保持情绪稳定，享受阳光，适当运动，顺应阳气的发散；秋天凉燥，要早睡早起，保持平和的心态，收敛神气，勿使外泄，多食水果，清肺气，以应秋气；冬天要养精气，早睡晚起，减少运动，以应冬气闭藏。

《素问·四气调神大论》云："春三月，此谓发陈，天地俱生，万物以荣，夜卧早起，广步于庭，被发缓形，以使志生，生而勿杀，予而勿夺，赏而勿罚，此春气之应，养生之道也。逆之则伤肝，夏为寒变，奉长者少。夏三月，此谓蕃秀，天地气交，万物华实，夜卧早起，无厌于日，使志无怒，使华英成秀，使气得泄，若所爱在外，此夏气之应，养长之道也。逆之则伤心，秋为痎疟，奉收者少，冬至重病。秋三月，此谓容平，天气以急，地气以明，早卧早起，与鸡俱兴，使志安宁，以缓秋刑，收敛神气，使秋气平，无外其志，使肺气清，此秋气之应，养收之道也，逆之则伤肺，冬为飧泄，奉藏者少。冬三月，此谓闭藏，水冰地坼，无扰乎阳，早卧晚起，必待日光，使志若伏若匿，若有私意，若已有得，去寒就温，无泄皮肤，使气亟夺，此冬气之应，养藏之道也。逆之则伤肾，春为痿厥，奉生者少……天地四时不相保，与道相失，则未央绝灭。唯圣人从之，故身无奇病，万物不失，生气不竭。逆春气，则少阳不生，肝气内变。逆夏气，则太阳不长，心气内洞。逆秋气，则太阴不收，肺气焦满。逆冬气，则少阴不藏，肾气独沉。夫四时阴阳者，万物之根本也。所以圣人春夏养阳，秋冬养阴，以从其根，故与万物沉浮于生长之门。逆其根，则伐其本，坏其真矣。故阴阳四时者，万物之终始也，死生之本也，逆之则灾害生，从之则苛疾不起，是谓得道。"又云："从阴阳则生，逆之则死，从之则治，逆之则乱。反顺为逆，是谓内格。"

5. **月节律** 《黄帝内经》中有十二月节律、十月节律,主要以十二月节律,并与十月太阳历的十月节律有机结合。

十二月:十二月之中,人气顺应每月的气候变化而自我调节,适应自然规律。如正月二月,人气在肝;三月四月,人气在脾;五月六月,人气在头;七月八月,人气在肺;九月十月,人气在心;十一月十二月,人气在肾。这是人气与天地相应,每月的运行规律。所以我们在临床实践中,要认识每月的发病特点,以指导治疗。《素问·诊要经终论》云:"正月二月,天气始方,地气始发,人气在肝。三月四月,天气正方,地气定发,人气在脾。五月六月,天气盛,地气高,人气在头。七月八月,阴气始杀,人气在肺。九月十月,阴气始冰,地气始闭,人气在心。十一月十二月,冰复,地气合,人气在肾。"

《灵枢·五乱》云:"经脉十二者,以应十二月。十二月者,分为四时。四时者,春秋冬夏,其气各异。"

《素问·阴阳别论》云:"黄帝问曰:人有四经、十二从,何谓? 岐伯对曰:四经应四时,十二从应十二月,十二月应十二脉。"

《灵枢·阴阳系日月》云:"寅者,正月之生阳也,主左足之少阳;未者六月,主右足之少阳。卯者二月,主左足之太阳;午者五月,主右足之太阳;辰者三月,主左足之阳明;巳者四月,主右足之阳明。此两阳合于前,故曰阳明。申者,七月之生阴也,主右足之少阴;丑者十二月,主左足之少阴;酉者八月,主右足之太阴;子者十一月,主左足之太阴;戌者九月,主右足之厥阴;亥者十月,主左足之厥阴。"

《素问·脉解》云:"正月阳气出在上而阴气盛,阳未得自次也,故肿腰脽痛也。病偏虚为跛者,正月阳气冻解地气而出也,所谓偏虚者,冬寒颇有不足者,故偏虚为跛也……九月阳气尽而阴气盛,故心胁痛也……五月盛阳之阴也,阳盛而阴气加之,故洒洒振寒也。所谓胫肿而股不收者,是五月盛阳之阴也,阳者衰于五月,而一阴气上,与阳始争,故胫肿而股不收也……十一月万物气皆藏于中,故曰病胀。所谓上走心为噫者,阴盛而上走于阳明,阳明络属心,故曰上走心为噫也。所谓食则呕者,物盛满而上溢,故呕也。所谓得后与气则快然如衰者,十二月阴气下衰,而阳气且出,故曰得后与气则快然如衰也……十(当作七)月万物阳气皆伤,故腰痛也……三月阳中之阴,邪在中,故曰癞疝少腹肿也。"

6. **二十四节气节律** 《素问·六节脏象论》云:"五日谓之候,三候谓之气、六气谓之时，四时谓之岁，而各从其主治焉。五运相袭，而皆治之，终期之日，周而复始，时立气布，如环无端，候亦同法。"

二十四节气指大寒、立春、雨水、惊蛰、春分、清明、谷雨、立夏、小满、芒种、夏至、小暑、大暑、立秋、处暑、白露、秋分、寒露、霜降、立冬、小雪、大雪、冬至、小寒。

二十四节气由太阳位置决定，反映太阳视运动。《淮南子·天文训》云："两维之间九十一度（也）十六分度之五，而升日行一度，十五日为一节，以生二十四时之变。"日行一度，十五天为一个节气，运行一周而产生二十四节气。

7. 昼夜节律　一天之中，人的气血阴阳亦随天地阴阳的影响，我们知道，日夜的变化在于地球随太阳运动的自转，形成了昼夜，以分为阴阳。面向太阳则为白天，阳气生发；背向太阳，则为夜晚，阳气潜藏。人体的阳气呈现阳光规律，人体的阳气亦随天地阳气而变化。因此我们在养生、防病、治病过程中，要顺应阳气的特点，适阴阳而安居处。

《素问·生气通天论》云："故阳气者，一日而主外，平旦人气生，日中而阳气隆，日西而阳气已虚，气门乃闭。是故暮而收拒，无扰筋骨，无见雾露，反此三时，形乃困薄。"

《灵枢·营卫生会》云："日中而阳陇为重阳，夜半而阴陇为重阴。故太阴主内，太阳主外，各行二十五度，分为昼夜。夜半为阴陇，夜半后而为阴衰，平旦阴尽而阳受气矣。日中为阳陇，日西而阳衰，日入阳尽而阴受气矣。夜半而大会，万民皆卧，命曰合阴。平旦阴尽而阳受气。如是无已，与天地同纪。"

《素问·金匮真言论》云："平旦至日中，天之阳，阳中之阳也；日中至黄昏，天之阳，阳中之阴也。"

《黄帝内经》在治法上强调："从阴阳则生，逆阴阳则死，法天则地，随应而动。""时必顺之""热无犯热，寒无犯寒"等，都是时间医学的具体体现。

《灵枢·顺气一日分为四时》云："夫百病者，多以旦慧昼安，夕加夜甚，何也？岐伯曰：四时之气使然。黄帝曰：愿闻四时之气。岐伯曰：春生夏长，秋收冬藏，是气之常也，人亦应之以一日分为四时，朝则为春，日中为夏，日入为秋，夜半为冬。朝则人气始生，病气衰，故旦慧；日中人气长，长则胜邪，故安；夕则人气始衰，邪气始生，故加；夜半人气入脏，邪气独居于身，故甚也。"

日夜阴阳之气变化不同,人亦应之,人体发生的疾病,有旦慧、昼安、夕加、夜甚的特点,提示我们要预判疾病的发生发展变化规律,提前采取措施,以治未病。某些疾病,如阴虚的午后发热,湿温的身热不扬而午后加重,脾肾阳虚之五更泄泻等,也具有日夜的时相特征,亦当考虑择时治疗。

8. 五运、六气节律 古人以十天干与十二地支相配甲子六十年,以五运五行为说理方法,探讨天地人相互关系,发现了天六、地五的运行规律,以木火土金水统运,以三阴三阳统气,运气相合,形成五运六气理论。广义的五运六气节律包括六气大司天节律、六十甲子节律、岁节律、司天在泉节律、五运节律、六气节律、初中节律等,狭义的单指五运节律、六气节律。

五运节律实指一岁五季节律,只是起始点不同。五运分主运和客运,以分主一年五季的气令不同变化,以角、徵、宫、商、羽分别建于木、火、土、金、水五运之上,根据五音之太、少,推主时五运的太过不及,表现自然气化规律。

六气节律是把风、寒、暑、湿、燥、火六种气令配以三阴三阳,分为六气,后世以大寒日始(《黄帝内经》起始点在立春)为初之气,顺序为厥阴风木、少阴君火、少阳相火、太阴湿土、阳明燥金、太阳寒水,每气各主 60.875 天。《素问·六微旨大论》云:"所谓步者,六十度而有奇,故二十四步积盈百刻而成日也。"

六气分主气和客气。主气年年不变,岁岁不移。初之气,厥阴风木;二之气,少阴君火;三之气,少阳相火;四之气,太阴湿土;五之气,阳明燥金;终之气,太阳寒水。《素问·天元纪大论》云:"厥阴之上,风气主之;少阴之上,热气主之;太阴之上,湿气主之;少阳之上,相火主之;阳明之上,燥气主之;太阳之上,寒水主之。所谓本也,是谓六元。"

客气随年支的不同而变化,如客之往来,岁岁有变,反映三阴三阳之气变化,以说明一年二十四节气在不同年份、不同季节的特殊气化。以三阴三阳变化规律,周而复始之周期性变化,按六步气化排序:一阴厥阴风木,二阴少阴君火,三阴太阴湿土,一阳少阳相火,二阳阳明燥金,三阳太阳寒水。客气六步的名称:司天、在泉、左右二间气。《素问·六微旨大论》云:"上下有位,左右有纪,故少阳之右,阳明治之;阳明之右,太阳治之;太阳之右,厥阴治之;厥阴之右,少阴治之;少阴之右,太阴治之;太阴之右,少阳治之。"说的是客气运行规律。

六气运行有确切的时间规律。《素问·六微旨大论》云："愿闻其岁,六气始终,早晏何如? 岐伯曰:明乎哉问也! 甲子之岁,初之气,天数始于水下一刻,终于八十七刻半;二之气,始于八十七刻六分,终于七十五刻;三之气,始于七十六刻,终于六十二刻半;四之气,始于六十二刻六分,终于五十刻;五之气,始于五十一刻,终于三十七刻半;六之气,始于三十七刻六分,终于二十五刻。所谓初六,天之数也。乙丑岁,初之气,天数始于二十六刻,终于一十二刻半;二之气,始于一十二刻六分,终于水下百刻;三之气,始于一刻,终于八十七刻半;四之气,始于八十七刻六分,终于七十五刻;五之气,始于七十六刻,终于六十二刻半;六之气,始于六十二刻六分,终于五十刻。所谓六二,天之数也。丙寅岁,初之气,天数始于五十一刻,终于三十七刻半;二之气,始于三十七刻六分,终于二十五刻;三之气,始于二十六刻,终于一十二刻半;四之气,始于一十二刻六分,终于水下百刻;五之气,始于一刻,终于八十七刻半;六之气,始于八十七刻六分,终于七十五刻。所谓六三,天之数也。丁卯岁,初之气,天数始于七十六刻,终于六十二刻半;二之气,始于六十二刻六分,终于五十刻;三之气,始于五十一刻,终于三十七刻半;四之气,始于三十七刻六分,终于二十五刻;五之气,始于二十六刻,终于一十二刻半;六之气,始于一十二刻六分,终于水下百刻。所谓六四,天之数也。次戊辰岁,初之气,复始于一刻,常如是无已,周而复始。"

9. 六气大司天节律　《黄帝内经》运气理论研究了 60 年甲子周期规律,后人将其扩大,形成了六气大司天理论,它把运气理论中逐岁变化的司天之气扩大为 60 年为一变的大司天。

所谓六气大司天,即将《黄帝内经》60 年甲子周期扩大至整个宇宙时空以研究五运六气,借助天干地支符号作为推演工具,以天干纪年确定某一时间段的司天之气和在泉之气,以探讨该时间段的运气规律。陆懋修以 60 年为一气,一气为一元,分上中下三元,自黄帝八年起第一甲子下元,至今已历经七十九甲子。自 1984 年至 2043 年,处于第七十九甲子下元,为厥阴风木司天,少阳相火在泉。

对元的记载在司马迁《史记·天官书》,在论及金星运行状况时有"其纪上元"之说。西汉刘歆在《三统历》中提出"三统两千三百六十三万九千四十,而复于太极上元"。北宋哲学家邵雍作《皇极经世》以"元会经世"理论以研究整个人类历史。邵雍曰:"元之元一,元之会十二,元之运三百六十,元之世四千三百二十。会之元十二,会之会一百四十四,会之运四千三百二十,会之世五万一千八百四十。运之元三百六十,运之会四千三百二十,运之运一十二万九千六百,运之世一百五十五万五千二百。世之元四千三百二十,世之会五万一千八百四十,世之运一百五十五万五千二百,世之世一千八百六十六万二千四百。"(《皇极经世·观物篇之六十》)。邵雍的思想,对后世哲学家、思想家、医学家都产生了影响。受邵氏影响,明代韩懋、王肯堂、张介宾等人将其观点引入运气理论,至清代王丙、陆懋修逐步发展形成了六气大司天理论。

《韩氏医通·绪论章第一》云:"自开辟来,五气乘承,元会运世,自有气数,天地万物举不能逃。近世当是土运,是以人无疾而亦疾,此与胜国时多热不同矣。如俗称杨梅疮,自南行北,人物雷同,土湿生徽,当曰徽疮。读医书五运六气、南北二政,何以独止于一年一时而顿忘世运元会之统耶!"此说后为汪机《运气易览》等引用。

王肯堂做"元会运世论"和"三元运气论",全面将邵雍理论引入运气学说,并做"洛书三元九宫图",以易理阐述运气之理。指出了天地阴阳之运气,《黄帝内经》之所载或有未备,并以元会运世理论分析了金元四家之说之不同是因为同会而不同运所形成的,并提出研究运气学说,要"先立其元,而后明其气"的新观点。

张介宾也非常重视元会运世理论。他在《类经图翼》以邵雍《皇极经世》为依据,附"元会经世总数"。并指出:"如一岁之统十二月,一月之统三十日,一日之统十二时,一时之统三十分;故一元之统十二会,一会之统三十运,一运之统十二世,一世之统三十年,而天地气运之道,盖乎此矣。惟是数之为学,圆通万变,大则弥纶宇宙,小则纤悉秋毫。"

明末清初医家费启泰(1590—1677年)阐发、扩大了大运、小运的概念。其在总结家学经验时发现疾病特征按三阴三阳(六气各主60年)的结构周期性变化,用以解释历代主流医家互相抵牾的医学主张,称之为大运。

《救偏琐言》云:"天以阴阳而运六气。运有大小,小则逐岁而更,大则六十年而易。""民病之应乎运气,在大不在小。不可拘于小节,遗其本而专事其末也。病而于小大俱合,无论矣。有于大运则合,岁气相违者,自从其大而略变其间也,此常理也。"以六十年为运的基本单位,去探讨更为广泛的运气规律是为大运。其在《救偏琐言·治痘须知大运论》中说:"尝稽东垣一以保脾为主,河间一以滋阴为重,子和一以涤荡为先,皆能表于世,总得挈领提纲,故得一本万殊之妙。不则当年岂无岁气而各取其一耶? 至于痘症,有独取于辛热,有得意于寒凉,有扼要于保元,是亦治痘之明手,何不见有逐年之分别耶? 要知大运之使然,非三氏之偏颇也。"

费氏认为:"民病之应乎运气,在大不在小……病而于大小俱和,无论矣。有于大运则和岁气相违者,自从其大而略变其间也,此常理也。间有于小则和于大则违,更有于大运岁气俱违者,偶尔之变,亦当因其变而变应之。"

在费启泰基础上,王丙、陆懋修更名为六气大司天,进一步讨论了历代医学思想流变与六气大司天的关联。

王丙(1733—1803 年)在《伤寒论附余》中云:"愚常思之,《内经》云:天以六为节,地以五为制,五六相合而七百二十气凡三十岁而为一纪,千四百四十气凡六十岁而为一周,不及太过斯可见矣。今宗斯训,扩而大之,以三百六十年为一大运,六十年为一大气,五运六气迭乘,满三千六百年为一大周。"

王丙的曾外孙陆懋修(1815—1887 年)继承了六气大司天之学并予以发扬。陆懋修说:"本于外曾祖王朴庄先生引《内经》七百二十气凡三十岁而为一纪,千四百四十气凡六十岁而为一周,扩而大之,以三百六十年为一大运,六十年为一大气……遂以知古人之用寒用温,即各随其所值之大司天以为治。而在其人,道与时合。往往有不自知者,其人而当湿土寒水、寒水湿土之运,则以温散温补为治者,非偏矣。其人而当风火火风、燥火火燥之运,则以清泻清滋为治者,非偏矣。"

陆氏作大司天三元甲子考,依据明薛方山先生作《甲子会记》,排列了自黄帝八年到清同治三年的干支纪年序列,按照六气之序(厥阴、少阴、太阴、少阳、阳明、太阳),分别标记了各个甲子的司天、在泉之气,并以此为依据,分析了历代医家的临床用药特点,明辨了医家流派的形成与六气大司天的关系。指出:"由是而知仲景之用青龙、白虎汤也,以其所值为风火也;守真辟朱肱用温之误,申明仲景用寒之治,为三已效方,三一承气也,以其所值为燥火也;东垣以脾胃立论,专事升阳者,以其所值为寒湿也;丹溪以知柏治肾,专事补阴者,以其所值又为燥火也。明乎此,而知古圣昔贤著书立说,都是补偏救弊之人。"因此,他强调:"欲明前人治法之非偏,必先明六气司天之为病。"

当代柯资能系统研究了明清医家如韩懋、费启泰及陆懋修等关于运气大周期的相关工作,指出六气大司天来自费启泰的经验总结,套用的是玄空的时空框架,与邵雍的周期并不合拍。柯氏等人借助前人权威的分析结果,对主要历代医家学术主张、用药偏好进行统计,发现处于一、二、五、六之气的医家主张与六气大司天契合的占 76.5%,处于三、四之气的仅 9.5%契合。故而提出:假如用经过调整后的皇极经世大运改造大司天理论,即把 360 年当成一个"大年",其主气模式为"厥阴、少阴、少阳、太阴、阳明、太阳",即对调三、四之气的次序。调整后:整体上用药主张与"大年"的六气主气明显相符的占 76.4%,说明"大年"的主气即相当于 24 节气的变化对疾病谱的大周期变化起主要作用。可见六气大司天理论解释一、二、五、六气相当成功但存在系统缺陷,可以通过改造融入调整后的皇极经世运气说中。

二、人体时间节律

1. 人体生命时间节律 《黄帝内经》论述了人体生长壮老已的生命规律以及养生原则。

《素问·上古天真论》云:"女子七岁,肾气盛,齿更发长。二七而天癸至,任脉通,太冲脉盛,月事以时下,故有子。三七,肾气平均,故真牙生而长极。四七,筋骨坚,发长极,身体盛壮。五七,阳明脉衰,面始焦,发始堕。六七,三阳脉衰于上,面皆焦,发始白。七七,任脉虚,太冲脉衰少,天癸竭,地道不通,故形坏而无子也。丈夫八岁,肾气实,发长齿更。二八,肾气盛,天癸至,精气溢泻,阴阳和,故能有子。三八,肾气平均,筋骨劲强,故真牙生而长极。四八,筋骨隆盛,肌肉满壮。五八,肾气衰,发堕齿槁。六八,阳气衰竭于上,面焦,发鬓颁白。七八,肝气衰,筋不能动。八八,天癸竭,精少,肾藏衰,形体皆极,则齿发去……帝曰:有其年已老而有子者何也?岐伯曰:此其天寿过度,气脉常通,而肾气有余也。此虽有子,男不过尽八八,女不过尽七七,而天地之精气皆竭矣。帝曰:夫道者年皆百数,能有子乎?岐伯曰:夫道者能却老而全形,身年虽寿,能生子也。"

《灵枢·天年》云："人生十岁,五脏始定,血气已通,其气在下,故好走。二十岁,血气始盛,肌肉方长,故好趋。三十岁,五脏大定,肌肉坚固,血脉盛满,故好步。四十岁,五脏六腑十二经脉,皆大盛以平定,腠理始疏,荣华颓落,发颇斑白,平盛不摇,故好坐。五十岁,肝气始衰,肝叶始薄,胆汁始灭,目始不明。六十岁,心气始衰,苦忧悲,血气懈惰,故好卧。七十岁,脾气虚,皮肤枯。八十岁,肺气衰,魄离,故言善误。九十岁,肾气焦,四脏经脉空虚。百岁,五脏皆虚,神气皆去,形骸独居而终矣。"

《素问·阴阳应象大论》云："能知七损八益,则二者可调,不知用此,则早衰之节也。年四十,而阴气自半也,起居衰矣;年五十,体重,耳目不聪明矣;年六十,阴痿,气大衰,九窍不利,下虚上实,涕泣俱出矣。故曰:知之则强,不知则老,故同出而名异耳。智者察同,愚者察异,愚者不足,智者有余,有余则耳目聪明,身体轻强,老者复壮,壮者益治。是以圣人为无为之事,乐恬惔之能,从欲快志于虚无之守,故寿命无穷,与天地终,此圣人之治身也。"

2. 营卫气血运行节律　《黄帝内经》对营卫气血的生理病理规律论述非常透彻。《灵枢·五十营》云："黄帝曰:余愿闻五十营奈何? 岐伯答曰:天周二十八宿,宿三十六分,人气行一周,千八分。日行二十八宿,人经脉上下、左右、前后二十八脉,周身十六丈二尺,以应二十八宿,漏水下百刻,以分昼夜。故人一呼,脉再动,气行三寸,一吸,脉亦再动,气行三寸,呼吸定息,气行六寸。十息气行六尺,日行二分,二百七十息,气行十六丈二尺,气行交通于中,一周于身,下水二刻,日行二十五分,五百四十息,气行再周于身,下水四刻,日行四十分。二千七百息,气行十周于身,下水二十刻,日行五宿二十分,一万三千五百息,气行五十营于身,水下百刻,日行二十八宿,漏水皆尽,脉终矣。所谓交通者,并行一数也,故五十营备,得尽天地之寿矣,凡行八百一十丈也。"

《灵枢·营卫生会》云："卫气行于阴二十五度,行于阳二十五度,分为昼夜,故气至阳而起,至阴而止。故曰:日中而阳陇为重阳,夜半而阴陇为重阴。故太阴主内,太阳主外,各行二十五度,分为昼夜。夜半为阴陇,夜半后而为阴衰,平旦阴尽而阳受气矣。日中为阳陇,日西而阳衰,日入阳尽而阴受气矣。夜半而大会,万民皆卧,命曰合阴,平旦阴尽而阳受气,如是无已,与天地同纪。"

《灵枢·卫气行》云:"黄帝问于岐伯曰:愿闻卫气之行,出入之合,何如?岐伯曰:岁有十二月,日有十二辰,子午为经,卯酉为纬。天周二十八宿,而一面七星,四七二十八星,房昴为纬,虚张为经。是故房至毕为阳,昴至心为阴,阳主昼,阴主夜。故卫气之行,一日一夜五十周于身,昼日行于阳二十五周,夜行于阴二十五周,周于五脏。是故平旦阴尽,阳气出于目,目张则气上行于头,循项下足太阳,循背下至小指之端。其散者,别于目锐眦,下手太阳,下至手小指之间外侧。其散者,别于目锐眦,下足少阳,注小指次指之间。以上循手少阳之分侧,下至小指之间。别者以上至耳前,合于颔脉,注足阳明,以下行至跗上,入五指之间。其散者,从耳下下手阳明,入大指之间,入掌中。其至于足也,入足心,出内踝下,行阴分,复合于目,故为一周。是故日行一舍,人气行一周与十分身之八;日行二舍,人气行二周于身与十分身之六;日行三舍,人气行于身五周与十分身之四;日行四舍,人气行于身七周与十分身之二;日行五舍,人气行于身九周;日行六舍,人气行于身十周与十分身之八;日行七舍,人气行于身十二周在身与十分身之六;日行十四舍,人气二十五周于身有奇分与十分身之二,阳尽于阴,阴受气矣。其始入于阴,常从足少阴注于肾,肾注于心,心注于肺,肺注于肝,肝注于脾,脾复注于肾为周。是故夜行一舍,人气行于阴脏一周与十分脏之八,亦如阳行之二十五周,而复合于目。阴阳一日一夜,合有奇分十分身之四,与十分脏之二。是故人之所以卧起之时有早晏者,奇分不尽故也。黄帝曰:卫气之在于身也,上下往来不以期,候气而刺之奈何?伯高曰:分有多少,日有长短,春秋冬夏,各有分理,然后常以平旦为纪,以夜尽为始。是故一日一夜,水下百刻,二十五刻者,半日之度也,常如是毋已,日入而止,随日之长短,各以为纪而刺之。谨候其时,病可与期,失时反候者,百病不治。故曰:刺实者,刺其来也;刺虚者,刺其去也。此言气存亡之时,以候虚实而刺之。是故谨候气之所在而刺之,是谓逢时。在于三阳,必候其气在于阳而刺之;病在于三阴,必候其气在阴分而刺之。水下一刻,人气在太阳;水下二刻,人气在少阳;水下三刻,人气在阳明;水下四刻,人气在阴分。水下五刻,人气在太阳;水下六刻,人气在少阳;水下七刻,人气在阳明;水下八刻,人气在阴分。水下九刻,人气在太阳;水下十刻,人气在少阳;水下十一刻,人气在阳明;水下十二刻,人气在阴分。水下十三刻,人气在太阳;水下十四刻,人气在少阳;水下十五刻,人气在阳明;水下十六刻,人气在阴分。水下十七刻,人气在太阳;水下十八刻,人气在少阳;水下十九刻,人气在阳明;水下二十刻,人气在阴分。水下二十一刻,人气在太阳;水下二十二刻,人气在少阳;水下二十三刻,人气在阳明;水下二十四刻,人气在阴分。水下二十五刻,人气在太阳,此半日之度也。从房至毕一十四舍,水下五十刻,日行半度……回行一舍,水下三刻与七分刻之四。大要曰:常以日之加于宿上也,人气在太阳。是故日行一舍,人气行三阳行与阴分,常如是无已,天与地同纪,纷纷扮扮,终而复始,一日一夜水下百刻而尽矣。"

《灵枢·根结》云:"一日一夜五十营,以营五脏之精,不应数者,名曰狂生。所谓五十营者,五脏皆受气。持其脉口,数其至也,五十动而不一代者,五脏皆受气;四十动一代者,一脏无气;三十动一代者,二脏无气;二十动一代者,三脏无气;十动一代者,四脏无气;不满十动一代者,五脏无气。予之短期,要在终始。所谓五十动而不一代者,以为常也,以知五脏之期。予之短期者,乍数乍疏也。"

3. 经络补泻节律 《黄帝内经》还制定了时间治疗学的基本原则,如因时针刺补泻等。《素问·痿论》云:"各补其荥而通其俞,调其虚实,和其逆顺,筋脉骨肉,各以其时受月,则病已矣。"

《难经·七十四难》云:"经言,春刺井,夏刺荥,季夏刺俞,秋刺经,冬刺合者,何谓也? 然。春刺井者,邪在肝;夏刺荥者,邪在心;季夏刺俞者,邪在脾;秋刺经者,邪在肺;冬刺合者,邪在肾。"

针灸中的"子午流注针法"即是后世根据不同时辰而有取经与取穴的特异性,是时间医学的具体表现。

4. 脉节律 《黄帝内经》论述了人体生理、病理与天地阴阳脉象节律,所论甚多,简要举例说明。

《素问·脉要精微论》云:"万物之外,六合之内,天地之变,阴阳之应,彼春之暖,为夏之暑,彼秋之忿,为冬之怒,四变之动,脉与之上下,以春应中规,夏应中矩,秋应中衡,冬应中权。是故冬至四十五日,阳气微上,阴气微下;夏至四十五日,阴气微上,阳气微下。阴阳有时,与脉为期,期而相失,知脉所分,分之有期,故知死时。微妙在脉,不可不察,察之有纪,从阴阳始,始之有经,从五行生,生之有度,四时为宜,补泻勿失,与天地如一,得一之情,以知死生。是故声合五音,色合五行,脉合阴阳……是故持脉有道,虚静为保。春日浮,如鱼之游在波;夏日在肤,泛泛乎万物有余;秋日下肤,蛰虫将去;冬日在骨,蛰虫周密,君子居室。故曰:知内者按而纪之,知外者终而始之。此六者,持脉之大法。"

《素问·玉机真脏论》云:"黄帝问曰:春脉如弦,何如而弦?岐伯对曰:春脉者肝也,东方木也,万物之所以始生也,故其气来,软弱轻虚而滑,端直以长,故曰弦,反此者病。帝曰:何如而反?岐伯曰:其气来实而强,此谓太过,病在外;其气来不实而微,此谓不及,病在中。帝曰:春脉太过与不及,其病皆何如?岐伯曰:太过则令人善怒,忽忽眩冒而巅疾;其不及,则令人胸痛引背,下则两胁胠满。帝曰:善。夏脉如钩,何如而钩?岐伯曰:夏脉者心也,南方火也,万物之所以盛长也,故其气来盛去衰,故曰钩,反此者病。帝曰:何如而反?岐伯曰:其气来盛去亦盛,此谓太过,病在外;其气来不盛去反盛,此谓不及,病在中。帝曰:夏脉太过与不及,其病皆何如?岐伯曰:太过则令人身热而肤痛,为浸淫;其不及则令人烦心,上见咳唾,下为气泄。帝曰:善。秋脉如浮,何如而浮?岐伯曰:秋脉者肺也,西方金也,万物之所以收成也,故其气来,轻虚以浮,来急去散,故曰浮,反此者病。帝曰:何如而反?岐伯曰:其气来,毛而中央坚,两傍虚,此谓太过,病在外;其气来,毛而微,此谓不及,病在中。帝曰:秋脉太过与不及,其病皆何如?岐伯曰:太过则令人逆气而背痛,愠愠然;其不及则令人喘,呼吸少气而咳,上气见血,下闻病音。帝曰:善。冬脉如营,何如而营?岐伯曰:冬脉者肾也,北方水也,万物之所以合藏也,故其气来沉以搏,故曰营,反此者病。帝曰:何如而反?岐伯曰:其气来如弹石者,此谓太过,病在外;其去如数者,此谓不及,病在中。帝曰:冬脉太过与不及,其病皆何如?岐伯曰:太过则令人解㑊,脊脉痛而少气,不欲言;其不及,则令人心悬如病饥,眇中清,脊中痛,少腹满,小便变。"

《素问·宣明五气》云:"五邪所见:春得秋脉,夏得冬脉,长夏得春脉,秋得夏脉,冬得长夏脉,名曰阴出之阳,病善怒不治。是谓五邪,皆同命,死不治。"

《素问·平人气象论》云:"肝见庚辛死,心见壬癸死,脾见甲乙死,肺见丙丁死,肾见戊己死,是谓真脏见,皆死……脉有逆从四时,未有藏形,春夏而脉瘦,秋冬而脉浮大,命曰逆四时也。风热而脉静,泄而脱血,脉实,病在中,脉虚,病在外,脉涩坚者,皆难治,命曰反四时也。"

《黄帝内经》通过论述天地阴阳时间规律和人体生理、病理、疾病时间规律,指出了疾病的发生、缓解、传变、加重、死亡时间规律,指导养生保健和临床治疗,《伤寒杂病论》亦有大量的时间节律论述,因此研究中医时间医学是非常有必要的,因时辨证是天地人病时系统辨证理论体系中重要的环节,临床应用可以简单的掌握发病时间、疾病加重时间、疾病传变时间、了解病欲解时间,就可以明显提高临床疗效,在此基础上,可以进一步探讨子午流注等临床方法,深入开展中医时间医学研究。

论二十二　浅论"六经病欲解时"

《伤寒论》是应用中医时间医学的典范,《伤寒论》治病用药、诊病防病均注重时间性,全书三百九十七条,与时相有关就有近百余条。

"六经病欲解时"其实是三阴三阳六气发病欲解时。所谓"欲解时",即疾病缓解或行将痊愈的时间。有人指出:"仲景以'欲解时'标志'六病',让我们从中窥得'三阴三阳'的本质就是邪气中人深浅的阶段标志,即病位。此病位非指脏腑,非指经络,但与之均有关。"那是什么呢? 就是藏于六经中三阴三阳六气。

一、三阴三阳欲解时

"太阳,病欲解时,从巳至未上",是早上9点至下午3点,包括巳午未三个时辰,这是一天太阳最盛的时间,阳气最隆。

"阳明,病欲解时,从申至戌上",是下午15点至晚上21点,此时阳气渐衰,阴气渐生,包括申、酉、戌三个时辰。

"少阳,病欲解时,从寅至辰时",是凌晨3点至上午9点,此时阴阳交接,阳气生发,包括寅、卯、辰三个时辰。

"太阴,病欲解时,从亥至丑时",是夜21时至凌晨3时,此时阴气最盛,包括亥、子、丑三个时辰。

"少阴,病欲解时,从子至寅时",是夜半23点至早晨5点,此时阴气较盛,阳气渐生,包括子、丑、寅三个时辰。

"厥阴,病欲解时,从丑至卯时",是凌晨1点至上午7点,此时阴气渐衰,阳气渐生,包括丑、寅、卯三个时辰。

二、欲解时的本质

病欲解时顺应了一天阴阳之气的运行规律,而与三阴三阳六气在六经中一天最盛的时间相合,所以说欲解时是六气在一天之中最旺的时间。

《素问·生气通天论》云:"故阳气者,一日而主外。平旦人气生,日中阳气隆,日西而阳气已虚,气门乃闭。"可见仲景对三阴三阳的认识,是基于阴阳气之多少而顺《黄帝内经》之意的。《伤寒论》三阴三阳之本质即在于此,有其深层的物质基础,是人体内的六气,也是仲景在《伤寒论》中重视阴气、阳气的原因。但此阳气的顺应关系是一天之中天气的阴阳气之盛衰与人之三阴三阳之相应,而非六气气化学说中天之三阴三阳的气化运行变化规律。对此,应有正确的认识。如《素问·金匮真言论》云:"平旦至日中,天之阳,阳中之阳也;日中至黄昏,天之阳,阳中之阴也;合夜至鸡鸣,天之阴,阴中之阴也;鸡鸣至平旦,天之阴,阴中之阳也,故人亦应之。"

可见,阳之所主是白天,阴之所主是夜间。属于阳的三经欲解时是从寅至戌。阳经欲解时间较长,阴经欲解时间较短,各经发病皆解于所旺之时,此乃天人相应之理,阳进则阴退,阳长则阴消,正所谓阴得阳则解之意。如"少阴,病欲解时,从子至寅时",成无己释曰:"阳生于子,子为一阳,丑为二阳,寅为三阳,少阴解于此,阴得阳则解也。"可以看出,阳气是病欲解的关键,故三阴欲解时所在时间较短。

三、指导临床治疗

临床上,我们常根据疾病发生,症状发作、加重或者最重的时间,结合六经病欲解时理论,辨六经发病部位,确定治疗方法。如328条"厥阴病,欲解时,从丑至卯上",凡症状主要在这个时段出现的病,均可从厥阴病论治。

需要指出的是,三阳经欲解时各经三个时辰,且没有互相重合;而三阴经欲解时互相重合,太阴经过亥、子、丑三个时辰,少阴经过子、丑、寅三个时,厥阴经过丑、寅、卯三个时辰。少阴与少阳寅时重合,厥阴与少阳寅时、卯时重合。根据三阴三阳的重合时间可以指导临证组方。如乌梅丸组方:乌梅味酸平,附子、桂枝、细辛、干姜、蜀椒辛热,当归辛甘温,黄连、黄柏苦寒,人参甘平。以酸平入经调理厥阴之气,大量辛热之剂温助阳气生发,以苦寒相佐,辛温甘平相助,体现了阳生病愈的制方之机。

论二十三　论　瘟　疫

温、疫、疠在古代属于三个不同的病名,在当代统称为瘟疫或温病。

最早在商代就有对瘟疫的文献记载,周代的典籍已有"疫"字,《礼记·月令》云:"孟春行秋令,则民大疫。"《山海经·东山经》云:"蜚,见则天下大疫。"

《黄帝内经》记载了对温病的认识。《素问·生气通天论》云:"冬伤于寒,春必温病。"《素问·阴阳应象大论》亦云:"冬伤于寒,春必温病。"

《素问》七篇大论对瘟疫的认识主要见于《素问·六元正纪大论》。论述了二火(少阴君火、少阳相火)加临易发瘟疫,并探讨了易发瘟疫的六气时段(辰戌之纪初之气多发,卯酉之纪二之气、终之气多发,寅申之纪初之气多发,丑未之纪二之气多发,子午之纪五之气多发,巳亥之纪终之气多发)。

《难经·五十八难》云:"伤寒有五:有中风、有伤寒、有湿温、有热病、有温病。"其中湿温、热病、温病都可能与瘟疫相关,其发病的直接原因为伤于寒邪。

仲景对温病的认识和治疗非常丰富和完备,桂林古本《伤寒杂病论》指出:"温病有三,曰春温、曰秋温、曰冬温。此皆发于伏气……气不当至而至,初冬乃大寒,燥以内收,其气伏于厥阴,冬至后,天应寒而反温,发为温病,此名冬温。"病春温,用小柴胡加黄连牡丹汤;病秋温,用地黄知母黄连阿胶汤;病冬温,用石膏黄连黄芩甘草汤、大黄黄芩地黄牡丹皮汤;病风温,用黄连黄芩栀子牡丹芍药汤;病湿温,用猪苓加黄连牡丹皮汤;温邪犯心,用黄连黄芩阿胶甘草汤;温邪乘肺,用黄芩石膏杏子甘草汤;温邪移肾,用地黄黄柏秦皮茯苓泽泻汤;温在上焦宜栀子汤,温在中焦宜白虎加地黄汤,温在下焦宜百合地黄牡丹皮半夏茯苓汤等。

仲景应用了"伏气"学说,《伤寒论·平脉法》云:"伏气之病,以意候之,今月之内,欲有伏气,当须脉之。"《平脉法》很可能是仲景所言《平脉辨证》的内容。《伤寒论·伤寒例》云:"中而即病者,名曰伤寒;不即病者,寒毒藏于肌肤,至春变为温病。"

晋代葛洪在《肘后备急方》中提出了:"伤寒、时行、瘟疫三名,同一种耳,而源本小异。"

隋代巢元方《诸病源候论》指出:"人感乖戾之气而生病,则病气转相染易,乃至灭门,延及外人。"

唐代孙思邈《备急千金要方》中收载"辟疫气""辟温气""辟瘟疫气"等方剂36首,《千金翼方》有治疗温病的"杂方附"6首。王焘《外台秘要》收载辟温方22首,天行一门,方137首。

宋代刘温舒提出了三年化疫理论和各种治疗方法,丰富了对瘟疫疾病的认识。笔者考证《本病论》《刺法论》两篇可能由宋代刘温舒补入。

《本病论》《刺法论》认为,发生瘟疫的运气条件主要有三虚致疫,刚柔失守三年化疫,间气升降失常、气交有变易发瘟疫,不迁正、不退位易发瘟疫等,提示我们根据运气特点,做出预防和治疗。

"三年化疫"见于《素问遗篇·刺法论》:"天地迭移,三年化疫,是谓根之可见,必有逃门。"以《刺法论》所论,三年化疫是指刚柔失守,上刚干失其位,下柔干不能独主,中运不能执法,天地不和,天运失序,三年后变大疫,是谓三年化疫。《素问遗篇·刺法论》云:"刚柔二干,失其守位……天地迭移,三年化疫。"又云:"假令丙寅,刚柔失守,上刚干失守,下柔不可独主之,中水运非太过,不可执法而定之。布天有余,而失守上正,天地不合,即律吕音异,如此即天运失序,后三年变疫。"

其发病特点具有流行性、传染性、不分老幼、症状相似。《素问遗篇·刺法论》云:"五疫之至,皆相染易,无问大小,病状相似。"

治疗方法有刺法、意念调气法、吐气纳气法、药浴汗泄法、服小金丹法等,预防要做到保养脏腑,修养和神,顺天应道。《素问遗篇·刺法论》云:"不相染者,正气存内,邪不可干,避其毒气……治之可刺……凡此十二官者,不得相失也……非治疾也,故要修养和神也。道贵常存,补神固根,精气不散,神守不分。"《素问遗篇·本病论》云:"得守者生,失守者死。得神者昌,失神者亡。"

宋、金、元时期为我国温病研究的成长阶段,温病研究提出了许多新见解、新理论,指出了新感温病和伏气温病的不同,温病和伤寒的不同,刘完素提出了"六气皆从火化"的著名观点。

明清则是温病理论形成和发展的时期,张鹤腾作《伤暑全书》,吴又可作第一部温病专著《瘟疫论》,叶天士《叶香岩外感温热篇》标志着温病学体系的形成,吴瑭作《温病条辨》提出了温病三焦辨证和治疗方法。此期可谓我国温病学发展的盛期,涌现了大批优秀的温病学家和理论专著。

瘟疫、疫气、戾气、时气等在当代被称为急性传染性疾病,其特点是发病迅猛,症状相似,传染性强。特殊暴发的急性传染性疾病在古代称为瘟疫,又有疫和疠的区别。通常疫是指瘟疫,可能是特殊的宇宙能量对大气环流和自然界的影响,尤其是对人和动物的影响较大。疠是指某个区域自然产生的不正常的气体或气流,对当地人或动物产生的影响。

西医在传染病暴发时会检测病原微生物,研究各种疫苗和治疗药物,对当下发生的疾病会有明显疗效,但不能治疗所有的暴发性传染病。在国内,每次出现传染病,国家都会投入巨大的人力、物力、财力研究疫苗,疫苗出来了,传染病过去了,下一次来的又会是不同的传染病,巨大的资源浪费,中医药可以为此做出巨大贡献。

如"流行性乙型脑炎"是一种烈性传染病,目前西医仍无特效疗法,香港《新明日报》2003年6月16日报道,日本发生此病,死亡率高达20%。此病在新中国成立前病死率高达60%,新中国成立后,1954—1955年,石家庄市通过以中医、中西结合治疗本病,以清热、解暑、养阴为主,采用张仲景白虎汤、白虎加人参汤为主要方剂随症加减,治愈率高达90%以上,通过推广"石家庄经验",我国治疗"流行性乙型脑炎"取得了举世瞩目的成就。1956年8月之后,北京发现"流行性乙型脑炎",应用清热、解暑、养阴法疗效不好,在蒲辅周老中医的建议下,根据运气特点,首先给予宣解湿热和芳香开窍的药物,使许多危重患者转危为安,此后给以辛香透邪法等八法调理,丰富了中医药治疗乙脑的方法。这是明显的因运气病机不同而治疗方法各异的典型案例。

应用五运六气理论防治急性传染病需要随运气变化特点科学应用,不同年份、不同的时节运气特点各有不同,发病病机不同,治则方药也要不同。

在我国古代也有这样的案例:圣散子方是宋代治疗瘟疫非常著名的方子,宋元丰年间,苏东坡"谪居黄州,连岁大疫,所全活者不可胜数。""圣散子"为巢元修所藏秘方,授以苏东坡,指松江为誓盟,不得传人。苏东坡用此方活人无数,为造福民众,违背誓言,将这首"济世之具,卫家之宝"名方,传与当时的名医庞安时,以福天下。殊不知到了后来,此方则成为杀人利器，"辛未年，永嘉瘟疫，被害者不可胜数。"（陈无择《三因极一病证方论》）。宣和间（宋徽宗年间），此药盛行于京师，太学生信之尤笃，杀人无数，医顿废之。"（叶梦得《避暑录话》）。"病者服之，十无一生。"（俞弁《续医说》）。清代尤怡提出了中肯的看法："且也岁运有太过不及之殊，天时有恒雨恒旸之异。是以疫疠之行，亦有表里寒温热湿之分，其可以一概论哉……有寒湿独行，而病在肌皮胸膈者，则东坡圣散子之证也。"陆懋修则从运气大司天的角度进行了分析，认为苏东坡早年正值第六十三甲子太阴湿土在泉，而晚年之时已交六十四甲子，则是相火之运，运气变迁，而方不变，必有古方新病不相能之贻误。

重症急性呼吸综合征（SARS）疫情期间，中医药已经做出了重要贡献。五运六气学说中的大司天理论、疫疠发病理论、三年化疫理论等有待深入研究，运用运气理论防治急性传染病，是我国领先世界的优势。

论二十四　论　病　因

关于疾病，在中医学典籍中没有给出明确概念。《医学源流论》指出："凡人之所苦，谓之病。"疾字在甲骨文一般作𤕫或𤕫形，像人病卧在床榻之上，有一点者像大汗淋漓之形。说文有疒字，许慎曰："倚也，人有疾痛也。像人倚著之形。"甲骨文中有多种疾病的文字表现。总体来说，中医学对疾病的认识是指人体不正常的表现或变化，统称为疾病。具体而言，疾病是指人体受到各种因素的侵袭，而导致机体气血阴阳失调，而发生的生理病理变化而表现出的各种不适。

一、《黄帝内经》病因学认识

1. 外感六淫　《黄帝内经》认为，外感六淫是疾病发生的外因。

《素问·风论》云："黄帝问曰：风之伤人也，或为寒热，或为热中，或为寒中，或为疠风，或为偏枯，或为风也，其病各异，其名不同，或内至五脏六腑，不知其解，愿闻其说。岐伯对曰：风气藏于皮肤之间，内不得通，外不得泄。风者，善行而数变，腠理开则洒然寒，闭则热而闷。其寒也，则衰食饮，其热也，则消肌肉，故使人怢栗而不能食，名曰寒热。"

《素问·阴阳应象大论》云："风胜则动，热胜则肿，燥胜则干，寒胜则浮，湿胜则濡泻。"

《素问·痹论》云："风寒湿三气杂至,合而为痹也。其风气胜者为行痹,寒气胜者为痛痹,湿气胜者为著痹也。"

《素问·生气通天论》云："因于寒,欲如运枢,起居如惊,神气乃浮。因于暑,汗,烦则喘喝,静则多言,体若燔炭,汗出而散。因于湿,首如裹,湿热不攘,大筋緛短,小筋弛长,緛短为拘,弛长为痿。"

《素问·阴阳应象大论》云："天有四时五行,以生长收藏,以生寒暑燥湿风……故天之邪气,感则害人五脏;水谷之寒热,感则害于六腑;地之湿气,感则害皮肉筋脉。"

《素问·热论》云："黄帝问曰:今夫热病者,皆伤寒之类也……凡病伤寒而成温者,先夏至日者为病温,后夏至日者为病暑,暑当与汗皆出,勿止。"

《素问·举痛论》云："经脉流行不止,环周不休,寒气入经而稽迟,泣而不行,客于脉外则血少,客于脉中则气不通,故卒然而痛……寒气客于脉外则脉寒,脉寒则缩踡,缩踡则脉绌急,绌急则外引小络,故卒然而痛,得炅则痛立止。因重中于寒,则痛久矣。寒气客于经脉之中,与炅气相薄则脉满,满则痛而不可按也。寒气稽留,炅气从上,则脉充大而血气乱,故痛甚不可按也。寒气客于肠胃之间,膜原之下,血不得散,小络急引,故痛,按之则血气散,故按之痛止。寒气客于侠脊之脉,则深按之不能及,故按之无益也。寒气客于冲脉,冲脉起于关元,随腹直上,寒气客则脉不通,脉不通则气因之,故喘动应手矣。寒气客于背俞之脉则脉泣,脉泣则血虚,血虚则痛,其俞注于心,故相引而痛。按之则热气至,热气至则痛止矣。寒气客于厥阴之脉,厥阴之脉者,络阴器,系于肝,寒气客于脉中,则血泣脉急,故胁肋与少腹相引痛矣。厥气客于阴股,寒气上及少腹,血泣在下相引,故腹痛引阴股。寒气客于小肠膜原之间,络血之中,血泣不得注于大经,血气稽留不得行,故宿昔而成积矣。寒气客于五脏,厥逆上泄,阴气竭,阳气未入,故卒然痛死不知人,气复反则生矣。寒气客于肠胃,厥逆上出,故痛而呕也。寒气客于小肠,小肠不得成聚,故后泄腹痛矣。热气留于小肠,肠中痛,瘅热焦渴,则坚干不得出,故痛而闭不通矣。"

2. **阴阳**　《素问·调经论》说："夫邪之生也,或生于阴,或生于阳。其生于阳者,得之风雨寒暑。其生于阴者,得之饮食居处,阴阳喜怒。"

3. **饮食、劳倦**　《素问·痿论》云："肉痿者,得之湿地也。有所远行劳倦,逢大热而渴,渴则阳气内伐,内伐则热舍于肾,肾者,水脏也,今水不胜火,则骨枯而髓虚,故足不任身,发为骨痿。"

《素问·厥论》云:"帝曰:热厥何如而然也?岐伯曰:酒入于胃,则络脉满而经脉虚,脾主为胃行其津液者也,阴气虚则阳气入,阳气入则胃不和,胃不和则精气竭,精气竭则不营其四支也。此人必数醉若饱以入房,气聚于脾中不得散,酒气与谷气相薄,热盛于中,故热遍于身,内热而溺赤也。夫酒气盛而慓悍,肾气有衰,阳气独胜,故手足为之热也。"

《素问·奇病论》云:"帝曰:有病口甘者,病名为何?何以得之?岐伯曰:此五气之溢也,名曰脾瘅。夫五味入口,藏于胃,脾为之行其精气,津液在脾,故令人口甘也。此肥美之所发也,此人必数食甘美而多肥也,肥者令人内热,甘者令人中满,故其气上溢,转为消渴。治之以兰,除陈气也。"

《灵枢·百病始生》云:"卒然多食饮则肠满,起居不节、用力过度则络脉伤。"

《灵枢·百病始生》云:"醉以入房,汗出当风,伤脾;用力过度,若入房汗出浴,则伤肾。"

《素问·生气通天论》云:"劳汗当风,寒薄为皶,郁乃痤。"

4. 运气因 气令的变化,是五运六气运动的结果,其产生的致病因素,为运气因。

《灵枢·五变》云:"先立其年,以知其时。时高则起,时下则殆,虽不陷下,当年有冲通,其病必起。是谓因形而生病,五变之纪也。"

《素问·生气通天论》云:"苍天之气,清净则志意治,顺之则阳气固,虽有贼邪,弗能害也,此因时之序……因于露风,乃生寒热。是以春伤于风,邪气留连,乃为洞泄;夏伤于暑,秋为痎疟;秋伤于湿,上逆而咳,发为痿厥;冬伤于寒,春必温病。四时之气,更伤五脏。"

《素问·六节脏象论》云:"帝曰:何谓所胜?岐伯曰:春胜长夏,长夏胜冬,冬胜夏,夏胜秋,秋胜春,所谓得五行时之胜,各以气命其脏。帝曰:何以知其胜?岐伯曰:求其至也,皆归始春,未至而至,此谓太过,则薄所不胜,而乘所胜也,命曰气淫……至而不至,此谓不及,则所胜妄行,而所生受病,所不胜薄之也,命曰气迫。所谓求其至者,气至之时也。谨候其时,气可与期;失时反候,五治不分,邪僻内生,工不能禁也。帝曰:有不袭乎?岐伯曰:苍天之气,不得无常也。气之不袭,是谓非常,非常则变矣。帝曰:非常而变奈何？岐伯曰：变至则病，所胜则微，所不胜则甚，因而重感于邪，则死矣。故非其时则微，当其时则甚也。"

5. **四时因** 《素问·金匮真言论》云："八风发邪，以为经风，触五脏，邪气发病。所谓得四时之胜者，春胜长夏，长夏胜冬，冬胜夏，夏胜秋，秋胜春，所谓四时之胜也。东风生于春，病在肝，俞在颈项；南风生于夏，病在心，俞在胸胁；西风生于秋，病在肺，俞在肩背；北风生于冬，病在肾，俞在腰股；中央为土，病在脾，俞在脊。故春气者，病在头；夏气者，病在脏；秋气者，病在肩背；冬气者，病在四肢。故春善病鼽衄，仲夏善病胸胁，长夏善病洞泄寒中，秋善病风疟，冬善病痹厥。故冬不按跷，春不鼽衄，春不病颈项，仲夏不病胸胁，长夏不病洞泄寒中，秋不病风疟，冬不病痹厥，飧泄而汗出也。"

6. **情志因** 《素问·阴阳应象大论》云："人有五脏化五气，以生喜怒悲忧恐。故喜怒伤气，寒暑伤形。暴怒伤阴，暴喜伤阳。厥气上行，满脉去形。喜怒不节，寒暑过度，生乃不固……怒伤肝，悲胜怒；风伤筋，燥胜风；酸伤筋，辛胜酸。"

《素问·血气形志》云："形乐志苦，病生于脉，治之以灸刺；形乐志乐，病生于肉，治之以针石；形苦志乐，病生于筋，治之以熨引；形苦志苦，病生于咽嗌，治之以百药；形数惊恐，经络不通，病生于不仁，治之以按摩醪药。是谓五形志也。"

情志过用则会伤及五脏，《灵枢·百病始生》云："喜怒不节则伤脏"。根据情志与五脏的相应关系，而有"怒伤肝""喜伤心""悲伤肺""思伤脾""恐伤肾"之不同。

《素问·奇病论》云："帝曰：有病口苦，取阳陵泉。口苦者，病名为何？何以得之？岐伯曰：病名曰胆瘅。夫肝者，中之将也，取决于胆，咽为之使。此人者，数谋虑不决，故胆虚，气上溢而口为之苦……帝曰：人生而有病颠疾者，病名曰何？安所得之？岐伯曰：病名为胎病，此得之在母腹中时，其母有所大惊，气上而不下，精气并居，故令子发为颠疾也。"

《灵枢·百病始生》云："卒然外中于寒，若内伤于忧怒，则气上逆，气上逆则六输不通，温气不行，凝血蕴里而不散，津液涩渗，着而不去，而积皆成矣……忧思伤心；重寒伤肺；忿怒伤肝；醉以入房，汗出当风，伤脾；用力过度，若入房汗出浴，则伤肾。"

7. **地势因** 《素问·异法方宜论》云："黄帝问曰：医之治病也，一病而治各不同,皆愈,何也? 岐伯对曰:地势使然也。故东方之域,天地之所始生也,鱼盐之地,海滨傍水。其民食鱼而嗜咸,皆安其处,美其食。鱼者使人热中,盐者胜血,故其民皆黑色疏理,其病皆为痈疡,其治宜砭石。故砭石者,亦从东方来。"

地域有高下,气候有差异,邪因地而异。《素问·异法方宜论》有:东方者"鱼盐之地,海滨傍水",西方者"其民陵居而多风",北方者"其地高陵居,风寒冰冽",南方者"阳之所盛处也",中央者"其地平以湿"。《素问·阴阳应象大论》谓"东方生风""南方生热""中央生湿""西方生燥""北方生寒",不同地域,发病不同,要充分重视地域特点。

8. **虚邪因** 《素问·评热病论》云:"邪之所凑,其气必虚。"《灵枢·百病始生》云:"风雨寒热,不得虚,邪不能独伤人。卒然逢疾风暴雨而不病者,盖无虚,故邪不能独伤人。此必因虚邪之风,与其身形,两虚相得,乃客其形;两实相逢,众人肉坚。其中于虚邪也,因于天时,与其身形,参以虚实,大病乃成……是故虚邪之中人也,始于皮肤,皮肤缓则腠理开,开则邪从毛发入,入则抵深,深则毛发立,毛发立则淅然,故皮肤痛;留而不去,则传舍于络脉,在络之时,痛于肌肉,其痛之时息,大经乃代;留而不去,传舍于经,在经之时,洒淅喜惊;留而不去,传舍于输,在输之时,六经不通四肢,则肢节痛,腰脊乃强;留而不去,传舍于伏冲之脉,在伏冲之时,体重身痛;留而不去,传舍于肠胃,在肠胃之时,贲响腹胀,多寒则肠鸣飧泄,食不化,多热则溏出麋;留而不去,传舍于肠胃之外、募原之间,留着于脉,稽留而不去,息而成积。或着孙脉,或着络脉,或着经脉,或着输脉,或着于伏冲之脉,或着于膂筋,或着于肠胃之募原,上连于缓筋,邪气淫泆,不可胜论。"

9. **综合为因** 疾病的发生,很多情况下不会是单一病因,往往是多因综合而致人体发病。《灵枢·顺气一日分为四时》云:"黄帝曰:夫百病之所始生者,必起于燥湿寒暑风雨、阴阳喜怒、饮食居处。气合而有形,得脏而有名,余知其然也。夫百病者,多以旦慧、昼安、夕加、夜甚,何也? 岐伯曰:四时之气使然。黄帝曰:愿闻四时之气。岐伯曰:春生、夏长、秋收、冬藏,是气之常也,人亦应之。以一日分为四时,朝则为春,日中为夏,日入为秋,夜半为冬。朝则人气始生,病气衰,故旦慧;日中人气长,长则胜邪,故安;夕则人气始衰,邪气始生,故加;夜半人气入脏,邪气独居于身,故甚也。黄帝曰:其时有反者何也? 岐伯曰:是不应四时之气,脏独主其病者,是必以脏气之所不胜时者甚,以其所胜时者起也。黄帝曰:治之奈何？岐伯曰:顺天之时,而病可与期。顺者为工,逆者为粗。"

《灵枢·百病始生》云:"黄帝问于岐伯曰:夫百病之始生也,皆生于风雨寒暑、清湿喜怒。喜怒不节则伤脏,风雨则伤上,清湿则伤下。"

《素问·经脉别论》云:"黄帝问曰:人之居处、动静、勇怯,脉亦为之变乎？岐伯对曰:凡人之惊恐、恚劳、动静,皆为变也。是以夜行则喘出于肾,淫气病肺;有所堕恐,喘出于肝,淫气害脾;有所惊恐,喘出于肺,淫气伤心;度水跌仆,喘出于肾与骨,当是之时,勇者气行则已,怯者则着而为病也。故曰:诊病之道,观人勇怯、骨肉、皮肤,能知其情,以为诊法也。故饮食饱甚,汗出于胃;惊而夺精,汗出于心;持重远行,汗出于肾;疾走恐惧,汗出于肝;摇体劳苦,汗出于脾。故春秋冬夏,四时阴阳,生病起于过用,此为常也。"

《素问·移精变气论》云:"忧患缘其内,苦形伤其外,又失四时之从,逆寒暑之宜,贼风数至,虚邪朝夕,内至五脏骨髓,外伤空窍肌肤,所以小病必甚,大病必死。"

二、三因学说

中医学的病因学说,自古有三因论。张仲景在《金匮要略》中说:"千般疢难,不越三条:一者,经络受邪,入脏腑,为内所因也;二者,四肢九窍,血脉相传,壅塞不通,为外皮肤所中也;三者,房室,金刃,虫兽所伤。以此详之,病由都尽。"晋代陶弘景在《肘后百一方·三因论》中指出:"一为内疾,二为内发,三为它犯。"宋代陈无择提出"三因学说":将六淫之邪、瘟疫、时气等归为外因;七情所伤归为内因;饮食劳倦、虫兽咬伤、金创压溺意外伤害等非六淫、七情所致病因素均归为不内外因。《三因极一病证方论·三因论》云:"六淫者,寒暑燥湿风热是;七情者,喜怒忧思悲恐惊……然六淫,天之常气,冒之则先自经络流入,内合于脏腑,为外所因;七情,人之常性,动之则先自脏腑郁发,外形于肢体,为内所因;其如饮食饥饱,叫呼伤气,尽神度量,疲极筋力,阴阳违逆,乃至虎狼毒虫,金疮萎折,疰忤附着,畏压溺等,有背常理,为不内外因。"《三因极一病证方论·五科凡例》云:"所谓中伤寒暑风湿瘟疫时气,皆外所因;脏腑虚实,五劳六极,皆内所因;其如金疮踒折,虎狼毒虫,涉不内外。"

三、九因学说

陈无择的"三因学说"总结了宋代之前的病因认识,后世医家多崇之。对此我们提出疑问:七情是内因吗? 如果没有外在的刺激,七情可以内生逆乱而发病吗? 答案显然是否定的。其中七情致病多由外界刺激引发内在之性,影响脏腑气血运行,非单纯的内因,将七情归于内因显然不合理,时代在发展,认识在进步,各种致病因素在增加,不能因循守旧,因此,我们总结《黄帝内经》病因学理论,结合时代特点,提出"九因学说"。

1. **外感**　风寒暑湿燥火六淫,四时、一日温差所形成的寒热邪气等,直接侵害人体而引起发病,属于外感,包含了细菌、病毒等西医学的认识。

运气因,是指因为五运六气运动而形成的发病原因。包括天地六淫、疫疠等乖戾之气,属于自然因素。《素问·阴阳应象大论》云:"风胜则动,热胜则肿,燥胜则干,寒胜则浮,湿盛则濡泻。"《素问·五运行大论》云:"风伤肝……热伤气……湿伤内……热伤皮毛……寒伤血。"《素问·六元正纪大论》云:"先立其年以明其气……寒暑燥湿风火临御之化,则天道可见。"五运六气因素可以成为人体发病的诱发因素,为外因。如果运气因素如风寒暑湿燥火六淫直接侵害人体而发病则为外感;如果因运气原因而影响人体疾病的加重或发生,是为诱因;急性传染性疾病如瘟疫、戾气等则为主因。

2. **伏邪**　伏邪指藏伏于体内待时而发的各种邪气。伏邪可以是六淫之邪,也可以是各种毒邪,也可以是体内的各种病理产物,在一定的时间条件下郁伏而发。《素问·阴阳应象大论》云:"冬伤于寒,春必温病;春伤于风,夏生飧泄;夏伤于暑,秋必痎疟;秋伤于湿,冬生咳嗽。"《素问·生气通天论》云:"是以春伤于风,邪气留连,乃为洞泄;夏伤于暑,秋为痎疟;秋伤于湿,上逆而咳,发为痿厥;冬伤于寒,春必温病。"桂林古本《伤寒杂病论》云:"温病有三:曰春温、曰秋温、曰冬温。此皆发于伏气,夏则病暑,而不病温。冬伤于寒,其气伏于少阴,至春发为温病,名曰春温。"张仲景首次提出了"伏气"病因。清代《王氏医存》指出:"伏匿诸病,六淫、诸郁、饮食、瘀血、结痰、积气、蓄水、诸虫皆有之。"

3. **内伤**　各种原因导致的脏腑气血阴阳的失调,内环境的异常代谢,如痰饮、瘀血,既是病理产物,又是致病因素;机体脏腑功能低下或紊乱如衰老、更年期等;西医学肿瘤,是各种内在原因导致的病理结果,其存在于机体之内,可以转移到其他部位,又成为内在的发病原因。

4. **情志**　外在刺激、性格、社会关系、工作压力、社交中的人际关系等。七情既可以由外在刺激而引发内在气机逆乱,又可以因五脏而化生。《素问·举痛论》云:"怒则气上,喜则气缓,悲则气消,恐则气下,惊则气乱,思则气结。"《素问·阴阳应象大论》云:"人有五脏化五气,以生喜怒悲忧恐。"

5. **饮食**　饮食不节,过饥、过饱,醉酒,饮食不洁或食物过敏,水污染,饮料、食品添加剂,激素喂养动物,植物化肥农药残留等。

6. **劳逸**　运动、劳作引起的过劳,房劳过度,过于安逸(不活动)等因素。

7. **禀赋(遗传)**　包括各种体质因素,性别、年龄的差异,遗传基因导致的遗传病、家族病等。

8. **环境**　污染,不同地域,地势高下,居住房屋,家居,异常气体等。

9. **其他**　虫兽,金刃(刀枪子弹),溺水,跌扑,车祸,烧伤,冻伤,药物过敏,寄生虫,毒邪及各种意外等。

论二十五　论病机十九条

一、病机十九条

《素问·至真要大论》云:"夫百病之生也,皆生于风寒暑湿燥火,以之化之变也。经言盛者泻之,虚者补之,余锡以方士,而方士用之,尚未能十全,余欲令要道必行,桴鼓相应,犹拔刺雪污,工巧神圣,可得闻乎?岐伯曰:审察病机,无失气宜。此之谓也。帝曰:愿闻病机何如?岐伯曰:诸风掉眩,皆属于肝;诸寒收引,皆属于肾;诸气膹郁,皆属于肺;诸湿肿满,皆属于脾;诸热瞀瘛,皆属于火;诸痛痒疮,皆属于心;诸厥固泄,皆属于下;诸痿喘呕,皆属于上;诸禁鼓栗,如丧神守,皆属于火;诸痉项强,皆属于湿;诸逆冲上,皆属于火;诸胀腹大,皆属于热;诸躁狂越,皆属于火;诸暴强直,皆属于风;诸病有声,鼓之如鼓,皆属于热;诸病胕肿,疼酸惊骇,皆属于火;诸转反戾,水液浑浊,皆属于热;诸病水液,澄彻清冷,皆属于寒;诸呕吐酸,暴注下迫,皆属于热。故《大要》曰:谨守病机,各司其属,有者求之,无者求之,盛者责之,虚者责之,必先五胜,疏其血气,令其调达,而致和平。此之谓也。"

病机十九条讨论的确是六气病机,非六气主客病机,亦非五运病机。理由如下:

（1）通观全段,病机十九条上文接"审察病机,无失气宜"再上文接"夫百病之生也,皆生于风寒暑湿燥火,以之化之变也。"全段一体,说的是风寒暑湿燥火六气,之化之变所产生的病机。

（2）通观全篇,《至真要大论》讨论了岁主、司天、在泉、天气之变、邪气反胜、六气相胜、六气之复、客主之胜复、六气标本中气等各种症状、发病之机和治则,六气主客胜复都已论述,故病机十九条不是六气主客病机。

二、病机十九条分析

1. **首先看上下** 《素问·至真要大论》云:"诸厥固泄,皆属于下;诸痿喘呕,皆属于上。"何为上、下?《素问·至真要大论》云:"气之上下何谓也?岐伯曰:身半以上,其气三矣,天之分也,天气主之;身半以下,其气三矣,地之分也,地气主之。以名命气,以气命处,而言其病。半,所谓天枢也。故上胜而下俱病者,以地名之;下胜而上俱病者,以天名之"上指天气,故"诸痿喘呕,皆属于上。"即各种喘、呕、痿症,大都病发于天气。下指地气,故"诸厥固泄,皆属于下。"即各种厥逆、二便不通、二便失禁的病症,大都病发于地气。天地之气为发病之机。

2. **看前六条,为六气之化的表现** 何为化? 化指化生,六气如果没有制约,可以化生疾病。《素问·至真要大论》云:"诸风掉眩,皆属于肝;诸寒收引,皆属于肾;诸气膹郁,皆属于肺;诸湿肿满,皆属于脾;诸热瞀瘛,皆属于火;诸痛痒疮,皆属于心。"厥阴风木所化,表现眩晕、抽搐、振摇等症状,从于肝脏发病;太阳寒水所化,表现出寒冷收缩等症状,从于肾脏发病;阳明燥金所化,表现出各种气喘、气胀、气急、气上、胸闷、呼吸不利症状,从于肺脏发病;太阴湿土所化,表现出各种湿阻、浮肿、胀满症状,从于脾脏发病;少阳相火所化,表现出各种发热、昏蒙、抽搐症状,属于火的病机;少阴心火所化,表现出各种疼痛、疮疡、瘙痒症状,从于心脏发病。

3. **看后十一条,则是六气之变的病机** 何为变? 变为转化,当六气超过了正常的限度,则向其深层、甚至相反转化。

（1）属于风的病机一条："诸暴强直，皆属于风。"各种突然发作的肢体强直，都是厥阴风木所为。

（2）属于火的病机四条："诸禁鼓栗，如丧神守，皆属于火；诸逆冲上，皆属于火；诸躁狂越，皆属于火；诸病胕肿，疼酸惊骇，皆属于火。"各种口噤不开、寒栗颤抖，如同神不守舍，各种气逆上冲的病症，各种烦躁、狂乱、不能自主的病症，各种下肢浮肿、疼痛酸楚、惊吓、恐惧的病症，都是少阳相火（火）所为。

（3）属于热的病机四条："诸胀腹大，皆属于热；诸病有声，鼓之如鼓，皆属于热；诸转反戾，水液浑浊，皆属于热；诸呕吐酸，暴注下迫，皆属于热。"各种肿胀、腹部胀大的病症，各种呻吟、膨胀如鼓的病症，各种抽筋、角弓反张、肢体屈伸不能、排出混浊水液病症，各种呕吐、代谢物发酸、急性腹泻，泄下如注、肛门急迫的病症，都是少阴君火（热）所为。

（4）属于湿的病机一条："诸痉项强，皆属于湿。"各种痉、颈项强直的病症，都是太阴湿土（湿）所为。

（5）属于寒的病机一条："诸病水液，澄彻清冷，皆属于寒。"各种水液代谢物，澄彻清冷的病症，都是太阳寒水（寒）所为。

可以看出，此六气之变的症状都比较重，是疾病向深层的转化，故为六气之变。也与六气主客胜复等症状表现明显不同。

病机十九条表达了风寒暑湿燥火六气之化之变的症状特点和发病病机，运气发病从于五脏，治疗应从五脏、六淫论治，药用四气五味，"谨守病机，各司其属，有者求之，无者求之，盛者责之，虚者责之，必先五胜，疏其血气，令其调达，而致和平。"

论二十六 《素问》七篇大论治则治法

《素问》七篇大论详细论述了在五运六气指导下的治则治法。强调无失天信，无逆气宜；伏其所主，先其所因；谨候气宜，无失病机；谨守病机，各司其属。谨察阴阳所在，以平为期，以所在寒热盛衰而调之；疏其血气，令其调达，调气以平之；经络以通，血气以从；无代化，无违时，必养必和，待其来复，是谓至治等治则思想。

一、伏其所主，先其所因

七篇大论强调因天、因地、因人的三因制宜。天气对地理、气候、人气的影响，是发病的主要原因。《素问·气交变大论》云："夫道者，上知天文，下知地理，中知人事，可以长久……本，气位也。位天者，天文也。位地者，地理也。通于人气之变化者，人事也。故太过者先天，不及者后天，所谓治化而人应之也。"

1. 无失天信，因时制宜 先立其年，无失天信，根据五运六气，四时变化，所从于气，无翼其胜，无赞其复。

《素问·五常政大论》云："天气制之，气有所从也……不知年之所加，气之异同，不足以言生化"。又云："必先岁气，无伐天和。"

《素问·六元正纪大论》云："先立其年以明其气，金木水火土运行之数，寒暑燥湿风火临御之化，则天道可见，民气可调，阴阳卷舒。"又云："郁极乃发，待时而作也。"又云："夫六气者，行有次，止有位，故常以正月朔日平旦视之，睹其位而知其所在矣……岁半之前，天气主之，岁半之后，地气主之，上下交互，气交主之……无失天信，无逆气宜，无翼其胜，无赞其复，是谓至治。"

《素问·至真要大论》云："春夏秋冬，各差其分。"

2. 同病异治，因地制宜 根据地理方位高下不同，同病异治。

《素问·五常政大论》云："天不足西北，左寒而右凉，地不满东南，右热而左温……阴阳之气，高下之理，太少之异也……是以地有高下，气有温凉，高者气寒，下者气热……西北之气散而寒之，东南之气收而温之，所谓同病异治也。"又云："一州之气，生化寿夭不同……高下之理，地势使然也。"

《素问·六元正纪大论》云："至高之地，冬气常在；至下之地，夏气常在。必谨查之。"

3. 秉气不同，因人制宜 根据人的体质秉性，五味所喜脏腑，辨证施治。

《素问·五运行大论》云："寒暑燥湿风火，在人合之。"《素问·六微旨大论》指出："言人者，求之气交。"《素问·五常政大论》云："故治病者，必明天道地理，阴阳更胜，气之先后，人之寿夭，生化之期，乃可以知人之形气矣。"

《素问·至真要大论》进一步论述了五味入五脏所致疾病。"夫五味入胃,各归所喜,故酸先入肝,苦先入心,甘先入脾,辛先入肺,咸先入肾,久而增气,物化之常也。气增而久,夭之由也。"

二、谨候气宜,无失病机

根据岁运、司天、在泉、五运、六气及其相互关系,辨天论治。

1. **岁运之治** 要根据岁运的特点,制定药食五味的治则,折其郁气,资其化源,抑其运气,扶其不胜,用寒远寒,用凉远凉,用温远温,用热远热,谨察阴阳所在而调之,以平为期,正者正治,反者反治。以太阳之政为例。《素问·六元正纪大论》云:"故岁宜苦以燥之温之,必折其郁气,先资其化源,抑其运气,扶其不胜,无使暴过而生其疾,食岁谷以全其真,避虚邪以安其正。适气同异,多少制之,同寒湿者燥热化,异寒湿者燥湿化。故同者多之,异者少之。用寒远寒,用凉远凉,用温远温,用热远热,食宜同法。有假者反常,反是者病,所谓时也。"

《素问·至真要大论》云:"岁主脏害何谓? 岐伯曰:以所不胜命之,则其要也。帝曰:治之奈何? 岐伯曰:上淫于下,所胜平之,外淫于内,所胜治之。帝曰:善。平气何如? 岐伯曰:谨察阴阳所在而调之,以平为期,正者正治,反者反治。"

2. **司岁备物,平调脏害** 根据岁运的气化特点,采集功效好气味专的药物。《素问·至真要大论》云:"司岁备物……司气者主岁同,然有余不足也。非司岁物……散也,故质同而异等也,气味有薄厚,性用有躁静,治保有多少,力化有浅深……上淫于下,所胜平之,外淫于内,所胜治之。"

后世将司岁备物的概念引申为:根据每年的运气不同,准备符合该年运气特征的方药,以治未病。马莳《黄帝内经素问注证发微·至真要大论》云:"每岁各有所司,必因其司岁者以备药物,则病无遗主矣。"张景岳曰:"天地之气,每岁各有所司,因司气以备药物,则主病者无遗矣。"

3. **司天六淫所胜之治** 司天之气,六淫所胜,各有治法。

《素问·至真要大论》云:"司天之气,风淫所胜,平以辛凉,佐以苦甘,以甘缓之,以酸泻之。热淫所胜,平以咸寒,佐以苦甘,以酸收之。湿淫所胜,平以苦热,佐以酸辛,以苦燥之,以淡泄之。湿上甚而热,治以苦温,佐以甘辛,以汗为故而止。火淫所胜,平以酸冷,佐以苦甘,以酸收之,以苦发之,

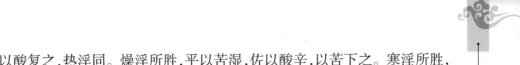

以酸复之,热淫同。燥淫所胜,平以苦湿,佐以酸辛,以苦下之。寒淫所胜,平以辛热,佐以甘苦,以咸泻之。"

司天之气,风气淫胜,治以辛凉之品为主,佐以甘苦味药物,用甘味的药物缓急,用酸味的药物疏泻风气。热气淫胜,用咸寒之品为主,佐以苦甘味药物,用酸味药物收敛。湿气淫胜,治以苦热之品为主,佐以酸辛味药物,用苦味药物燥湿,用淡味药物渗湿。湿郁于上化热,用苦温之品为主,佐以甘辛味药物,汗出湿散,停止服药。火气淫胜,治以酸冷之品为主,佐以苦甘味药物,用酸味药物收敛,用苦味药物发散,用酸味的药物恢复津液,热气淫胜与此同法。燥气淫胜,治以苦温之品为主,佐以酸味药物,用苦味药物泻下。寒气淫胜,治以辛热之品为主,佐以甘味药物,用咸味药物泻下。

4. 司天所胜之治　六气司天,为所胜之气所克制,《黄帝内经》给出了治法。《素问·至真要大论》云:"风化于天,清反胜之,治以酸温,佐以甘苦。热化于天,寒反胜之,治以甘温,佐以苦酸辛。湿化于天,热反胜之,治以苦寒,佐以苦酸。火化于天,寒反胜之,治以甘热,佐以苦辛。燥化于天,热反胜之,治以辛寒,佐以苦甘。寒化于天,热反胜之,治以咸冷,佐以苦辛。"

厥阴风木司天,清肃的金气乘之,治以酸温之品为主,佐以甘苦味药物。少阴君火司天,寒水之气乘之,治以甘温之品为主,佐以苦酸辛味药物。太阴湿土司天,热气乘之,治以苦寒之品为主,佐以苦酸味药物。少阳相火司天,寒水之气乘之,治以甘热之品为主,佐以苦辛味药物。阳明燥金司天,热气乘之,治以辛寒之品为主,佐以甘苦味药物。太阳寒水司天,热气乘之,治以咸冷之品为主,佐以苦辛味药物。

5. 在泉邪气所胜之治　六气在泉,邪气所胜,亦有治法。《素问·至真要大论》云:"诸气在泉,风淫于内,治以辛凉,佐以苦,以甘缓之,以辛散之。热淫于内,治以咸寒,佐以甘苦,以酸收之,以苦发之。湿淫于内,治以苦热,佐以酸淡,以苦燥之,以淡泄之。火淫于内,治以咸冷,佐以苦辛,以酸收之,以苦发之。燥淫于内,治以苦温,佐以甘辛,以苦下之。寒淫于内,治以甘热,佐以苦辛,以咸泻之,以辛润之,以苦坚之。"

六气在泉,风气淫胜,用辛凉之品为主,佐以苦味药物,用甘味药以缓急,用辛味药疏散。热气淫胜,用咸寒之品为主,佐以甘苦味药物,用酸味药物收敛,用苦味药物发散。湿气淫胜,用苦热之品为主,佐以酸淡味药物,用苦味药物以燥湿,用淡味药物渗泄。火气淫胜,用咸冷之品为主,佐以苦辛味药物,用酸味药物收敛,用苦味的药物发散。燥气淫胜,用苦温之品为主,佐以甘辛味药物,用苦味药物泻下。寒气淫胜,用甘热之品为主,佐以苦辛味药物,用咸味药物泻下,用辛味药滋润,用苦味的药物坚阴。

6. 六气之治 六气之治,要顺应其气化特点。《素问·五运行大论》云:"燥以干之,暑以蒸之,风以动之,湿以润之,寒以坚之,火以温之。"

(1) 六气相胜:六气相胜之治。《素问·至真要大论》云:"厥阴之胜,治以甘清,佐以苦辛,以酸泻之。少阴之胜,治以辛寒,佐以苦咸,以甘泻之。太阴之胜,治以咸热,佐以辛甘,以苦泻之。少阳之胜,治以辛寒,佐以甘咸,以甘泻之。阳明之胜,治以酸温,佐以辛甘,以苦泄之。太阳之胜,治以甘热,佐以辛酸,以咸泻之。"

厥阴风木为胜气,治以甘凉之品为主,佐以苦辛药物,用酸味药物泻风。少阴君火为胜气,治以辛寒之品为主,佐以苦咸味药物,用酸味药物泻热。太阴湿土为胜气,治以咸热之品为主,佐以辛甘味药物,用苦味药物泻湿。少阳相火为胜气,治以辛寒之品为主,佐以甘咸味药物,用甘味药物泻火。阳明燥金为胜气,治以酸温之品为主,佐以辛甘味药物,用苦味药物泻燥。太阳寒水为胜气,治以甘热之品为主,佐以辛酸味的药物,用咸味药物泻寒。

(2) 六气之复:六气如被所胜克制太过,必有其所不胜之气来克之,谓六气之复。其治法:《素问·至真要大论》云:"厥阴之复,治以酸寒,佐以甘辛,以酸泻之,以甘缓之。少阴之复,治以咸寒,佐以苦辛,以甘泻之,以酸收之,辛苦发之,以咸软之。太阴之复,治以苦热,佐以酸辛,以苦泻之,燥之,泄之。少阳之复,治以咸冷,佐以苦辛,以咸软之,以酸收之,辛苦发之。发不远热,无犯温凉,少阴同法。阳明之复,治以辛温,佐以苦甘,以苦泄之,以苦下之,以酸补之。太阳之复,治以咸热,佐以甘辛,以苦坚之。"

厥阴风木为复气,治以酸寒之品为主,佐以甘辛味药物,用酸味的药物泻风,用甘味的药物缓急。少阴君火为复气,治以咸寒之品为主,佐以苦辛味药物,用甘味的药物泻热,用酸味药物收敛,用辛苦味药物发散,用咸味的药物软坚泻火。太阴湿土为复气,治以苦热之品为主,佐以酸辛味药物,用苦味的药物泻湿,治以燥湿和渗泄的方法。少阳相火为复气,治以咸冷之品为主,佐以苦辛味药物,用咸味的药物软坚泻火,用酸味的药物收敛,用辛苦味的药物发散。发散法不避气候炎热,注意温凉调和。少阴君火为复气,用发散法治疗时也与此同法。阳明燥金为复气,治以辛温之品为主,佐以苦甘味药物,用苦味药物泻燥,用苦味药物通下,用酸味的药物补阴。太阳寒水为复气,治以咸热之品为主,佐以甘辛味药物,用苦味的药物坚阴。

（3）六气胜复:治疗各种胜气、复气的原则:气寒的用热法,气热的用寒法,气温的用清法,气凉的用温法,气散的用收法,气郁的用散法,气燥的用润法,气急的用缓法,坚实的用软坚法,脆弱的用坚固法,衰弱的用补法,亢盛的用泻法。

《素问·至真要大论》云:"治诸胜复,寒者热之,热者寒之,温者清之,清者温之,散者收之,抑者散之,燥者润之,急者缓之,坚者软之,脆者坚之,衰者补之,强者泻之,各安其气,必清必静,则病气衰去,归其所宗,此治之大体也。"

（4）客主胜复:客主胜复的治疗原则:高者抑之,下者举之,有余折之,不足补之。《素问·至真要大论》云:"高者抑之,下者举之,有余折之,不足补之,佐以所利,和以所宜,必安其主客,适其寒温,同者逆之,异者从之。帝曰:治寒以热,治热以寒,气相得者逆之,不相得者从之,余以知之矣。其于正味何如? 岐伯曰:木位之主,其泻以酸,其补以辛。火位之主,其泻以甘,其补以咸。土位之主,其泻以苦,其补以甘。金位之主,其泻以辛,其补以酸。水位之主,其泻以咸,其补以苦。厥阴之客,以辛补之,以酸泻之,以甘缓之。少阴之客,以咸补之,以甘泻之,以咸收之。太阴之客,以甘补之,以苦泻之,以甘缓之。少阳之客,以咸补之,以甘泻之,以咸软之。阳明之客,以酸补之,以辛泻之,以苦泄之。太阳之客,以苦补之,以咸泻之,以苦坚之,以辛润之。开发腠理,致津液通气也。"

主气为厥阴风木,用酸味药泻风,用辛味药调补。主气为少阴君火、少阳相火,用甘味药泻火,用咸味药调补。主气为太阴湿土,用苦味药泻湿,用甘味药调补。主气为阳明燥金,用辛味药泻燥,用酸味药调补。主气为太阳寒水,用咸味药泻水,用苦味药调补。客气为厥阴风木,用辛味药调补,用酸味药泻风,用甘味药缓急。客气为少阴君火,用咸味药调补,用甘味药泻火,用咸味药软坚清火。客气为太阴湿土,用甘味药调补,用苦味药泻湿,用甘味药缓急。客气为少阳相火,用咸味药调补,用甘味药泻火,用咸味药软坚清火。客气为阳明燥金,用酸味药调补,用辛味药泻燥,用苦味药宣泄。客气为太阳寒水,用苦味药调补,用咸味药泻水,用苦味药坚阴,用辛味药润通。辛味药具有宣通阳气,开阖腠理,布散津液,气血畅通的作用。

(5)标本:临证要详辨标本,治病求本,兼顾标病。标本兼治,治之不迨。《素问·至真要大论》云:"气有高下,病有远近,证有中外,治有轻重,适其至所为故也……近者奇之,远者偶之,汗者不以奇,下者不以偶,补上治上制以缓,补下治下制以急,急则气味厚,缓则气味薄,适其至所,此之谓也。病所远而中道气味乏者,食而过之,无越其制度也……寒热温凉,反从其病也……生于标者,治之奈何? 岐伯曰:病反其本,得标之病,治反其本,得标之方。"

(6)六气往复,主岁不常:考虑主岁六气上下,即司天、在泉,间气治法与之相同。少阳相火主时,先用甘味药,后用咸味药;阳明燥金主时,先用辛味药,后用酸味药;太阳寒水主时,先用咸味药,后用苦味药;厥阴风木主时,先用酸味药,后用辛味药;少阴君火主时,先用甘味药,后用咸味药;太阴湿土主时,先用苦味药,后用甘味药。选择对调和六气有利的药物作为辅佐,资助被抑之气的生化之源。

《素问·至真要大论》云:"上下所主,随其攸利,正其味,则其要也,左右同法。大要曰:少阳之主,先甘后咸;阳明之主,先辛后酸;太阳之主,先咸后苦;厥阴之主,先酸后辛;少阴之主,先甘后咸;太阴之主,先苦后甘。佐以所利,资以所生,是谓得气。"

(7)五郁之治:郁发之气,亦有治法。《素问·六元正纪大论》云:"木郁达之,火郁发之,土郁夺之,金郁泄之,水郁折之,然调其气,过者折之,以其畏也,所谓泻之。帝曰:假者何如? 岐伯曰:有假其气,则无禁也。所谓主气不足,客气胜也。"

木郁达之:金乘木而郁,疏通畅达肝木是指标不治本,从本应畅达宣发肺金之气,以缓解被郁之肝木;此治则是在肝郁未发之治,如果肝木郁久而发,则木乘土,除了疏泄肝木,还要扶助脾土。火郁发之:水乘火而郁,泻水,发散火邪。土郁夺之:木乘土而郁,夺木之旺,泻土之壅也。金郁泄之：火乘金而郁，益金之气，泄火之炎。水郁折之：土乘水而郁，泻土气，下水气。

（8）六化分治，五脏所宜：临证要考虑六气之化，五脏所宜，确定治法。《素问·至真要大论》云："厥阴司天为风化，在泉为酸化，司气为苍化，间气为动化。少阴司天为热化，在泉为苦化，不司气化，居气为灼化。太阴司天为湿化，在泉为甘化，司气为黅化，间气为柔化。少阳司天为火化，在泉为苦化，司气为丹化，间气为明化。阳明司天为燥化，在泉为辛化，司气为素化，间气为清化。太阳司天为寒化，在泉为咸化，司气为玄化，间气为藏化。故治病者，必明六化分治，五味五色所生，五脏所宜，乃可以言盈虚病生之绪也。"

三、谨守病机，各司其属

1. 正治反治 《素问·至真要大论》云："帝曰：何谓逆从？岐伯曰：逆者正治，从者反治，从少从多，观其事也。"

正治，逆者正治。《素问·至真要大论》云："寒者热之，热者寒之，微者逆之，甚者从之，坚者削之，客者除之，劳者温之，结者散之，留者攻之，燥者濡之，急者缓之，散者收之，损者温之，逸者行之，惊者平之，上之下之，摩之浴之，薄之劫之，开之发之，适事为故。"

反治，从者反治。《素问·至真要大论》云："反治何谓？岐伯曰：热因寒用，寒因热用，塞因塞用，通因通用，必伏其所主，而先其所因，其始则同，其终则异，可使破积，可使溃坚，可使气和，可使必已。"其中"热因寒用，寒因热用"为正治法，"塞因塞用，通因通用"方是反治法。

2. 孕妇之治 只要邪气存在，孕妇同样辨证论治。《素问·六元正纪大论》云："有故无殒，亦无殒也。帝曰：愿闻其故何谓也？岐伯曰：大积大聚，其可犯也，衰其大半而止，过者死。"孕妇患病可以针对疾病而用药，则不会损害母体，也不会伤及胎儿。对孕妇患有大积大聚的病症，其治疗原则，邪去大半时停药，用药过量，会伤及人命。

3. 上病下治，下病上治 临证要考虑病之上下所从，灵活选择治法。上指天气，下指地气。《素问·五常政大论》云："补上下者从之，治上下者逆之，以所在寒热盛衰而调之。故曰：上取下取……气反者，病在上，取之下；病在下，取之上；病在中，傍取之。"养生要顺应天地之气，治病要逆天地之气,根据发病的寒热虚实而调治。运气反常,病发天气,从地气而治;病发地气,从天气而治。病发中气,从天地之气同时而治。

4. 外病内治,内病外治 病发内外,也要详细论治。《素问·至真要大论》云:"病之中外何如? 岐伯曰:从内之外者,调其内;从外之内者,治其外;从内之外而盛于外者,先调其内而后治其外;从外之内而盛于内者,先治其外而后调其内;中外不相及,则治主病。"又曰:"调气之方,必别阴阳,定其中外,各守其乡。内者内治,外者外治,微者调之,其次平之,盛者夺之,汗者下之,寒热温凉,衰之以属,随其攸利,谨道如法,万举万全,气血正平,长有天命。"

5. 发表不远热,攻里不远寒 治疗要顺时,用药要根据时节选取寒热。《素问·六元正纪大论》云:"欲不远寒,不远热奈何? 岐伯曰:悉乎哉问也! 发表不远热,攻里不远寒……不远热则热至,不远寒则寒至……时必顺之,犯者治以胜也。"

6. 诸寒之而热者取之阴,热之而寒者取之阳 从阴阳求致病之属性,确定治法。《素问·至真要大论》云:"诸寒之而热者取之阴,热之而寒者取之阳,所谓求其属也。"

7. 顺应运气而治 《素问·六元正纪大论》云:"用寒远寒,用凉远凉,用温远温,用热远热,食宜同法。"又云:"热无犯热,寒无犯寒。"服用寒凉的药食要远离寒凉的运气,使用温热的药食要远离温热的运气。

四、治疗方法和目的

1. 阴阳所在,以平为期 《素问·至真要大论》云:"平气何如? 岐伯曰:谨察阴阳所在而调之,以平为期,正者正治,反者反治。"又曰:"摩之,浴之,薄之,劫之,开之,发之,适事为故。"

2. 自得其位 根据六气所在时位,顺应六气在本位发挥作用。《素问·六元正纪大论》云:"自得其位,常化也。"

3. 逆治从治,疏气令调 《素问·至真要大论》云:"气调而得者何如? 岐伯曰:逆之从之,逆而从之,从而逆之,疏气令调,则其道也。"

4. 疏其血气,令其调达,气以平之 《素问·至真要大论》云:"谨守病机,各司其属,有者求之,无者求之,盛者责之,虚者责之,必先五胜,疏其血气,令其调达,而致和平……五味阴阳之用何如? ……以所利而行之,调其气使其平也……气调而得者何如？岐伯曰：逆之从之，逆而从之，从而逆之，疏气令调，则其道也。"

5. 通经络，和气血，无代化，无违时，必养必和，以待来复 《素问·五常政大论》云："化不可代，时不可违。夫经络以通，血气以从，复其不足，与众齐同，养之和之，静以待时，谨守其气，无使倾移，其形乃彰，生气以长，命曰圣王。"又："故大要曰：无代化，无违时，必养必和，待其来复。"

6. 安主客，适寒温 《素问·至真要大论》云："佐以所利，和以所宜，必安其主客，适其寒温。"

7. 无失天信，无逆气宜，无翼其胜，无赞其复 《素问·六元正纪大论》云："无失天信，无逆气宜，无翼其胜，无赞其复，是谓至治。"

（本文根据笔者《五运六气入门与提高十二讲》补充修改）

论二十七 运气理论制方与运用原则

按照五运六气理论指导组方、临床应用的方剂，称为运气方。《黄帝内经》对运气制方理论和方法所论甚详，后世医家以此为理论基础多有发挥。

一、运气制方理论的萌芽与初步应用

《黄帝内经》规定了在运气理论指导下的组方用方原则，只载有十二方，没有具体的运气方。《汤液经法》已失传，但目前所传陶弘景撰《辅行诀脏腑用药法要》据信为其摘传本。弘景曰："外感天行，经方之治，有二旦、四神大小等汤。"虽然列治疗天行病的十二个方剂，但没有说明根据五运六气理论制方及根据五运六气理论应用，因此不能算为运气方。

张仲景是运用运气方的典范。仲景撰用《素问》《九卷》《八十一难》《阴阳大论》《胎胪药录》，并平脉辨证，为《伤寒杂病论》合十六卷，可见，仲景有运用五运六气理论制方、用方的理论基础。在桂林古本《伤寒杂病论》中，仲景专篇论述了六气主客，温病脉证并治、伤暑脉证异治、热病脉证并治、伤燥脉证异治、伤风脉证异治、寒病脉证并治等内容。仲景运用五运六气理论指导临床治疗，结合病、脉、证，融运气理论于临床实践之中，是运气方应用的典范，可以说《伤寒论》许多用方都是运气方。

二、历代创新的运气方

1. 三因司天方　三因司天方为南宋陈言所创制,陈氏以五运六气理论为指导,制五运时气民病证治方十首,六气时行民病证治方六首,计十六方,分别是苓术汤、麦冬汤、附子山茱萸汤、牛膝木瓜汤、川连茯苓汤、苁蓉牛膝汤、黄芪茯神汤、白术厚朴汤、紫菀汤、五味子汤;静顺汤、审平汤、升明汤、备化汤、正阳汤、敷和汤。

陈氏制五运时气民病证治方临床表现取自《素问·气交变大论》,制方依据《黄帝内经》五(性)味理论。陈氏曰:"凡六壬、六戊、六甲、六庚、六丙岁,乃木火土金水太过,五运先天;六丁、六癸、六己、六乙、六辛岁,乃木火土金水不及,为五运后天,民病所感,治之,各以五味所胜调和,以平为期。"又曰:"夫五味各随其喜攻,酸先入肝,苦先入心,甘先入脾,辛先入肺,咸先入肾。"

六气时行民病证治方临床表现和治法取自《素问·六元正纪大论》,陈氏认为,"世谓之时气者,皆天气运动之所为也。今先次地理本气,然后以天气加临为标,有胜有复,随气主之,则表见病源也……凡一气所管六十日八十七刻半为本气,后以天之气临御,观其逆从,以药调和,便上下合德,无相夺伦。"又曰:"司气以热,用热无犯;司气以寒,用寒无犯;司气以凉,用凉无犯;司气以温,用温无犯。司气同其主,亦无犯;异主,则少犯之,是谓四畏。若天气反时,可依时,及胜其主,则可犯,以平为期,不可过也。"说明了六气之中,主气为本气,客气为标气,观其逆从;用热远热,用温远温,用寒远寒,用凉远凉,六气顺时,依天气;天气反时,依时气,以药调和,以平为期,不可过用。充分体现了《黄帝内经》治法。

陈氏制五运六气方十六首,具有明显的针对性。五运时气民病证治方即是针对《素问·气交变大论》所论述的五运之化,太过不及之年而制;六气时行民病证治方即是针对《素问·六元正纪大论》所论述的六个司天之政而设制。陈无择没有结合宋代的疾病特点制运气方,其所列病证完全取自《黄帝内经》,其所制运气方是对《黄帝内经》理论的发挥。其局限性显而易见。五运六气理论探讨的是天地人交感而产生的各种表现,司天、在泉、六气胜复、客主之胜复、地理之影响、标本中气的互相作用、郁气、常与变、正化异化等复杂多变,单纯十六首方剂不可能概治各种病证,因此临床应用要详加辨析。

陈氏制五运六气时行民病证治方十六首,充分依据了《黄帝内经》运气理论和五味生克规律,是对五运六气理论临床应用的大胆突破,我们要充分认识其论治规律和局限性,学习其制方法度,合理应用于临床。

2.**《太医局诸科程文格》运气方** 宋代何大任整理、编辑,于宋宁宗嘉定五年(1212年)颁布并全国实施的宋代国家医学考试试题集。书中列运气9题,方9首。9首方剂灵活运用了《黄帝内经》理论为组方原则。

《太医局诸科程文格》运气方,宗《黄帝内经》运气治则,并能按照君臣佐使制方原则组方,用药体现《神农本草经》和《证类本草》的药性五味。如甲子年附子汤:附子为正,地胆为使;干姜为辅,术为辅;防风、地榆为之使。癸丑年人参汤:人参为正,茯苓为之使;术为辅,防风、地榆为之使;甘草为辅,术、干漆、苦参为之使。

9首方剂全为奇方,且为中、小之剂。如乙丑年附子汤:正一辅二奇方,君1臣2使药4,其7味药物为中之制;癸酉年升麻汤:正一辅二奇方,君1臣2仅3味药物。

3. **五瘟丹** 《韩氏医通·方诀无隐章》载韩懋自制五瘟丹,乙庚之年(金运)黄芩为君,丁壬之年(木运)黄山栀为君,丙辛之年(水运)黄柏为君,戊癸之年(火运)黄连为君,甲己之年(土运)甘草为君,"此五味各随运气为君者,多用一倍也。余四味又与香附子、紫苏为臣者,减半也。"冬至日修合,锦纹大黄三倍煎浓汤熬膏为丸,朱砂、雄黄为衣,贴金备用,用治天行瘟病,具解毒之功,"戊年楚春瘟,人不相弔,予(韩懋)以五瘟丹投泉水,率童子分给,日起数百人。"

后世五瘟丹依五运调配之法而组方略有变化,如明代万全《万氏家传保命歌括·瘟疫》五瘟丹,又名代天宣化丸,其甘草为立冬日封青竹筒中而浸厕缸至冬至前三日取出晒干用,实为人中黄,以其年岁运所属药为君,余四味为臣减半,佐以香附、苍术、紫苏、陈皮、雄黄、朱砂又减半,雪水或龙泉水杵丸。《万氏家传痘疹心法·古今经验诸方》的代天宣化丸,依《韩氏医通》五瘟丹修合,君臣同前,佐以连翘、山豆根、牛蒡子,雪水煮升麻汁面糊为丸,辰砂为衣,淡竹叶汤下。《松峰说疫·除瘟方》审定五瘟丹,甲己年君药制甘草亦为人中黄,臣以香附、苏叶、苍术、陈皮,佐以明雄、朱砂,于冬至日制雪水蜜丸,"初感瘟疫者用滚白水送,大热时冷水送,不大便时方

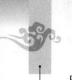

用大黄水送。"多主张每冬预制本方以解疫毒,遇天行瘟病时施给以造福一方。

4. 六气主病治例方 六气主病治例方载《运气易览》,为明代汪机所创制。六气主病治例方六首,分别是风胜燥制火并汤、水胜湿制风并汤、火胜寒制湿并汤、土胜风制燥并汤、热制寒并汤、火胜阴精制雾沤溃并汤,论述了六气主病治例方所治病,六气之为病针对《黄帝内经》六气病之常。

风胜燥制火并汤:病机为厥阴风木为病而风胜,治则以泻厥阴风木、扶金克木、泻子抑木。水胜湿制风并汤:病机为太阳寒水为病而水胜,治则以温太阳寒水,扶土克水,泻子抑水。火胜寒制湿并汤:病机为少阴君火为病而火胜,治则以泻少阴火,扶太阳寒水,泻子抑火。土胜风制燥并汤:病机为太阴湿土为病而土胜,治则为泻太阴湿土,扶厥阴肝木克土,泻金抑母。热制寒并汤:病机为阳明燥金为病而燥胜,治则为以火克金,泻子抑母,扶木生火,引药入金。火胜阴精制雾沤溃并汤:病机为少阳相火为病而相火(热)胜,助水克火,泻土抑母,引药入相火。

汪石山制六气主病治例方六首,依据了《黄帝内经》理论,本性味,用功效,参考归经(引经)理论,据五行生克理论。汪石山制方思想是对《黄帝内经》制方理论的继承,发扬和创新,对后世制方理论及临床应用,具有较高的理论和临床指导价值。

5. 运气六法及方 运气六法及方为清代黄元御所创制,其六气治法非常到位,处方用药充分体现了运气之机。六法及方为:治厥阴风木法,方以桂枝苓胶汤;治少阴君火法,方以黄连丹皮汤;治少阳相火法,方以柴胡芍药汤;治太阴湿土法,方以术甘苓泽汤;治阳明燥金法,方以百合五味汤;治太阳寒水法,方以苓甘姜附汤。

黄元御为医学大家,传统文化功底深厚,其对运气理论认识独到,如对厥阴风木所制桂枝苓胶汤的阐释:风者,厥阴木气之所化也,在天为风,在地为木,在人为肝。足厥阴以风木主令,手厥阴心主以相火而化气于风木,缘木实生火,风木方盛,而火令未旺也。寥寥数语,道出了厥阴风木天地人运气之机。

6. 五运六气临证方药 五运六气临证方药为笔者在五运六气理论基础上,结合临床实践而创制。其制方以补泻为法,考虑寒热虚实、生克乘侮;

依据《神农本草经》，药用四气五味，参以功效主治。

五运太过、不及临证方药依据《素问·气交变大论》而制定，以岁运太过、不及的发病特点而立方，适用于五运（小运）主客太少的临证变化。以岁木太过为例：《素问·气交变大论》云："岁木太过，风气流行，脾土受邪。"岁木太过，乘土侮金，理论上以泻肝、补脾、润肺为法，临床实际以泻肝为要，岁木太过，肝气上从，解决发病原因为肯綮，临证结合实际加减。拟方：①芍术汤：芍药、生白术。芍药酸以抑木，芍药之苦以泻子抑母；白术甘土以养。②乌萸汤（乌梅、山茱萸）：以乌梅、山茱萸酸抑风木。

六气临证方药主要针对六气为病的主要特点而设立，如太阴湿土为病，制苍苓汤（苍术、茯苓）：苍术苦温燥湿，茯苓甘泻脾土。苍陈汤（苍术、陈皮）：苍术苦温燥湿，陈皮辛温扶子抑母。抓住湿邪为患的根本病机，依据《黄帝内经》五运六气理论，药用《神农本草经》性味，参照当代药物功效，所制运气方全为2味药的小方，便于临证加减应用，体现了制方和临证应用的灵活性。

三、《黄帝内经》五运六气理论的组方原则

1. 君臣佐使　《素问·至真要大论》云："方制君臣何谓也？岐伯曰：主病之谓君，佐君之谓臣，应臣之谓使。"张介宾释曰："主病者，对证之要药也，故谓之君。君者，味数少而分两重，赖之以为主也。佐君者谓之臣，味数稍多而分两轻，所以匡君之不迨也。应臣者谓之使，数可出入而分两更轻，所以备通行向导之使也。此则君臣佐使之义"（《类经·论治类》）。君臣佐使的组方原则，成为中医方剂学的制方法则。在《素问·至真要大论》中出现君臣佐使，其本意是运气方的组方指导原则，历代医家用于指导方剂组方，并赋予普遍的指导意义。

2. 适大小为制　《素问·至真要大论》云："有毒无毒，所治为主，适大小为制……君一臣二，制之小也；君一臣三佐五，制之中也；君一臣三佐九，制之大也。"制方原则，要根据所治疾病，合理调配方剂的大小。

3. 奇偶之制　《素问·至真要大论》云："君一臣二，奇之制也；君二臣四，偶之制也；君二臣三，奇之制也；君二臣六，偶之制也。"奇偶之组方原则在当今已不被刻意重视。

4. 性味法则　《黄帝内经》运气组方完全遵循性味法则：即根据药食

之五味及属性,依据天地运气的异常变化,确定组方原则,体现了天地相通的道理。如"阳明司天之政……岁宜以咸以苦以辛,汗之清之散之,安其运气,无使受邪,折其郁气,资其化源"(《素问·六元正纪大论》)。

《素问·至真要大论》论述了司天、在泉、六气胜复、客主胜复等运气治法。如:"诸气在泉,风淫于内,治以辛凉,佐以苦,以甘缓之,以辛散之……司天之气,风淫所胜,平以辛凉,佐以苦甘,以甘缓之,以酸泻之。"运气方药组方法则性味昭然。

四、运气方应用原则

1. **调气以平** 《素问·至真要大论》云:"五味阴阳之用何如? ……以所利而行之,调其气使其平也。"又云:"调气之方,必别阴阳。"通过药食五味的阴阳属性,针对疾病对人体气机的影响,调气机,达到人体阴阳之气之动态平衡。

2. **求其属** 《素问·至真要大论》云:"有病热者寒之而热,有病寒者热之而寒……诸寒之而热者取之阴,热之而寒者取之阳,所谓求其属也。"又曰:"谨守病机,各司其属。"说明用方的原则要根据发病特点,寻找病机属性,具体治法有正治、反治等。

3. **缓急原则** 《素问·至真要大论》云:"补上治上,制以缓;补下治下,制以急。急则气味厚,缓则气味薄,适其至所,此之谓也。"病在上,以气味薄的缓方治之;病在下,以气味厚的急方治之。"

4. **奇偶原则** 《素问·至真要大论》云:"近者奇之,远者偶之,汗者不以奇,下者不以偶。"又曰:"近而奇偶,制小其服也;远而奇偶,制大其服也。大则数少,小则数多。多则九之,小则二之。"

奇属阳,偶属阴。在表在上在阳的疾病,制以奇方;在里在下在阴的疾病,制以偶方;发汗不用奇方,攻下不用偶方。刘完素曰:"奇偶四制,何以明之? 假令小承气调胃承气,为奇之小方也,大承气、抵当汤为奇之大方也,所谓因其攻下而为之用者如此;桂枝、麻黄为偶之小方,葛根、青龙为偶之大方,所谓因其发而用之者如此。"

5. **重方原则** 《素问·至真要大论》云:"奇之不去则偶之,是谓重方。"对治疗效果不理想的重症患者,采用奇偶并用的重方治疗。

6. **内外原则** 《素问·至真要大论》云:"从内之外者,调其内;从外之内者,治其外;从内之外而盛于外者,先调其内而后治其外;从外之内而盛于内者,先治其外而后调其内;中外不相及,则治主病。"

病发于内,先用方治内病;病发于外,先治外病;病发于内而盛于外,先治内,后治外;病发于外而盛于内,先治外,后治内。内外之分,则针对发病而论。

7. 灵活应用,不可拘泥　在运气理论指导下组方用药非常重要,《素问·六节脏象论》云:"不知年之所加,气之盛衰,虚实之所起,不可以为工矣。"刘完素曰:"不知运气而求医,无失者鲜矣。"明代李梴引张子和云:"不通五运六气,检尽方书何济。"

运气的变化对人体发病有重要的影响,但疾病的发生不能唯运气而论,疾病与社会、心理、体质、饮食、生活环境、意外等各种因素相关,以机体的阴阳气血气机变化为表现,象见于外。我们要科学辩证地运用运气方,《黄帝内经》七篇大论给出了明确答案,历代医家已经做出垂范。我们目前治病要辨证论治,针对疾病、病证、病机、病性、病位、病势、病因等,结合体质、运气等因素,辨气血阴阳之失调,虚实之所起,气机之逆乱,灵活准确选方用药,我们的临床效果才会更好。

论二十八　《黄帝内经》性味理论

一、《黄帝内经》对药物的认识

《黄帝内经》无药物的专篇论述,但《黄帝内经》时代对药物的认识已经相当完备,应用了药物性味理论,有毒无毒及方药用法,并记载了十二方(通常认为十三方,《素问遗篇·刺法论》小金丹方,笔者考证认为为宋代补入)。《灵枢·邪客》云:"饮以半夏汤一剂,阴阳既通,其卧立至。"《素问·病能论》云:"以泽泻、术各十分,麋衔五分,合以三指撮为后饭"等。

十二方中包括了生铁落、发、泽泻、白术、麋衔、鸡矢、乌鲗骨、蘆茹、鲍鱼、兰、豕膏、翘草根、半夏、秫米、马膏、酒、蜀椒、五谷汤液、醪醴等治病药物。

《黄帝内经》将治病的药物称为"毒药",且认为,毒药的应用在《黄帝内经》时代更为久远。《素问·移精变气论》云:"中古之治病,至而治之,汤液十日,以去八风五痹之病,十日不已,治以草苏草荄之枝,本末为助,标本已得,邪气乃服。"

汉代治病,以毒药治内,针石治外,生于内的病,治以毒药。《素问·移精变气论》云:"今世治病,毒药治其内,针石治其外。"《素问·异法方宜论》云:"其病生于内,其治宜毒药。"

《黄帝内经》明确将药物分类为大毒、常毒、小毒、有毒、无毒等。《素问·五常政大论》云:"有毒无毒,服有约乎? 岐伯曰:病有久新,方有大小,有毒无毒,固宜当制矣。大毒治病,十去其六;常毒治病,十去其七;小毒治病,十去其八;无毒治病,十去其九。"

二、《黄帝内经》药性理论

《黄帝内经》没有提药性四气或五气之名,但明确药性之质。《黄帝内经》以寒、热、温、凉、清、平归纳药性。

《素问·五常政大论》云:"治热以寒,温而行之;治寒以热,凉而行之;治温以清,冷而行之;治清以温,热而行之。"明确说明了药物寒、热、温、清(凉)四性。

《素问·六元正纪大论》云:"用寒远寒,用凉远凉,用温远温,用热远热,食宜同法。"即用寒、凉之性的药物要远离寒凉的运气,用温、热之性的药物要远离温热的运气。

《素问·六元正纪大论》还提出了"发表不远热,攻里不远寒"的观点,即发散表邪要用温热的药物,攻里泻下要用寒凉的药物,充分认识到了药性的作用。

《素问·至真要大论》提出了"热反胜之,治以平寒"的观点。此处的"平",如果认为是平性药物,则《黄帝内经》明确运用了药物"五气"理论。《素问·五常政大论》云:"根于外者亦五,故生化之别,有五气、五味、五色、五类、五宜也。"《素问·至真要大论》云:"所谓寒热温凉,反从其病也。"

《黄帝内经》提出了"五气"概念,但此"五气"非药性之五气。《素问·六节脏象论》云:"天食人以五气,地食人以五味。五气入鼻,藏于心肺,上使五色修明,音声能彰;五味入口,藏于肠胃,味有所藏,以养五气,气和而生,津液相成,神乃自生。"

三、《黄帝内经》五味理论

《黄帝内经》五味理论及应用已经非常完备。《素问·六节脏象论》云："草生五味,五味之美,不可胜极,嗜欲不同,各有所通。天食人以五气,地食人以五味。"

五味,即酸、苦、甘、辛、咸。《灵枢·九针论》提出了"淡入胃"的论点,通常将"淡"归于"甘"。

《素问·阴阳应象大论》指出："东方生风,风生木,木生酸,酸生肝,肝生筋,筋生心,肝主目。其在天为玄,在人为道,在地为化。化生五味,道生智,玄生神,神在天为风,在地为木,在体为筋,在脏为肝,在色为苍,在音为角,在声为呼,在变动为握,在窍为目,在味为酸,在志为怒。怒伤肝,悲胜怒;风伤筋,燥胜风;酸伤筋,辛胜酸。南方生热,热生火,火生苦,苦生心。心生血,血生脾,心主舌。其在天为热,在地为火,在体为脉,在脏为心,在色为赤,在音为徵,在声为笑,在变动为忧,在窍为舌,在味为苦,在志为喜。喜伤心,恐胜喜。热伤气,寒胜热。苦伤气,咸胜苦。中央生湿,湿生土,土生甘,甘生脾,脾生肉,肉生肺,脾主口。其在天为湿,在地为土,在体为肉,在脏为脾,在色为黄,在音为宫,在声为歌,在变动为哕,在窍为口,在味为甘,在志为思。思伤脾,怒胜思,湿伤肉,风胜湿,甘伤肉,酸胜甘。西方生燥,燥生金,金生辛,辛生肺,肺生皮毛,皮毛生肾,肺主鼻。其在天为燥,在地为金,在体为皮毛,在脏为肺,在色为白,在音为商,在声为哭,在变动为咳,在窍为鼻,在味为辛,在志为忧。忧伤肺,喜胜忧,热伤皮毛,寒胜热,辛伤皮毛,苦胜辛。北方生寒,寒生水,水生咸,咸生肾,肾生骨髓,髓生肝,肾主耳。其在天为寒,在地为水,在体为骨,在脏为肾,在色为黑,在音为羽,在声为呻,在变动为栗,在窍为耳,在味为咸,在志为恐。恐伤肾,思胜恐,寒伤血,燥胜寒,咸伤血,甘胜咸。"说明五味与五方天地相通,与五脏相应,由地所化生,五味的来源不仅仅是人的感观品尝。《素问·五运行大论》也有同样的论述。

1. 五色与五味　五味与五色有相关性,遵循五行规律。《素问·五脏生成》云："色味当五脏,白当肺、辛,赤当心、苦,青当肝、酸,黄当脾、甘,黑当肾、咸。"进一步说明了五味与大自然的相关性。

《素问·阴阳应象大论》云："味归形",说明气味与药物形质还有相关性。

2. 五味相生 五味分属五行,与五脏相通,与天地相应,五行具有相生规律,五味也遵循这一规律,即酸生苦,苦生甘,甘生辛,辛生咸。

3. 五味相胜 《素问·阴阳应象大论》和《素问·五运行大论》都论述了五味相胜理论:辛胜酸,咸胜苦,酸胜甘,苦胜辛,甘胜咸,符合五行相克理论。

4. 五味分阴阳 《素问·阴阳应象大论》云:"气味辛甘发散为阳,酸苦涌泄为阴……味厚者为阴,薄为阴之阳;气厚者为阳,薄为阳之阴。味厚则泄,薄则通;气薄则发泄,厚则发热。"

5. 五味入五脏 《素问·宣明五气》云:"酸入肝,辛入肺,苦入心,咸入肾,甘入脾。"

《素问·五脏生成》亦云:"心欲苦,肺欲辛,肝欲酸,脾欲甘,肾欲咸,此五味之所合也。"五味归脏理论为后世药物归经理论奠定了基础。

6. 五味走形体 《灵枢·九针论》云:"酸走筋,辛走气,苦走血,咸走骨,甘走肉。"

7. 五味所禁 《素问·宣明五气》云:"辛走气,气病无多食辛;咸走血,血病无多食咸;苦走骨,骨病无多食苦;甘走肉,肉病无多食甘;酸走筋,筋病无多食酸,是谓五禁,无令多食。"

8. 五味所伤 《素问·生气通天论》云:"阴之所生,本在五味,阴之五宫,伤在五味。是故味过于酸,肝气以津,脾气乃绝。味过于咸,大骨气劳,短肌,心气抑。味过于甘,心气喘满,色黑,肾气不衡。味过于苦,脾气不濡,胃气乃厚。味过于辛,筋脉沮弛,精神乃央。是故谨和五味,骨正筋柔,气血以流,腠理以密,如是则骨气以精,谨道如法,长有天命。"五味过酸,伤肝及脾;过咸伤肾及心;过甘则伤心及肾;味过于苦,则伤及脾胃;味过于辛,则伤及筋脉及精神。

《素问·五脏生成》云:"是故多食咸,脉凝泣而变色,多食苦,则皮槁而毛拔;多食辛,则筋急而爪枯;多食酸,则肉胝胸唇揭;多食甘,则骨痛而发落。"多食咸,伤及心火所主血脉;多食苦,伤及肺金所主皮毛;多食辛,伤及肝木所主筋爪;多食酸,伤及脾土所主唇、肉;多食甘,伤及肾水所主骨、精。

9. 五味功用 《素问·脏气法时论》云:"辛散,酸收,甘缓,苦坚,咸耎。

毒药攻邪,五谷为养,五果为助,五畜为益,五菜为充,气味合而服之,以补精益气。此五者,有辛酸甘苦咸,各有所利,或散或收,或缓或急,或坚或软,四时五脏,病随五味所宜也。"

10. **谨和五味** 《素问·生气通天论》云:"是故谨和五味,骨正筋柔,气血以疏,腠理以密,如是骨气以精,谨道如法,长有天命。"此处五味不仅包括了药物的五味应用要严谨调和,更包含了饮食五味的合理食用。

《素问·至真要大论》云:"寒热温凉,衰之以属,随其攸利,谨道如法,万举万全,气血正平,长有天命。"

11. **不宜久服** 《素问·至真要大论》云:"久而增气,物化之常也。气增而久,夭之由也。"药物和食物都不可以久服,久用五味,可以增长所入脏腑的气,但脏气久增,反会伤及气血,产生不良反应。

12. **药物禁忌** 对某些疾病,用药要谨慎。《素问·腹中论》云:"夫子数言热中消中,不可服高粱芳草石药,石药发癫,芳草发狂。夫热中、消中者,皆富贵人也,今禁高粱,是不合其心,禁芳草、石药,是病不愈,愿闻其说。"说明《黄帝内经》时代,对药物的副作用已经有了相当的认识。

《灵枢·九针论》云:"病在筋,无食酸;病在气,无食辛;病在骨,无食咸;病在血,无食苦;病在肉,无食甘。"

13. **饮食五味** 《黄帝内经》对药食统以五味分类,药食同用以治病。《素问·脏气法时论》云:"毒药攻邪,五谷为养,五果为助,五畜为益,五菜为充,气味合而服之,以补精益气。此五者,有辛酸甘苦咸,各有所利,或散或收,或缓或急,或坚或软,四时五脏,病随五味所宜也。"

饮食分五味,粳米、牛肉、大枣、葵菜味甘,小豆、犬肉、李子、韭菜味酸,麦子、羊肉、杏子、薤味苦,大豆、豕肉、栗子、藿味咸,小米、鸡肉、桃子、葱味辛。《素问·脏气法时论》云:"粳米牛肉枣葵皆甘……小豆犬肉李韭皆酸……麦羊肉杏薤皆苦……大豆豕肉栗藿皆咸……黄黍鸡肉桃葱皆辛。"

《素问·五常政大论》云:"虚则补之,药以祛之,食以随之。"《灵枢·五音五味》云:"上徵与右徵同,谷麦,畜羊,果杏,手少阴,脏心,色赤,味苦,时夏。上羽与大羽同,谷大豆,畜彘,果栗,足少阴,脏肾,色黑,味咸,时冬。上宫与大宫同,谷稷,畜牛,果枣,足太阴,脏脾,色黄,味甘,时季夏。上商与右商同,谷黍,畜鸡,果桃,手太阴,脏肺,色白,味辛,时秋。上角与大角同,谷麻,畜犬,果李,足厥阴,脏肝,色青,味酸,时春。"《素问·六元正纪大

14. **五味与四时、五星、五音相应** 《素问·金匮真言论》云：“东方青色，入通于肝，开窍于目，藏精于肝，其病发惊骇，其味酸，其类草木，其畜鸡，其谷麦，其应四时，上为岁星，是以春气在头也，其音角，其数八，是以知病之在筋也，其臭臊。南方赤色，入通于心，开窍于耳，藏精于心，故病在五脏，其味苦，其类火，其畜羊，其谷黍，其应四时，上为荧惑星，是以知病之在脉也，其音徵，其数七，其臭焦。中央黄色，入通于脾，开窍于口，藏精于脾，故病在舌本，其味甘，其类土，其畜牛，其谷稷，其应四时，上为镇星，是以知病之在肉也，其音宫，其数五，其臭香，西方白色，入通于肺，开窍于鼻，藏精于肺，故病在背，其味辛，其类金，其畜马，其谷稻，其应四时，上为太白星，是以知病之在皮毛也，其音商，其数九，其臭腥，北方黑色，入通于肾，开窍于二阴，藏精于肾，故病在溪，其味咸，其类水，其畜彘。其谷豆。其应四时，上为辰星，是以知病之在骨也，其音羽，其数六，其臭腐，故善为脉者，谨察五脏六腑，一逆一从，阴阳、表里、雌雄之纪，藏之心意，合心于精，非其人勿教，非其真勿授，是谓得道。”

四、性味与功效

《黄帝内经》除了重视药物性味的治疗作用之外，也重视药物的功效。

《素问·至真要大论》云：“寒者热之，热者寒之，微者逆之，甚者从之，坚者削之，客者除之，劳者温之，结者散之，留者攻之，燥者濡之，急者缓之，散者收之，损者温之，逸者行之，惊者平之，上之下之，摩之浴之，薄之劫之，开之发之，适事为故。帝曰：何谓逆从？岐伯曰：逆者正治，从者反治，从少从多，观其事也。帝曰：反治何谓？岐伯曰：热因寒用，寒因热用，塞因塞用，通因通用。必伏其所主，而先其所因，其始则同，其终则异，可使破积，可使溃坚，可使气和，可使必已。帝曰：善。气调而得者何如？岐伯曰：逆之从之，逆而从之，从而逆之，疏气令调，则其道也……帝曰：论言治寒以热，治热以寒，而方士不能废绳墨而更其道也。有病热者，寒之而热，有病寒者，热之而寒，二者皆在，新病复起，奈何治？岐伯曰：诸寒之而热者取之阴，热之而寒者取之阳，所谓求其属也。帝曰：善。服寒而反热，服热而反寒，其故何也？岐伯曰：治其王气，是以反也。帝曰：不治王而然者何也？岐伯曰：悉乎哉问也！不治五味属也。夫五味入胃，各归所喜，故酸先入肝，苦先入心，甘先入脾,辛先入肺,咸先入肾。久而增气,物化之常也。气增而久,夭之由也。"

　　根据疾病的性质,以药物的性味采取治疗措施,也可以根据药物的功效而治疗疾病。从而制定了"逆者正治,从者反治,从少从多,观其事也,热因寒用,寒因热用,塞因塞用,通因通用"的治疗法则。

五、《黄帝内经》性味法则

　　1. 味厚则泄,薄则通 《素问·阴阳应象大论》云:"味厚则泄,薄则通。"以厚味的药物泄下,以味薄的药物通达气机。

　　2. 精不足者,补之以味 《素问·阴阳应象大论》云:"精不足者,补之以味。"以药物之五味补益精气。

　　3. 能毒以厚药,不胜毒以薄药 《素问·五常政大论》云:"能毒者以厚药,不胜毒者以薄药"。对于身强体壮的患者,能够耐受药物的毒性,以大剂量味厚的药物治疗,对于身体较弱的患者,不能耐受药物的毒性应以小量,性味薄的药物治疗。

　　4. 运气用药原则

　　(1)药性、功效用药:五运六气理论除了重视药物性味的治疗作用之外,也重视药性四气和功效。根据疾病的性质,以药物的性味采取治疗措施,也根据药物的功效而治疗疾病。《素问·五常政大论》云:"补上下者从之,治上下者逆之,以所在寒热盛衰而调之……故消之削之,吐之下之,补之泻之,久新同法。"

　　(2)正治法:即逆治法,在治病组方用药时,药反从其病,药性与疾病的性质相反。

　　《素问·至真要大论》云:"所谓寒热温凉,反从其病也。"又云:"寒者热之,热者寒之,微者逆之,甚者从之,坚者削之,客者除之,劳者温之,结者散之,留者攻之,燥者濡之,急者缓之,散者收之,损者温之,逸者行之,惊者平之,上之下之,摩之浴之,薄之劫之,开之发之,适事为故。"《素问·五常政大论》亦云:"治热以寒,温而行之;治寒以热,凉而行之;治温以清,冷而行之;治清以温,热而行之。"《素问·六元正纪大论》云:"用凉远凉,用寒远寒,用温远温,用热远热,食宜同法。"临证应用要考虑运气特点,应用寒凉药物要避免寒凉的运气,应用温热的药物要避免温热的运气,饮食也是如此。

（3）反治法：也叫从治法。

一般有两种情况，其一：药性与疾病的性质相同。《素问·至真要大论》云："塞因塞用，通因通用。必伏其所主，而先其所因，其始则同，其终则异，可使破积，可使溃坚，可使气和，可使必已。"其二：药性顺应运气。有些时候，还要根据人体体质与发病的特殊性，药性与运气特点一致。《素问·五常政大论》云："气寒气凉，治以寒凉，行水渍之。气温气热，治以温热，强其内守。"在养生方面，《素问·四气调神大论》还提出了"春夏养阳，秋冬养阴"的观点。

（4）综合用药：对于五运六气的临床表现，采取综合治疗。

《黄帝内经》给出了治疗法则，同时也是组方用药原则。如《素问·至真要大论》提出："少阳之复，治以咸冷，佐以苦辛，以咸软之，以酸收之，辛苦发之。发不远热，无犯温凉，少阴同法。"针对发病特点和运气变化特征综合应用各种不同性味药物综合治疗。

（5）司岁备物：司岁备物在《黄帝内经》运气理论中专指顺应每年的运气特点采集力效功专的药物，非运气之年采集的相同药物，则药气散，品同质差。

《素问·至真要大论》云："司岁备物，则无遗主矣……非司岁物何谓也？岐伯曰：散也。故质同而异等也，气味有薄厚，性用有躁静，治保有多少，力化有浅深，此之谓也。"

司岁备物的概念还可以引申为：根据每年的运气不同，准备符合该年运气特征的方药，以治未病。马莳《黄帝内经素问注证发微·至真要大论》云："每岁各有所司，必因其司岁者以备药物，则病无遗主矣。"张景岳曰："天地之气，每岁各有所司，因司气以备药物，则主病者无遗矣。"

论二十九　基于《黄帝内经》性味理论的六气临证方药

《黄帝内经》提出了中医学系统理论，但只有十二方（加《素问遗篇》小金丹为十三方），五运六气理论系统见于七篇大论，只有治则，没有方药。根据《素问·至真要大论》性味用药理论，采用《神农本草经》五味药性，以

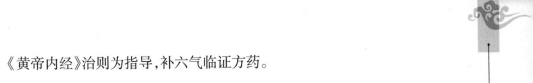

《黄帝内经》治则为指导,补六气临证方药。

一、厥阴

（一）司天:风淫所胜

《素问·至真要大论》云:"司天之气,风淫所胜,平以辛凉,佐以苦甘,以甘缓之,以酸泻之。"

1. 选药 平以辛凉:牡丹皮;佐以苦甘:柴胡、芍药、黄芩、白薇、人参;甘缓:甘草、大枣、茯苓、当归;酸泻:乌梅、山茱萸。

2. 组方 厥阴司天方:牡丹皮、柴胡、芍药、黄芩、人参、甘草、大枣、茯苓、乌梅。

方解:牡丹皮辛凉扶金克木,柴胡、芍药、黄芩苦以清火,人参、甘草、茯苓、当归甘缓扶土,乌梅酸泻肝木。

3. 临证 《素问·至真要大论》云:"厥阴司天,风淫所胜,则太虚埃昏,云物以扰,寒生春气,流水不冰。民病胃脘当心而痛,上支两胁,膈咽不通,饮食不下,舌本强,食则呕,冷泄腹胀,溏泄,瘕水闭,蛰虫不去,病本于脾。冲阳绝,死不治。"厥阴司天,风淫所胜,民病胃脘当心而痛,上撑两胁,膈咽不通,饮食不下,舌强,食则呕,冷泄腹胀,溏泄,闭经,病本于脾。

（二）在泉:风淫于内

《素问·至真要大论》云:"诸气在泉,风淫于内,治以辛凉,佐以苦,以甘缓之,以辛散之。"

1. 选药 治以辛凉:牡丹皮;佐以苦:柴胡、芍药、黄芩、白薇;甘缓:甘草、大枣、茯苓、当归;辛散:干姜、桂枝、半夏。

2. 组方 厥阴在泉方:牡丹皮、柴胡、芍药、黄芩、甘草、大枣、茯苓、桂枝、干姜、半夏。

方解:牡丹皮辛苦寒扶金克木,柴胡、芍药、黄芩苦以清火,甘草、大枣、茯苓、当归培土生金,桂枝、干姜、半夏辛散扶金克木。

3. 临证 《素问·至真要大论》云:"岁厥阴在泉,风淫所胜,则地气不明,平野昧,草乃早秀。民病洒洒振寒,善伸数欠,心痛支满,两胁里急,饮食不下,膈咽不通,食则呕,腹胀善噫,得后与气,则快然如衰,身体皆重。"岁厥阴在泉,风淫所胜,民病洒洒振寒,善伸数欠,心痛支满,两胁里急,饮食不下,膈咽不通,食则呕,腹胀善嗳气,便后与矢气,则快然如病情减轻,身体沉重。

（三）厥阴之胜

《素问·至真要大论》云："厥阴之胜，治以甘清，佐以苦辛，以酸泻之。"

1. **选药**　治以甘清：人参、干地黄、甘草、麦冬、茯苓、大枣；佐以苦辛：牡丹皮、紫参、柴胡、芍药、黄芩、白薇、竹叶、连翘、麻黄、厚朴、蒺藜；酸泻：乌梅、山茱萸。

2. **组方**　厥阴之胜方：人参、麦冬、干地黄、甘草、大枣、茯苓、牡丹皮、柴胡、芍药、黄芩、乌梅。

方解：人参、麦冬、干地黄、甘草、大枣、茯苓培土抑木，牡丹皮、柴胡、芍药、黄芩苦辛以清火扶金，乌梅酸泻以抑木。

3. **临证**　《素问·至真要大论》云："厥阴之胜，耳鸣头眩，愦愦欲吐，胃膈如寒，大风数举，倮虫不滋，胠胁气并，化而为热，小便黄赤，胃脘当心而痛，上支两胁，肠鸣飧泄，少腹痛，注下赤白，甚则呕吐，膈咽不通。"厥阴风气偏胜，耳鸣头眩，愦愦欲吐，胃膈如寒，胠胁气滞，化而为热，小便黄赤，胃脘当心而痛，上支两胁，肠鸣飧泄，少腹疼痛，注下赤白，甚则呕吐，膈咽不通。

（四）厥阴之复

《素问·至真要大论》云："厥阴之复，治以酸寒，佐以甘辛，以酸泻之，以甘缓之。"

1. **选药**　治以酸寒：乌梅；佐以甘辛：升麻、甘草、大枣、麦冬、茯苓；甘寒佐助：人参、地黄；辛温佐制：桂枝、干姜、升麻；辛寒佐辅：石膏；酸泻：乌梅、山茱萸。

2. **组方**　厥阴之复方：乌梅、升麻、人参、地黄、石膏、桂枝、干姜、甘草、大枣、麦冬。

方解：乌梅酸泻抑木，石膏辛寒扶金抑木，以制厥阴之复，升麻、人参、地黄、甘草、大枣甘辛培土生金。

3. **临证**　《素问·至真要大论》云："厥阴之复，少腹坚满，里急暴痛，偃木飞沙，倮虫不荣，厥心痛，汗发呕吐，饮食不入，入而复出，筋骨掉眩并掉眩，清厥，甚则入脾，食痹而吐。冲阳绝，死不治。"厥阴之复，少腹坚满，里急暴痛，厥心痛，汗发呕吐，饮食不入，入而复出，筋骨抽搐、眩晕，手足逆冷，甚则风邪入脾，食痹而吐。

（五）木位之主：主气厥阴风木

《素问·至真要大论》云："木位之主，其泻以酸，其补以辛。"

1. **选药**　酸泻：乌梅、山茱萸；辛补：桂枝、干姜（辛温）、半夏（辛平）。

2. **组方**　木位之主方：乌梅、山茱萸、桂枝、干姜、半夏。

方解：乌梅、山茱萸酸泻以抑木，桂枝、干姜、半夏扶金克木。

3. **临证**　《素问·至真要大论》云："厥阴司天……主胜则胸胁痛，舌难以言……厥阴在泉……主胜则筋骨繇并，腰腹时痛。"厥阴司天，主胜则胸胁痛，舌难以言；厥阴在泉，主胜则筋骨繇并，腰腹时痛。

（六）厥阴之客：客气厥阴风木

《素问·至真要大论》云："厥阴之客，以辛补之，以酸泻之，以甘缓之。"

1. **选药**　辛补：桂枝、干姜（辛温）、半夏（辛平）；酸泻：乌梅、山茱萸；甘缓：人参、甘草、大枣、茯苓。

2. **组方**　厥阴之客方：乌梅、山茱萸、桂枝、干姜、半夏、人参、甘草、大枣、茯苓。

方解：以桂枝、干姜、半夏扶金，乌梅、山茱萸抑木，人参、甘草、大枣、茯苓培土。

3. **临证**　《素问·至真要大论》云："厥阴司天，客胜则耳鸣掉眩，甚则咳……厥阴在泉，客胜则大关节不利，内为痉强拘瘛，外为不便。"厥阴司天，客胜则耳鸣掉眩，甚则咳；厥阴在泉，客胜则大关节不利，内为痉强拘瘛，外为活动不便。

二、少阴

（一）司天：热淫所胜

《素问·至真要大论》云："热淫所胜，平以咸寒，佐以苦甘，以酸收之。"

1. **选药**　平以咸寒：蝉蜕（咸寒）、旋覆花（咸温）；佐以苦甘：黄连、栀子、玄参、知母（苦寒）；天冬、柴胡、白薇（苦平）；甘草、麦冬（甘平）；以酸收之：乌梅、山茱萸。

2. **组方**　少阴司天方：蝉蜕、黄连、栀子、玄参、柴胡、白薇、甘草、山茱萸。

方解：以蝉蜕咸寒滋水以克热，黄连、栀子、玄参、白薇、柴胡苦以清热，山茱萸酸以抑木制火。

3. 临证　《素问·至真要大论》云："少阴司天，热淫所胜，怫热至，火行其政。民病胸中烦热，嗌干，右胠满，皮肤痛，寒热咳喘，大雨且至，唾血血泄，衄衊嚏呕，溺色变，甚则疮疡胕肿，肩背臂臑及缺盆中痛，心痛肺膜，腹大满，膹膹而喘咳，病本于肺。尺泽绝，死不治。"少阴司天，热淫所胜，民病胸中烦热，咽干，右胁胀满，皮肤痛，寒热咳喘，唾血、便血，衄衊嚏呕，溺色变，甚则疮疡胕肿，肩背臂臑及缺盆中痛，心痛肺膜，腹大胀满，膹膹而喘咳，病本于肺。

（二）在泉：热淫于内

《素问·至真要大论》云："热淫于内，治以咸寒，佐以甘苦，以酸收之，以苦发之。"

1. 选药　治以咸寒：蝉蜕；佐以甘苦：甘：甘草、大枣、麦冬（甘平）；桑白皮、干地黄（甘寒）苦：黄连、栀子、沙参、知母（苦寒）；黄芩、芍药、柴胡、天冬、竹叶、连翘、白薇（苦平）；以酸收之：山茱萸、乌梅；以苦发之：厚朴（苦温）。

2. 组方　少阴在泉方：蝉蜕、桑白皮、黄连、柴胡、栀子、沙参、天冬、山茱萸、厚朴

方解：蝉蜕咸寒滋水以克热，甘草、桑白皮、黄连、栀子、沙参、天冬、柴胡甘苦寒以清热，山茱萸酸以抑木生热，厚朴苦温以发越内火。

3. 临证　《素问·至真要大论》云："岁少阴在泉，热淫所胜，则焰浮川泽，阴处反明。民病腹中常鸣，气上冲胸，喘不能久立，寒热皮肤痛，目瞑齿痛颌肿，恶寒发热如疟，少腹中痛，腹大，蛰虫不藏。"岁少阴在泉，热淫所胜，民病腹中肠鸣，气上冲胸，气喘不能久立，寒热皮肤痛，目瞑齿痛颌肿，恶寒发热如疟，少腹疼痛，腹胀大。

（三）少阴之胜

《素问·至真要大论》云："少阴之胜，治以辛寒，佐以苦咸，以甘泻之。"

1. 选药　治以辛寒：石膏；佐以苦咸：苦：黄连、栀子、知母；苦寒：芍药、黄芩、白薇（苦平）；咸：旋覆花（咸温）、蝉蜕（甘温）。

2. 组方　少阴之胜方：石膏、黄连、栀子、知母、芍药、黄芩、白薇、旋覆花、甘草、大枣、防风。

方解：少阴之胜火乘金，石膏辛寒扶金以制热之胜，黄连、栀子、知母、芍药、黄芩、白薇苦以平热之胜，旋覆花咸以扶金，甘草、大枣、甘平以扶土

抑母,防风甘温以泻母。

3. **临证** 《素问·至真要大论》云:"少阴之胜,心下热善饥,脐下反动,气游三焦,炎暑至,木乃津,草乃萎,呕逆躁烦,腹满痛,溏泄,传为赤沃。"少阴之胜,心下热善饥,脐下反动,气游三焦,呕逆躁烦,腹满痛溏泄,传变为血痢。

(四)少阴之复

《素问·至真要大论》云:"少阴之复,治以咸寒,佐以苦辛,以甘泻之,以酸收之,辛苦发之,以咸耎之。"

1. **选药** 治以咸寒:蝉蜕;佐以苦辛:苦:黄连、栀子、知母、沙参、大黄(苦寒)、柴胡、天冬、芍药、白薇、黄芩(苦平);以甘泻之:甘草、大枣(甘平);以酸收之:乌梅、山茱萸;辛苦发之:木香;以咸软之:白僵蚕(咸)。

2. **组方** 少阴之复方:蝉蜕、黄连、天冬、芍药、黄芩、石膏、甘草、大枣、木香、山茱萸、僵蚕。

方解:少阴之复,金侮热。以蝉蜕咸寒以滋水来复之热,石膏辛寒养金以制热,黄连、麦冬、芍药、黄芩苦以清来复之热,甘草、大枣培土以实泻热,山茱萸酸以收木,勿滋火生,木香辛苦发越少阴复金之热,僵蚕之咸以助水清热。

3. **临证** 《素问·至真要大论》云:"少阴之复,燠热内作,烦躁鼽嚏,少腹绞痛,火见燔焫,嗌燥,分注时止,气动于左,上行于右,咳,皮肤痛,暴瘖心痛,郁冒不知人,乃洒淅恶寒,振栗谵妄,寒已而热,渴而欲饮,少气骨痿,隔肠不便,外为浮肿,哕噫。赤气后化,流水不冰,热气大行,介虫不复,病痱胕疮疡,痈疽痤痔,甚则入肺,咳而鼻渊。天府绝,死不治。"少阴之复,烦躁鼽嚏,少腹绞痛,火见燔焫,咽燥,大便时泄时止,气动于左,上行于右,咳,皮肤痛,暴瘖心痛,郁冒不知人,乃洒淅恶寒,振栗谵妄,寒已而热,渴而欲饮,少气骨痿,隔肠不便,外为浮肿,哕噫。病痱胕疮疡,痈疽痤痔,甚则入肺,咳而鼻渊。

(五)火位之主

《素问·至真要大论》云:"火位之主,其泻以甘,其补以咸。"

1. **选药** 其泻以甘:干地黄(甘寒);其补以咸:蝉蜕(咸寒)、僵蚕(咸)。

2. **组方** 少阴之主方:干地黄、蝉蜕、僵蚕。

方解:以干地黄甘寒培土以泻母火,蝉蜕、僵蚕咸以水克火。

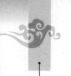

3. **临证** 《素问·至真要大论》云:"少阴司天……主胜则心热烦躁,甚则胁痛支满……少阴在泉……主胜则厥气上行,心痛发热,膈中,众痹皆作,发于肢胁,魄汗不藏,四逆而起。"少阴司天,主胜则心热烦躁,甚则胁痛支满;少阴在泉,主胜则厥气上行,心痛发热,膈中,众痹皆作,发于两胁,魄汗不藏,四肢厥冷。

(六)少阴之客

《素问·至真要大论》云:"少阴之客,以咸补之,以甘泻之,以酸收之。"

1. **选药** 以咸补之:蝉蜕;以甘泻之:干地黄;以咸收之:僵蚕。

2. **组方** 少阴之客方:蝉蜕、僵蚕、干地黄。

方解:以干地黄甘寒培土以泻母火,蝉蜕、僵蚕咸以水克火。

3. **临证** 《素问·至真要大论》云:"少阴司天,客胜则鼽嚏,颈项强,肩背瞀热,头痛少气,发热,耳聋目瞑,甚则胕肿血溢,疮疡咳喘……少阴在泉,客胜则腰痛,尻股膝髀腨胻足病,瞀热以酸,胕肿不能久立,溲便变。"少阴司天,客胜则鼽嚏,颈项强,肩背瞀热,头痛少气,发热,耳聋目瞑,甚则胕肿血溢,疮疡咳喘。少阴在泉,客胜则腰痛,尻股膝髀腨胻足病,瞀热而酸,胕肿不能久立,二便失常。

三、太阴

(一)司天:湿淫所胜

《素问·至真要大论》云:"湿淫所胜,平以苦热,佐以酸辛,以苦燥之,以淡泄之。湿上甚而热,治以苦温,佐以甘辛,以汗为故而止。"

1. **选药** 平以苦热:厚朴(苦温)、苍术(苦温);佐以酸辛:陈皮(辛温)、半夏(辛平);山茱萸(酸平)、五味子(酸温);以苦燥之:续断(苦温)、独活、狗脊(苦平);以淡泄之:茯苓(甘平)。

湿上甚而热:治以苦温:厚朴(苦温)、黄连(苦寒)、苍术(苦温);佐以甘辛:甘草、茯苓(甘平);陈皮(辛温)、防己、半夏(辛平)。

2. **组方**

方一:太阴司天湿淫所胜方:苍术、厚朴、陈皮、山茱萸、半夏、续断、独活、茯苓。

方解:以苍术、厚朴苦温泻火及子,以山茱萸扶木以克土气,以陈皮、半夏辛温实金以盗母气,以茯苓之甘淡泻土湿。

方二：太阴司天湿热方：厚朴、黄连、甘草、茯苓、陈皮、苍术

方解：以苍术、厚朴苦温泻火及子，黄连苦寒清火，以茯苓、甘草之甘淡泻土湿，陈皮辛温实金以盗母气。

3. **临证** 《素问·至真要大论》云："太阴司天，湿淫所胜，则沉阴且布，雨变枯槁。胕肿骨痛阴痹，阴痹者，按之不得，腰脊头项痛，时眩，大便难，阴气不用，饥不欲食，咳唾则有血，心如悬，病本于肾。太溪绝，死不治。"太阴司天，湿淫所胜，胕肿骨痛阴痹，阴痹者，按之不知痛处，腰脊头项痛，时眩，大便难，阴气不用，饥不欲食，咳唾则有血，心如悬，病本于肾。

（二）在泉：湿淫于内

《素问·至真要大论》云："湿淫于内，治以苦热，佐以酸淡，以苦燥之，以淡泄之。"

1. **选药** 治以苦热：厚朴、苍术（苦温）；佐以酸淡：山茱萸（酸平）；以苦燥之：独活（苦平）、续断（苦温）；以淡泄之：茯苓（甘平）。

2. **组方** 太阴在泉方：厚朴、苍术、山茱萸、独活、续断、茯苓。

方解：苍术、厚朴、独活、续断苦以清火及子，山茱萸酸以扶木克土，茯苓甘淡泻土湿。

3. **临证** 《素问·至真要大论》云："岁太阴在泉，草乃早荣，湿淫所胜，则埃昏岩谷，黄反见黑，至阴之交。民病饮积心痛，耳聋，浑浑焞焞，嗌肿喉痹，阴病血见，少腹痛肿，不得小便，病冲头痛，目似脱，项似拔，腰似折，髀不可以回，腘如结，腨如别。"岁太阴在泉，湿淫所胜，民病饮积心痛，耳聋，浑浑焞焞，嗌肿喉痹，阴病出血，少腹痛肿，不得小便，病冲头痛，目似脱，项似拔，腰似折，髀不可以回，腘如结，腨如别，关节屈伸不利。

（三）太阴之胜

《素问·至真要大论》云："太阴之胜，治以咸热，佐以辛甘，以苦泻之。"

1. **选药** 治以咸热：旋覆花（咸温）、僵蚕（咸）。佐以辛甘：辛：陈皮（辛温），甘：茯苓、甘草（甘平）；以苦泻之：黄连（苦寒）、厚朴、苍术（苦温）。

2. **组方** 太阴之胜方：僵蚕、陈皮、茯苓、甘草、黄连、厚朴、苍术。

方解：以僵蚕之咸助水以侮土，陈皮之辛泻子及母，茯苓、甘草之甘以泻土湿，黄连、厚朴、苍术苦以泻母及子。

3. **临证** 《素问·至真要大论》云："太阴之胜，火气内郁，疮疡于中，流散于外，病在胠胁，甚则心痛热格，头痛喉痹项强，独胜则湿气内郁，寒

迫下焦,痛留顶,互引眉间,胃满,雨数至,鳞见于陆,燥化乃见,少腹满,腰脽重强,内不便,善注泄,足下温,头重,足胫胕肿,饮发于中,胕肿于上。"太阴之胜,火气内郁,疮疡于中,流散于外,病在肤胁,甚则心痛热格,头痛喉痹项强,独胜则湿气内郁,寒迫下焦,痛留顶,互引眉间,胃满,少腹满,腰脽重强,内不便,善注泄,足下温,头重,足胫胕肿,水饮发于中,胕肿见于上。

（四）太阴之复

《素问·至真要大论》云:"太阴之复,治以苦热,佐以酸辛,以苦泻之,燥之,泄之。"

1. **选药** 治以苦热:厚朴、苍术;佐以酸辛:酸:山茱萸(酸平),辛:陈皮、干姜(辛温)、半夏(辛平);以苦泻之:黄连(苦寒);燥之:木香(辛苦);泄之:茯苓、甘草。

2. **组方** 太阴之复方:苍术、厚朴、陈皮、干姜、半夏、黄连、木香、茯苓、甘草。

方解:水侮土,太阴之复。以厚朴、苍术、黄连苦以泻火抑子,以山茱萸酸以扶木克土,以木香辛苦以燥金泻火,以茯苓、甘草甘淡以泄土湿。

3. **临证** 《素问·至真要大论》云:"太阴之复,湿变乃举,体重中满,食饮不化,阴气上厥,胸中不便,饮发于中,咳喘有声,大雨时行,鳞见于陆,头项痛重,而掉瘛尤甚,呕而密默,唾吐清液,甚则入肾,窍泻无度。太溪绝,死不治。"太阴之复,身体沉重,腹中胀满,食饮不化,阴气上厥,胸中不便,水饮发于中,咳喘有声,头顶痛重,而抽痛瘛疭尤甚,呕而沉默,唾吐清液,甚则入肾,泄泻无度。

（五）土位之主

《素问·至真要大论》云:"土位之主,其泻以苦,其补以甘。"

1. **选药** 其泻以苦:厚朴、苍术(苦温);其补以甘:茯苓、甘草(甘平)。

2. **组方** 土位之主方:厚朴、苍术、茯苓、甘草。

方解:以厚朴、苍术苦以泻火抑子,茯苓、甘草甘淡以泄土湿。

3. **临证** 《素问·至真要大论》云:"太阴司天……主胜则胸腹满,食已而瞀……太阴在泉……主胜则寒气逆满,食饮不下,甚则为疝。"太阴司天,主胜则胸腹满,食后胸腹满闷。太阴在泉,主胜则寒气逆满,食饮不下,甚则为疝气。

（六）太阴之客

《素问·至真要大论》云："太阴之客,以甘补之,以苦泻之,以甘缓之。"

1. **选药** 以甘补之:甘草、茯苓（甘平）;以苦泻之:厚朴、苍术（苦温）;以甘缓之:薏苡仁（甘寒）。

2. **组方** 太阴之客方:厚朴、苍术、茯苓、甘草、薏苡仁。

方解:以厚朴、苍术苦以泻火抑子,茯苓、甘草甘淡、薏苡仁甘寒以泄土湿。

3. **临证** 《素问·至真要大论》云："太阴司天,客胜则首面胕肿,呼吸气喘……太阴在泉,客胜则足痿下重,便溲不时,湿客下焦,发而濡泻,及为肿,隐曲之疾。"太阴司天,客胜则头面胕肿,呼吸气喘;太阴在泉,客胜则足痿,下肢沉重,大小便不禁,湿客下焦,发而濡泻,及为肿,阴部之疾。

四、少阳

（一）司天:火淫所胜

《素问·至真要大论》云："火淫所胜,平以酸冷,佐以苦甘,以酸收之,以苦发之,以酸复之,热淫同。"

1. **选药** 平以酸冷:乌梅、山茱萸（酸平）;佐以苦甘:苦:黄连、栀子、知母、沙参（苦寒）;黄芩、天冬、芍药、白薇（苦平）;甘:干地黄、桑白皮（甘寒）;甘草、麦冬（甘平）;以酸收之:乌梅、山茱萸（酸平）;以苦发之:黄连、栀子、知母、沙参（苦寒）;黄芩、天冬、芍药、白薇（苦平）;以酸复之:乌梅、山茱萸（酸平）。

2. **组方** 少阳司天方:乌梅、黄连、麦冬、沙参、芍药、栀子、白薇、甘草、山茱萸、黄芩。

方解:乌梅之酸以泻木及子,黄连、麦冬、沙参、芍药、栀子、黄芩、白薇苦以泻火,发火外越,山茱萸、乌梅之酸以收复。

3. **临证** 《素问·至真要大论》云："少阳司天,火淫所胜,则温气流行,金政不平。民病头痛,发热恶寒而疟,热上皮肤痛,色变黄赤,传而为水,身面胕肿,腹满仰息,泄注赤白,疮疡,咳唾血,烦心,胸中热,甚则衄衄,病本于肺。天府绝,死不治。"少阳司天,火淫所胜,民病头痛,发热恶寒而疟,热上皮肤痛,色变黄赤,传而为水,身面胕肿,腹满仰息,泄注赤白,疮疡,咳唾血,烦心,胸中热,甚则衄衄,病本于肺。

（二）在泉：火淫于内

《素问·至真要大论》云："火淫于内，治以咸冷，佐以苦辛，以酸收之，以苦发之。"

1. **选药** 治以咸冷：蝉蜕（咸寒）、旋覆花（咸温）、白僵蚕（咸）；佐以苦辛：苦：黄连、栀子、地榆、秦皮（苦寒）；芍药、黄芩、白薇、竹叶（苦平）；以酸收之：山茱萸、乌梅；以苦发之：黄连。

2. **组方** 少阳在泉方：蝉蜕、黄连、栀子、黄芩、竹叶、地榆、石膏、山茱萸。

方解：蝉蜕咸寒补水以制火，黄连、黄芩、栀子、竹叶、地榆苦以泻火，发火外越，石膏辛寒以扶金侮火，山茱萸酸以抑木及子。

3. **临证** 《素问·至真要大论》云："岁少阳在泉，火淫所胜，则焰明郊野，寒热更至。民病注泄赤白，少腹痛，溺赤，甚则血便。少阴同候。"岁少阳在泉，火淫所胜，民病注泄赤白，少腹痛，溺赤，甚则血便。

（三）少阳之胜

《素问·至真要大论》云："少阳之胜，治以辛寒，佐以甘咸，以甘泻之。"

1. **选药** 治以辛寒：石膏；佐以甘咸：甘：甘草、大枣（甘平）、干地黄（甘寒），咸：僵蚕；以甘泻之：桑白皮（甘寒）。

2. **组方** 少阳之胜方：石膏、地黄、僵蚕、甘草、大枣、桑白皮。

方解：少阳之胜，火胜金，以石膏辛寒扶金制火，甘草、大枣、地黄之甘以泻子盗母，以僵蚕之咸扶水抑火，桑白皮甘寒泻子抑火。

3. **临证** 《素问·至真要大论》云："少阳之胜，热客于胃，烦心心痛，目赤欲呕，呕酸善饥，耳痛溺赤，善惊谵妄，暴热消烁，草萎水涸，介虫乃屈，少腹痛，下沃赤白。"少阳之胜，热客于胃，烦心心痛，目赤欲呕，呕酸善饥，耳痛溺赤，善惊谵妄，暴热消烁，少腹痛，下痢赤白。

（四）少阳之复

《素问·至真要大论》云："少阳之复，治以咸冷，佐以苦辛，以咸耎之，以酸收之，辛苦发之，发不远热，无犯温凉。少阴同法。"

1. **选药** 治以咸冷：蝉蜕（咸寒）、僵蚕（咸）、旋覆花（咸温）；佐以苦辛：苦：黄连、栀子、沙参（苦寒），黄芩、芍药、竹叶、白薇、连翘（苦平），辛：石膏（辛寒）；以咸软之：蝉蜕；以酸收之：山茱萸；以辛苦发之：木香（辛苦）。

2. **组方** 少阳之复方：蝉蜕、黄连、栀子、沙参、黄芩、石膏、山茱萸、木香。

方解：以蝉蜕之咸以养水制火，以黄连、栀子、沙参、黄芩之苦以泻火，以石膏之辛以扶金侮火，以山茱萸之酸以抑母制子，以木香之辛苦以发越火气。

3. **临证** 《素问·至真要大论》云："少阳之复，大热将至，枯燥燔爇，介虫乃耗，惊瘛咳衄，心热烦躁，便数憎风，厥气上行，面如浮埃，目乃瞤瘛，火气内发，上为口糜，呕逆，血溢血泄，发而为疟，恶寒鼓栗，寒极反热，嗌络焦槁，渴引水浆，色变黄赤，少气脉萎，化而为水，传为胕肿，甚则入肺，咳而血泄。尺泽绝，死不治。"少阳之复，惊瘛咳衄，心热烦躁，便数怕风，厥气上行，面如浮埃，目乃瞤瘛，火气内发，上为口糜，呕逆，血溢血泄，发而为疟，恶寒鼓栗，寒极反热，嗌络焦槁，渴引水浆，色变黄赤，少气脉萎，化而为水，传为胕肿，甚则入肺，咳嗽、便血。

（五）火位之主

《素问·至真要大论》云："火位之主，其泻以甘，其补以咸。"

1. **选药** 其泻以甘：干地黄（甘寒）；其补以咸：蝉蜕（咸寒）、僵蚕（咸）。

2. **组方** 少阳之主方：干地黄、蝉蜕、僵蚕。

方解：以干地黄甘寒培土以泻母火，蝉蜕、僵蚕咸以水克火。

3. **临证** 《素问·至真要大论》云："少阳司天……主胜则胸满咳仰息，甚而有血，手热……少阳在泉……主胜则热反上行而客于心，心痛发热，格中而呕。少阴同候。"少阳司天，主胜则胸满咳仰息，甚而有血，手热。少阳在泉，主胜则热反上行而客于心，心痛发热，中焦格拒而呕吐。

（六）少阳之客

《素问·至真要大论》云："少阳之客，以咸补之，以甘泻之，以咸软之。"

1. **选药** 以咸补之：蝉蜕（咸寒）、僵蚕（咸）；以甘泻之：干地黄；以咸软之：僵蚕。

2. **组方** 少阳之客方：干地黄、蝉蜕、僵蚕。

方解：以干地黄甘寒培土以泻母火，蝉蜕、僵蚕咸以水克火。

3. **临证** 《素问·至真要大论》云："少阳司天，客胜则丹胗外发，及为丹熛疮疡，呕逆喉痹，头痛嗌肿，耳聋，血溢，内为瘛疭……少阳在泉，客胜则腰腹痛而反恶寒，甚则下白溺白。"少阳司天，客胜则丹胗外发，及为丹熛疮疡，呕逆喉痹，头痛咽肿，耳聋，血溢，内为瘛疭；少阳在泉，客胜则腰腹痛而反恶寒,甚则白痢,小便白沫。

五、阳明

(一) 司天:燥淫所胜

《素问·至真要大论》云:"燥淫所胜,平以苦湿,佐以酸辛,以苦下之。"

1. **选药** 平以苦温:沙参、玄参、知母(苦寒),天冬、芍药(苦平);佐以酸辛:乌梅、山茱萸(酸平);石膏(辛寒);以苦下之:知母(苦寒)、生地黄(苦甘寒)。

2. **组方** 阳明司天方:知母、石膏、山茱萸、沙参、天冬、玄参、生地黄。

方解:以沙参、天冬、玄参、知母、生地黄之苦以泻火柔金,以山茱萸之酸侮金制燥,以石膏之辛入金抑燥。

3. **临证** 《素问·至真要大论》云:"阳明司天,燥淫所胜,则木乃晚荣,草乃晚生,筋骨内变。民病左胠胁痛,寒清于中,感而疟,大凉革候,咳,腹中鸣,注泄鹜溏,名木敛,生菀于下,草焦上首,心胁暴痛,不可反侧,嗌干面尘腰痛,丈夫㿗疝,妇人少腹痛,目昧眦,疡疮痤痈,蛰虫来见,病本于肝。太冲绝,死不治。"阳明司天,燥淫所胜,民病左侧胁痛,寒清于中,感而疟,咳,腹中肠鸣,注泄鹜溏,心胁暴痛,不可反侧,咽干面垢,腰痛,丈夫㿗疝,妇人少腹痛,目昧眦,疡疮痤痈,病本于肝。

(二)在泉:燥淫于内

《素问·至真要大论》云:"燥淫于内,治以苦温,佐以甘辛,以苦下之。"

1. **选药** 治以苦温:玄参、知母(苦寒),芍药(苦);佐以甘辛:甘:甘草、麦冬(甘平),干地黄(甘寒),辛:木香(辛苦);以苦下之:知母。

2. **组方** 阳明在泉方:玄参、知母、芍药、麦冬、地黄、甘草、木香。

方解:以玄参、知母、芍药之苦泻火柔金,以甘草、麦冬、地黄之甘抑土制子,以木香之辛苦入金敛燥。

3. **临证** 《素问·至真要大论》云:"岁阳明在泉,燥淫所胜,则霿雾清暝。民病喜呕,呕有苦,善太息,心胁痛不能反侧,甚则嗌干面尘,身无膏泽,足外反热。"岁阳明在泉,燥淫所胜,民病喜呕,呕有苦,善太息,心胁痛不能反侧,甚则嗌干,面暗如蒙尘,身体干枯无光泽,足外侧反热。

(三)阳明之胜

《素问·至真要大论》云:"阳明之胜,治以酸温,佐以辛甘,以苦泻之。"

1. **选药** 治以酸温：五味子；佐以辛甘：辛：石膏（辛寒）、升麻（辛甘），甘：甘草、麦冬（甘平）；以苦泄之：沙参、知母（苦寒）。

2. **组方** 阳明之胜方：五味子、石膏、升麻、沙参、知母、甘草、麦冬。

方解：五味子酸温扶木抑金，升麻、石膏之辛以克燥金之胜，麦冬、甘草之甘抑土生燥金，治母及子，沙参、知母之苦泻火柔金。

3. **临证** 《素问·至真要大论》云："阳明之胜，清发于中，左胠胁痛，溏泄，内为嗌塞，外发㿉疝，大凉肃杀，华英改容，毛虫乃殃，胸中不便，嗌塞而咳。"阳明之胜，清发于中，左胠胁痛，溏泄，内为咽喉窒塞，外发颓疝，胸中不舒，咽塞而咳。

（四）阳明之复

《素问·至真要大论》云："阳明之复，治以辛温，佐以苦甘，以苦泄之，以苦下之，以酸补之。"

1. **选药** 治以辛温：川芎、桂枝、桔梗（辛温），木香（辛苦）；佐以苦甘：栀子（苦寒）、芍药（苦平）、甘草（甘平）；以苦泄之：栀子（苦寒）；以苦下之：木香（辛苦）；以酸补之：山茱萸、乌梅。

2. **组方** 阳明之复方：川芎、桂枝、木香、栀子、芍药、乌梅。

方解：阳明之复，木侮金，以川芎、桂枝辛温以入金克复，以栀子、芍药、木香之苦入火克胜复之金，以乌梅之酸、侮金之复。

3. **临证** 《素问·至真要大论》云："阳明之复，清气大举，森木苍干，毛虫乃厉，病生胠胁，气归于左，善太息，甚则心痛否满，腹胀而泄，呕苦咳哕，烦心，病在膈中，头痛，甚则入肝，惊骇筋挛。太冲绝，死不治。"阳明之复，清气大举，病生胠胁，燥气偏于左侧，善太息，甚则心痛痞满，腹胀而泄，呕苦咳哕，烦心，病在膈中，头痛，甚则入肝，惊骇筋挛。

（五）金位之主

《素问·至真要大论》云："金位之主，其泻以辛，其补以酸。"

1. **选药** 其泻以辛：石膏（辛寒）；其补以酸：乌梅（酸辛）。

2. **组方** 金位之主方：石膏、乌梅。

方解：以石膏之辛入金柔燥，以乌梅之酸入木侮金。

3. **临证** 《素问·至真要大论》云："阳明司天，清复内余，则咳衄嗌塞，心膈中热，咳不止而白血出者死……阳明在泉……主胜则腰重腹痛，少腹生寒，下为鹜溏，则寒厥于肠，上冲胸中，甚则喘不能久立。"阳明司天,清复内余,则咳衄咽塞,心膈中热,咳不止而白血出者死。阳明在泉,主胜则腰重腹痛,少腹生寒,下为鹜溏,则寒厥于肠,上冲胸中,甚则喘不能久立。

（六）阳明之客

《素问·至真要大论》云:"阳明之客,以酸补之,以辛泻之,以苦泄之。"

1. 选药　以酸补之:五味子;以辛泻之:木香(辛苦)、干姜、桂枝、附子(辛温);以苦泄之:厚朴、苍术(苦温),芍药(苦平)。

2. 组方　阳明之客方:五味子、木香、干姜、桂枝、附子、厚朴、苍术、芍药。

方解:以木香、干姜、桂枝、附子辛以入阳明,五味子、芍药酸以扶木侮金,厚朴、苍术、芍药苦以助火克金。

3. 临证　《素问·至真要大论》云:"阳明在泉,客胜则清气动下,少腹坚满而数便泻。"阳明在泉,客胜则清气动于下,少腹坚满而频频腹泻。

六、太阳

（一）司天:寒淫所胜

《素问·至真要大论》云:"寒淫所胜,平以辛热,佐以甘苦,以咸泻之。"

1. 选药　平以辛热:桂枝、干姜、附子;佐以甘苦:苦:黄连、知母(苦寒)、甘草(甘平);以咸泻之:僵蚕。

2. 组方　太阳司天方:桂枝、干姜、炮附子、炙甘草、知母、黄连、僵蚕

方解:桂枝、干姜、炮附子辛以治金,佐金以抑生水;甘草之甘扶土克水,黄连、知母之寒,扶火以侮水;僵蚕咸以治水。

3. 临证　《素问·至真要大论》云:"太阳司天,寒淫所胜,则寒气反至,水且冰,血变于中,发为痈疡,民病厥心痛,呕血血泄鼽衄,善悲,时眩仆,运火炎烈,雨暴乃雹。胸腹满,手热肘挛掖肿,心澹澹大动,胸胁胃脘不安,面赤目黄,善噫嗌干,甚则色炲,渴而欲饮,病本于心。神门绝,死不治。所谓动气,知其脏也。"太阳司天,寒淫所胜,则寒气反至,血变于中,发为痈疡,民病厥心痛,呕血血泄鼽衄,善悲,时眩仆,胸腹满,手热肘挛腋肿,心澹澹大动,胸胁胃脘不安,面赤目黄,善噫嗌干,甚则色炲,渴而欲饮,病本于心。

（二）在泉:寒淫于内

《素问·至真要大论》云:"寒淫于内,治以甘热,佐以苦辛,以咸泻之,以

辛润之,以苦坚之。"

1. **选药** 治以甘热:茯苓、甘草(甘平),当归、山药(甘温);佐以苦辛:独活、寄生(苦平),杜仲、菟丝子(辛平),干姜、桂枝、附子(辛温);以咸泻之:土元(咸平)、僵蚕(咸)、蝉蜕(咸寒);以辛润之:川芎、桂枝(辛温),杜仲(辛平);以苦坚之:栀子、黄柏、黄连(苦寒),独活、寄生(辛平)。

2. **组方** 太阳在泉方:当归、山药、茯苓、甘草、杜仲、菟丝子、桂枝、干姜、土元、川芎、独活、寄生、栀子、黄连。

方解:以茯苓、甘草、当归、山药之甘以助土克水,苦以独活、寄生、栀子、黄连治火侮水,以川芎、杜仲、菟丝子、干姜、桂枝之辛助金克母抑子。

3. **临证** 《素问·至真要大论》云:"岁太阳在泉,寒淫所胜,则凝肃惨栗。民病少腹控睾,引腰脊,上冲心痛,血见,嗌痛颔肿。"岁太阳在泉,寒淫所胜,民病少腹疼痛牵引睾丸、腰脊,上冲心痛,出血,咽痛颔肿。

(三)太阳之胜

《素问·至真要大论》云:"太阳之胜,治以甘热,佐以辛酸,以咸泻之。"

1. **选药** 治以甘热:山药、当归(甘温),升麻(甘辛);佐以辛酸:辛:桂枝、干姜、附子(辛温),吴茱萸;酸:五味子(酸温);以咸泻之:牡蛎(咸平)。

2. **组方** 太阳之胜方:山药、当归、升麻、桂枝、干姜、吴茱萸、五味子、牡蛎。

方解:以山药、当归、升麻甘助土克水,桂枝、干姜、吴茱萸辛以抑母制子,以五味子酸养木抑母,以牡蛎入水泻寒。

3. **临证** 《素问·至真要大论》云:"太阳之胜,凝溧且至,非时水冰,羽乃后化,痔疟发,寒厥入胃,则内生心痛,阴中乃疡,隐曲不利,互引阴股,筋肉拘苛,血脉凝泣,络满色变,或为血泄,皮肤否肿,腹满食减,热反上行,头项囟顶脑户中痛,目如脱,寒入下焦,传为濡泻。"太阳之胜,痔疟发,寒厥入胃,则内生心痛,阴部疮疡,房事不利,联及阴股,筋肉拘急,血脉凝滞,络满色变,或为便血,皮肤肿胀,腹满食减,热反上行,头项囟顶脑户中痛,目如脱,寒入下焦,传为濡泻。

(四)太阳之复

《素问·至真要大论》云:"太阳之复,治以咸热,佐以甘辛,以苦坚之。"

1. **选药** 治以咸热:旋覆花(咸温)、土元(咸寒);佐以甘辛:辛:干姜、附子、桂枝,甘:茯苓、甘草、薏苡仁、当归;升麻(甘辛);以苦坚之:续断(苦温)。

2. 组方 太阳之复方:旋覆花、干姜、桂枝、附子、茯苓、甘草、薏苡仁、当归、升麻、续断。

方解:旋覆花咸温助水散寒,干姜、桂枝、附子辛以抑母制子,茯苓、甘草、当归、薏苡仁、升麻温土克水,续断助火侮水。

3. 临证 《素问·至真要大论》云:"太阳之复,厥气上行,水凝雨冰,羽虫乃死,心胃生寒,胸膈不利,心痛否满,头痛善悲,时眩仆,食减,腰脽反痛,屈伸不便,地裂冰坚,阳光不治,少腹控睾,引腰脊上冲心,唾出清水,及为哕噫,甚则入心,善忘善悲。神门绝,死不治。"太阳之复,厥气上行,心胃生寒,胸膈不利,心痛否满,头痛善悲,时眩仆,食减,腰脽反痛,屈伸不便,少腹疼痛牵引睾丸及腰脊,逆上冲心,唾出清水,及为哕噫,甚则入心,善忘善悲。

(五)水位之主

《素问·至真要大论》云:"水位之主,其泻以咸,其补以苦。"

1. 选药 其治以咸:旋覆花(咸温)、僵蚕(咸);其补以苦:麻黄、紫菀(苦温)。

2. 组方 水位之主方:旋覆花、僵蚕、麻黄、紫菀。

方解:以旋覆花、僵蚕治水,麻黄、紫菀苦温助火克水。

3. 临证 《素问·至真要大论》云:"太阳司天……主胜则喉嗌中鸣……太阳在泉,寒复内余,则腰尻痛,屈伸不利,股胫足膝中痛。"太阳司天,主胜则喉咽哮鸣。太阳在泉,寒复及内,则腰尻痛,屈伸不利,股胫足膝中痛。

(六)太阳之客

《素问·至真要大论》云:"太阳之客,以苦补之,以咸泻之,以苦坚之,以辛润之。开发腠理,致津液,通气也。"

1. 选药 以苦补之:狗脊、独活、寄生(苦平)、续断(苦温)、牛膝(苦酸);以咸泻之:土元(咸寒);以苦坚之:独活、寄生;以辛润之:桂枝、干姜、附子(辛温)、木香(辛)、杜仲、菟丝子(辛平)。

2. 组方 太阳之客方:独活、寄生、牛膝、续断、土元、桂枝、干姜、木香、杜仲。

方解:独活、寄生、牛膝、续断助火克水,土元咸寒泻水,桂枝、干姜、木香、杜仲辛以制金抑水。

3. 临证　《素问·至真要大论》云："太阳司天，客胜则胸中不利，出清涕，感寒则咳。"太阳司天，客胜则胸中不利，流出清涕，感寒则咳。

（本文据笔者《五运六气入门与提高十二讲》补充修改）

论三十　五运六气临证方药

五运六气临证方药是在学习《黄帝内经》理论的基础上，应用五运六气理论，药用《神农本草经》性味功效，结合临床实践创制，临床应用取得了明显的疗效。

一、运用运气学说治疗疾病

《素问·六节脏象论》云："不知年之所加，气之盛衰，虚实之所起，不可以为工矣。"运用运气学说治疗疾病，首先要认识疾病与运气的关系，确定发病病机，制定治疗原则，选择对症方药。具体方法：

1. 先用天干确定岁运　岁运"太过""不及"会影响人体相应脏腑：土运太过，雨湿流行，易伤脾、肾；土运不及，风乃大行，易伤肝、脾、肾。金运太过，燥气流行，易伤肺、肝；金运不及，炎火大行，易伤心、肺、肝。水运太过，寒气流行，易伤肾、心；水运不及，湿乃大行，易伤脾、肾、心。木运太过，风气流行，易伤肝、脾；木运不及，燥乃大行，易伤肺、肝、脾。火运太过，炎暑流行，易伤心、肺；火运不及，寒乃大行，易伤肾、心、肺。

2. 根据岁运太过、不及，制定五运太过、不及临证方药。

二、五运太过方药

1. 岁木太过　《素问·气交变大论》云："岁木太过，风气流行，脾土受邪。"岁木太过，乘土侮金，理论上以泻肝、补脾、润肺为法，临床实际以泻肝为要，岁木太过，肝气上从，解决发病原因为肯綮，临证结合实际加减。

自拟方：

芍术汤——芍药、生白术。芍药酸以抑木，芍药之苦以泻子抑母；白术甘土以养。

乌萸汤（乌梅、山茱萸）——以乌梅、山茱萸酸抑风木。

常用抑木药物:乌梅、生白芍、山茱萸等。

常用扶土药物:白术、人参、山药、大枣等。

常用润金药物:天冬、麦冬、沙参、生地黄等。

2. 岁火太过 《素问·气交变大论》云:"岁火太过,炎暑流行,肺金受邪。"岁火太过,心气上从,乘金侮水,火乘金则愈燥,火侮水则交争。理论上考虑心、肺、肾,临证实际以泻火为要。

自拟方:

连冬汤（黄连、天冬）——黄连苦寒泻火,天冬甘土生金。

连栀汤——黄连、栀子苦寒泻火。

常用泻火药物:黄连、竹叶、栀子等。

常用润金药物:天冬、麦冬、沙参等。

常用助水药物:僵蚕、玄参、鳖甲等。

3. 岁土太过 《素问·气交变大论》云:"岁土太过,雨湿流行,肾水受邪。"岁土太过,脾气上从,乘水侮木。土乘水则土愈湿,土侮木则木郁。理论考虑肝、脾、肾。实际治以泻土为要。

自拟方:

苍苓汤（苍术、茯苓）——苍术苦温泻母抑子,茯苓甘泻脾土。

常用泻土药物:苍术、白术、茯苓、薏苡仁等。

常用助水药物:旋覆花、玄参、肉苁蓉等。

常用疏木药物:乌梅、芍药、山茱萸、香附等。

4. 岁金太过 《素问·气交变大论》云:"岁金太过,燥气流行,肝木受邪。"岁金太过,肺气上从,乘木侮火,乘木则肝燥,侮火则燥热。理论考虑肺、肝、心,实际以泻金为要。

自拟方:

麦地汤（生地黄、麦冬）——生地黄甘寒、麦冬甘平泻母抑子。

天梅汤（天冬、乌梅）——天冬甘平泻母抑子,乌梅酸柔风木。

常用泻金药物:半夏、天冬、麦冬、沙参等。

常用柔木药物:乌梅、芍药、山茱萸等。

常用助火药物:干姜、附子(辛温助火制金凉);紫菀、麻黄(苦温入心助火克金)。

5. 岁水太过 《素问·气交变大论》云："岁水太过,寒气流行,邪害心火。"岁水太过,肾气上从,乘火侮土,乘火则火弱,侮土增寒湿。理论考虑肾、心、脾,实际以泻水为要。

自拟方:

桂姜汤(桂枝、干姜)——以桂枝、干姜辛温助火温金燥水。

连附汤(黄连、附子)——黄连苦寒发郁火,附子辛温助火温金燥水。

常用燥水药物:桂枝、干姜、附子、肉桂(辛温助火温金燥水);车前子、泽泻甘咸寒泻水。

常用助土药物:苍术、白术、茯苓、薏苡仁等。

常用助火药物:干姜、附子、桂枝、肉桂(辛温助火温金燥水)。

三、五运不及方药

1. 岁木不及 《素问·气交变大论》云："岁木不及,燥乃大行。"木不及,金乘之,土侮之。理论上考虑肺、肝、脾,抑金、柔木、泻土。因"燥乃大行",故以润燥为主,结合实际,兼顾其他。

自拟方:

沙冬汤(沙参、天冬)——甘寒以助土生金润燥。

苍苓汤(苍术、茯苓)——苍术苦温泻母抑子,茯苓甘泻土湿。

乌萸汤(乌梅、山茱萸)——以乌梅、山茱萸酸柔风木。燥劫肝阴,伤肝气,故柔之。

常用柔木药物:乌梅、山茱萸、枸杞、芍药等。

常用润燥药物:沙参、天冬、麦冬等。

常用泻土药物:苍术、茯苓、薏苡仁、白术等。

2. 岁火不及 《素问·气交变大论》云："岁火不及,寒乃大行。"火不及,水乘之,金侮之。理论上考虑肾、心、肺,温水、助火、泻金。因"寒乃大行",故以温水为主。

自拟方:

桂姜汤(桂枝、干姜)——桂枝、干姜辛温助火温金。

夏白汤(半夏、薤白)——半夏辛平、薤白辛苦温泻金。

常用泻金药物:半夏、薤白、木香等。

常用温水药物:桂枝、干姜、附子、肉桂等。

常用助火药物:麻黄、厚朴、远志等。

3. **岁土不及**　《素问·气交变大论》云:"岁土不及,风乃大行。"土不及,木乘之,水侮之。理论上考虑肝、脾、肾,抑木,补土、泻水。因"风乃大行",故以疏风为主。

自拟方:

乌萸汤(乌梅、山茱萸)——以乌梅、山茱萸酸柔风木。

乌芍汤(乌梅、芍药)——以乌梅、芍药酸以抑木,芍药之苦以泻子抑母。

参术汤(人参、白术):甘养脾土。

常用抑木药物:乌梅、山茱萸、芍药等。

常用扶土药物:白术、人参、山药、大枣等。

常用泻水药物:旋覆花、泽泻、车前子、肉苁蓉等。

4. **岁金不及**　《素问·气交变大论》云:"岁金不及,炎火乃行。"金不及,火乘之,木侮之。理论上考虑心、肺、肝,泻火、扶金、柔木。因"炎火乃行",故以泻火为要。

自拟方:

连芩汤(黄连、黄芩)——以芩连苦寒清火。

乌芍汤(乌梅、芍药)——以乌梅、芍药酸以抑木,芍药之苦以泻子抑母。

参冬汤(人参、麦冬)——甘养脾土,以生金。

常用泻火药物:黄连、黄芩、栀子、竹叶等。

常用扶金药物:金之性凉,金之化燥,故以人参、山药、天冬、麦冬甘寒等助土生金水。

常用柔木药物:乌梅、山茱萸、芍药等。

5. **岁水不及**　《素问·气交变大论》云:"岁水不及,湿乃大行。"水不及,土乘之,火侮之。理论上考虑脾、肾、心,燥土、温水、泻火。因湿乃大行,故以燥土为主。

自拟方:

苍苓汤(苍术、茯苓)——苍术苦温泻母抑子,茯苓甘泻脾土。

桂姜汤(桂枝、干姜)——桂枝、干姜温水。

连栀汤(黄连、栀子)——苦寒泻火。

常用燥土药物：苍术、茯苓、白术、薏苡仁。

常用温水药物：桂枝、干姜、附子、肉桂。

常用泻火药物：黄连、栀子、黄芩、竹叶。

四、五运太过不及临证方药制方依据与应用原则

五运太过、不及临证方药依据《素问·气交变大论》而制定，以岁运太过、不及的发病特点而立方，五运（小运）主客太少可根据客主之间的相互关系，结合实际，参照运用五运（岁运）太过、不及临证方药。

五运太过、不及之发病关系源于《黄帝内经》五行生克乘侮理论，《素问·五运行大论》云："气有余，则制己所胜而侮所不胜；其不及，则己所不胜侮而乘之，己所胜轻而侮之。"从理论上讲，临证要充分考虑太过、不及之气与乘侮之所之间的影响，但实际临床中，要考虑客观表现，针对致病根源，抓住肯綮，解决实际问题。

《素问·气交变大论》在岁运太过、不及中论述了各种病症，全与本脏及乘侮之所相关，笔者认为，其所论为一岁之中可能发生的各种病症，是一岁中的一般规律，因人、因地、因时而宜，实际临床实践中发现确实如此，故五运六气临证方不以其所列病症制方，而以运气之机立法，设置灵活的五运太过、不及临证方。

五、六气临证方药

1. **厥阴风木**　代表方：乌梅丸、逍遥丸。

自拟方：

乌萸汤（乌梅、山茱萸）——以乌梅、山茱萸酸柔风木。

乌芍汤（乌梅、芍药）——以乌梅、芍药酸以抑木，芍药之苦以泻子抑母。

乌归汤（乌梅、当归）——以乌梅之酸以抑木，当归甘土侮木。

常用药物：柴胡、香附、白芍、当归、乌梅、山茱萸、枣仁等。

2. **少阴君火**　代表方：黄连泻心汤、黄连阿胶汤、栀子豉汤。

自拟方：

黄蝉汤（黄连、蝉蜕）——蝉蜕之咸寒以助水克火，黄连之苦以泻火。

黄胶汤（黄连、阿胶）——黄连之苦以泻火，阿胶之甘以平土生子，以

子盗母气。

黄竹汤（黄连、竹叶）——黄连、竹叶苦以泻火。

常用药物：黄连、黄芩、栀子、竹叶、莲子心、蝉蜕等。

3. **太阴湿土**　代表方：平胃散。

自拟方：

苍苓汤（苍术、茯苓）——苍术苦温燥湿，茯苓甘泻脾土。

苍陈汤（苍术、陈皮）——苍术苦温燥湿，陈皮辛温扶子抑母。

苍朴汤（苍术、厚朴）——苍术、厚朴苦温燥湿。

常用药物：苍术、茯苓、陈皮、甘草、厚朴等。

4. **少阳相火**　代表方：小柴胡汤。

自拟方：

柴芩汤（柴胡、黄芩）——苦以清火。

常用药物：柴胡、黄芩、龙胆草、夏枯草等。

5. **阳明燥金**　代表方：增液汤、沙参麦冬汤。

自拟方：麦地汤（生地黄、麦冬）——生地黄甘寒、麦冬甘平治母及子。

常用药物：生地黄、沙参、天冬、玄参、麦冬等。

6. **太阳寒水**　代表方：附子干姜汤。

自拟方：桂姜汤（桂枝、干姜）——以桂枝、干姜辛温寒水。

常用药物：桂枝、干姜、附子、肉桂等。

六、综合运气相合，灵活应用

辨明岁运、主运、客运、主气、客气、客主加临、逆从胜复、郁发关系，综合运气相合，凡不合德化政令者，则为邪害，成为发病诱因。陈无择曰："五运流行，有太过不及之异；六气升降，则有逆从胜复之差。凡不合于德化政令者，则为变眚，皆能病人。"

如有邪害，一般会相互存在，具有多种病机，临证要找综合作用后的主要病机，兼顾其他，原机活方。运气理论是以五脏为中心的辨机体制，临证还要考虑六腑、经络、气血阴阳及各种致病因素。

运气用药，无外补泻，考虑寒热虚实、生克乘侮，药用四气五味，参以功效主治。五运临证方药、六气临证方药可相参互用，大道至简，不要过于繁杂，思辨要全面，应用要简单。所制方药全为对药，灵活加减配伍应用，酌选一方,结合运气和发病特点,明辨发病之机,机同症异,临证也需加减。只要辨机准确,灵活应用,卓有疗效。

　　五运六气临证方药具有明显的针对性和灵活性,一切以临证表现为前导,结合运气规律,切中病机,圆机活法。

（本文选自笔者《三因司天方解读》）

中篇

临床验案

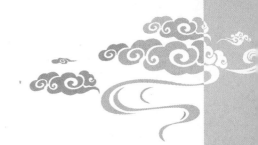

心血管疾病

案1　急性冠脉综合征

于某,男,82岁,2014年1月27日初诊。因反复胸痛、胸闷、气短8年余,下肢浮肿2年,加重伴发热12天,伴憋气、不能平卧、喉中喘鸣不能止、少尿,于2014年1月27日第四次入我科住院。查体:贫血貌,端坐呼吸,呼吸急促。双肺满布干湿啰音,心率80次/min,律齐,双下肢Ⅰ度凹陷性水肿,尿量800ml/d。心电图示:ST段呈弓背向上抬高型,T波倒置。舌质淡,苔白腻,脉细数。既往慢性肾小球肾炎病史20年,肾功能不全病史5年,糖尿病史15年,脑梗死病史10年,高血压病史30年。

入院西医诊断:

1. 冠心病

　　急性冠脉综合征

　　心功能Ⅳ级

2. 2型糖尿病

　　糖尿病肾病

　　慢性肾功能不全(尿毒症期)

　　肾性贫血

3. 高血压3级,极高危

4. 脑梗死后遗症

5. 肺内感染

中医诊断:

1. 胸痹

2. 喘病

3. 心衰

4. 癃闭

5. 发热

中医辨证:邪郁化热,寒湿阻滞三焦。

西医治疗:给予扩冠,营养心肌、利尿、强心、抗感染、化痰治疗。

处方:金银花 30g　黄芩 10g　蒲公英 30g　苍术 15g

　　　陈皮 10g　茯苓 10g　泽泻 20g　葶苈子 30g

　　　干姜 10g　人参 10g　车前子 30g

3 剂,水煎服

服药 1 剂,症状减轻,能平卧。3 剂后根据患者的临床表现,随证加减,治疗半月患者好转出院。

按:此病复杂,既往高血压、心衰、慢性肾衰多年,复感寒邪,郁里化热,病情迁延。肺内感染是导致急性冠脉综合征的发作和心衰加重的主要原因。发热为寒邪郁里而化;胸痛、气短、少尿、憋喘,24 小时端坐呼吸,喉中喘鸣不能止,为三焦不畅的临床表现。在西医常规治疗的前提下,中药给予清宣上焦,通利下焦,畅达中焦之法,急则治标,1 剂而效。外感寒邪,病已 12 天,人三阴三阳均受邪,邪郁而化热。结合岁运,湿阻气机,客气初之气应太阳寒水,寒湿相合,热郁于里。此乃天气感人而变的案例,病情危重复杂,自拟处方,体现天人之治,中西医结合治疗方法优于单纯的中医或西医治疗。

案2　冠心病(心绞痛)

乔某,男,80 岁。入院时间:2017 年 9 月 25 日。

主诉:发作性胸痛 19 年,胸闷、气短加重半年余。

现病史:患者自 6 月胸闷压气加重,稍活动即感胸闷憋气,歇息 1~2 分钟症状可减轻,症状反复发作,无剧烈胸痛,无大汗淋漓,无咳嗽,无发热。舌质淡,苔薄黄,脉沉弱。

既往史:高血压病史 30 年,发现陈旧性心肌梗死 10 年,冠状动脉支架植入术后 8 年。

西医诊断:1. 冠心病

心绞痛

陈旧性心肌梗死

心功能3级(NYHA分级)

冠状动脉支架植入术后状态

2. 高血压2级

中医诊断:胸痹心痛

中医辨证:气虚血瘀

西医治疗:给予扩张冠脉,改善循环、控制血压等常规治疗。

处方:

黄芪30g	党参20g	麦冬15g	五味子10g
丹参30g	降香15g	地龙10g	川芎10g
黄连6g	白术10g	茯苓10g	山药15g
炙甘草6g	葶苈子30g	车前子30g	

水煎服,日1剂

此方加减,治疗10天出院。

按:此病患者既往有高血压、陈旧性心肌梗死、冠状动脉支架植入术病史,西医主要诊断为冠心病心绞痛,中医诊断胸痹心痛。80岁,老年精气不足,结合病症舌脉,综合辨证为气虚血瘀。丁酉年阳明燥金司天,少阴君火在泉。病发6月,主气为少阳相火,客气为阳明燥金,火克金伤,致气阴不足而胸闷憋气加重,9月25日入院,五之气,厥阴风木客气,阳明燥金主气,方以四君合生脉饮,结合五运六气临证方药,重用黄芪、党参甘温补气为主,加用麦冬甘寒、五味子酸养阴;配用丹参、降香、地龙、川芎活血化瘀;白术、茯苓、山药甘以补气健脾;葶苈子、车前子咸助水克火,强心利尿,改善心功能不全;炙甘草调和诸药。麦冬柔燥金,五味子柔肝木,黄连针对在泉而用。辨证考虑天地人病时,用药考虑药物功效性味,治病都有基本方,天时应用五运六气临证方药。

案3 冠心病(房颤)

贺某,女,90岁,2017年11月23日初诊,病案号:417524。

主诉:胸闷憋气30余年,加重1周。

现病史:30余年前始反复有劳累后胸闷憋气,长期服用阿司匹林后出现胃出血而停用。1周前无明显诱因再发胸闷憋气,轻微活动即有胸闷、憋喘、咳嗽、气促、失眠,查体:心律绝对不齐,强弱不一,脉短绌;双肺呼吸音略低,无干湿性啰音;双下肢轻度凹陷性浮肿。舌淡黯苔白,脉沉细。

　　西医诊断:冠心病

　　　　　　心房纤颤

　　　　　　心功能 3 级

　　中医诊断:胸痹心悸

　　中医辨证:气虚血瘀

　　西医治疗:给予扩冠、抗凝、改善微循环等常规治疗。

　　处方:黄连 6g　　　天冬 15g　　　桂枝 10g　　　葶苈子 30g

　　　　　车前子 30g　　黄芪 30g　　　党参 20g　　　麦冬 15g

　　　　　五味子 10g　　降香 10g　　　川芎 10g　　　地龙 10g

　　　　　山楂 30g　　　山药 30g　　　莲子肉 30g　　肉桂 6g

　　　　　酸枣仁 30g　　炙甘草 10g　　苦参 10g　　　远志 10g

　　　　　　　　　　　　　　　　　　　5 剂,水煎服,日 1 剂

经上方加减为用,住院半月出院。

　　按:老年女性,气阴俱不足,心之气化不利,瘀血阻滞,心失所养,故有胸闷、气短之表现,治疗以行气活血为治法,培补后天脾土,使中焦健运,气血运行通畅。

　　丁酉年,中运少角,阳明燥金司天,少阴君火在泉;终之气,主气太阳寒水,客气少阴君火。临证要考虑运气对人体的影响,方中用生脉饮加味葶苈子、车前子、川芎、降香、黄芪等针对冠心病心衰之机;苦参、远志、黄连针对房颤;莲子肉、山药健运中焦,山楂燮理气机,酸枣仁治疗失眠;天冬顾及燥金,肉桂、桂枝考虑主气对发病的影响,黄连可抑君火,针对客气在泉。天地人病时周虑。

案 4　高血压

患者宋某,男,42 岁。2017 年 10 月 24 日初诊;节气:霜降。

　　主诉:血压偏高 2 年余。

　　现病史:患者于 2 年前查体发现血压偏高,平素自测最高约 157/95mmHg。现自觉进食吞咽稍困难,进餐时胃部胀满感,偶食物反流,偶胸闷,情绪易烦躁易怒。纳可,眠一般,睡中易醒,偶起夜1次,二便调。舌质淡,苔白稍厚,舌下络脉稍迂曲。脉弦细。

西医诊断:高血压

中医诊断:痞满

中医辨证:肝气犯胃,胃气郁滞证

治法:疏肝理气,健脾和胃

处方:

半夏 10g	黄芩 10g	黄连 10g	党参 15g
柴胡 10g	生白芍 10g	合欢皮 30g	百合 20g
炒栀子 10g	黄连 10g	生白术 10g	山药 15g
炒山楂 15g	钩藤 15g	葛根 30g	石决明 20g
牛膝 10g	泽泻 20g	炒酸枣仁 20g	

7剂,水煎服

按:该患者为治疗高血压而就诊。高血压,通常中医根据主要的症状表现诊断为眩晕、头痛等,但许多患者没有头痛、头晕,甚至可以没有症状表现,应以客观事实而辨证。患者进食吞咽稍困难,进餐时胃部胀满感,偶食物反流,而无明显疼痛感觉,此为中医痞满病范畴。《伤寒论·辨太阳病脉证并治》:"但满而不痛者,此为痞,柴胡不中与之,宜半夏泻心汤。"患者偶胸闷,情绪较急躁,易怒,此为肝气上犯表现,肝气上犯于脾胃,木乘土,脾土受损,则脾胃虚弱,运化无力,胃气郁滞,表现为进食稍困难、胃部胀满感、偶食物反流。肝气上犯,脾胃运化失司影响全身气机,使血压不稳与上升。《金匮要略》云:"夫治未病者,见肝之病,知肝传脾,当先实脾,四季脾旺不受邪,即勿补之;中工不晓其传,见肝之病,不解实脾,惟治肝也。"以肝脾同治立法,方以半夏泻心汤加味为主方,柴胡、生白芍、合欢皮疏肝理气;炒栀子、钩藤、葛根、石决明平肝息风;以党参、白术、山药、炒山楂健脾和胃,消积理气;以牛膝、泽泻利水消痞通经络;以炒酸枣仁、百合养肝,安神。时值五之气,少阴君火在泉,主气阳明燥金,客气厥阴风木,患者发病受客气、在泉影响较大,黄连、栀子考虑在泉,芍药、山楂酸柔厥阴客气,天地人病时并治。

脑血管疾病

案 1 椎基底动脉供血不足

马某,女,76 岁,2016 年 3 月 23 日就诊。

主诉:头晕 10 余年,加重 1 周。

现病史:患者近 10 余年常感头晕,曾行 MRA 提示脑动脉狭窄,平时服用拜阿司匹林、降脂药物等治疗,病情稳定。1 周前头晕加重,呈非旋转性,严重影响日常生活。无恶心、呕吐,无头痛,无晕厥、意识障碍等。舌红,苔白腻,脉弦滑。神经系统查体无阳性体征。

西医诊断:椎基底动脉供血不足

中医诊断:眩晕

中医辨证:痰浊上阻证

处方:半夏天麻白术汤加减。

姜半夏 12g	天麻 10g	黄连 6g	炒白术 12g
茯苓 15g	陈皮 10g	泽泻 20g	葛根 30g
炙甘草 6g	生姜 3 片	大枣 3 枚	

5 剂,水煎服

二诊:患者服 3 剂,头晕即明显好转,继服 5 剂而愈。

按:丙申年岁水太过,寒气流行,邪害心火,患者头晕,舌红,苔白腻,脉弦滑。虽无热象,但要考虑运气影响。中医认为,脑为元神之府,心主神明,眩晕为心火上扰,寒郁痰阻神明之象,以白术、茯苓、陈皮健脾理气,半夏、天麻、泽泻、黄连降浊化痰、辛开苦降、引浊下行,炙甘草、姜枣合用调和诸药,培土治水;黄连、生姜机从寒热,天人之病机并虑。

案2 脑梗死

杨某,女,75岁。发病时间:2017年10月5日,初诊时间:2017年10月30日。

主诉:意识障碍近1月。

现病史:患者近1月前无明显诱因出现烦躁、胸腹部不适,随后出现呕血3次,总量约1 000ml,为鲜红色血液,同时排黑便3次,稀糊样,总量约600g,伴头晕、乏力、面色苍白,继而出现意识障碍,于"牟平中医院"输血后送至我院,予禁饮食、吸氧、抑酸、止血、补液、输注红细胞、利尿、保护心功能及对症支持治疗后,10月21日患者出现左侧肢体活动差,行"颅脑CT"示:右侧颞叶枕叶见片状低密度影,考虑脑梗死。23日加用肝素,患者病情较前稍有好转,于10月27日出院。出院诊断:1. 上消化道出血,消化性溃疡,2. 脑梗死,3. 急性冠脉综合征,4. 低蛋白血症,5. 肺部感染,6. 脂肪肝,7. 胆囊息肉。

出院后患者仍有意识障碍,烦躁、嗜睡,左侧肢体不能活动,咳嗽、呼吸急促,为进一步诊治来我院就诊,门诊以"意识障碍原因? 脑梗死,消化道出血"为诊断收入院。患者病后鼻饲流质饮食,卧床,生活不能自理。**查体:**体温波动在37.3~38.6℃之间,神志模糊,被动体位,慢性病容,查体不合作。左肺呼吸音粗,可闻及少量干湿性啰音,右肺呼吸音低。心率108次/min,律绝对不齐,第一心音强弱不等。双下肢Ⅱ°指凹性水肿。神经系统:构音欠清,双侧瞳孔对光反射迟钝,左侧上下肢肌力0级,右侧4级,四肢腱反射(+),双侧病理征(+)。理化检查:BNP(B型钠尿肽)>5 000pg/ml;心梗三项:hsTnI(超敏肌钙蛋白I):1 338.66pg/ml,CK-MB(肌酸激酶同工酶):5.44ng/ml,MYO(血清肌红蛋白):165.8μg/L;白蛋白:28g/L;肌酐:159μmol/L。舌脉:舌红无苔,脉结代。

既往史:既往"冠心病"40余年,未系统诊治。

初步诊断:

西医诊断:1. 脑梗死

　　　　　2. 上消化道出血

　　　　　3. 急性冠脉综合征

　　　　　　　　心房纤颤

　　　　　4. 肺内感染

中医诊断:

　　1. 中风　中脏腑

　　2. 呕血

　　3. 胸痹

中医辨证:气虚血瘀证

西医治疗:①患者现存两大主要矛盾:消化道出血及脑梗死。密切监测血常规、大便隐血试验等辅助检查明确患者是否存在消化道再出血,积极应用质子泵抑制剂抑酸护胃,如出现消化道出血,立即停用抗凝、抗血小板、活血等药物;如患者消化道出血得以控制,应积极抗凝、改善脑供血。② BNP>5 000pg/ml,患者存在短期死亡风险,充分与家属交代病情;心梗三项:hsTnI:1 338.66pg/ml、CK-MB:5.44ng/ml、MYO:165.8μg/L,心电监护示心率100次/左右,房颤律,综合考虑患者存在心衰、房颤、ACS,积极给予单硝酸异山梨酯注射液扩冠、呋塞米利尿,记24h尿量,维持出入量负平衡,监测电解质;给予力素增强心肌收缩力,必要时给予西地兰强心。③患者现双下肢明显水肿,考虑原因有三点:患者白蛋白28g/L,改善低蛋白血症;其次,考虑水肿与心衰相关,对症改善心功能;第三,患者肾功能Cr159μmol/L,考虑水肿为肾前性相关。④患者存在肺部感染,体温波动在37.3~38.6℃之间,积极抗感染治疗。

　　处方:黄芪 30g　　当归 10g　　　鸡血藤 20g　　赤芍 10g

　　　　　地龙 15g　　石菖蒲 20g　　胆南星 10g　　远志 10g

　　　　　黄连 10g　　蒲公英 30g　　金银花 30g　　陈皮 10g

　　　　　半夏 10g　　茯苓 10g　　　天冬 10g　　　炙甘草 10g

　　　　　车前子 30g

水煎服,日 1 剂

安宫牛黄丸　每日 1 丸。

3 日后意识改善,双肺呼吸音变清,继续加减用药,患者好转出院。

　　按:患者意识障碍,多系统发病,病情危重,病情迁延,标本同治。方中当归、鸡血藤养血活血,地龙解痉、疏通经络,黄芪益气,赤芍化瘀,气行则血行,共奏益气活血化瘀之功;石菖蒲、胆南星既能化痰,又能协远志开窍醒神;黄连、蒲公英既清热解毒,金银花尤善清上焦之邪气;少量陈皮理气健脾化痰;半夏、茯苓降逆化痰;车前子活血利水消肿。丁酉年五之气,黄连兼顾少阴君火,天冬润燥金,赤芍兼顾厥阴。本病人病症繁多,上方整体论治,天人兼顾。

案3 脑梗死

赵某,女,71岁。发病时间:2017年8月20日(处暑),初诊时间:2017年9月11日(白露)。

主诉:头晕、左侧肢体乏力20天,加重伴周身不适半月余。

现病史:患者20天前无明显诱因出现头晕,伴有左侧肢体乏力、恶心、耳鸣、视物模糊,呕吐胃内容物后头晕、恶心有所缓解,视物清晰,可独立行走,肢体活动情况同前,自觉肢体平衡较差,无头痛、听力下降、视物旋转,无发热、胸闷等不适,于村卫生所就诊,考虑"梅尼埃病",给予药物(具体不详)口服后,症状略有减轻,仍有头晕、左侧肢体乏力,8月26日于我院门诊就诊,给予"敏使朗、长春胺、艾地苯醌"口服后,头晕较前减轻,8月30日患者感头晕加重,于我院门诊就诊,行"颅脑MR"示"桥脑右侧脑梗死(新鲜灶)",为进一步诊治,门诊以"脑梗死"为诊断收入院。自本次发病以来,患者神志清,情绪低落,食欲、睡眠较差,小便正常,便秘,体力欠佳。舌脉:舌淡,苔薄黄;脉弦、沉弱。

既往史:既往"2型糖尿病"病史4年,现口服"二甲双胍、格列美脲",自述血糖控制可;"高血压"病史20年,血压最高210/94mmHg,服用"硝苯地平片10mg tid"控制血压,平时血压一般在125/70mmHg左右;"冠心病"病史20年,服用复方丹参滴丸等药物。

诊疗经过:入院后经给予改善循环、改善头晕、控制血压及血糖等药物治疗后,患者仍感头晕明显,左侧肢体仍有乏力,自诉感周身不适,情绪焦虑、抑郁。

西医诊断:1. 脑梗死(脑桥)

      2. 椎动脉闭塞(右侧)

      3. 椎动脉狭窄(左侧)

      4. 2型糖尿病

      5. 高血压3级

      6. 冠心病

7. 焦虑状态

西医治疗:继续给予改善循环、改善头晕、控制血压及血糖等常规治疗,加用黛力新调节情绪。

中医诊断:1. 中风　中经络

2. 消渴

3. 胸痹

4. 郁证

中医辨证:脾虚湿盛,肝郁火旺

处方:

桂枝 10g	干姜 10g	羌活 10g	葛根 30g
苍术 10g	茯苓 10g	黄芪 30g	地龙 15g
当归 30g	肉苁蓉 15g	牛膝 10g	白芍 10g
乌梅 10g	天麻 10g	白术 10g	半夏 10g
炒山楂 15g	酸枣仁 20g	山药 15g	莲子肉 30g
炙甘草 10g	黄连 6g		

7 剂,水煎服,日 1 剂

服药后患者焦虑情绪明显好转,肢体症状亦明显改善,加减调理,好转出院。

按:急性脑梗死,患者多思虑,情绪明显焦虑、抑郁。《素问·阴阳应象大论》云:"思伤脾",长期忧思导致患者脾虚,结合四之气主气为"太阴湿土"、客气为"太阳寒水"的运气特点,结合患者舌淡苔薄黄的寒湿热象分析患者辨证属于"脾虚湿盛";肝主疏泄,结合患者舌脉及少阴君火在泉,考虑患者同时存在"肝郁火旺"证。方中桂枝、干姜、羌活、葛根、苍术、茯苓针对当下的主、客运气特点,加以山药、莲子肉、甘草,共同发挥健脾燮理中焦的作用,而山药、莲子肉、甘草亦能补养后天之本,健脾运以改善体质;乌梅、白芍、黄连酸苦入肝心经,能调节肝郁,柔肝泻心火,同时顾及在泉君火,可改善患者抑郁、焦虑情绪;患者中风,左侧肢体乏力,方加黄芪、地龙补气通络;天麻、白术、半夏化痰浊改善头晕症状;当归、肉苁蓉、牛膝润肠通便;酸枣仁助眠;佐以炒山楂疏畅气机。针对患者复杂繁多的临床症状对症治疗,体现了天地人病时之辨。

呼吸系统疾病

案1　支气管炎

贺某,男,71岁,初诊日期:2017年8月29日,节气:处暑后6天。

主诉:咳嗽1月,加重6天。

现病史:患者老年男性,因外感而致咳嗽,痰稠而黏,咳则胸痛,伴咽喉部堵塞感,舌黯,苔白,脉细数。

西医诊断:支气管炎

中医诊断:咳嗽

中医辨证:肺脾阳虚,湿热内敛

治法:温中止咳清热,健脾祛湿利水

处方:
桂枝 10g	干姜 10g	山药 20g	党参 15g
黄芩 10g	黄连 10g	紫菀 10g	前胡 10g
桔梗 10g	车前子 10g	竹叶 10g	茯苓 10g
炙甘草 10g			

水煎服,15剂,日1剂

按:《素问·咳论》云:"五脏六腑皆令人咳,非独肺也。"咳嗽不离乎肺,然不止于肺。患者咳则胸痛,咽喉堵塞感,可以诊为五脏咳之心咳,"心咳之状,咳则心痛,喉中介介如梗状,甚则咽肿,喉痹。""人与天地相参,故五脏各以治时受病,非其时,各传以与之。"外感寒邪,乘夏则心肺受邪,发病之际,时值丁酉年四之气,少阴君火在泉,主气太阴湿土,客气太阳寒水,以运气用药,故用桂枝、干姜以温太阳寒水,党参、山药、茯苓、甘草有四君子之功,以健太阴脾土。心属火,肺属金,寒郁心火,火克金而为心咳,泻心火用黄连、竹叶,车前子咸以水克心火,紫菀、前胡、桔梗为对症治疗。心、肺、脾同治,结合运气用药,体现了"见咳休治咳"的观点,是中医辨证论治和天人相应整体观的有效结合,体现天地人病时辨治。

中篇 临床验案

案2 支气管扩张并感染

张某,女,75岁。发病时间:2017年10月30日,初诊时间:2017年12月4日。

主诉:反复咳嗽、咳痰60余年,加重1月。

现病史:患者于60余年前始反复出现咳嗽、咳痰,并因此反复入院治疗,最近一次出院后使用"思力华"平喘,病情较稳定,仍有间断咳嗽、咳痰。1月前,患者因感冒后出现咳嗽较前加重,每天午后明显,咳痰较多,为黄色稀痰,伴有喘憋,平路行走即感喘憋明显,夜间入眠后咳嗽可略减轻,无发热、寒战、汗出、胸痛等不适,为进一步诊治来我院就诊,门诊以"支气管扩张并感染"为诊断收入院。舌脉:舌淡少苔,苔略黄;脉弱。

西医诊断:支气管扩张并感染

中医诊断:咳嗽

中医辨证:阳气虚弱,寒热错杂

西医治疗:给予哌舒西林静滴抗感染,富露施雾化吸入化痰。

治法:益气温阳,清热化痰

处方:

桂枝10g	干姜10g	细辛3g	五味子10g
黄芩10g	黄连10g	肉桂10g	金银花30g
蒲公英30g	紫菀10g	前胡10g	浙贝15g
陈皮10g	半夏10g	茯苓20g	党参20g
白术10g	甘草10g		

7剂,水煎服

按:患者咳嗽、咳痰病史数十年,久咳导致肺气虚弱,阳气外脱,方用党参、白术、甘草补气;患者咳嗽每于午后加重,且舌淡,脉弱,属于阳虚,方中桂枝、干姜、细辛、五味子为小青龙汤加减,功在温阳化饮;患者舌苔略黄,心脉亢盛,综合运气特点,丁酉年终之气,少阴君火在泉,客气少阴君火,主气太阳寒水,给予黄芩、黄连清火;患者命门脉弱,加肉桂温阳纳气并及主气;咳嗽、痰黄,加用金银花、蒲公英、紫菀、前胡、浙贝止咳化痰;陈皮理气化痰,茯苓健脾化痰,共奏益气温阳,清热化痰止咳之功,天地人病时并奏。

案3 小儿肺炎

刘某,女,7岁。2014年1月23日初诊。

主诉:发热25天。

现病史:患者25天前受凉后发烧,发热,体温最高38.7℃,每天中午始发,持续发热,口服退烧药物。2014年1月1日始高热,体温39℃,夜间10点后发作。口服抗生素疗效不显。2014年1月3日来我院儿科住院,给予抗生素、抗病毒、激素等治疗,一直持续低热不退,每天体温在37.3~37.5℃之间,在中午12点加重至晚上入眠时发热,眠后及晨起体温正常,上午9时以后体温升高。发热时无恶寒、汗出,无头痛、咳嗽。舌质淡红,苔薄腻,脉滑数。

西医诊断:肺炎

中医诊断:发热

处方:桂枝8g　　白芍10g　　生姜3片　　甘草6g
　　　大枣6枚　　石膏15g　　苍术10g　　茯苓10g
　　　知母6g　　甘草6g

3剂,水煎服

1剂热瘥,3剂出院。

按:外感寒邪近1个月,三阴三阳俱传,但目前邪在太阳、阳明,结合舌、脉,以湿热为象,热郁在表,久而未解。证属热郁太阳,湿土相加。方以桂枝汤合白虎汤,患者湿象,加苍术、茯苓。当时虽未按照运气特点用药,但重视了发病及病传时间,以临床实际表现辨证,恰与运气相合,体现了天地人病时之治。

案4 流感

邹某,男,52岁。发病日期:2018年1月13日。

主诉:流清涕1天。

现病史:患者2018年1月12日因空调吹冷风受凉。13日午后起鼻流清涕不止,口服银翘解毒颗粒、可乐必妥无效,改服干姜水200ml冲服黄连粉 3g,服后半小时清涕立止,不再流涕。14 日全身无力,怕冷,啬啬恶寒,淅淅恶风,翕翕发热,舌质淡黯有瘀斑,苔黄腻,脉弱。

西医诊断:流感

中医诊断:感冒

中医辨证:外感寒邪

治法:发表散寒

处方:1. 干姜 10g　　黄连粉 3g

　　　以干姜煎水,黄连粉 3g 装胶囊冲服,每日 3 次,服 5 天,小米粥食养。

　　2. 黄连 10g　　　桂枝 10g　　　生白芍 10g　　　干姜 10g

　　　炮附子 5g　　　苍术 10g　　　茯苓 10g

　　　　　　　　　　　　　　　　　　　　　　1 剂,水煎服

口服中药半剂,夜半发热,体温 39℃,服扑热息痛 1 片,药后全身出汗,热退;15 日晨起后再进半剂,未再发热,但项背不舒,全身无力,咳吐清稀痰,偶有咳嗽,肺部空虚感,继服干姜水冲服黄连粉,进小米粥。16 日晚突感肺气有力,17 日后全身体力恢复。

按:此案受凉后感冒,天邪加人患,寒热并邪,邪入太阳经,流涕。《素问·六元正纪大论》云:"终之气,阳气布,候反温,蛰虫来见,流水不冰。民乃康平,其病温。"可乐必妥、银翘解毒颗粒药性寒凉,服必不效。故以干姜温经而愈,加黄连粉胶囊顾及运气。啬啬恶寒,淅淅恶风,翕翕发热,桂枝汤证见,结合运气特点处方:黄连 10g,桂枝 10g,生白芍 10g,干姜 10g,炮附子 5g,苍术 10g,茯苓 10g,服半剂(未温服)。邪气留恋,桂枝汤加运气方应有效,因未温服,故药力不显,夜间发热,为正邪交争,加扑热息痛后发汗,功同麻黄、石膏,并助药力;肺气被郁,故肺虚、全身无力,小米粥食养,培土生金。历经 7 天,体现了六经传变规律。正可谓一碗姜汤去寒涕,一剂中药发邪气,食尽调养复体力,正复邪退报平安。

附:流感的治疗体会:丁酉年,少阴君火在泉,终之气,主气太阳寒水,客气少阴君火,小运主客均为少羽,故以黄连、桂枝、干姜、乌梅,结合地域、体质、发病特点、误治迁延等因素,圆机活法,口干加天冬,咽痛加桔梗,此次流感以寒火为机,乌梅顾护大运,2~3 剂必效。这次流感,许多人以怕冷,发烧,咽痛为主要表现,二火,三寒,加少角运,故流感严重,运气特点昭然,五运六气对临床具有切实的指导意义。伴咽痛者,与厥阴相关,乌梅、桔梗可调,不伴咽痛者,此二药不用。有的伴口干,因少角运,厥阴不及,金乘木,也可能有司天因素,故以天冬为润。六味药不可机械,有是症,用是药。机同症异,也要加减为用,以实事求是应用五运六气理论。戊戌年初之气也有此运气特点,但运气变了,方也要随之而变,注意药味和药量的加减。

戊戌年初之气,中运太徵,司天太阳寒水,客气少阳相火,客运太徵,有寒火病机,注意少阳相火,故拟方柴胡、黄芩、黄连、干姜、生白芍,临证加减,效果很好,不同地区结合地域特点。五运六气临床应用有多种思路,百花齐放,仁智各见,圆机活法,灵活运用,效如桴鼓。

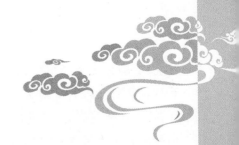

消化系统疾病

案1　肠易激综合征

患者姜某,女,56岁,2017年11月14日初诊。

主诉:晨起5—6时腹痛欲便,便后痛减1年余。

现病史:患者于1年前无明显原因出现晨起5—6时腹痛欲便,便后痛减,大便溏薄,日行2~3次。无头晕头痛,偶胸闷,无胸痛,无咳嗽咳痰。偶口干欲饮,偶胃脘部胀满感,时嗝气恶心,无反酸呕吐。偶背部疼痛,无畏寒肢冷。纳眠可,每晚起夜3~4次,体力一般。舌质红,苔薄黄,脉沉弦。

既往史:冠心病病史1年余。

西医诊断:1.肠易激综合征

　　　　　2.冠心病

中医诊断:泄泻

中医辨证:肝气乘脾证

治法:抑肝扶脾

处方:炒苍术10g　　茯苓10g　　丹参30g　　麦冬10g
　　　五味子10g　　鸡血藤10g　　炒山楂20g　　葛根30g
　　　山药20g　　厚朴10g　　生白芍10g　　菟丝子20g
　　　补骨脂20g　　柴胡10g　　菊花10g　　黄连3g
　　　炒蒺藜20g　　酸枣仁20g

　　　　　　　　　　　　　　　　　　　　　14剂,水煎服

二诊患者明显好转,每日晨起大便1次,方中去麦冬、蒺藜、菊花,加黄连6g,干姜10g。

按：泄泻病载于《黄帝内经》,《素问·气交变大论》中有"鹜溏""飧泄""注下"等病名。并对其病因病机有较全面的论述,指出风、寒、湿、热皆可致泻,并有长夏多发的特点。《素问·宣明五气》谓:"大肠小肠为泄。"《素问·脏气法时论》云:"脾病者……虚则腹满肠鸣,飧泄食不化。"《素问·脉要精微论》云:"胃脉实则胀,虚则泄。"李中梓在《医宗必读·泄泻》中提出了治泻九法,即淡渗、升提、清凉、疏利、甘缓、酸收、燥脾、温肾、固涩。清代有医家强调湿邪致泻为主,病机重视肝、脾、肾的重要作用。该患者现每日晨起5—6时腹痛欲便,便后痛减,大便溏薄,日行2~3次,偶胸闷,偶口干欲饮,偶胃脘部胀满感,时嗝气恶心,偶背部疼痛。舌质红,苔薄黄,脉沉弦。四诊合参,诊为泄泻病,肝气乘脾证。方中以柴胡、生白芍、炒蒺藜平肝;苍术、茯苓、山药、炒山楂健脾和胃;鸡血藤、葛根、厚朴活血舒筋、行气止背痛;麦冬、五味子配合敛肺生津止渴;以菟丝子、补骨脂、酸枣仁平补肝肾;丹参活血;菊花、黄连清热解郁,脾、心、肝同治。结合运气特点,丁酉年木运不及,阳明燥金司天,少阴君火在泉。虽发病1年,但就诊在丁酉年五之气,主气阳明燥金,客气厥阴风木,故方中黄连、蒺藜、菊花、麦冬、芍药均为五运六气临证方药,再诊时值终之气,少阴君火客气,主气太阳寒水,去麦冬、蒺藜、菊花,用黄连、干姜,为运气而变方,体现天地人病时并治。

案2 急性肠炎

黄某,女,65岁。2017年10月19日初诊。

主诉:腹泻1周。

现病史:上腹部疼痛半月余,伴腹泻1周,稀水样便。舌质淡,苔黄腻,脉弦。

西医诊断:急性肠炎

中医诊断:腹泻

中医辨证:脾胃虚寒

治法:温中健脾,驱寒利湿

处方:

苍术 30g	茯苓 10g	黄连 10g	白术 10g
山药 30g	莲子肉 60g	炒山楂 15g	肉桂 6g
炙甘草 10g	黄芪 30g	生白芍 30g	吴茱萸 10g

草豆蔻 10g	炮姜 10g	枳实 10g	柴胡 10g

7 剂,水煎服

3 剂症减,7 剂而愈。

按:方中用四逆散(炙甘草、生白芍、柴胡、枳实)合黄芪建中汤(黄芪、芍药、炮姜、甘草)以温中补虚,缓急止痛,配用吴茱萸温补中焦,苍术、茯苓、草豆蔻健脾去湿。山药、莲子肉、肉桂、白术温中健脾,山楂梳理气机。结合五运六气,在泉少阴君火,加用黄连;大剂芍药柔肝,缓急止痛,顾及客气厥阴风木,天人并治。

案 3 慢性肠炎

王某,男。36 岁,2016 年 3 月 1 日初诊。

主诉:腹泻 3 年,加重 1 月。

现病史:患者慢性腹泻 3 年,日 2~4 次,日渐消瘦,乏力,近 1 月来无明显原因加重,舌质淡,苔薄白,脉沉细。查体:心肺(−),腹软,脐部压痛,无反跳痛。

西医诊断:慢性肠炎

中医诊断:泄泻

中医辨证:脾肾阳虚证

治法:疏肝理气,健脾补肾

处方:牡丹皮 10g	栀子 10g	柴胡 10g	赤芍 10g
干姜 10g	当归 10g	合欢皮 30g	远志 10g
肉豆蔻 10g	吴茱萸 10g	白扁豆 30g	

7 剂,水煎服,日 1 剂

2016 年 3 月 15 日二诊:

上症大减,患者大便日 1~2 次,乏力明显好转,效不更方,上方加黄芪 30g、附子 5g,7 剂,水煎服,日 1 剂。

2016 年 3 月 29 日三诊:

患者近日头目不清,大便日 1~2 次,初诊考虑当下正是丙申年二之气,主气是少阴君火,客气是太阴湿土,3 月 15 日方加薏苡仁 30g、佩兰 10g 以化湿气,7 剂,水煎服,日 1 剂。

按:本病的处方简单,收效较好,是抓住了疾病的病机,肝气郁结,脾肾阳虚,从肝脾肾三脏进行治疗,丹栀逍遥散疏肝清热,四神丸以补肾止泻,白扁豆健脾止泻。

慢性腹泻属于中医"泄泻"范畴。《景岳全书·泄泻》云:"泄泻之本,无不由乎脾胃。"脾虚湿盛是导致泄泻发生的重要因素。无湿不成泻,脾虚与湿盛,互为因果,相互影响。病程中常可涉及肝、肾二脏。脾主升清,脾虚清阳不升,运化无权,水湿不能运化,清浊不分,引起泄泻;脾主运化,有赖于肝的疏泄,肝的疏泄功能正常,则脾的运化功能健旺,《血证论》说:"木之性主于疏泄,食气入胃,全赖肝木之气以疏泄之,而水谷乃化;设肝之清阳不升,则不能疏泄水谷,渗泄中满之症,在所不免。"脾为后天之本,肾为先天之本。脾主运化水谷精微,脾之健运,全赖肾阳的温煦。

泄泻脾虚为本,久必及阳,脾阳日衰,损及肾阳,故本病可见阳痿等虚象,肾阳不足,不得温煦脾阳,火不暖土,则致脾失健运,均可致使泄泻久治不愈。症见泄泻无度,完谷不化。本病的治疗抓住了肝脾肾三脏,用药针对三脏,疏肝健脾补肾,故效如桴鼓。

对本病的治疗,要分清标本,治标是以缓解症状,固本调元以善其后。临证初期多为标实本虚,即腑实而脏虚。腑实宜清宜下,脏虚宜补宜温,然本病又多为虚实相兼,急则治其标,后当缓固其本,当慎用苦寒之品,中病即止;治本勿忘调补脾肾。

注重天地人病时系统辨证,初诊时,值丙申年初之气,主气厥阴风木,客气少阴君火,患者患病日久,精神紧张,由于主气的影响,厥阴风木太过,故以清肝解郁的丹栀逍遥散以应厥阴风木,合欢皮、远志安神定志,缓解紧张情绪,干姜、吴茱萸考虑岁运;三诊值二之气,主气少阴君火,客气是太阴湿土,患者头目不清,加薏苡仁30g、佩兰10g以化太阴湿土之湿气。遣方用药,体现天地人病时系统辨证理论方法。

案4 卵巢癌化疗后肠梗阻

患者徐某,女,53岁,2017年10月24日初诊。

主诉:腹胀、大便不通1年余。

现病史:患者2016年因卵巢癌行全子宫及双侧卵巢切除术,术后行化疗(具体用药不详)。术后半年余患者自觉腹部胀满、疼痛难忍,便闭无矢气,就诊于我院诊断为肠梗阻,西医治疗效果不好。今为求中医治疗,就诊于我科门诊。现患者自觉腹胀重,伴腹部绞痛、大便不通,纳眠差,舌淡红,苔白微腻,脉弦细。

西医诊断:1. 肠梗阻

2. 卵巢癌术后

中医诊断:1. 肠结

2. 卵巢癌术后

中医辨证:气机壅滞

治法:行气导滞,理气通便,扶正祛邪

处方:

肉苁蓉 10g	火麻仁 20g	木香 10g	砂仁 10g
党参 15g	生白术 10g	茯苓 19g	甘草 10g
山慈菇 10g	浙贝母 20g	半枝莲 30g	薏苡仁 30g
莪术 6g	乌梅 10g	生白芍 10g	厚朴 10g
枳实 6g	赤芍 20g		

7剂,水煎服

按:肠道闭结不通者,谓之肠结。《黄帝内经》称其为"后不利""大便难",《素问·厥论》云:"太阴之厥,则腹满䐜胀,后不利,不欲食,食则呕,不得卧。"《素问·举痛论》云:"热气留于小肠,肠中痛,瘅热焦渴,则坚干不得出,故痛而闭不通矣。"认为热结是肠结的重要原因。

西医认为肠梗阻系指肠内容物在肠道中不能顺利通过和运行。当肠内容物通过受阻时,则可产生腹胀、腹痛、恶心、呕吐及排便障碍等一系列症状,严重者可导致肠壁血供障碍,继而发生肠坏死,如不积极治疗,可导致死亡,是常见的急腹症之一。

中医认为本病属中医学"关格""肠结""腹痛""积聚""反胃"等范畴,以腹痛、腹胀、呕吐、便秘为主要临床表现。参照《中医急诊学》肠结病的中医诊疗方案,肠结病证型有气机壅滞证、实热内结证、脉络瘀阻证、气阴两虚证4种。患者因腹部手术,使肠体活动异常而搏结不通,气机不畅,结合舌脉,辨为气机壅滞证,又因患者为卵巢癌术后,癌症为正虚邪实的疾病,因此治疗以行气导滞,理气通便,扶正祛邪为法。方中肉苁蓉、火麻仁润燥滑肠通便,参、苓、术、草扶正,山慈菇、浙贝母、半枝莲、薏苡仁攻伐邪气、抗癌抑瘤，木香、厚朴、莪术、枳实行气理气。"胃不和则卧不安"，患者纳眠差，木香、砂仁、白术又可行气调中，和胃健脾。又以赤芍散瘀止痛，解患者腹痛之苦。值丁酉年五之气，客气为厥阴风木，主气阳明燥金，故以乌梅、白芍酸甘化阴以润燥疏肝。

泌尿系统疾病

案1 泌尿系感染

马建飞,男,24岁。2014年3月5日初诊。

主诉:尿频半年。

现病史:半年前无明显诱因尿频,晨起至21时之间重,服用多种药物无效。口不仁,乏力,自汗出。舌质淡,苔薄白,脉沉弱。

西医诊断:泌尿系感染

中医诊断:尿频

中医辨证:三阳阳虚,膀胱气化失司。

处方:四逆汤、桂枝汤、白虎汤加减。

附子10g	干姜15g	炙甘草10g	桂枝10g
生白芍10g	石膏20g	知母10g	生姜3片
大枣6枚			

7剂,水煎服

按:《伤寒论》19条:"三阳合病,腹满身重,难以转侧,口不仁面垢,谵语遗尿。下之则额上生汗,手足逆冷。若自汗出者,白虎汤主之。"患者尿频属于膀胱气化失司,发作于辰至戌时;乏力、口不仁、自汗出,邪犯三阳,自汗出乃多服药物致阳虚阴盛。舌淡、苔薄白、脉沉弱为三阳阳虚之象。以四逆汤合桂枝汤补三阳之阳气,开膀胱之气化,白虎汤敛阴之胜,三方合用,三阳得通,阴胜得抑,膀胱气化开启。此案以病时为主辨证,取效明显。

案2 肾病综合征

赵某,男,29岁,2017年10月31日就诊。节气:立冬前7天。

主诉:双眼睑浮肿2周。

现病史:2周前患者晨起双眼睑浮肿,伴体倦乏力。尿常规:尿蛋白(+)。舌淡红苔白,脉细。

既往在我院诊断为"肾病综合征",2016年服用中药后症状消失,化验正常,患者停药。

西医诊断:肾病综合征

中医诊断:水肿

中医辨证:脾肾亏虚,毒瘀肾络

治法:健脾补肾,解毒通淋

处方:黄芪建中汤加减

黄芪 20g	肉桂 5g	生白芍 10g	柴胡 10g
党参 20g	山茱萸 20g	山药 30g	山楂 15g
莲子肉 30g	黄连 10g	芡实 30g	天冬 10g
乌梅 20g	蒲公英 30g	白茅根 30g	甘草 10g

7剂,水煎服

加减治疗,一月而愈。

按:本病为本虚标实证,脾肾亏虚,固摄无力,精微流失,故治疗应健脾补肾,佐以收敛之品,以黄芪建中汤为主,以肉桂代桂枝,增强温肾之力,芡实、山茱萸补肾收敛固涩,山楂、莲子肉、山药调和中焦以健脾。肾病综合征为机体的免疫反应亢进,毒瘀肾络,用蒲公英、白茅根清热解毒,利尿通淋,柴胡、白芍疏肝解郁,黄连、肉桂以交通心肾以降低自身免疫反应。发病之际是丁酉年五之气,主气阳明燥金,客气厥阴风木,用天冬润燥,乌梅制风,体现天人之机。

案3 前列腺术后尿失禁

刘某,男,81岁,2017年9月15日就诊。节气:白露后7天。

主诉:前列腺切除术后尿失禁2月。

现病史:2月前患者行前列腺切除手术,术后出现排尿不畅,伴小便灼热,夜间较重,舌淡苔白,脉细数。

西医诊断:前列腺增生术后

中医诊断:癃闭

中医辨证:肾阳虚,湿热下注

治法:温阳补肾,清热除湿

处方:四逆汤合五子衍宗丸加减。

附子 10g	山茱萸 10g	覆盆子 10g	小蓟 30g
菟丝子 30g	巴戟天 10g	苍术 20g	补骨脂 20g
茯苓 10g	党参 20g	黄柏 10g	灯心草 10g
五味子 10g	干姜 10g	桂枝 10g	

水煎服,15 剂

按:《素问·宣明五气论》云:"膀胱不利为癃,不约为遗溺。"老年男性,肾气不足,加之手术创伤,耗气伤血,膀胱气化不利,故以四逆汤合五子衍宗丸加减,加山茱萸、巴戟天、补骨脂以补肾,党参、五味子益气;湿热留恋,小便灼热,二妙散合小蓟、灯心草清热通淋。发病之际,正值丁酉年四之气,主气太阴湿土,客气太阳寒水,以邹氏五运六气临证方药,以桂枝、干姜、附子以温太阳寒水,苍术、茯苓以化太阴湿土,处方体现了天、地、人、病、时的辨证要点。

案 4　前列腺炎

秦某,男,45 岁,2017 年 10 月 10 日就诊。节气:寒露后 2 天。

主诉:尿频 3 个月。

现病史:3 月前患者出现左侧腰部疼痛,伴同侧小腹痛、睾丸痛,伴有记忆力减退,尿频等症状,有前列腺炎病史,舌淡苔根部黄腻,脉细。

西医诊断:前列腺炎

中医诊断:热淋

治法:清热利湿,疏肝补肾

处方:乌梅 10g	生白芍 10g	桂枝 10g	干姜 10g
黄连 5g	黄柏 10g	苍术 20g	白术 10g
牛膝 10g	薏苡仁 30g	菟丝子 30g	

7 剂,水煎服

以此方为基础,加减辨证,疗程半年。

按:前列腺炎主要以尿频为主要表现,该患者左侧腰部疼痛,伴同侧小腹痛、睾丸痛,《灵枢·四时气第十九》"小腹控睾,引腰脊,上冲心,邪在小肠者,连睾系。"《灵枢·邪气脏腑病形》云:"小肠病者,小腹痛,腰脊控睾而痛,此其候也,手太阳病也,取之巨虚下廉。"湿热下注、肝郁肾虚,治疗以四妙散清热利湿,乌梅、白芍酸甘化阴以疏肝,桂枝、干姜、菟丝子、白术健脾补肾。心与小肠相表里,黄连清心火,以治疗小肠病。2017丁酉年少阴君火在泉,故下半年可用黄连清君火,发病之际,正值五之气,客气厥阴风木,主气阳明燥金,故用乌梅、白芍酸甘化阴以润燥柔肝。本方体现了天地人病时之辨与五运六气临证方药相结合。

内分泌系统疾病

案1 糖尿病

尹某,男,58岁,2017年9月2日就诊。节气:白露前5天。

主诉:口干,多饮1年余。

现病史:1年前患者出现口干、多饮等症状,于我院内分泌科确诊为糖尿病,糖耐量测试、糖化血红蛋白测定均高于正常,服用二甲双胍后效果一般。今日来求诊,观其形体消瘦,舌体胖大有齿痕,苔白,脉细数。

西医诊断:2型糖尿病

中医诊断:消渴

中医辨证:气虚湿胜,血瘀阴虚

治法:补气健脾,滋阴活血

处方:

黄芪 30g	佩兰 30g	丹参 30g	葛根 30g
生地黄 20g	玄参 20g	牛蒡子 30g	荔枝核 30g
苍术 10g	茯苓 10g	黄连 10g	肉桂 5g
生山楂 20g	山药 15g		

15剂,水煎服

按:《素问·奇病论》云:"有病口甘者,病名如何也?岐伯曰:此五气之溢也,名曰脾瘅。夫五味入口,藏于胃,脾为之行其精气,津液在脾,故令人口甘也,此肥美之所发也,此人必数食甘美而多肥也,肥者令人内热,甘者令人中满,故其气上溢,转为消渴。治之以兰,除陈气也。"方用佩兰,加苍术、茯苓以芳香化湿,黄连、肉桂为交泰丸,交通心肾,使水火共济,牛蒡子、荔枝核现代药理研究具有降血糖之效,黄芪、山药,丹参、葛根,生地黄、玄参为三组治疗糖尿病的对药,起到益气活血、健脾滋阴的作用。黄连清热,用药符合"肥者令人内热,甘者令人中满,故其气上溢"之病机。生山楂疏理气机,促进中焦运化。丁酉年阳明燥金司天,少阴君火在泉,四之气,主气太阴湿土,客气太阳寒水,故方中用黄连、肉桂、苍术、茯苓,体现五运六气临证方药的灵活性,阐发天地人病时临证之机。

案2 2型糖尿病 自主神经病变

安某,男,75岁。2016年4月2日就诊。

主诉:排便不规律2月。

现病史:患者近2月来排便不规律,便秘与腹泻交替,近3日大便次数增多,每天6~10次,无腹痛,饮食睡眠可。舌质淡,苔黄腻,脉沉弱。查体:神志清,精神可,心肺听诊无异常,腹软无压痛、反跳痛,下肢水肿。既往有2型糖尿病病史20年。

西医诊断:2型糖尿病

　　　　　自主神经病变

中医诊断:洞泻

中医辨证:风湿留恋,火郁中焦,脾肾虚寒

治则:祛风去湿,疏肝清火,健脾补肾散寒

处方:平胃散、黄连茯苓汤、柴胡桂枝干姜汤、附子山茱萸汤加减。

苍术 30g	茯苓 15g	陈皮 10g	黄连 10g
车前子 15g	乌梅 20g	白芍 15g	肉桂 15g
干姜 10g	白扁豆 30g	柴胡 10g	山茱萸 10g
姜半夏 10g	五味子 10g	补骨脂 10g	防风 10g

7剂,水煎服,日1剂

嘱戒酒,服清淡食物。

二诊:患者腹泻好转,1周中有4天不泻,仍泻有3天,但次数减少。嘱原方继服,如泻不止,配思密达口服。20剂,病情好转。以此方结合运气用药,3月而愈。

按:《素问·生气通天论》云:"春伤于风,邪气留连,乃为洞泄。"表现为一日大便十数次,无节制。其病因为风、寒、湿、火内郁,风湿留恋,火郁中焦,脾肾虚寒。与运气有关,丙申年,岁运为太羽,少阳相火司天,厥阴风木在泉。发病二之气,主气为少阴君火,客气为太阴湿土。治以祛风去湿,疏肝清火,健脾补肾散寒,以陈无择运气方黄连茯苓汤治寒郁之火,柴胡桂枝干姜汤顾岁运、司天,平胃散祛湿考虑客气,附子山茱萸汤考虑脾肾虚寒,《素问·阴阳应象大论》云:"清气在下,则生飧泄",正可谓"病如不是当年气,便向某年求活法",在不同的运气时段加减用药治疗,取得了较好疗效。嘱患者戒酒,清淡食物,盖因《素问·阴阳应象大论》云:"味厚则泄……湿胜则濡泻"。

案3　甲状腺功能亢进症

姚某,女,28岁,2018年2月20日入院。

主诉:发现甲状腺功能异常半年,心悸2周。

现病史:患者于半年前查体发现甲状腺功能异常,在"北京医院"就诊,诊断为甲状腺功能亢进,服用"甲巯咪唑"治疗,后出现肝功能异常(具体资料未见),伴心悸,舌黯红苔白腻,局部可见剥苔,脉弦。现为中西医结合诊治来我院,以"甲状腺功能亢进"为诊断收入院。既往无其他病史。查体:未见阳性体征。理化检查:血常规:未见明显异常;生化系列:总胆红素29.7μmol/L,间接胆红素24.1μmol/L,AST(血清天门冬氨酸氨基转移酶)86U/L,ALT(血清丙氨酸氨基转移酶)228U/L,余项正常;甲状腺功能:TSH(促甲状腺素)0.01mIU/L,FT4(游离甲状腺素)55.15pmol/L,FT3(游离三碘甲状原氨酸)17.18pmol/L,TG-Ab(甲状腺球蛋白抗体)2194IU/ml,A-TPO(抗甲状腺过氧化酶抗体)411.3IU/ml,TRAb(促甲状腺素受体抗体)12.59IU/L。甲状腺彩超:甲状腺多发结节,TI-RADS 3级。患者入院后病情相对稳定,生化提示肝功异常,给予保肝治疗。

西医诊断:1. 甲状腺功能亢进

　　　　　2. 药物性肝损害

中医诊断:瘿病

中医辨证:脾虚,火毒内蕴,痰瘀内结

治法:清火解毒、健脾化痰、活血散结

处方:柴胡 10g　　　黄芩 10g　　　黄连 10g　　　桂枝 10g

　　　茯苓 10g　　　远志 10g　　　炒山楂 30g　　　黄药子 10g

苍术 10g　　　珍珠母 30g　　　百合 30g　　　栀子 10g

牡丹皮 10g　　合欢皮 30g　　莪术 10g

水煎服,7 剂,日 1 剂

再诊:患者症状减轻,心悸好转,肝功恢复正常。继服原方,加减治疗。

按:患者甲亢,属中医学"瘿病"范畴,患者平素压力较大,多思多虑,气机不畅,肝气郁滞,郁久化热化火,炼液为痰,痰浊内阻,痰瘀互结,发为瘿病。戊戌年,《素问·六元正纪大论》云:"戊辰戊戌同正徵,其运热,其化暄暑郁,其变炎烈沸腾,其病郁热。"提示全年多有热郁之病。岁运太徵,太阳寒水司天,太阴湿土在泉;初之气,主气为厥阴风木,客气为少阳相火。方以邹氏五运六气临证方药:柴胡、黄芩、黄连、桂枝顾及运气;珍珠母、远志、百合以养心、清心、平肝,黄药子、牡丹皮、栀子以清火解毒;患者舌黯红苔白腻,局部可见剥苔,脉弦,痰瘀之象明显,以苍术、茯苓以健脾化痰;莪术活血化瘀,散结消肿;合欢皮、炒山楂疏肝理气、保肝降酶。全方以运气方加之清心平肝、清火解毒、健脾化湿、活血散结之品,天地人病时辨证论治。

结缔组织病

案1　干燥综合征

刘某,女,81岁,2017年3月18日初诊。

主诉:口干、眼干3年。

现病史:患者于3年前自觉口干咽燥,来我院风湿科诊断为干燥综合征,经西药治疗后疗效不佳,经服用中药后症状减轻。患者近日无明显诱因症状反复,口干咽燥,眼睛干涩,伴全身肢体疼痛,舌淡少苔,脉细数。

西医诊断:干燥综合征

中医诊断:燥痹

中医辨证:阴虚燥热,毒邪内生

治则:清热解毒,滋阴润燥

处方:

忍冬藤 30g	桂枝 6g	生白芍 10g	赤芍 10g
当归 10g	乌梅 30g	沙参 10g	生地黄 10g
天冬 10g	知母 10g	葛根 30g	木瓜 30g

水煎服,日1剂

干燥综合征,一般疗程半年以上。

按:干燥综合征是一种以外分泌腺高度淋巴细胞浸润为特征的自身免疫病,主要侵犯唾液腺和泪腺为主。可单独存在,也常继发于其他自身免疫性疾病,如类风湿关节炎、系统性红斑狼疮、系统性硬皮病等。据统计,女性患病率多于男性,主要症状有口眼干、异物感、少泪等,全身症状有乏力、低热、关节痛等,体征有猖獗性龋齿、成人腮腺炎、舌面干裂、紫癜样皮疹等。中医称为"燥痹""周痹"等范畴,临床以口干、眼干、皮肤干燥、鼻干、咽干、声音嘶哑、关节疼痛等主要表现。本病病机为燥热为本,阴津亏虚为标。《素问·阴阳应象大论》云:"燥胜则干。"刘完素在《素问玄机原病式·论燥》曰:"诸涩枯涸,干劲皴揭,皆属于燥。"燥易伤津液,而致阴液亏虚。

《素问·至真要大论》提出"虚者补之""燥者润之",甘味药能滋养阴津,寒凉药能清热降火,故临床上多选用甘凉平润之品,以益阴生津、清热润燥,如麦冬、北沙参、玄参、生地黄、熟地黄、天花粉、知母、山药、枸杞子、百合、玉竹等,同时加酸甘之药,如白芍、五味子、乌梅等以酸甘化阴。

本病为自身免疫性疾病,以忍冬藤为君药,清热解毒,调节自身免疫,桂枝、白芍调和营卫,赤芍、当归活血化瘀,加乌梅、沙参、生地黄、白芍、天冬以滋阴润燥,酸甘化阴,知母清热泻火,滋阴润燥,葛根、木瓜舒筋缓急止痛。患者病发丁酉年,木不及,初之气,阳明燥金司天,主气为厥阴风木、客气为太阴湿土,其病复发受司天影响,以天冬、知母、生地黄顾及司天,乌梅、白芍柔养厥阴并顾大运,体现天人之治。

案 2 系统性红斑狼疮

王某,女,31 岁。2018 年 2 月 20 日初诊。

主诉:面部红斑 1 年,低热 1 个月。

现病史:患者 1 年前因面部红斑、关节疼痛在我院诊断为系统性红斑狼疮,口服硫酸羟氯喹、醋酸泼尼松片治疗。1 月前感冒后出现低热,手足心热,上午、中午为甚,午后减轻;颜面部蝶形红斑,全身关节时有酸痛,舌质黯红、少苔,脉细弦数。

西医诊断:系统性红斑狼疮

中医诊断:红蝴蝶疮

中医辨证:阴虚热毒,血瘀阻络

治法:清热解毒,凉血活血

处方:
玄参 15g	生地黄 15g	赤芍 15g	柴胡 10g
黄芩 10g	桂枝 10g	黄连 6g	栀子 10g
鸡血藤 20g	刘寄奴 15g	当归 10g	川芎 10g
丹参 30g	忍冬藤 30g	蒲公英 30g	知母 10g
黄柏 10g			

15 剂,每日 1 剂,水煎服

西药:1. 硫酸羟氯喹 0.4g/d;2. 醋酸泼尼松片 10mg/d 口服。

二诊(3月6日)：发热减轻，手足心热改善，关节疼痛好转，面部红斑稍有缓解。守方15剂。每日1剂，水煎服。西药继用，逐步减少激素用量。

三诊(3月20日)：发热不显，关节疼痛明显好转，面部红斑缓解，舌质红，少苔，脉细数，伴口干，上方去柴胡，加天冬10g，维持治疗。

按：系统性红斑狼疮的主要病理为全身性血管炎，治疗以抗感染、调节免疫为主。该患者主要表现为低热，上午、中午加重，为热毒内蕴，少阳、太阳开阖不利，阳气不足；面部蝶形红斑，为热毒耗阴，血热上泛；关节疼痛为瘀血阻络，经脉不利。以清热解毒，凉血活血为治法。方中生地黄、玄参清热、凉血；忍冬藤、黄芩、黄连、黄柏、栀子清热解毒；丹参、刘寄奴、赤芍、川芎、鸡血藤养血、活血、凉血以助解毒清热，活血通络。戊戌年初之气，岁运太徵，太阳寒水司天，气克运，化为平气之年；初之气，少阳相火客气，太徵客运，故以黄连之苦寒清火，桂枝以制寒水，柴胡、黄芩虑及客气，并助少阳、太阳之气升发，体现天地人病时系统辨证。三诊近二之气，患者已有燥金之象，故去柴胡，加天冬，考虑运气之变化。知母、黄柏滋阴降火减轻激素副作用。

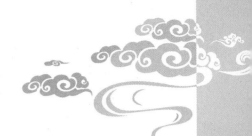

肿瘤

案 1 肺癌

姚某,女,64 岁。2018 年 2 月 27 日初诊。

主诉:确诊肺癌 1 年余。

现病史:患者 2017 年 2 月出现声音嘶哑,于烟台毓璜顶医院肿瘤科,诊断为:1. 左肺下叶腺癌,2. 纵隔淋巴结继发恶性肿瘤,3. 颈部淋巴结继发恶性肿瘤,分别于 2017 年 3 月 12 日、4 月 7 日、5 月 1 日、5 月 26 日行全身化疗,具体方案为:培美曲塞 0.8g d1+ 奈达铂 40mg d2-4/21d。化疗过程顺利,但患者仍声音嘶哑,为求中西医结合治疗,遂于 2017 年 8 月就诊于我科门诊。患者服药半年余,病情稳定,现患者偶有干咳,音低无力,时有乏力,声音已无嘶哑,自觉后背瘙痒,纳眠可,二便调,舌质淡,苔黄厚微燥,脉沉。

既往史:患者有咽炎病史,于 2 年余前无明显原因及诱因出现干咳、乏力,口服止咳感冒药(具体不详),效果不明显。

西医诊断:1. 左肺下叶腺癌

　　　　　2. 纵隔淋巴结继发恶性肿瘤

　　　　　3. 颈部淋巴结继发恶性肿瘤

中医诊断:肺癌

中医辨证:肺脾气虚,热毒蕴肺证

治法:健脾益气,清热解毒

处方:

木香 10g	砂仁 10g	党参 20g	白术 10g
茯苓 10g	甘草 10g	浙贝母 20g	薏苡仁 30g
太子参 30g	黄连 10g	生白芍 10g	山茱萸 10g
乌梅 10g	莲子肉 60g	炒山楂 15g	山药 10g

| 黄芩 10g | 桂枝 10g | 干姜 10g | 小蓟 30g |
| 蝉蜕 10g | 鸡血藤 20g | 黄芪 30g | |

7 剂,水煎服

按:原发性支气管肺癌(简称肺癌)是指发生于各级支气管上皮细胞及细支气管肺泡上皮细胞的恶性肿瘤,是人类最常见的恶性肿瘤之一,也是全球发病率最高的恶性肿瘤,近 50 年来其发病率和病死率在各国都有明显增高的趋势。近年来,由于各种新的化疗药物、靶向药物、免疫治疗药物的问世以及放疗技术的发展,肺癌的治疗效果不断提高,但总的 5 年生存率仍然很低,只有15% 左右。目前公认长期吸烟是肺癌的重要危险因素,同时也与职业(密切接触石棉,氡气,芥子气,多环芳烃类化合物,氯甲醚,铬镍,无机砷类化合物以及辐射等),空气污染(汽车废气、燃烧废物等),饮食,肺部慢性疾病病史,遗传等因素有关。临床以咳嗽、咳痰、咯血、胸痛、发热、喘鸣、气短等为主要表现,随着疾病进展还会有声音嘶哑、锁骨上淋巴结肿大等表现。按组织病理学分类可分为非小细胞肺癌(分为鳞癌、腺癌、大细胞癌)和小细胞肺癌。

肺癌属于中医"肺积""息贲""咳嗽""咯血""胸痛"等范畴。《济生方》论述:"息贲之状,在右胁下,大如覆杯……喘息奔溢,是为肺积。"金代张元素《活法机要》:"壮人无积,虚人则有之。脾胃虚弱,气血两衰,四时有感,皆能成积。"《景岳全书》认为:"脾肾不足及虚弱失调之人,多有积聚之病。"肺主气司呼吸,其母为脾,其子为肾。素体正虚,肺脾气虚而使气机失司,无以运化水湿,痰湿内生,日久郁而化热、酿生癌毒,痰湿、热毒胶结,发为肺癌。

患者偶有干咳,音低无力,辨证为肺脾气虚,热毒蕴肺证,治宜健脾益气,清热解毒。方中以香砂六君子汤为基础,补后天脾胃之气,党参益气健胃补脾,茯苓、白术既助党参补气,又能燥湿健脾,运化痰湿,甘草之甘可补气并调和诸药。木香味辛,行三焦之气滞,砂仁辛温,健胃宽中、消食醒脾。六味药共奏益气健脾,行气化痰之功。浙贝母、薏苡仁清热解毒散结,可攻邪抗瘤;浙贝母、薏苡仁、太子参归肺经,多用于肺癌等上焦呼吸道肿瘤,且太子参可扶助正气,现代药理研究发现有提高机体免疫功能,增强机体抗病能力、抑制肿瘤的作用。患者瘙痒,以小蓟、鸡血藤、蝉蜕养血祛风止痒,莲子肉、炒山楂、山药为燮理中焦,既可扶正补虚,又可保肝护肝,减轻化疗药物对肝脏的毒副作用。患者时有乏力,以黄芪培补元气。患者就诊时为戊戌年初之气,主气厥阴风木,以芍药、乌梅、山茱萸酸以柔木,且山茱萸可补肾固虚,固先天之本;岁运为火运太过,且患者舌苔黄厚,以黄连之苦以清火泻火;太阳寒水司天,以桂枝、干姜辛温助金温水,体现天地人病时系统辨证。

案2 胃癌术后

王某,男,69岁。2018年3月13日来诊。

主诉:胃癌术后2年余。

现病史:患者胃癌术后2年余,服药1年余,病情稳定。患者来诊时乏力,纳差,反胃,二便调,体重较术后增长5kg,舌淡红,苔黄,脉滑。

西医诊断:胃癌术后

中医诊断:胃癌术后

中医辨证:脾胃虚弱,湿毒蕴结

治法:健脾益气,解毒祛湿

处方:

木香10g	砂仁10g	党参20g	白术10g
茯苓10g	甘草6g	浙贝母20g	山慈菇10g
土茯苓30g	薏苡仁30g	半边莲30g	夏枯草20g
太子参30g	生白芍10g	黄连12g	桂枝10g

15剂,水煎服

按:胃癌是起源于胃黏膜上皮组织的恶性肿瘤,是临床最常见的恶性肿瘤之一,好发年龄在50岁以上,男女发病率之比为2∶1。我国是胃癌高发国家,在男性中的发病率仅次于肺癌,位居第二,在女性人群中的发病率位居第四。胃癌可发生于胃的任何部位,其中半数以上发生于胃窦部,胃大弯、胃小弯及前后壁均可受累。近年来,尽管胃癌的治疗手段,如手术、化疗、放疗在不断地成熟,各种靶向药物不断地涌现,但由于胃癌起病隐匿、高转移、高复发率等特点,治疗效果尚不理想,导致生存预后情况差异很大。中医药在抑制肿瘤、减毒、防止复发转移等作用显著,能有效改善患者的生活质量并延长生存时间。

中医认为,胃癌属"胃反""反胃""噎膈""积聚""伏梁""胃脘痛"等范畴。《灵枢·邪气脏腑病形》云:"胃病者,腹胀,胃脘当心而痛……膈咽不通,饮食不下。"《金匮要略》云:"朝食暮吐,暮食朝吐,宿谷不化,名曰胃反。"《丹溪心法·反胃》提出"反胃大约有四:血虚、气虚、有热、有痰。"《灵枢·五变》云:"肠胃恶,恶则邪气留止,积聚乃伤,脾胃之间,寒温不次,邪气稍至,蓄积留止,大聚乃起。"中医内科学认为胃癌的发生多因七情内伤、饮食失调、素体正虚等因素导致脾胃虚弱,运化失司,气滞、痰凝、血瘀、毒邪等病理因素胶结于胃,因此胃癌的形成是一个本虚标实日久积聚成块的过程,治宜健脾益气,解毒祛湿。

患者素体正虚,又因胃癌术后损伤正气,致使脾胃虚弱,无力运化水湿,水湿聚而成痰,湿毒蕴结于胃,故有乏力,纳差,反胃之症。方用香砂六君子汤加减,党参益气健胃补脾,茯苓、白术补气、燥湿健脾、运化痰湿,甘草补气并调和诸药,四味共奏补气健脾之功,补后天以资先天。木香味辛,行三焦之气滞,砂仁辛温、健胃宽中、消食醒脾,共奏益气健脾,行气化痰之功。山慈菇、浙贝母、土茯苓、薏苡仁、半边莲、夏枯草清热解毒散结,可攻邪抗瘤。山慈菇归肝、脾经,土茯苓、夏枯草归肝、胃经,薏苡仁归脾、胃经,半边莲归小肠经,对胃癌等消化道肿瘤疗效佳。太子参扶助正气,现代药理研究有提高机体免疫功能,增强机体抗病能力、抑制肿瘤的作用。患者就诊时为戊戌年初之气,主气厥阴风木,以芍药酸以柔木;岁运为火运太过,且患者舌苔黄,以黄连之苦以清火泻火;太阳寒水司天,以桂枝辛温助金温水,体现天人之治。

案3 甲状腺癌

患者隋某,女,53岁,初诊时间:2018年3月13日。

主诉:甲状腺癌术后半年余。

现病史:患者于2008年查体发现双侧甲状腺结节,未予治疗。2016年7月行双侧颈部及甲状腺超声示:1. 甲状腺左叶多发实性结节伴钙化(TI-RADS 4b级)。2. 甲状腺右叶囊性结节(TI-RADS 2级)。3. 双侧颌下区淋巴结可探及。于2016年8月26日行左侧甲状腺癌改良根治术。术后病理报告:左侧甲状腺乳头状癌(最大径1cm),临床分期 pT1N0M0 Ⅰ期。术后患者求中西医结合治疗,就诊于我科门诊。现患者口服优甲乐治

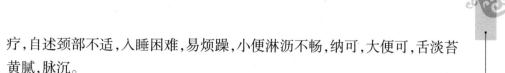

疗,自述颈部不适,入睡困难,易烦躁,小便淋沥不畅,纳可,大便可,舌淡苔黄腻,脉沉。

西医诊断:1. 左侧甲状腺癌(乳头状、pT1N0M0 Ⅰ期)

       2. 尿路感染

中医诊断:1. 石瘿

       2. 淋证

中医辨证:脾肾阳虚,湿热下注

治法:健脾温肾,清热通淋

处方:

木香 10g	砂仁 10g	党参 18g	白术(生)10g
茯苓 10g	炙甘草 6g	山慈菇 10g	浙贝母 10g
土茯苓 30g	补骨脂 20g	连翘 15g	滑石粉 30g
菟丝子 30g	酸枣仁 30g	乌梅 20g	生白芍 10g
栀子 10g	豆豉 15g	柴胡 10g	

15 剂,水煎服,日 1 剂

按:甲状腺癌是甲状腺低发性恶性肿瘤,大约占全部肿瘤的 1% 左右,但其发病率呈逐年上升的趋势。甲状腺癌 NCCN 指南指出,甲状腺癌病理分型绝大部分为乳头状癌,其次为滤泡癌,余下依次为髓样癌和未分化癌。多见于 40 岁以上的患者,女性多于男性,或既往有肉瘿病史,颈前肿块生长迅速,质地坚硬如石,表面凹凸不平,推之不移,并可出现吞咽时移动受限。晚期可产生声音嘶哑、呼吸、吞咽困难和交感神经受压引起 Horner 综合征及侵犯颈丛出现耳、枕、肩等处疼痛和局部淋巴结及远处器官转移等表现。

中医学将甲状腺癌归属于"瘿瘤"范畴。《济生方·瘿瘤证治》云:"夫瘿瘤者,多因喜怒不节,忧思过度,而成斯疾焉。大抵人之气血,循环一身,常欲无滞留之患,调摄失宜,气凝血淬滞,为瘿为瘤。"《外科正宗·瘿瘤论》说:"夫人生瘿瘤之症,非阴阳正气结肿,乃五脏瘀血、浊气、痰滞而成。"宋代陈无择曰:"坚硬不可移者名石瘿。"《圣济总录》云:"石瘿、泥瘿、劳瘿、忧瘿、气瘿,是为五瘿,石与泥则因山水饮食而得之,忧劳气则本于七情,情之所至,气则随之,或上而不下,或结而不散是也。"《普济方·针灸门》提到"石瘿难愈,气瘿易治",《外台秘要》中更有"石瘿不可治"的记载,均表明石瘿的难治性及危险性。清·吴谦《外科心法要诀》从"肾主骨"的脏腑功能方面论述了石瘿的病机，认为肾主骨，恣欲伤肾，肾火郁遏，骨无荣养，致生石瘿。当代认为石瘿的发病机制受环境、饮食等多种因素的影响，在正虚的基础上由于情志内伤，肝气不舒，肝郁乘脾，不能运化水湿，痰湿内生，上逆于颈部而成；或由肉瘿日久转化而来。

患者颈部不适，入睡困难，易烦躁，反复尿路感染，舌淡苔黄腻，脉沉。辨证为脾肾阳虚湿热下注证，治宜健脾温肾，清热通淋。

方用香砂六君子汤加减，益气健脾，行气化痰。方中人参甘温益气、健胃补脾，茯苓、白术味甘补气，燥湿健脾，运化痰湿，甘草益气并调和诸药，木香味辛，行三焦之气滞；砂仁辛温，健胃宽中，消食醒脾。山慈菇、浙贝母、土茯苓清热解毒散结，可攻邪抗瘤，补骨脂、菟丝子温补肾阳，连翘、滑石清热解毒、利尿通淋，清利膀胱湿热。患者易烦躁、入睡困难，酸枣仁宁心安神助眠，栀子、豆豉清热泻火、除烦宣郁。患者就诊时为戊戌年初之气，主气厥阴风木，以乌梅、芍药酸以柔木，客气少阳相火，以柴胡和解少阳，苦以泻火。

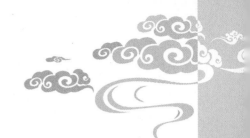

妇科疾病

案1 痛经

方某,女,18岁,2017年9月22日初诊。

主诉:痛经3年余。

现病史:患者于3年余前始经期小腹胀痛,经血量可,色黯,有血块,舌质黯,苔薄白,脉弦细。

西医诊断:痛经

中医诊断:痛经

中医辨证:气滞血瘀

治法:理气行滞,化瘀止痛

处方:

当归10g	鸡血藤20g	延胡索30g	木香10g
香附10g	生白芍30g	炒白芍15g	甘草6g
天冬10g			

15剂,水煎服

按:元代朱丹溪《格致余论》指出:"经来往往见有成块者,气之凝也,将行而痛者,气之滞也。"明代《女科正宗》:"妇人月水将来,而先腰腹疼者,乃血滞而气逆不通也,用四物加木香、枳壳等。"《简明医彀》云:"血随气而动,气行则血行,气止则血止,气顺则血顺,气逆则血逆。"患者经行小腹胀痛,经色黯有血块,则是气滞血瘀的典型症候,舌脉均为佐证。气滞血瘀型痛经是痛经中的常见证型。"不通则痛",因此以理气行滞,化瘀止痛为治疗原则。方中当归、鸡血藤活血调经止痛,延胡索活血散瘀,木香、香附理气止痛,炒白芍、甘草缓急止痛。时值丁酉年,少角运,五之气,主气为阳明燥金,加天冬润燥金,客气为厥阴风木,加生白芍养阴柔肝,体现了天地人病时之辨。

案2　支原体感染

高某,女,34岁,2017年11月29日初诊。

主诉:黄带2月。

现病史:2月前患者出现黄带,量多,伴有秽臭味,少腹胀痛,阴道烧灼感,小便赤涩,经西医诊断为支原体感染,经消炎治疗后症状未减,并出现失眠、烦躁、咽部异物感等症状,舌淡红苔腻,脉细数。

西医诊断:支原体感染

中医诊断:带下病(黄带)

治法:清热解毒,行气化湿

处方:易黄汤合三妙散加减。

败酱草20g	蒲公英15g	大血藤10g	苦参10g
黄柏10g	灯心草10g	小蓟30g	生白芍10g
合欢皮30g	黄连10g	石菖蒲20g	牛膝10g
生地黄10g	栀子10g	姜半夏10g	豆蔻10g
厚朴10g	苏子10g	生山楂20g	乌梅30g
苍术15g	干姜6g		

7剂　水煎服,日1剂

按:《妇人大全良方》云:"人有带脉横于腰间,如束带之状,病生于此,故名为带。"本病属于黄带,为湿热下注,带脉失约所致,治疗以解毒化浊为主,方用败酱草、蒲公英、大血藤、苦参、黄柏等清热解毒之品以解毒,小蓟凉血止血、解毒止痒。病机十九条"诸痛痒疮,皆属于心",黄连、灯心草清心除烦,辅以合欢皮以解郁安神;下焦湿热,以苍术、黄柏、栀子以清利;以半夏厚朴汤加石菖蒲治疗咽部异物感。从经脉循行分析,肝经循少腹,过阴器,生地黄、栀子清肝热;乌梅、白芍、生山楂酸甘化阴以柔肝木,姜半夏、苏子清肺金。时值丁酉年终之气,少阴君火在泉,太阳寒水主气,少阴君火客气,方中黄连、干姜为邹氏五运六气临证方药,体现天人之治。

案3　功能失调性子宫出血

曲某,女,55岁,2017年9月28日初诊。节气:秋分后5天。

主诉:月经淋漓不止20天。

现病史:患者20天前月经来潮,至今淋漓不止,月经量多,色黯黑。舌质淡苔薄腻,脉左关弦,右关弱。既往有子宫肌瘤病史12年。

西医诊断:功能失调性子宫出血

中医诊断:崩漏

治法:疏肝健脾,养血止血

处方:归脾汤加减。

党参20g	白术10g	茯苓15g	炙甘草10g
黄芪30g	山药15g	莲子肉30g	远志10g
当归10g	桂圆肉10g	炒山楂10g	乌梅20g
白芍10g	柴胡10g	香附10g	黄连5g

7剂,水煎服

按:本例崩漏患者,从脉象分析脉左关弦,右关弱,为肝强脾弱之象,肝气横逆,脾土不运,统血无权,中气下陷,不能固摄,以致漏下不止;月经色黯黑,有子宫肌瘤病史,说明有瘀血内阻;治疗应该疏肝健脾,养血止血。方用归脾汤,始载于宋代严永和《济生方》,主治心脾两虚,脾不统血的心悸怔忡,崩中漏下等,党参、白术、茯苓、炙甘草、黄芪健脾益气,辅以山药、莲子肉、炒山楂促进中焦运化,桂圆肉、远志交通心肾,当归、炒山楂养血祛瘀止血。发病之际,正值丁酉年五之气,客气厥阴风木,柴胡、香附疏肝,乌梅、白芍酸甘化阴以柔肝;主气阳明燥金,舌质淡苔薄腻,考虑标本中气的从化,阳明燥金从于中气太阴湿土,故用茯苓、白术兼顾;丁酉年少阴君火在泉,佐以少量黄连以清君火,共同体现天地人病时辨证。

案4　子宫内膜异位症

患者王某,女,25岁,龙口市人,2017年11月14日初诊。

主诉:体检发现巧克力囊肿3月余。

现病史:患者4月余前于龙口市人民医院体检发现巧克力囊肿,未经治疗,今求中医诊治,就诊于我科门诊。现患者月经色、质、量、味可,月经期第 1、2 天小腹隐痛,偶有乏力,经前乳房胀痛,舌质淡红,苔白微腻,脉细弱。

辅助检查:2017 年 7 月 22 日(龙口市人民医院)B 超示:左侧附件区见大小约 6.4cm×3.3cm 囊性回声,右侧附件区见 4.3cm×4.0cm 囊性回声,提示巧克力囊肿。

西医诊断:子宫内膜异位症

中医诊断:癥瘕

中医辨证:气虚血瘀证

治法:补气活血,消癥散结

处方:

土茯苓 30g	连翘 15g	薏苡仁 30g	败酱草 30g
皂角刺 10g	赤芍 10g	天葵子 10g	山慈菇 30g
生白芍 10g	茯苓 10g	生白术 10g	山药 15g
黄芪 20g	桂枝 10g	香附 10g	黄连 6g

15 剂,水煎服

复诊:2017 年 12 月 12 日。现患者痛经减轻,无乏力,行经前乳房胀痛消失,舌淡红,苔薄白。(2017 年 12 月 9 日龙口市人民医院)B 超示:右侧附件区见大小约 2.6cm×2.3cm 囊性回声,左侧附件区可见大小约 5.5cm×3.4cm 囊性回声,提示巧克力囊肿。与上次 B 超对比,双侧附件区囊性回声均缩小。

处方:上方改黄连 10g,加橘叶 10g,青皮 10g,夏枯草 20g,金荞麦 30g。14 剂,水煎服。

三诊:2017 年 12 月 26 日,患者自觉一般情况可,上方继服,观察疗效。

按:西医认为卵巢巧克力囊肿又名卵巢子宫内膜异位囊肿,是子宫内膜异位症的一种病变。正常情况下,子宫内膜生长在子宫腔内,受体内女性激素的影响,每月脱落一次,形成月经。如果月经期脱落的子宫内膜碎片随经血逆流经输卵管进入盆腔,种植在卵巢表面或盆腔其他部位,形成异位囊肿,这种异位的子宫内膜也受性激素的影响,随同月经周期反复脱落出血,如病变发生在卵巢上,每次月经期局部都有出血,使卵巢增大,形成内含陈旧性积血的囊肿,这种陈旧性血呈褐色,黏稠如糊状,似巧克力,故又称"巧克力囊肿"。这种囊肿可以逐渐增大,有时会在经期或经后发生破裂,但很少发生恶变。卵巢巧克力囊肿虽然是良性疾病,却有增生、浸润、转移及复发等恶性行为。此类卵巢囊肿是25~45岁的生育年龄妇女最常见的疾病之一,发病率为10%~15%。子宫内膜异位病灶会随时间增加而变大,渐渐侵蚀正常组织,造成卵巢组织不可逆的损害。

《素问·阴阳应象大论》指出:"天有四时五行,以生长化收藏,以生寒暑燥湿风。"天有五运以化六气,若六气亢害则为六淫,然天人相应,人亦有六经以化六气,而六经各有血气,如太阳为少气多血之经,阳明为多气多血之经等,经气不利,血室正开,则邪乘虚内陷血分。寒邪内侵,则血气运行不利,从而变生癥瘕。"癥瘕"病名,始见于《金匮要略·疟病脉证并治》:"病疟,以月一日发,当以十五日愈;设不差,当月尽解;如其不差,当如何? 师曰:此结为癥瘕,名曰疟母。急治之,宜鳖甲煎丸。"《金匮要略·妇人妊娠病脉证并治》中记载了桂枝茯苓丸治疗妇人癥病下血:"妇人宿有癥病,经断未及三月,而得漏下不止,胎动在脐上者,为癥痼害……所以血不止者,其癥不去故也,当下其癥,桂枝茯苓丸主之。"《诸病源候论》中对癥瘕做了较为全面的论述,《诸病源候论·癥瘕诸病》云:"癥瘕者,皆由寒温不调,饮食不化,与脏气相搏结所生也。其病不动者,直名为癥。若病虽有结癥,而可推移者,名为瘕。瘕者,假也,谓虚假可动也。"《三因极一病证方论》云:"妇人癥瘕,并属血病。"

中医认为本病属于"癥瘕"的范畴,癥为临床常见的一种病症,为有形可征,坚硬不移,痛有定处,属血病;瘕为聚散无常,推之可移,痛无定处,属气病,二者合称为"癥瘕"。脏腑气血虚弱,则机体的阴阳气血偏盛偏衰,导致血气乖乱,易使痰瘀互结,阻滞胞络,日久而成癥瘕。桂枝茯苓丸主治妇人素有癥块,方中选用桂枝、茯苓、芍药三味,桂枝辛甘温,可助气化,茯苓甘淡平,可健脾利湿,二者相伍,有助于膀胱气化,可透寒湿之邪,化血分癥瘕积聚;芍药酸苦微寒,可清热凉血,活血祛瘀;黄连、土茯苓、连翘、薏苡仁、败酱草、皂角刺、山慈菇、天葵子等可清热解毒散结消癥。患者月经第1、2天小腹隐痛,偶有乏力,因此用白术、山药健脾益气,黄芪补气。患者经前乳房胀痛,加橘叶、青皮疏肝行气,夏枯草、金荞麦入肝经,可清热解毒散结,宣肝经之不畅。患者于2017年11月14日初诊,值五之气,丁酉年木不及,少阴君火在泉,厥阴风木客气,以黄连清君火,香附、芍药疏肝柔肝,体现运气之治;二诊太阳寒水主气,少阴君火客气,方中桂枝、黄连体现天人之辨。

案5 子宫腺肌病合并多发肌瘤

患者姜某,女,57岁,2017年12月19日初诊。

主诉:月经量多伴痛经半年余。

现病史:患者半年余前无明显诱因月经量增多伴痛经,2017年11月29日就诊于烟台毓璜顶医院妇科门诊,行经阴道超声示:子宫腺肌病合并多发肌瘤,肌壁间探及三四枚低回声团块及结节,大者约3.1cm×3.0cm。未行系统治疗,今为求中医诊治,就诊于我科门诊。现患者自述月经量多伴痛经、腰骶部疼痛不适,时有胁肋部胀痛,纳可眠差,舌淡黯,苔薄黄,脉弦。

西医诊断:子宫腺肌病合并多发肌瘤

中医诊断:月经过多

中医辨证:肝郁气滞证

治法:疏肝理气,散结止血

处方:

桂枝 10g	干姜 10g	黄连 10g	柴胡 10g
香附 10g	生白芍 10g	皂角刺 10g	连翘 15g
夏枯草 20g	赤石脂 30g	黄芩 10g	棕榈炭 20g
炒酸枣仁 30g			

14剂,水煎服

二诊:2018年1月5日,患者无明显不适,睡眠好转,无胁肋部疼痛,月经未潮,原方继用半月。

三诊:2018年1月25日,患者服药期间月经来潮,月经量较上次减少,症状缓解,痛经症状减轻,考虑即将进入戊戌年初之气,此时患者时有心情不畅,上方加乌梅20g,其后结合运气特点及实际临床表现,继续加减药。患者服药3月余,现患者自述月经量明显减少,痛经及腰骶部疼痛不明显。2018年3月28日行经阴道超声示:宫腔少量积液,子宫腺肌病合并多发肌瘤,肌壁间可见两三枚低回声结节,大者直径约2.8cm。

按:子宫腺肌病是子宫肌层内存在子宫内膜腺体和间质,在激素的影响下发生出血,肌纤维结缔组织增生,形成弥漫病变或局限性病变的一种良性疾病,属于妇科常见病和疑难病。子宫腺肌病多发生于30~50岁左右

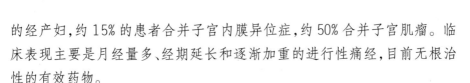

的经产妇,约15%的患者合并子宫内膜异位症,约50%合并子宫肌瘤。临床表现主要是月经量多、经期延长和逐渐加重的进行性痛经,目前无根治性的有效药物。

中医学中并没有子宫腺肌症的记载,因此将其归属于"痛经""月经不调""月经过多""癥瘕"等疾病的范畴,《金匮要略·妇人杂病脉证并治》:"带下,经水不利,少腹满痛,经一月再见。"《诸病源候论》云:"妇人月水来腹痛者,由劳伤血气,以致体虚,受风冷之气,风冷与血气相击,故令痛也。"《妇人大全良方·妇人腹中瘀血方论》云:"妇人腹中瘀血者,由月经闭积,或产后余血未尽,或风寒滞瘀,久而不消,则为积聚癥瘕矣。"《景岳全书·妇人规》云:"经行腹痛,证有虚实,实者,或因寒滞,或因血滞,或因气滞,或因热滞;虚者,有因血虚,有因气虚。然实痛者,多痛于未行之前,经通而痛自减,虚痛者既行之后,血去而痛未止,或血去而痛益甚。"王肯堂在《证治准绳·妇科专篇》中说:"血瘕之聚……小腹里急苦痛……此病令人无子。"朱震亨曰:"月候不调之中,有兼疼痛着……血积也。"

患者因情志不畅致肝失条达,肝郁气滞、冲任二脉不利而致血行不畅,不通则痛经。患者时有胸胁部胀痛,亦为肝郁气滞所致。血行不畅,瘀阻于冲任胞宫,新血不循常道,失于统摄,则月经量多。血瘀于腰部,则腰骶疼痛。辨证为肝郁气滞证,治宜疏肝理气,散结止血,舌脉符证。方中柴胡苦辛微寒,归肝胆经,功善条达肝气而疏散郁结;香附微苦辛平,入肝经,善于疏肝行气止痛,助柴胡疏肝解郁。白芍养血柔肝、调和营卫、缓急止痛,与柴胡相伍又可养肝体助肝用。皂角刺、连翘、夏枯草可清热解毒散结,乌梅味酸,可敛血止血,赤石脂、黄芩、棕榈炭可清热凉血、收敛止血。患者眠差,以炒酸枣仁宁心安神助眠。2017年12月19日为丁酉年终之气,主气太阳寒水,客气少阴君火,以桂枝、干姜之辛温以温寒水,以黄连之苦清火泻火。三诊值戊戌年初之气,火运太过,太阳寒水司天,初之气患者有心情不畅的表现,在桂枝、干姜、黄连的基础上加乌梅以柔肝疏木,结合实际表现加减用量,收到了较好的临床效果。

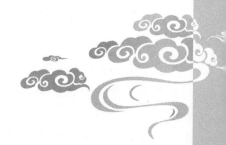

皮肤病

案1 痤疮

高某,男,18岁。2015年12月19日初诊。

痤疮加重半个月。患者面部起痤疮3年余,时轻时重,外用药膏无效。半月前加重,面部、背部为显,局部有红肿。舌质淡,苔薄白,脉沉略弦。

中医诊断:痤疮

中医辨证:寒郁气滞,湿壅腠理

治法:补气散寒,祛湿清火,开阖气机

处方:四君子汤、桂枝干姜汤、平胃散加减。

党参20g	白术10g	茯苓10g	甘草6g
桂枝10g	干姜10g	苍术15g	陈皮10g
厚朴10g	白鲜皮20g	紫草10g	黄芩10g
蒲公英30g	生地黄10g		

7剂,水煎服

二诊:患者面部明显好转,背部已有减轻,局部红肿消退,上方去黄芩,加羌活10g,继服10剂。

三诊:患者痤疮明显好转,嘱继用10剂。未再复诊,1个月后家人告知,已愈。半年后随访,未复发。

按:痤疮,发病多在青少年青春期,此时活动量大,易耗气,复感风寒湿气,寒郁气机,湿壅腠理开阖,气血郁闭而成痈,形成痤疮。《素问·生气通天论》云:"劳汗当风,寒薄为皶,郁乃痤。"寒湿郁久成痈而化热,局部可有红肿。治以补气、祛湿、散寒、清火,开阖腠理,畅达气机,取得了明显疗效。本病的发病亦与运气有关,患者痤疮加重之时,为乙未年阳明燥金不及,太阴湿土司天,太阳寒水在泉,值终之气,主、客气均为太阳寒水,所以患者在12月份症状加重,加黄芩、生地黄为考虑岁运,金不及,火克之;平胃散针对司天湿土,而桂枝干姜汤为寒水而立,天人之理通。桂枝干姜汤为五运六气临证方,用运气之理,为太阳寒水而制。

案2 带状疱疹

谭某,女,55岁,2017年11月23日初诊。

主诉:头部红色疱疹1天。

现病史:患者1天前无明显诱因出现右侧额面部、右上眼睑红色疱疹,伴疼痛,无瘙痒,疼痛程度中等,无发热、咳嗽,皮肤科就诊考虑带状疱疹,给予伐昔洛韦口服。查舌质干红少津,苔白,脉缓。

西医诊断:带状疱疹

中医诊断:蛇串疮

中医辨证:气郁湿阻

治法:清热解毒,理气化瘀

处方:黄连6g　　天冬15g　　陈皮10g　　蒲公英30g
　　　青黛15g　　赤芍15g　　远志10g　　苦参10g
　　　黄芩10g

3剂,水煎服

按:丁酉年中运木运不及,司天阳明燥金,在泉少阴君火,气盛运衰。在泉少阴君火,由于中运木运不及,加之司天阳明燥金,易致郁火,从而引发各类痈肿疮疡的疾病。患者平素郁郁寡欢,肝气不舒,逢湿热邪毒外侵,蕴于肌肤,故发本病。治疗结合运气特点,注重清热解毒,宣发郁热,理气化瘀,体现天人之治。

案3 银屑病

王某,男,22岁,2017年8月8日初诊。节气:立秋后1天。

主诉:全身皮疹3年。

现病史:3年前,患者全身出现皮疹,颜色黯红,伴瘙痒,甚至脱屑。于我院皮肤科诊断为银屑病,经中药西药治疗后疗效不佳,今日来求诊,观其形体较胖,全身散在黯红色皮疹,大便稀溏,舌体胖大有齿痕,苔白,脉细数。

西医诊断:银屑病

中医诊断:白疕

中医辨证:内寒外热,阳虚血瘀

治法:温中利湿,活血清热

处方:

桂枝 10g	干姜 10g	茯苓 10g	黄连 10g
当归 10g	赤芍 20g	柴胡 10g	桑白皮 20g
鸡血藤 30g	黄芩 10g	白鲜皮 30g	乌蛇 10g
荆芥 10g			

15剂,水煎服

2017年8月22日二诊:服用上方后,症状大减,上身皮疹大部分消退,下身亦减轻,大便稀溏有所好转,上方加:莲子肉60g,生山楂15g,山药30g,苍术20g,山茱萸10g,槐米30g,栀子10g,酸枣仁20g,豆豉30g。15剂,水煎服。

按:银屑病,过去统称为牛皮癣,发病原因比较复杂,病程长,易复发,是一种比较难治的炎症性皮肤病,本病治疗方法颇多,然疗效不一。《医宗金鉴·外科心法·白疕》云:"生于皮肤,形如疹疥,色白而痒,搔起白皮。"临床多以清热、化瘀论治。此病患者,内寒外热,皮疹色红,伴瘙痒,此为表现于皮毛热之标象,大便稀溏为里寒之本象,用药根据标本虚实,结合运气特点,应用天地人病时系统辨证。2017年为丁酉年,阳明燥金司天,少阴君火在泉,8月8日,正值四之气,主气太阴湿土,客气太阳寒水。用五运六气临证方药,柴胡、黄芩、黄连清热泻火,治其标;桂枝、干姜、茯苓以应太阳寒水,太阴湿土,治其本。明代李中梓"治风先治血,血行风自灭",加当归、赤芍、鸡血藤以活血祛风,白鲜皮、乌蛇祛风止痒,为对症治疗,此病病位在皮毛,肺主皮毛,荆芥、桑白皮宣肺止痒。二诊,服上方见效后,脾气仍亏虚,中焦不运,加莲子肉、生山楂、山药、苍术、槐米以健脾化湿,运转中焦,栀子、酸枣仁、豆豉以清热除烦,宁心安神。

案4 荨麻疹

李某,男,68岁,2017年9月15日就诊。节气:白露后7天。

主诉:全身痒疹3个月。

现病史:3个月前患者出现全身阵发性痒疹,伴有风团,遇冷加重,服用西药后症状缓解,停药后复发,今来求诊,老年男性,形体消瘦,脘闷腹胀,舌淡苔白腻,脉细。

西医诊断:荨麻疹

中医诊断:瘾疹

治法:燥湿化痰,健脾止痒

处方:平胃散合桂枝汤加减。

桂枝 10g	生白芍 10g	陈皮 10g	白鲜皮 30g
赤芍 10g	厚朴 10g	苍术 20g	肉桂 10g
山药 20g	莲子肉 30g	炒山楂 20g	甘草 10g

15剂,水煎服

按:《素问·四时刺逆从论》有"少阴有余病皮痹瘾疹"的记载,本病为寒痰瘀阻所致,以平胃散燥湿运脾,行气和胃,桂枝合肉桂温阳散寒,桂枝汤调和营卫,加白鲜皮以止痒,赤芍一味活血祛风,山药、莲子肉、炒山楂健脾调中,运化中焦。时值丁酉年的四之气,主气太阴湿土,客气太阳寒水;以五运六气临证方药,故用桂枝、肉桂以温太阳寒水;陈皮、厚朴、苍术、甘草,有平胃散之功,以祛太阴湿,体现天地人病时之治。

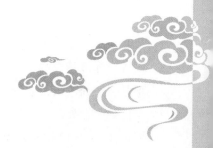

其他

案1 甲状腺切除术后

曲某,女,51岁,初诊时间:2017年8月17日。节气:立秋后10天。

主诉: 甲状腺切除术后,畏寒5年,加重2个月。

现病史: 甲状腺切除术后5年,手术后容易感冒,怕冷、汗出,伴手、膝关节疼痛,耳后经常疼痛,情绪不稳定,自2017年6月,上述症状加重,舌质淡苔腻,脉弦。

西医诊断: 甲状腺术后

　　　　　　自主神经紊乱

中医诊断: 自汗

中医辨证: 气血亏虚,虚火上炎

治法: 补气温阳,引火下行

处方: 桂枝汤加减

桂枝10g	生白芍10g	乌梅20g	干姜10g
仙鹤草30g	牡蛎30g	浮小麦30g	黄连5g
附子5g	山茱萸10g		

14剂,水煎服

2017年8月31日二诊:症状稍有好转,仍怕冷、汗出,情绪不稳定,胃脘不适,干呕,舌质淡,苔腻,脉细。

处方: 乌梅20g　　生白芍10g　　桂枝20g　　干姜10g

乌梅20g	生白芍10g	桂枝20g	干姜10g
仙鹤草30g	牡蛎30g	浮小麦30g	附子20g
山茱萸10g	黄连10g	葛根30g	

14剂,水煎服

2017年9月18日三诊:怕冷明显缓解,出汗明显减轻,胃脘不适缓解,时有憋气,情绪不稳定。

处方:乌梅 20g　　生白芍 10g　　桂枝 10g　　仙鹤草 30g

牡蛎 30g　　浮小麦 30g　　黄连 5g　　附子 5g

苍术 10g　　茯苓 10g　　柴胡 10g　　香附 10g

14 剂,水煎服

按:患者术后体质虚弱,元气大伤,"邪之所凑,其气必虚",卫不固表,易感外邪;"形寒饮冷伤于肺"则怕冷、汗出;气血亏虚,阳气不足,故四肢关节疼痛;耳后疼痛,情绪烦躁为少阳相火妄动之症,结合舌脉符合中医气血亏虚,虚火上炎证。丁酉年,木不及,用乌梅、白芍以扶木,黄连以制火;值四之气,客气为太阳寒水,用桂枝、干姜以温阳,加附子补火助元;桂枝汤调和营卫,仙鹤草又名脱力草,合浮小麦加强益气、固表、敛汗作用,黄连清热,牡蛎重镇潜阳,乌梅、山茱萸柔肝以制相火。二诊在初诊处方的基础上,患者仍怕冷,加量桂枝、附子,以助温阳之性;长期情绪不稳定,肝气犯胃,则出现胃脘不适、干呕,《素问·至真要大论》云:"诸呕吐酸……皆属于热",配用归胃经的葛根,黄连加量,增强清热止呕作用。三诊患者怕冷缓解,减轻附子用量;情绪差,有憋气,加用柴胡、香附疏肝解郁;肝火太旺,肝气乘脾,加用苍术、茯苓健脾去湿,以解郁土。

案 2　腰椎退行性病变

毕某,女,80 岁。发病时间:2017 年 8 月,2017 年 9 月 1 日入院。

主诉:右侧腰腿痛 20 余天。

现病史:患者 20 余天前无明显诱因出现右侧腰腿痛,受压及静息休息时重,站立行走时略减轻,放射至股前部,无尿频、尿急、尿痛及肉眼血尿,无腹痛、腹泻及腹胀,在家自服"布洛芬、曲马多、扶他林"等药物,仍反复发作,为进一步诊治今来我院,门诊以"腰腿痛原因待查"收住院。患者自病情加重以来,精神稍差,饮食、睡眠尚好,大小便无异常。舌淡苔腻,脉沉缓。

既往史:"糖尿病"史 5 年余,最高血糖 16.8mmol/L,近年来一直口服"拜糖平,二甲双胍",空腹血糖控制在 8~10mmol/L。"高血压"病史 8 年,近期口服"杞菊降压片",血压控制在 155~165/80~90mmHg 之间。"脑梗死"病史 12 年余,生活自理。"颈椎病"史 6 年余,发现"左侧甲状腺结节"6 年余。

西医诊断：1. 腰椎退行性病变

2. 2 型糖尿病

3. 脑梗死后遗症

4. 高血压 2 级

5. 甲状腺结节

中医诊断：腰痛

中医辨证：脾虚寒湿

治法：温经散寒，健脾利湿

处方：

桂枝 10g	炮姜 10g	肉桂 10g	甘草 6g
山药 30g	莲子肉 30g	黄芩 10g	苍术 10g
黄柏 10g	牛膝 10g	薏苡仁 10g	羌活 10g
伸筋草 10g	赤芍 15g	肉苁蓉 15g	

15 剂，水煎服

按：患者老年女性，外邪侵袭，经络痹阻，不通则痛；脾虚湿胜，湿邪壅滞经脉，致经气不利，活动后气机略可舒展，站立行走时略减轻；舌淡苔腻，脉沉缓，符合"脾虚湿胜"之机。方中桂枝、炮姜、肉桂解表温经散寒；黄芩、苍术、黄柏、羌活、薏苡仁清利下焦湿胜；山药、莲子肉、肉苁蓉补脾益肾，天冬、生白芍益阴润燥；牛膝通行经脉，引药下行，兼有强壮腰脊作用；伸筋草舒筋通络止痛；赤芍活血化瘀，疏通经脉；甘草调和诸药。丁酉年四之气，主气为太阴湿土，客气为太阳寒水，故从寒水、湿土以天时而治，药用桂枝、干姜、肉桂、苍术、薏苡仁为五运六气临证方药，体现天地人病时辨治。

案 3　右下肢动脉栓塞

韩某，男，58 岁。初诊时间：2017 年 10 月 30 日。

主诉：发作性下肢疼痛 2 年余，加重半月。

现病史：2 年余前，患者因"突发左下肢发凉、疼痛、麻木 3 天"第 1 次入我院，入院后查"左下肢动脉彩超"：左下肢动脉闭塞。于 2015 年 2 月 27 日在我院行左大腿截肢术，术后给予抗感染、消肿、改善循环等治疗后，患者病情稳定于 2015 年 3 月 13 日出院，出院诊断：1. 左大腿截肢术后，2. 双下肢动脉粥样硬化闭塞症，3. 颈动脉动脉硬化闭塞（双侧），4. 2 型糖尿病,5. 冠心病,陈旧性心梗,6. 高血压2级,7. 脑梗死后遗症。

出院后患者病情较稳定,半月前无明显诱因出现右下肢疼痛明显,向上延及右臀部,呈静息痛,活动后加重,下肢活动明显受限,家属诉患者言语欠流利,能简单正确回答问题,无饮食呛咳、吞咽困难,无头痛、头晕及恶心呕吐等,现为进一步诊治来我院就诊,门诊以"下肢动脉栓塞? 脑梗死?"为诊断第2次收入院。自本次疾病加重以来,患者神志清,精神差,面色萎黄,少气懒言,食欲不振,睡眠较差,二便调。舌淡苔白,脉细数。入院后查"右下肢动脉彩超":右侧髂总、髂外、股、胫前、胫后、足背动脉硬化闭塞。"左下肢静脉彩超":左侧股浅静脉中上段管腔内未见明显血流信号,血栓形成? 胸部CT:双肺散在小斑片影,建议抗感染治疗后复查。颅脑MR:右侧大脑半球、左侧额叶多发脑梗死(新鲜灶)。心脏彩超:节段性室壁运动异常。PCT(降钙素原):0.084ng/ml;CRP(C反应蛋白):75.4mg/L;BNP(B型钠尿肽):1 993.36pg/ml;心梗三项:hsTnI(超敏肌钙蛋白I):181.85pg/ml、MYO(血清肌红蛋白):405.5μg/L。

既往史:既往"高血压、糖尿病、冠心病、心梗"病史10余年,"脑梗死"病史4年。

西医诊断:

    1. 右下肢动脉栓塞

    2. 脑梗死

    3. 2型糖尿病

        糖尿病足

        糖尿病性周围神经病

    4. 肺部感染

    5. 冠心病

        急性冠脉综合征

    6. 高血压3级

中医诊断:坏疽

中医辨证:气虚血瘀,脉络阻滞

治法:益气活血,通络解毒

西医治疗:考虑患者下肢动脉闭塞与糖尿病密切相关,应积极控制血糖,改善循环、营养神经;患者新发脑梗死,给予依达拉奉清除脑自由基,波立维、阿司匹林抗血小板聚集，立普妥调脂稳定斑块；给予抗生素控制肺部感染，抗感染治疗后复查肺CT；患者既往"冠心病、心梗"病史，入院后查BNP、心梗三项水平较高，心脏彩超示"节段性室壁运动异常"，结合患者反复出现的心前区疼痛、憋闷，考虑患者存在急性冠脉综合征，给予单硝酸异山梨酯注射液扩张冠脉血管。

处方：金银花30g　　蒲公英30g　　地丁15g　　　赤芍15g
　　　当归15g　　　鸡血藤15g　　刘寄奴30g　　黄连10g
　　　玄参30g　　　白芍15g　　　黄芩30g　　　天冬15g
　　　丹参30g　　　葛根30g　　　生地黄15g

6剂，水煎服

在此方基础上加减调治，好转出院。

按：患者面色萎黄，少气懒言，舌淡苔白，脉细数，辨证属于气虚血瘀、脉络阻滞证。方中金银花、蒲公英、地丁、赤芍、当归、鸡血藤，功能养血活血，清热解毒。丁酉年阳明燥金司天，少阴君火在泉，加少量黄连、黄芩应对在泉少阴君火，时值五之气，主气阳明燥金，客气厥阴风木，加玄参、生地黄、葛根、白芍、天冬柔肝润燥。

案4　自主神经功能紊乱

王某，男，60岁。2014年2月10日初诊。

主诉：盗汗1月。

现病史：患者1个月前无明显诱因前胸出汗，每天夜半发作。舌质淡，苔腻，脉弦沉。既往有冠心病、浅表性胃炎病史。

西医诊断：自主神经功能紊乱

中医诊断：盗汗

中医辨证：少阴不和，湿邪困阻

治法：调少阴，祛湿邪

处方：平胃散合黄连阿胶汤。

　　　黄连6g　　　阿胶10g　　　当归10g　　　白芍15g
　　　苍术15g　　　陈皮10g　　　炙甘草10g　　鸡子黄2枚

14剂，水煎服

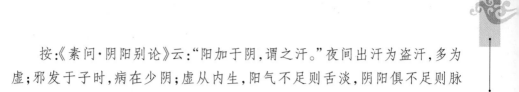

按:《素问·阴阳别论》云:"阳加于阴,谓之汗。"夜间出汗为盗汗,多为虚;邪发于子时,病在少阴;虚从内生,阳气不足则舌淡,阴阳俱不足则脉沉。甲午年,岁运为太阴湿土,湿气胜则苔腻,虚与湿结脉乃弦。以黄连抑阳,当归、阿胶、白芍、鸡子黄养阴补虚调少阴,平胃散祛太阴之湿。

案5　过敏性鼻炎

患者于某,女,25岁,2017年11月28日初诊。

主诉:阵发性鼻腔堵塞伴鼻流清涕3年余。

现病史:患者于3年前因受凉感冒致阵发性鼻腔堵塞伴鼻流清涕,晨起时尤甚,时头晕,无头痛,无胸闷胸痛,偶咳嗽咳吐白痰,偶口干欲饮,无胃脘部不适,稍畏寒肢冷。纳眠可,二便调。舌质红,苔薄黄,脉弦。

西医诊断:过敏性鼻炎

中医诊断:鼻鼽

中医辨证:肺经伏邪,少阳枢机不利

治法:清宣肺气,通利鼻窍、燮理少阳

处方:柴胡 10g　　香附 10g　　生白芍 10g　　辛夷花 10g
　　　苍耳子 10g　黄连 5g　　天冬 10g　　　桂枝 10g
　　　干姜 6g　　　黄芩 10g　　小蓟 30g

14剂,水煎服

按:《素问玄机原病式》说:"鼽,出清涕也","嚏,鼻中因痒而气喷作于声也。"鼻鼽一证,通常责之于肺、脾、肾三脏功能失调。肺主一身之皮毛,肺气虚寒,卫表不固,腠理疏松,则风寒邪气乘虚而入,循经上犯鼻窍。《太平圣惠方》云:"肺气通于鼻,其脏若冷,随气乘于鼻,故使津液浊涕,不能自收也。"该患者阵发性鼻腔堵塞伴鼻流清涕,晨起时尤甚,时头晕,偶咳嗽咳吐白痰,偶口干欲饮,稍畏寒肢冷。舌质红,苔薄黄,脉弦,诊为鼻鼽,肺经伏邪、少阳枢机不利证。方中用柴胡、黄芩、生白芍燮理少阳;辛夷花、苍耳子祛风通窍;香附行气通络;黄连、黄芩、小蓟清热凉血;天冬养阴润肺,清热生津;桂枝、干姜温太阳寒水。丁酉年阳明燥金司天,少阴君火在泉,终之气太阳寒水主气,少阴君火客气,方中桂枝、干姜温太阳寒水,黄连、黄芩清少阴君火,体现天人之治。

案 6　抽动症并焦虑症

于某,男,30 岁。首诊日期:2017 年 3 月 14 日。节气:春分前 6 天。

主诉:面部抽动 15 年,烦躁不安 4 年。

现病史:患者 15 岁时因面部抽动,在当地医院诊断为抽动秽语综合征,久经治疗,疗效不佳。近 4 年出现情绪急躁易怒,失眠,坐卧不宁等症状。刻下烦躁、失眠、情绪低落、面部时有抽动、不自主眨眼,舌淡红,苔黄腻,脉细数。

西医诊断:1. 抽动秽语综合征

　　　　　2. 焦虑症

中医诊断:脏躁

治法:疏肝解郁,化痰息风

处方:远志 10g　　石菖蒲 10g　　白鲜皮 10g　　钩藤 15g
　　　麦冬 10g　　沙参 15g　　　生白芍 10g　　百合 20g
　　　胆南星 10g　牡丹皮 10g　　柴胡 10g　　　香附 10g
　　　黄芩 10g　　天冬 10g　　　党参 20g　　　栀子 10g
　　　淡豆豉 15g　炙甘草 10g

15 剂,水煎服

此方加减,治疗 3 个月,患者症状明显改善。

按:抽动秽语综合征又名轻微脑功能紊乱症,起病于儿童或者青少年时期,以不自主、反复、快速的一个或者多个部位的运动抽动或发声抽动为主要特征的一组综合征。焦虑症又称焦虑性神经症,是指以广泛和持续性焦虑或反复发作的惊恐不安为主要特征的情绪障碍,伴有自主神经系统症状和运动不安等行为特征。两个病症同时存在于本例患者,互相影响,致使病情缠绵难愈。

患者肝阴不足,肝风内动则面部时有抽动、不自主眨眼。《谦斋医学讲稿》云:"肝风是因为阴血极虚。"阴阳不和,阳亢阴虚则失眠。《灵枢·口问》云:"阳气尽,阴气盛,则目瞑;阴气尽而阳气盛,则寤矣。"肝失疏泄调达则情绪低落,《素问·宣明五气》云:"肝藏魂。"《灵枢·本神》云:"肝藏血,血舍魂。"唐宗海曰:"魂不强则虚怯。"心火、肝火扰动则烦躁,舌淡红,苔黄腻,脉细数为痰热内盛、心脾虚、肝阴虚、内火旺的表现。朱丹溪曰:"百病皆由痰作祟。"

　　方以生白芍、沙参、天冬柔肝,麦冬、百合养心润燥,白鲜皮、钩藤、柴胡、香附疏肝风,牡丹皮、黄芩、栀子、淡豆豉清火除烦,石菖蒲、胆南星、远志化痰开窍,诸药合用,调和阴阳。丁酉年岁运少角,司天为阳明燥金,沙参、麦冬、生白芍,天冬等合运气治则,应天而治。

下篇

笃信跟师，索隐求知

　　从十二师，成中医路。能够成长为全国优秀中医临床人才，山东省名中医，老师是我的云梯。1982 年 9 月，我是一个刚满十六周岁懵懂少年，进入山东中医学院，从此我的标签刻上了中医。五年的学院教育，许许多多的老师们为之付出辛勤，但我对中医的认识仍然在定格中迷茫。1989 年，我考入山东中医学院方剂学专业研究生，我的导师刘持年教授教导我：跟师学，跟书学，在临床实践中学。正是融合了全国优秀临床人才研修项目所提出的"跟名师、读经典、做临床"的宗旨，为我学医之路指明了方向。从此，我走上了漫漫的跟师路。

教书育人刘持年教授

　　我的硕士研究生导师刘持年教授是山东中医药大学、北京中医药大学博士研究生导师。老师年轻时在基层临床工作，师承全国名老中医药专家周凤梧、周次清教授，是我国著名中医方剂学专家，现为刘持年全国名老中医药专家传承工作室导师。刘老师强调临证应"辨人识体""病证结合"，处方主张"同证异治"，用药"少而精专、多而不杂"，既"遵中医法度，又借鉴现代药理"，始终坚持"读书以明医理，临证以得真谛"的学风，精研方药，敏于发挥。

一、刘持年老师学术思想

　　1. 辨人识体　所谓"辨人识体"，即"因人制宜"，老师认为主要是"因体质制宜"。即在疾病的防治过程中，针对不同体质对疾病临床表现、病证转归产生的不同影响，采用针对性措施，进行个体化治疗。如高热患者的治疗，清除邪热是关键，但不能仅着眼于退热，而更应重视患者体质类型。一般来说若高热面红而形体虚胖，神疲乏力，多属于气虚体质，可配伍黄芪、党参、白术等甘温益气退热之品；若高热而见形体肥胖、多脂，胸闷身重，属于痰湿体质，多配伍茯苓、薏苡仁、竹茹等化痰祛湿之品；若高热患者出现体瘦、面色黯、肌肤有瘀斑，属于瘀血体质，多配伍丹参、赤芍、红花等凉血活血之品。在临床辨证论治过程中，应重视辨人识体与识病辨治相结合，以利于拓展治疗思路与方法，指导临床遣方用药，丰富中医诊疗体系。

　　2. 同证异治　"同证异治"的含义应包括"异病同证异治"与"同病同证异治"两个方面。

　　不同的疾病发生发展过程中，可能表现出相同或类似的病机证候类型，但因疾病自身的规律，临床表现同中有异，故立法处方用药应有不同，此即"异病同证异治"。例如，特发性血小板减少性紫癜、病毒性心肌炎恢复期、功能失调性子宫出血3种不同的疾病，从中医临床的角度观察，均出现心脾血虚证，以健脾补血养心立法，均选用归脾汤治之。由于血小板减少性紫癜多兼见出血症状，应在归脾汤中加入仙鹤草、侧柏叶、阿胶、三七等止血之品；病毒性心肌炎恢复期多兼见心悸、健忘、失眠等神志不安的症状，应在归脾汤中加入柏子仁、夜交藤、合欢花等养心安神之品；功能失调性子宫出血常见下血量多，不易自止之症，应在归脾汤中加入海螵蛸、煅龙骨、煅牡蛎等摄血之品。

同一疾病，病机证候类型相同或相近，因天时、地域、体质等因素的影响，立法处方用药亦不同，此即"同病同证异治"。如，同为饮食不洁所致的急性胃肠炎，主要证候类型均为脾胃湿热，症见恶心呕吐，腹痛阵作，泄泻日数次或十几次，泻下急迫，粪便气味臭秽，呈黄色水样，肛门灼热，烦热口渴，小便黄短，舌苔黄腻，脉象滑数。应以清热利湿为治。但有的患者发病急且病势重，甚则危及生命，需要中西医配合进行抢救；有的患者起病较急，方用葛根黄芩黄连汤加味治之；有的患者发病虽急但病势轻，仅出现恶心呕吐，而在很短时间内自愈。在病证结合的辨治中，"异病同证异治"是常法、定法；"同病同证异治"是变法、活法。

3. 活用名方，创制新方 刘老师指出名方应用贵在"活"字，即在常法寓以巧思，应用寓以灵活。名方活用首先要识方。所谓识方，就是精确了解处方的组成、用法、功能、主治，领悟制方之理，及遣药配伍上的精巧之处等。名方活用，是在识方的基础上，明其理，师其法，活其用，使之寓有新的内涵。如《博爱心鉴》卷上保元汤，原治虚损劳怯，元气不足，小儿痘疮，阴虚内陷等症。因方中人参、黄芪、甘草益心气，肉桂壮心阳，助参、芪、草补心气之力。刘教授常以该方加柏子仁、炒酸枣仁等养血安神之品，用于治疗心脏神经官能症，心气虚弱、神志不安者；《伤寒论》茵陈蒿汤，原治湿热黄疸。因方中茵陈清热利湿，"荡涤肠胃"（《本草正义》）。现代研究茵陈有降血脂作用，栀子清热祛湿利尿，大黄清热泻下通便，有利于血脂代谢，用于高脂血症属湿热壅滞者。

刘老师主张创制新方，在中医药传统理论的指导下，强调除掌握传统界定的中药基源、产地、炮制、四气、五味、归经、升降浮沉等药性理论，以及功效、主治、用量、用法、用药禁忌、不良反应、使用注意等内容外，为了提高处方的有效性,还应熟知《中华人民共和国药典》及《中药学》未述及的药物功效,如"人参通血脉""茵陈通关节"等。处方用药应少而精专,多而不杂,恪守中医君臣佐使的特色配伍方法,并且要把握好安全、有效、质量可控、合理、新颖5个技术环节,使其达到"理明、法合、方对、药当"的要求,进而达到"理精、法活、方效、药准"的目标。刘老师经过多年的临床实践,创制出一些有效的新方。如治疗高脂血症肾阴不足,血脉瘀阻证,用地黄景天丸,方用生地黄、红景天、红曲、山药、山茱萸、茯苓、泽泻、牡丹皮、穿山龙等;治疗原发性高血压症肝火气虚证,用清肝益气降压方,方用钩藤、菊花、黄芩、玄参、黄芪、香附等;治疗稳定性劳力型心绞痛气阴虚弱、血脉瘀阻证,用二参三七胶囊,以西洋参、丹参、麦冬、三七等组成。

4. 继承创新,推崇"中西配合",执中融西 《素问·举痛论》云:"善言古者,必有合于今。"《类经》注云:"古者,今之鉴,欲察将来,须观既往。"学术的继承与创新,是各门学科发展的普遍规律。中医学同任何一门自然科学一样,从来就没有停止过发展和创新。刘老师认为,所谓继承,就是要全面传承中医学的精华,弘扬传统中医药之长,力避中医药之短;所谓创新,就是要充分运用现代科学技术手段与现代人文哲学的方法,来研究提高中医药理论和临床技术水平,构建新的中医药理论体系。继承是中医药创新、发展之源泉,创新是中医药生存之根本。中医学必须加速自身的发展与创新,但创新首先应该是认真扎实的继承,然后在继承的基础上搞好创新。同时要把继承与创新摆在同等重要的位置,不可偏颇。否则,将会走向"废医存药"之歧路,对中医事业的发展将造成重大损害。在实际临床中,中医处方用药应不断融入西医学理念,处方中不仅要有针对中医"证、症"的药物,还要有针对西医"疾病"及相应客观指标的药物,并参照现代药理、毒理研究的成果,使中医临证取得更好的疗效。

二、刘持年老师临证处方举隅

刘老师在临床实践中,承古取今,融汇新知,善用古今名方、成方治病,推崇数方合用,《素问·异法方宜论》载"杂合以治,各得其所宜"是其理论依据。合用方的功能、治证病机相同或相近,或有重叠、交叉;制方思路与合用方中的药物、配伍方法、功效特点一致,是数方合用的基础。现举例如下。

1. 生气救脱汤加味治疗慢性心力衰竭

处方：人参(单煎)9g，麦冬 12g，北五味子 6g，熟地黄 12g，炮附子(先煎)6g，生黄芪 15g，丹参 10g，葶苈子 10g。水煎服。

方义：该方系由《石室秘录》生气救脱汤(人参三两、麦冬一两、北五味子一钱、熟地黄一两、附子一钱、黄芪三两)加丹参、葶苈子组成。该方选用《医学启源》生脉散(人参、麦冬、五味子)，益气养阴，生津止渴，为君方；《卫生宝鉴》人参葶苈丸(人参、葶苈子)，益气利水、消肿平喘，《中国当代名医经验方大全》二参汤(人参、丹参)，益气活血，宁心安神，以上二方相合，共为臣方；《景岳全书》两仪膏(人参、熟地黄)，补精气、真阴，《三因方》玉屑膏(人参、黄芪)，补元气、益精血，《普济方》芪味丸(黄芪、五味子)，益气养阴，数方相合，共为佐方；《圣济总录》附子丸(附子、五味子)，入心经，助阳利水，敛心气，为使方。诸方合用，而成益气养阴、活血利水之用。

临床应用：①本方适用于治疗慢性心力衰竭。临床表现多为本虚标实夹杂之证。冠心病、高血压性心脏病所致的慢性充血性心力衰竭，症见心悸，气短，神疲乏力，胸闷，面色苍白，汗出，口干，浮肿，口唇青紫，舌质黯红或淡紫，苔薄白，脉虚数。辨证属气阴虚衰，血瘀水肿证为宜。②病情较轻者(心功能Ⅰ~Ⅱ级者)，可单独应用。③病情较重者，可配合西药 ACEI、ARB、利尿剂、地高辛及其他正性肌力药物。④Ⅱ度以上房室传导阻滞者禁用。同时方中附子系有毒药品，应严格按用量用法服用。

2. 五味子汤加味治疗病毒性心肌炎恢复期

处方：人参 10g，生黄芪 20g，五味子 6g，麦冬 15g，当归 12g，生地黄 15g，黄连 6g，茯神 10g，炒酸枣仁 15g，甘草 6g。水煎服。

方义：该方由《外科精要》五味子汤(人参、麦冬、五味子、黄芪、甘草)加当归、黄连、炒酸枣仁组成。方用五味子汤(生脉散益气养阴，人参兼能通血脉，黄芪主脏间恶血)，益心气，养心阴，化瘀血，为君方；选用《幼科发挥》人参安神汤(人参、麦冬、当归、生地黄、黄连、茯神、炒酸枣仁)，取其益气养阴，清退余热之用，为臣方；《串雅内编》元德膏(生脉散加当归)，益气活血，为佐方。三方合用，用于病毒性心肌炎恢复期，共奏益气养阴、清热活血之效。

临床应用：①本方适用于病毒性心肌炎恢复期。临床表现多为气阴两虚，余热未尽，血脉瘀阻，神志不安者。本病应根据其急性期、恢复期、慢性期和后遗症期之不同,采用不同的治法。急性期,热毒证比较明显,慢性期则以气阴两伤为主,后遗症期瘀血证显现,往往形成虚、毒、瘀三者互见之证。而恢复期在病毒性心肌炎急性期后(病程一般在 6 个月以上)出现,患者的临床表现与异常心电图逐渐好转,中医辨证为气阴两虚,余热未尽,血脉瘀阻,心神不安证,症见心悸,胸闷,乏力,心烦,口干,盗汗,失眠,午后低热,舌红少苔,脉细数或结代。②若存在畏寒,肢冷等症状,实为气阳不足之证,应暂停使用本方,或另处他方。

3. 养心汤加减治疗心脏神经官能症

处方:合欢花 9g,玫瑰花 9g,川芎 3g,西洋参 6g,麦冬 12g,五味子 6g,茯苓 9g,当归 10g,黄芪 12g,柏子仁 10g,炒酸枣仁 12g,炙甘草 6g。水煎服。

方义:该方系《傅青主女科·产后编》卷下养心汤(人参、麦冬、五味子、炙黄芪、川芎、当归、茯神、远志、柏子仁、炙甘草),西洋参代人参,减远志,加合欢花、玫瑰花而成。析其方义,二花解郁安神丸(周凤梧教授验方:合欢花、玫瑰花、酸枣仁),疏肝解郁安神,为君方;《串雅内编》元德膏(西洋参、麦冬、五味子、当归)益气养阴,补血活血,为臣方;《医学启源》卷下生脉散(人参、麦冬、五味子),益气养阴,为臣方;《医学心悟》归芎汤(当归、川芎)养血活血,为佐方;《普济方》黄芪汤(黄芪、甘草),平补气血,安和五脏,为佐方;《普济方》柏子仁丸(茯苓、柏子仁),主入心经,益气养心安神,为使方。诸方合用,共奏舒肝解郁、益气养阴、养血安神之功。

临床应用:①本方适用于心脏神经官能症,该病以心血管系统功能紊乱为主要临床表现,可兼有神经官能症的其他表现。肝郁不舒为其重要病机,多采用舒肝解郁的治法。同时,常兼见气阴不足,气血虚弱,痰热扰心,血瘀心脉等病证。在舒肝解郁的基础上,辅以益气养阴、补气养血、清热化痰、活血通脉等治法。本方所治,为心脏神经官能症,肝郁不舒,气阴不足,心血失养,心神不安证。症见胸胁烦闷,心悸易惊,气短,神疲乏力,失眠多梦,记忆力减退,汗出,口干,舌淡,苔薄白,脉虚弱无力。②若合并胸闷痞满,口苦口干,舌红苔黄腻等症者,可与黄连温胆汤合用。③外感发热,畏寒者禁用;合并高血压、心脏病、肝病、糖尿病、肾病等慢性病患者慎用。

慈母仁心高云教授

研二的时候,导师刘持年教授把我送到了山东省中医院干部保健科进行临床学习,从此,高云教授成为我的研究生第二导师。高老师学验俱丰,对老年病研究尤为专长。

一、高云老师学术思想

1. 老年病扶正为先 高云老师认为,老年人多气阴不足,临证应以扶正为主,益气养阴为要。所谓扶正,结合西医学认识,即提高老年患者的机体免疫功能。老师常用益气养阴、温阳等治则,药以人参、黄芪、党参、太子参、天冬、麦冬、菟丝子、巴戟天等药物临证加减。如对老年人糖尿病的治疗,老师从气阴两虚立法处方:黄芪、葛根、天花粉、黄精、山药、枸杞、菟丝子、山茱萸、茯苓、白术为主加减,临床每获满意疗效。对高血压患者,其病机多为肾虚而致肝阳上亢,治以平肝潜阳、活血化瘀、补肾,方以天麻钩藤饮的基础上酌加补肾药物。

同时,高老师指出,老年人的治疗勿忘活血化瘀。老年人气虚,运血无力,血液黏稠度高,对老年心脑血管疾病,临证辅以当归、鸡血藤、桃仁、红花、赤芍等养血、活血药物是必要的。

老年人病情多复杂,往往多系统、多种疾病合并发病,在治疗时要有耐心,认识要全面,要抓主要疾病、主要病机。

2. 重视顾护脾胃 高老师继承了李东垣《脾胃论》学术思想,指出脾胃为后天之本,无论大人、孩子,都要顾护脾胃,考虑气机升降,不要忘记健脾和胃。老年患者脾虚多以党参、白术、茯苓、白扁豆等健脾药物。慎用苦寒药物,以防伤脾败胃。

3. 中西医合参 高老师指出,当代临床必精中医、通西医,临床工作离不开中西医结合,首先要用西医学方法诊断明确患者所患疾病,根据中西医各自的优势,确定相应的治疗方法。目前中西医结合尚不能完成理论上的融合,但在实践中可以互补为用。如对糖尿病的治疗,首先要诊断其发病类型,针对疾病特点中医辨证论治,适当辅以降糖药物;高血压患者要在西药降压的同时,根据患者体质、症状、舌象、脉象的表现,综合辨证治疗;对高脂血症患者在服用他汀类药物的同时,加用生山楂、枸杞、何首乌、决明子等药物,临床疗效很好。冠心病患者,运用中西医结合治疗的效果也很好。

4. **把握舌象、脉象**　四诊合参是中医学的基本原则,高老师指出,在四诊八纲的基础上,舌象、脉象尤为重要,二者可以客观地分辨不同的疾病类型,为辨证论治提供客观的依据。如舌体胖大、有齿痕的患者,多见于肺脾气虚患者;湿疹患者多伴有舌苔白腻或厚腻;咳血患者舌质淡,少苔,为伤阴后气阴不足之象。月经后期,患者多脾肾双虚,双尺脉弱、舌质淡、胖,治以健脾补肾,酌加活血化瘀、通经药物;月经病脉涩,多为气滞血瘀,要用行气活血药物;胃肠病患者,右关弦,多见于消化不良;右关滑,可见于伤食;右关弱,多见于脾胃虚弱;右关沉,多见于脾虚腹泻;心脑血管疾病则多伴有弦脉。高老师对舌脉的把握可谓精细。

二、高云老师临床经验举隅

1. **瘿瘤案**　冯某,男,济南,1998 年春初诊。

患者胸骨左侧生一包块,且逐渐增大,10 余日内发展成 7cm×7cm 大,按之柔软,有弹性,边缘清楚不红,无疼痛感,到齐鲁医院胸外科诊为淋巴管破裂,住院治疗,在 B 超引导下将淋巴管用生物胶粘合,然后用纱布垫绷带压迫 2 天后,包块又逐渐增大,且在锁骨下又生一包块,4cm×4cm,只有将绷带除掉。一月余反复三次如此治疗,但在第三次第三天后开始发烧,抗感染治疗效不显,舌淡红苔黄腻,脉滑数。西医建议将锁骨锯断重新手术治疗。

西医诊断:淋巴管破裂

中医诊断:瘿瘤

中医辨证:痰浊内阻

方剂:栝楼薤白半夏汤加味

处方:栝楼 18g　　　薤白 12g　　　清半夏 10g　　　陈皮 10g

炒杏仁 10g　　　薏苡仁 30g　　　泽泻 15g　　　石菖蒲 12g

郁金 15g　　　黄芩 10g　　　甘草 6g　　　天竺黄 12g

白豆蔻 10g

7 剂,水煎服

服 1 剂后包块变软,体温逐降,第 2 剂后包块变小,体温降至正常,便出院回家继续治疗,7 剂药后包块消失如常人,此后未复发。

2. **甲状腺炎伴囊肿案**　张某,女,56 岁,售货员,章丘,2001 年秋初诊。

患者咽痛低烧反复发作 3 年,发作时在当地医院就诊,诊为扁桃体炎、咽炎,经用抗生素、激素治疗,上证愈,但是该患者发作愈来愈频繁,且症状越来越加重,同时颈不适胀闷,就诊时患者体温 38℃左右,咽痛,颈较粗,按之较韧,交代做颈部 B 超,结果为慢性甲状腺炎急性发作,伴囊肿。给予抗生素治疗,效果不理想,遂请中医治疗。舌淡红,苔薄白腻,脉滑,颈粗。

西医诊断:1. 慢性甲状腺炎急性发作

　　　　　2. 甲状腺囊肿

中医诊断:瘿病

中医辨证:痰浊内阻证

处方:二陈汤加味。

陈皮 10g　　　半夏 10g　　　茯苓 15g　　　柴胡 15g

郁金 15g　　　浙贝母 15g　　　金银花 12g　　　橘叶 12g

甘草 6g　　　夏枯草 18g　　　白蒺藜 15g

水煎服,日 1 剂

上方连服 30 余剂病情痊愈未复发。

3. **瘀血发热案**　患者孙某,男,医生,1974 年秋初诊。

患者发烧年余,T37.8~39℃左右。1 年多前因患风湿性心脏病二尖瓣狭窄伴闭锁不全,行外科手术,术后半年感到体温逐渐升高,最高达 38℃,经检查未发现异常,体温 39℃时便住院,服阿司匹林、青霉素、红霉素等药物治疗,体温正常便出院,没过几天又住院,如此反复发作。手术医生建议到北京、上海检查治疗,患者求中医治疗。当时患者面色晦黯不泽,形体消瘦,头发稀疏,口唇轻度紫绀,舌质黯红有瘀斑,脉细涩。

西医诊断:风心病术后发热

中医诊断:发热

中医辨证:瘀血阻络

处方:桃红四物汤加减。

当归 15g	川芎 15g	赤芍 15g	桃仁 10
鸡血藤 30g	王不留行 15g	土元 10g	太子参 20g
天花粉 15g	丹参 20g	甘草 10g	红花 10g
黄精 15g			

水煎服,7 剂

二诊:服药后患者精神特好,全身轻松,未再高烧,最高到 38℃并且喝热水或粥体温便可下降至 36.7℃,因心情好身体舒适食量也增。原方 7 剂继服。

三诊:服至 14 剂后体温最高 37℃,一切逐渐好转。在上方基础上加黄芪 20g,14 剂。

月余后患者来院告诉说在胸部缝合的针眼处开始出现小线头,无痛痒、流血,出头后自行闭合,2 周后针眼的线头完全出完,考虑是皮下的瘀血慢慢吸收,残余的从针眼出来,瘀血消除而热退。

4. 咯血案 张某,女,干部,济南,2013 年秋初诊。

患者咳嗽近 20 年,每到秋天受凉即发作,近 10 余年咳嗽咳痰加重,有时痰中带血丝,胸闷、气短、乏力,咳嗽咳血甚时住院治疗,病情反复发作,且越来越重,晨起咳吐大量脓痰,体质越来越差,故求中医治疗。患者面黄肌瘦,语音低,舌红瘦少苔乏津,脉沉细数。

西医诊断:支气管扩张

中医诊断:咯血

中医辨证:肺阴虚

处方:百合固金汤加减。

生黄芪 20g	太子参 20g	天麦冬各 15g	玄参 15g
沙参 18g	橘红 10g	炒杏仁 10g	桔梗 10g
炙百合 20g	阿胶 10g	川贝母粉 6g(冲)	栝楼 15g

炙百部 12g　　　甘草 6g　　　　仙鹤草 15g　　　　前胡 12g

水煎服，7 剂

服 3 剂后咳血基本止，7 剂后咳血痊愈，痰少易咳出，胸闷气短有改善。在此基础上加减服 20 余剂至今未再发作。

5. 感染高热案　孙某，男，55 岁，章丘，工人，1999 年春初诊。

患者高烧 40 余日，发病前寒战继之发烧，在当地县医院住院 5 天用抗生素等治疗仍发烧，故前往齐鲁医院住院，经各种检查如脑磁共振、肺 CT、腹部 B 超、血生化、血、尿常规、腰穿、骨髓穿刺检查未发现异常，用多种抗生素未见效，每次烧前即寒战，需用退烧药，出汗后烧可退，退后反复。住院四十余日，病情无缓解而自动出院。来诊时已近"五一"节，患者身着羽绒服，头戴羽绒帽，并且带着很大的口罩，考虑感染性疾病，听诊心肺未见异常，腹部莫非氏征弱阳性，查眼巩膜黄染，便疑胆系感染。舌红苔黄，脉细数，体温 38.2℃。

西医诊断：胆系感染

中医诊断：发热

中医辨证：湿热内阻

处方：茵陈蒿汤加味

茵陈 15g　　　生栀子 10g　　　大黄 6g　　　生石膏 40g

知母 12g　　　金钱草 18g　　　黄芩 10g　　　陈皮 10g

甘草 6g

3 剂　水煎服

嘱服药后第五天再来。

二诊：服 1 剂后体温最高 38℃一次而且寒战很轻，第二剂药后，T37℃以下，无寒战，第 3 剂后 T35.5~35.8℃。未戴帽子、口罩，穿一件毛背心和夹克衫。自诉能吃饭，无恶心呕吐，可以下床走路。舌淡红，苔薄白腻，巩膜黄染减轻，脉沉细。

处方：茵陈 15g　　　栀子 10g　　　大黄 6g　　　金钱草 15g

陈皮 10g　　　茯苓 15g　　　白蔻 10g　　　甘草 6g

7 剂，水煎服

三诊：患者黄疸全消，身较前有力，食欲大增，又服 7 剂。

四诊：身无异常不适，精神焕发，舌淡红，苔薄白，脉细。

处方：黄芪 20g　　党参 20g　　茯苓 15g　　白术 15g

陈皮 10g　　砂仁 10g　　木香 10g　　黄芩 10g

甘草 6g

10 剂，以增强体质，巩固疗效

慈母仁心高云教授

德高望重田文教授

田文教授是山东省首批十大名老中医,全国第3批老中医药专家学术经验继承工作导师,田文国家名老中医工作室导师。田老师从医60余年,长期从事中医、中西医结合临床工作,秉承大医精诚之训,悬壶北京、山东。老师勤求古训,博采众方,审时应天,辨证临床,疗效卓著。

一、田文老师学术思想

1. 五运六气是中医学术理论的核心　老师认为,五运六气是我国古代研究四时气候变化及其变化对生物影响的一种学说。早在《黄帝内经》,就运用五运六气学说研究天文、气象、物候与人体生理、病理相关性,探讨五运六气节律变化来研究人体与气候的关系。田老师五十年代在中国中医研究院(现中国中医科学院)工作,受到方药中、任应秋等教授的影响,对五运六气理论研究颇有造诣。

老师指出五运六气是中医基础理论的核心,中医的"天人相应"思想,自然观、整体观、恒动观、气化学说、病因病机学说、治则治法、制方选药等均渊源于《黄帝内经》的五运六气七篇大论。这七篇大论从廖廓的宇宙悬朗周旋于天空上的日月星辰,到地面上的草木虫兽、谷肉果菜,从寒暑的往来更替到生命的生长壮老已,在如此广阔的背景上,揭示出了人体生命现象、病因病机、诊断治疗、遣方用药、养生防病等一系列规律。充分反映了中医理论体系的形成过程,是中医理论的基础和渊源。《黄帝内经》的精髓均来之于古人进行"五运六气"的实践活动,是"五运六气"把整个中医理论与人体生理病理、与大自然紧密地联系在一起,运转了起来,五运六气是中医"天人相应"医学模式的运转机制。

五运六气具有实践性和可操作性,是当今生物医学模式向生物 - 心理 -

社会医学模式转变所需要的框架结构,五运六气是古人长期对自然环境与人体发病相关性进行系统观察而总结出来的反映真实客观规律的医学体系,揭示了运气规律,气象、物候、民病的变化与五大行星之间的对应关系,集预防、诊断、治疗、选方用药于一体的整体医学体系,是中医学术理论的核心内容。

2. **精研中医临床时间医学**　自然环境如天文气象、日月星辰的周旋、四季春夏交替、昼夜日落星起的变化,这一切作用于人体使其生理病理表现出了各种节律,这就是时间医学要研究的内容。田老师认为,研究时间医学不能形而上学地空谈时间,要研究某事物表现出的时间规律的物质基础。

田老师用了近 20 年的时间研究脑血管病的发病与自然环境的关系,课题"脑梗死发病运气节律与气象天文相关性分析"对 1978—1989 年 12 年间 1 927 例脑梗死的发病时间规律进行统计分析,发现脑梗死发病具有五运六气节律(简称运气节律),与《黄帝内经》运气七篇大论中 40 余处的描述相吻合。对冠心病的时间医学规律亦进行了探索,1982 年发表论文"时辰与心肌梗死发病关系的探讨"(《山东中医学院学报》1982 年第 4 期)。其课题"正常人与心脏病人心功能的昼夜节律""冠心病患者对中药'时心灵'时辰敏感性的临床研究"发现冠心病患者 24 小时的心功能均比健康人低下,而且最佳心功能和最差心功能出现的时间,均比健康人落后了 2 小时。就是说,健康人最佳心功能出现在 6 时,最差出现在 18 时,而冠心病人最佳心功能出现在 8 时,最差出现在 20 时。找出并确认冠心病患者服中药"时心灵"的最佳时间在 7 时 30 分,为最有效地改善心肌缺血、改善心功能的时间。同时发现在 9 时 30 分、13 时 30 分和 15 时 30 分服药为疗效相反时间,使心功能呈减弱趋势,这又是一个有意义的发现。经 15 年的临床实践证明,冠心病患者每天早晨 7 时 30 分服 1 剂"时心灵"均能收到满意的疗效。住院病人一般经过 1 个月(即 1 个疗程)治疗,各种症状如胸闷憋气、心律失常就会基本消失,心电图改善或恢复正常。治疗 2~3 个疗程,能使异常的心功能节律恢复或接近正常。可见,中老年人冠心病多与心功能低下有关。

临床治疗各种疾病的具体处方用药也很注意时间问题,如脾肾阳虚的五更泻、肾阳虚的肾喘(哮喘)、表虚证的外感均应在早上或上午自然界阳气盛时服药治疗较佳。桂枝汤证，若夜间服用发汗常伤阳气，造成感冒迁延不愈。肾阴虚宜夜间一次服六味地黄丸。患慢性胃炎或结肠炎为脾虚湿盛者，春季少佐以平肝药物，暑季雨水旺时则佐以芳香化湿之品，更能收到良效。

3. **崇尚中西医结合**　中医和西医是世界上两大根本不同的医学体系，虽然在他们之间的理论体系和指导思想中存在着许多根本不同的方面，但不是水火不相容的，两大体系之间存在着都是对人体科学的研究，对象是一致的，在我国出现中西医结合具有必然性。不仅促进了中医的发展，同时也促进了西医由"分析时代"向"系统时代"的发展。它是我国未来新医学的基础。

田老师总结了中医、西医存在不同的具体表现，指出中医和西医反映了客观实在的两个方面，由于似乎向着两极发展、双方都不能完整地认识客观实在，不能完整地认识人体和疾病，都有着一定的局限性。中西医结合是横架中西两医之间的桥梁，历史的原因，西医传入了中国，并且迅速地发展壮大了起来，形成了一支与中医相并立的理论体系和队伍。由于医学发展的需要而产生了中西医结合，形成了一支起着平衡中西两医的理论体系和队伍。由于中医和西医都是以防治疾病、保障健康、延长寿命、维系种族繁衍为目的，都是研究人体的，有着共同基础。所以在某些方面是能够理解与合作的。六十年的实践证明，中西医结合在中西医之间起着相互取长补短、互相引进理论和技术的桥梁作用。不仅促进了中医的发展，为中医现代化奠定了基础，而且对西医向整体化的深入发展也有促进作用。不论是从哲学角度，还是从临床角度来看，西医只有同中医有机地结合起来，才能对人体和疾病有一个完整的认识，只有这样才是目前医学的出路。

4. **重视老年气衰**　经多年的临床实践，在中老年病方面形成了自己独特的思路、提出了新见解，指出老年病主要为整体功能衰退或低下，即"气衰"。以治病必求于本的原则，在方剂配伍上重点提高脏器的功能，参考现代科学已证明了的病因病机和中药药理，体现较高层次的中西医结合学术思想。如对慢性胃炎的认识，其病因不仅为西医目前认为的与饮食不节、胆汁反流、鼻咽口腔炎症分泌物的刺激及幽门螺旋杆菌等有关，也不仅仅是胃的受纳和消谷作用下降，而更重要的是全身机体功能低下所致的胃阴亏损或脾阳不足—即胃肠功能低下,胃炎只是全身状态的局部表现。在治疗上不能只进行局部治疗如解痉制酸、胃黏膜保护等,还应借鉴中医的整体观,辨证施治,以调整机体功能为主,如温中、补气、养阴等。强调慢性胃炎以中气虚寒为多见,应用加味黄芪建中汤有很好疗效。又如高血压,西医着重注意小动脉痉挛,治疗主要扩张血管以降血压,但不能消除导致血压升高的综合性因素,不能改善一系列引起小动脉痉挛产生高血压的整体的功能状态,如阴虚阳亢、脾肾阳虚等。在中医治疗 100 例中老年高血压病人的临床观察研究中发现:气血两虚、脾肾阳虚及阴虚阳亢型者占90.2%,绝大多数属虚证,气衰是导致此病的重要原因。气衰时血压升高是机体的代偿反应,因而不能一味地降血压,因这样能引起脑的供血不足或全身功能下降,一旦停药反而血压会反跳得更高。所以应纠正气衰,即改善机体整体功能低下的问题,这样血压自然会趋向平稳的正常状态。每以重用黄芪、肉桂、附子之品治疗老年高血压(气衰脾肾阳虚者)收到疗效巩固、甚至痊愈的效果。对Ⅱ型糖尿病、冠心病及脑血管病的看法亦是如此,认为也是机体脏器和全身功能衰退所致,临床亦多以气虚和痰湿多见,故治疗应以中医辨证施治来提高全身和脏器功能,辅以西医学手段,或降血糖,或降血黏稠度,或扩张冠状动脉及促进脑血流等,从而达到标本兼治、治病求本的目的。

5. **对《伤寒论》证治规律的探讨** 《伤寒论》以六经辨证为核心,总结典型的"证治规律"。这些规律是中医学运用辨证唯物观、整体恒动观、对立统一法则、时空观等是认识疾病的典范。

六经病提纲是从典型的各经疾病中提炼出的每一经病所各有的具有特征性的脉证,是精髓,包含着每一经病的发病规律和总病理病机。在六经病的辨证中起着主导作用。在学习方法上,如果只知桂枝汤、麻黄汤为太阳病的主方;白虎汤、三承气汤为阳明病主方;小柴胡汤为少阳病主方;理中汤为太阴病主方;四逆通脉汤为少阴病主方;乌梅丸为厥阴病主方,是不能达到灵活运用的境界的。因为上述只是掌握了一点梗概,还必须抓住证治特点,才能方因病投、法随证转。六经病证的传变,在《伤寒论》中是一个重要问题。无论传经,或是直中、或是转属,都必须以临床现症为依据,按照证治规律来处理。决不能拘泥条文而但从发病日数来论治。所以明确各方所主的证治规律,这是辨证论治的基本法则。

误治条文表述一种病理状态；要重视《伤寒论》组方配伍特点。《伤寒论》中还有许多死症及难治案例，如吐利、喘冒、躁烦、厥逆等种种危象，如此亡阴亡阳或阴阳俱亡的险症，必须及时救治。

二、田文老师临床经验方举隅

1. "时心灵"Ⅰ号

处方：红参、炮附子、川芎、丹参、降香、麦冬。

适应证：冠心病心功能不全、心绞痛阳虚寒凝证。症见：胸闷，胸痛，气短，动则喘憋，舌质淡黯，苔白，脉弱。

使用方法：水煎2次，每剂150ml，早晨7时30分顿服。

按：冠心病为老年常见病，而且老年冠心病患者常伴心功能不全，目前中医治疗冠心病多从"心主血脉"的理论出发，以活血化瘀为主，出现心衰水肿则配伍利水之剂，其实，心主血脉的功能主要靠阳气的温煦和推动，心肺位居上焦，以阳为要，心阳虚、阴邪上犯则出现胸闷、胸痛、喘促肿满等症状，当温阳活血利水。

时心灵方中红参、附子补气温阳，川芎、丹参、降香活血化瘀，麦冬养阴。若气喘、水肿明显者可配伍黄芪、车前子、益母草、葶苈子；胸闷胸痛重者配伍延胡索、鸡血藤、葛根等；心悸者可配伍五味子、炒酸枣仁、炒山楂、郁金等。现代药理研究证明该方中多数药物可扩张冠状动脉，增加其血流量，改善心肌缺氧状况，改善心肌代谢，增强心肌收缩力。

研究发现，健康人24小时心功能最佳出现在6时，最差出现在18时，而冠心病患者最佳心功能出现在8时，最差出现在20时。冠心病患者服用"时心灵"最佳时间在7时30分，有效地改善心肌缺血，改善心功能。而9时30分，13时30分，15时30分服药为疗效相反时间，使心功能减弱趋势。

2. 温中健胃汤

处方：黄芪、桂枝、白芍、炮姜、川黄连、吴茱萸、蒲黄、蒲公英、草豆蔻、海螵蛸。

适应证：慢性胃炎脾胃虚寒证。症见胃脘痛，恶心，纳差，呃逆，泛酸，舌质淡,苔薄白,脉沉弱。

使用方法:水煎 2 次,合为 1 剂,每剂 250ml,早晚分服。

临床验案

患者杨某,女,50 岁,教师。2009 年 8 月 6 日初诊。

患者 2 年前生气后胃脘疼痛,做胃镜检查示慢性萎缩性胃炎,服多种西药治疗无效。近来胃脘时痛,进食后不舒,不耐生冷油腻等食物,频频嗳气,体倦乏力。舌质淡苔薄白,脉缓。中医诊断:胃脘痛。西医诊断:慢性萎缩性胃炎。中医辨证:脾胃虚寒。治法:健脾温中。处方:黄芪 25g,桂枝 10g,白芍 30g,黄连 6g,吴茱萸 8g,海螵蛸 30g,蒲公英 30g,蒲黄 10g(包煎),草豆蔻 10g,炮姜 8g,甘草 6g,大枣 5 个。7 剂,水煎服。

二诊服药后胃痛症状减轻,仍进食后胃脘不适。上方改黄芪 30g 以加强益气建中之功,再服 7 剂。

三诊诸症悉减,上方去海螵蛸、蒲公英、草豆蔻,加白术 12g。再服 10 剂,患者感脘腹舒适,能进凉、甜、油腻。

按:慢性胃炎多属中医"胃脘痛"范畴,中医认为与寒邪客胃、饮食所伤、脾胃虚弱、肝气犯胃等有关,临床辨证分型很多。我们通过多年临床认为脾胃虚寒是病机根本。方中黄芪益气建中为君,常用量 25~30g;桂枝、白芍温阳益阴,并为臣药;佐以炮姜、吴茱萸、川黄连。其中桂枝有通阳行血之功;倍白芍(用至 30g)能破阴结,通脾络。白芍含有白芍总甙,药理研究有良好的解痉、止痛、抗感染、抗菌、免疫调节作用。日本学者分析《伤寒论》中含白芍的方剂多以止痛为主;炮姜入脾胃经,温而不燥,有温中燥湿之功;川黄连、吴茱萸调寒温,治疗呕吐吞酸效果很好,根据寒热轻重调整用量,一般均为 6~8g;蒲黄(包煎)有活血消瘀止痛止血、修复黏膜的作用(久病入络,用之相宜);海螵蛸含碳酸钙,为制酸剂,有除湿、止血、敛疮作用,对有黏膜糜烂、出血者适宜;草豆蔻理气、止痛、醒脾;蒲公英有清热解毒、燥湿散结作用,现代药理证实有较好的杀菌作用。

3. 消瘿方

处方:黄药子、夏枯草、白茅根、牡丹皮、栀子、桔梗、郁金。

适应证:甲状腺功能亢进症肝郁气结证。症见心悸,出汗,烦躁,失眠,舌红少苔,脉细数。

使用方法:水煎2次,合为1剂,每剂250ml,早晚分服。

临床验案

王某,女,40岁,工人。2009年7月8日初诊。患甲亢病史10余年,就诊时心悸不宁,心烦失眠,眼干目眩,出汗多,舌红少苔,脉细数。查FT_3 22pmol/L、FT_4 18pmol/L、TSH 0.15IU/ml。辨证属心肝阴虚,肝郁气结,火盛阳亢,气痰瘀火互结。拟方:黄药子20g、夏枯草20g、黄精20g、生地黄20g、赤芍20g、白茅根30g、牡丹皮10g、栀子10g、珍珠母30g、桔梗12g、郁金10g、甘草6g。7剂,水煎服。

二诊各种症状明显减轻,舌淡红,舌体略胖,脉细数,原方改黄药子15g,加党参20g,继用6剂。

三诊症状基本消失,FT_3、FT_4、TSH恢复正常,继服6剂巩固。

按:甲亢多肝郁气结,火盛阳亢。为忧思恼怒;肝失条达气郁、失疏泄、犯脾生湿,聚痰化火而成。其病机:①病位在颈前,与心肝脾相关。②病性为素体阳盛,心肝火旺。久病或阴虚而致心肝阴虚形成火旺证。以阴虚气虚为主,渐成虚实夹杂。③病理为气痰瘀火互结于颈前。

以平肝息风、滋阴凉血、化痰解毒为治则。方中黄药子苦平,入肝胃心肺经,解毒软坚,凉血止血。此药苦平偏凉,方书谓能"凉血降火,消瘿解毒"治"恶肿疮瘘",近年用治甲状腺肿,有一定疗效,但对肝脏有一定损害,脾虚便溏者慎用。夏枯草:苦辛寒入肝胆经,清火散结(宣泄肝胆之郁火)。黄精、生地黄:前者可滋阴又能补中益气,后者滋阴清热,又能凉血生津止血。赤芍、白茅根:二药均为清热凉血药,前者活血化瘀清肝,后者生津利尿消肿。牡丹皮、栀子:前者清热凉血、活血消瘀,后者泻火除烦,泄热凉血利湿。郁金:疏肝理气。桔梗:宣肺祛痰、排脓消痈,为引经药。气虚加党参:补中益气、养血生津。阴虚加女贞子、生地黄、黄精。血虚者,以四物汤为主。伴心悸者加珍珠母:平肝潜阳、镇心定惊。甲亢心率快,有危象迹象者,黄药子可增量18~20g(15g为中等量)最多服10剂即减量。佐以维生素C、肌苷以保肝。

4. 消渴方

处方:苍术、黄芪、党参、葛根、黄连、佩兰、泽泻、茯苓。

适应证:糖尿病脾气虚、痰湿中阻证。症见多饮、多尿、消瘦,乏力,尿浊、尿有甜味,舌质淡,苔腻,脉弱。

使用方法:水煎 2 次,合为 1 剂,每剂 250ml,早晚分服。

方解:糖尿病属中医"消渴"范畴。其发病与过食、肥胖有直接关系。中医认为"饮食自倍,肠胃乃伤""过食伤脾",长期饮食不节,过食肥甘、醇酒厚味,致脾胃运化失职故而发病;2 型糖尿病人形体特征是腹部胖而四肢肌肉萎弱,筋骨无力,脾主肌肉四肢,肌肉痿软不健反映脾病;2 型糖尿病好发于老年,与年老脾胃功能衰退不无关系。脾气虚、痰湿中阻为糖尿病的重要病机,以健脾温中化湿治疗收到很好疗效。

糖尿病人多食多饮,病从"口入",《素问·奇病论》有脾瘅之论"夫五味入口,藏于胃,脾为之行其精气⋯⋯此肥美之所发,此人必数食甘美而多肥也,肥者令人内热,甘者令人中满,故其气上溢,转为消渴"。胃主受纳腐熟水谷,脾主运化升清,糖尿病人能食而怠惰嗜卧,四肢不健,为脾虚不能健运使然。脾虚则痰湿内生,气机阻滞,升清降浊失常,阴火上冲而发病;糖尿病主要表现为糖、脂肪、蛋白质等三大代谢的紊乱,有的医者根据病理变化中所出现的痰浊、瘀血征象,认为高血糖、高血脂属于痰浊、瘀血或浊脂,其实不然。血中糖分及脂质是由饮食水谷所化,血中之物,为"营"的成分,属于精微物质的范畴。机体内的精微物质是在不断地化生、转运和代谢的,这一切均离不开脾的运化和升清。《素问·经脉别论》曰:"饮入于胃,游溢精气,上输于脾,脾气散精"即论及此意。这一散精的功能发挥不及,使过多的血糖、血脂不能更进一步地传化故而发生糖尿病。不良的饮食习惯损伤脾的运化功能容易促发此病。因此,脾虚运化功能不足是糖尿病的重要病机。

消渴方以苍术健脾燥湿为君,党参健脾益气,黄芪补气升阳,两者共为臣药。葛根能升清,同时有活血之意。泽泻、茯苓健脾渗湿。佐黄连以泻阴火。该方深得脾喜燥恶湿之性。对湿浊明显者可遵《黄帝内经》"治之以兰,除陈气也"之法,重用苍术,加芳香醒脾之藿香、佩兰,或加厚朴、半夏。脾阳虚明显者可加炮姜。有十余例病人单纯经上述中药治疗即可较好稳定血糖,改善症状,甚至得到治愈。

脾虚运化失司可致后天失养、阴精不足，加之五味偏嗜、膏粱厚味、饮酒过多，蕴热化燥可伤阴。若有阴虚郁热者则上方加入山药、黄精、天花粉。现代药理研究证实苍术、黄芪、黄精、黄连等均有降血糖作用。另外，据"脾苦湿，急食苦以燥之"的特性，嘱病人适当进食苦瓜对病情有利。

脾虚可以及肾，痰湿久可成瘀，故糖尿病日久可导致阴阳两虚、瘀血阻络，病变涉及诸脏，而使病情深重不愈，故要抓住早期脾虚湿胜病机，以健脾温中化湿法治疗这部分病人常可收到较好疗效。

5. 紫癜方

处方：黄芪、党参、白术、当归、茯苓、远志、炒酸枣仁、木香、桂圆肉、白茅根、益母草、旱莲草、大枣。

适应证：紫癜性肾炎脾虚血散证。症见腰酸，乏力，腹痛，便血，全身见散在出血点，舌淡体胖，脉细弱。

使用方法：水煎2次，合为1剂，每剂250ml，早晚分服。

方解：紫癜性肾炎属于血证，乃脾的升清作用失常所致，脾不统血为主要病机，以脾不统血为主要环节，从脾论治是治疗原则。

紫癜性肾炎主要病因是进食异物（如鱼虾等异体蛋白或过敏药物）或感受湿热外邪（病毒、细菌等感染）。这类致病因素作用于机体必使脾胃先受其害。脾气虚不能统血，脾失统摄以致血溢于脉外。脾主四肢，故四肢见出血点。因此认为脾不统血是该病主要病机。

临床上有相当一部分是经激素或环磷酰胺治疗不效而就诊的病人，此类病人经激素治疗后不但原有病情无改善，反增加激素副作用，表现为面赤体胖，头面疮疖，多食善饥，脉洪大滑数等阳热亢盛之象，此为激素所致假象。激素乃阳热之品，该类病人用之能生热助浊，滋生湿热之邪，使病情复杂、病程延长。

紫癜方的治疗抓住健脾益气摄血基本法则，根据余邪盛衰兼以清热利湿、凉血止血。该方有健脾益气、养血补血、清热利湿、凉血消斑之功。方中党参、白术、黄芪、甘草甘温补脾。茯苓、远志、炒酸枣仁、桂圆肉补心，心者，脾之母也。当归养血。木香疏脾气，既行血之滞，又助参芪而补气，气壮则能摄血。加减：水肿明显加泽泻10g、车前子30g利尿消肿。苔腻湿滞较重加苍术15g、砂仁5g。服用激素面赤舌红者加黄芩、栀子、生地黄清热凉血。上感咽痛者加金银花、连翘。服用激素者建议将激素逐渐减量以至停用。停激素后由于机体失去激素助阳生热的作用,有些病人出现乏力、怕冷、舌质淡胖,脉弱无力等阳虚表现,此时原方中加入淫羊藿或肉苁蓉滋肾助阳,以助机体调整因停激素所造成的阴阳不平衡状态。

紫癜方治疗紫癜性肾炎疗效满意,重复性强,易于掌握。施治用药与其他肾炎、肾病截然不同,治疗始终以健脾益气为纲,不用收敛固涩消蛋白药物,血尿愈、蛋白自消。

民间中医陈立明先生

我于 1992 年研究生毕业后到烟台毓璜顶医院工作,偶然的机会结识了烟台民间中医陈立明先生,并拜师学习。陈立明先生师承原中央卫生部中医司副司长、原北京中医学院首任院长、原北京中医研究院名誉院长陈育鸣先生。陈育鸣 1966 年离休回烟台市定居后,仍倾心中医事业,为了传授中医理论,在家中免费举办培训班,培养出一大批有较高业务水平的中医人才。陈育鸣先生著有《病理诊断治疗纲要》《药物与处方》《伤寒论浅解》《外科辨证论治》《妇儿针灸》等 10 余部医学专著。陈立明老师把其所藏讲义、学习笔记悉传于我,对其临床经验毫无保留地悉心相传。

一、陈立明老师学术传承

陈立明老师所传,体现了陈育鸣中西医汇通思想,许多理论和方法体现了其时代特征,此文简要选摘以表敬意。如对命门的阐发,见于陈育鸣先生《病理与诊断治疗纲要》。

心脏作用影响下之全身官能病。衰微:附子、肉桂、益智仁、远志;亢盛:黄连、栀子等。

自律神经影响下之全身官能病。衰微:补骨脂、吴茱萸、益智仁、附子、远志、小茴香、炮姜、紫石英、覆盆子、胡芦巴;不调:吴茱萸、小茴香、丁香、川椒、蛇床子、荜茇、远志、橘核、荔枝核、韭菜子、川楝子、芦巴子、艾叶、硫黄、附子。

内分泌作用影响下之全身官能病。衰微:肉苁蓉、锁阳、胡芦巴、胡桃、覆盆子、阳起石、鹿胎、鹿茸、鹿角霜、蛤蚧、海马;亢盛:玄参、知母、牡丹皮、鹿角。

营养作用影响下之全身官能病。衰微:胡桃、胡芦巴、炒花生、辣椒、肉类、肝类、补骨脂、鹿角;亢盛:知母、玄参、泽泻、车前子。

再如对怔忡、心悸、健忘、不寐症状有机联系和发病机理,中医学认为,心为君主之官,主神明。所以一切精神意识、思维,都具心的功能表现。联系临床症状:心阳不足时,由于心气推动血脉的动力不够,而出现心悸、气短等症状;如果心阴不足时,则心阴失调,而出现心悸怔忡、失眠、健忘、不寐等症状。临床遇到怔忡、心悸、健忘、不寐等症状看起来好像很复杂,但其存在着有机的联系,而都与心的阴阳失调有关,因此凡心病、脾病以及胃气不和影响心神,均可导致。

对伤寒六经的认识,"伤寒六经"(太阳、阳明、少阳、太阴、少阴、厥阴)是说明因气候影响为主因而发生病变之热性病。由始至末,由轻至重,由表层至内脏之病变程度,性质,次序等,是因气候影响为主因之热性病的一种分类法,是属外因病类。

对中医学的病理观念,主要是从机体的整体出发,即以阴阳矛盾的统一,一个整体两个方面所发出的变化为依据。如阴阳气血变化,正邪对立互抗及机体和环境不可分开等,对立统一规律是宇宙的根本规律,机体也始终是处于对立统一之中,这一统一体的各部分是互相联系,互相依存,互相制约的,当内外某种原因破坏了上述对立统一的整体时,都要发生性质不同的病症(寒热、虚实、表里、阴阳),这样从整体方面来掌握疾病的规律,既能纵观全面,又可作具体分析。如"风为百病之长","风"在某种意义上具有神经功能失常的意思;又如高级神经失调,属"心经病",偏于精神抑郁或亢奋属"肝经病",都是以高级神经活动影响整体观念,具有朴素的辨证观点和"神经论"的特色。中医学的诊断和治疗也是一样,以系统的辨证的认证方法和治疗原则,根据疾病现象,(症脉)判断疾病实质(气血、痰郁、寒热、虚实),确定治疗方法(汗吐下消温清补和)。尤其在辨证施治的基础上灵活地运用了执简驭繁的"非特异性疗法",如有时用非杀菌药治疗传染病(属于风寒暑湿燥火之治疗范围),用全身疗法治疗疖痈疔疽等病(如解毒托里复阳等治疗),用调节神经功能的疗法治疗慢性胃病及月经病等(如心肝脾肺肾各经病之治疗),用针灸疗法治疗疟疾霍乱等(如用补泻手法之治疗),都是全面的辨证论治观点。

在临床治疗方面,也充分体现了中西汇通,如对六淫(风寒暑湿燥火)病的分类和治疗。

1. **风病**　神经官能急速失常,运动神经失常而痉挛麻痹,知觉神经失常而钝麻脱失,治以散风舒神发散。

风中于表:表属神经痹缓,排泄作用障碍。

风中于脉:①中络。肌肉血管神经失常(如颜面神经麻痹)。②中经。中枢神经轻度功能失常(如半身不遂)。

风中于里:①中腑。中枢神经急速热胀功能失常以至脱失(如热性病之脑胀,目赤面热)。②中脏。中枢神经严重功能脱失。(注:腑属阳,偏功能亢盛,中腑一定有热;脏属阴,偏功能下降,如脑出血)。又分闭症和脱证。闭症:中枢神经急速强直之功能脱失(口闭、握手);脱证:中枢神经急速松弛之功能脱失(张口、瞪眼、遗尿)。

2. **寒病**　组织僵滞生理功能减低。全身:神经障碍动力降低,心脏衰弱体温降低。局部:①皮肤功能减低,排泄作用障碍,全身恶寒强痛。②骨骼肌功能减低,运动作用障碍肌肉酸楚疼痛。③内脏功能减低(胃肠子宫等),各系统作用障碍,各部硬结疼痛。治以祛寒,以激发、强壮。

3. **暑病**　神经因热胀松弛而功能障碍(热射病,日射病),治以祛暑、退热等。伤暑:轻症体温增高组织松弛(六一散);闭暑:伤暑病变外同时排泄作用障碍(香薷饮);中暑:重症,衰弱者中病或无病无体温增高(身不热用复脉散);中热:重症,壮实者中病或有体温增高(有高热用白虎汤)。

4. **湿病**　细胞吸湿浸润(空气内湿度过高体内水分排泄障碍),治以理湿,疏通或激发促进水分代谢。风湿:湿疹,脚湿,组织变性,神经异常。寒湿:寒湿(组织浸润)大肠功能下降(二妙散,二陈汤)。湿热:急性浆液性炎症、慢性浆液性炎症属热者。

5. **燥病**　润燥,滋补体液或抑制水分消耗。组织内水分缺乏而致高热时水之大量消耗;组织对水之吸收减低,组织燥滞;组织液产生障碍。表现为口渴、咽干、口燥、便干、皮肤燥裂、精神躁滞等症状。治疗:①石膏,生地黄,羚羊角;②半夏、白术、芡实、山药;③地黄、二冬、知母。

6. **火病**　组织被激,功能亢进。治以降火,抑制亢盛,消炎退热。以大黄、石膏、知母、黄连、黄柏、白芍、龙胆草等药物。真火,生理功能亢盛,尚未达成病态;邪火,病理作用炽盛;实火,抗力与病势斗争紧张,炎症急剧进行,功能亢进,已超出生理范围有了病理现象;虚火,抗力已微,病热尚存,为体力不足之代偿或体质消耗之消耗热。

二、陈立明老师经验方

我认识陈老师时,老师已卧床,不再接诊病人,选录老师临证验方,以资纪念。

1. 前列腺炎方

玄参 30g	金银花 15g	升麻 6g	枳壳 15g
石韦 9g	赤芍 9g	红花 9g	泽兰 9g
王不留行 9g	败酱草 9g	川楝子 6g	小茴香 6g
黄柏 6g	甘草 9g		

水煎服

2. 哮喘方

沉香 5g　　　　侧柏叶 10g

共研细末睡前顿服

3. 发作性头疼伴眼眶疼烦方

川芎 6g　　　　蔓荆子 6g

水煎服

4. 附件炎方

全当归 2g　　　杭白芍 2g　　　川羌活 6g

老广木香 5g　　益母草 12g

细末蜜丸 3g 重,每早 1 丸,晚 2 丸,黄酒作引

5. 妇科盆腔炎方

方一:
柴胡 6g	党参 9g	当归 9g	茯苓 9g
陈皮 9g	白术 9g	连翘 15g	栀子 9g
甘草 6g	干姜 6g	金铃子 6g	小茴香 9g
金樱子 9g	百部 6g	牡丹皮 9g	

水煎服

方二:
当归 9g	川芎 6g	赤芍 9g	香附 9g
木香 6g	枳壳 9g	三棱 6g	莪术 6g
连翘 6g	忍冬藤 9g	薏苡仁 15g	甘草 3g

水煎服

6. 治疗肿瘤验方

方一:癌敌丸

生黄芪 20g	白芍 9g	川贝母 9g	白薇 9g
当归 9g	延胡索 9g	熟地黄 9g	枳实 9g

香附 6g	石蜡 6g	白术 6g	没药 6g
艾叶 6g	昆布 10g	三七 6g	肉桂 5g
川芎 5g			

上药共细末为丸,每日早晚各服一次,每次 3g

方二:癌敌锭

蛇床子 3g	五倍子 3g	明雄 3g	蒲黄炭 3g
枯矾 0.5g	陈皮 5g	没药 3g	乳香 3g
乌梅炭 5g	冰片 0.5g		

上药共为细末,做成锭或饼,阴道冲洗后放在子宫颈上,每月换一次。先后治疗二十余子宫颈癌病人。如某患者患子宫颈癌,其他治疗无效,后改用癌敌丸(锭)治疗,症状很快好转并消失,7 年来身体健康能劳动。另有一例为早期宫颈癌,用癌敌丸也愈。

7. 风湿热方

桂枝 9g	防己 12g	生石膏 20g	黄柏 9g
独活 6g	桑寄生 15g	牛膝 12g	

水煎服,日 1 剂

8. 高血压伴头晕耳鸣眠不佳方

夜交藤 12g	川军 9g	广木香 6g	广郁金 6g
龟甲 9g	黄芪 12g	沉香 6g	节菖蒲 6g
蔓荆子 12g	白芍 12g	元明粉 6g	生石决明 15g
天麻 6g	藁本 9g	银柴胡 9g	肉桂 3g
枸杞 9g	天花粉 6g	熟地黄 12g	炒酸枣仁 18g

水煎服

9. 重度神经衰弱

炒酸枣仁 30g	川芎 9g	黄芪 15g	天麻 9g
菊花 18g	五味子 9g	甘草 6g	石菖蒲 9g
云木香 6g	生石决明 15g	路路通 9g	沉香 3g
桑寄生 12g	当归 9g	红花 9g	蔓荆子 12g

水煎服

10. 治癫痫方

明雄黄 9g	天竺黄 9g	川贝母 9g	琥珀 6g

麝香 1g	胆南星 6g	防风 9g	桔梗 9g
僵蚕 7 个	全蝎 7 个	远志 9g	钩藤 9g
羌活 9g	茯神 9g	天麻 9g	节菖蒲 9g
蝉蜕 9g	白附子 12g	当归 9g	牛黄 1g
梅片 9g	朱砂 6g	蜈蚣(去足)1 条	

共为细末炼蜜为丸,每丸 3g 重,朱砂为衣,早晚各服一丸。

11. 脑震荡后遗症方

柴胡 9g	细辛 3g	薄荷 9g	当归尾 6g
土鳖虫 6g	丹参 15g	川芎 6g	泽兰 12g
清半夏 6g			

水煎服

12. 甲状腺功能亢进方

橘红 9g	姜半夏 9g	茯苓 9g	海藻 9g
昆布 9g	夏枯草 12g	煅牡蛎 12g	玄参 9g
浙贝母 9g	三棱 6g	莪术 6g	天花粉 9g
黄药子 6g	白药子 6g	甘草 6g	

共为细末蜜丸 3g

服法:每服一丸,日三次,饭后服

民间中医陈立明先生

远见卓识洪净教授

我认识洪净老师源于第二批全国优秀中医临床人才研修项目,该项目是国家中医药管理局力推的高层次人才培养项目,洪净教授是该项目的主管副司长。我有幸成为该项目 222 名学员之一,为洪司长的学识和人格魅力所吸引,在多次请教学习后拜洪司长为师。老师对中医药事业的高瞻远瞩,对中医药学术的孜孜追求,对中医人才培养的倾心注力让我领略了一位领导者和学者的胸怀。

洪净教授,医学博士,研究员,湖南中医药大学兼职教授、博士生导师。第十二届全国政协委员,国家中医药管理局人事教育司原巡视员、副司长,中华中医药学会原副秘书长。台盟中央科教医药交流委员会主任,全国中医药高等教育学会专家咨询委员会主任,教育部中医学专业教学指导委员会副主任委员,世界中医药联合会中医健康管理专业委员会副会长,世界中医药联合会中医诊断专业委员会副会长,中华中医药学会继续教育分会名誉主任委员。主编出版了《中药知识产权保护》《中国中医药教育发展战略研究》《中医药高等教育发展战略研究》等专著。研究成果获得国家科技进步二等奖等多个奖励。2016 年牵头完成了中国科协项目——中华中医药学会团体标准《中医健康管理服务规范》。

1. 中医药教育改革的推动者　2004 年,洪净老师主持开展了中医药教育发展战略研究,提出中医药教育工作思路。

洪老师提出,中医药教育发展的趋势是:中医药教育管理现代化,中医药教育办学体制多元化,中医药教育形式多样化,中医药人才培养个性化,中医药教育国际化。中医药教育发展的战略重点是:"完善一个体系,推进两项改革,实施三大工程"。完善"一个体系"即中医药教育体系。实施中医药院校教育、毕业后教育、继续教育和融入师承教育的连续统一体。推

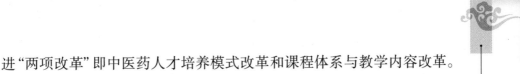

进"两项改革"即中医药人才培养模式改革和课程体系与教学内容改革。实施"三大工程"即中医药教育实践实训基地建设工程,中医药重点人才培养工程和中医药学科(专业)建设工程。同时提出了中医药中等教育、高职高专教育、研究生教育、中医药继续教育的发展目标和任务。

这些战略思考和战略步骤已成为国家中医药管理局和相关部门对中医药教育发展的重要导向,并为中医药振兴发展提升为国家战略奠定了较好的基础。

2. 中医药重点学科建设的推行者　中医药重点学科是整个中医药学科群的龙头,是继承发扬中医药学科优势特色、促进中医药学术发展、提高中医临床疗效的重要途径。国家中医药重点学科建设起步于 20 世纪 90 年代。1993 年首次遴选了一批中医药重点学科,2002 年再次在中医药高等院校、科研院所和省级以上中医医院中,建设了一批中医药重点学科。

洪老师认为,学科建设是促进中医药院校全面发展的重要举措,是实现学术创新、形成核心竞争力的重要途径,全面提高人才培养质量的重要保证,是培养人才队伍、产出科研成果的重要基础。在老师的推动下,2009 年 10 月国家中医药管理局颁布了《国家中医药管理局中医药重点学科专家委员会中医药学科建设"规划指导目录"(暂行)》,同期启动了"十一五"中医药重点学科建设工作,覆盖 31 个省(区、市)、323 个建设点。为保持中医药重点学科建设的持续性和有效性,进一步完善中医药重点学科体系,2012 年 5 月国家中医药管理局启动了"十二五"中医药重点学科建设工作,覆盖 31 个省(区、市)、471 个建设点。

通过"十一五""十二五"中医药重点学科建设,深化了中医药行业对中医药重点学科建设重要性的认识,聚集了各学科优秀人才参与中医药重点学科建设,高层次人才培养数量和质量均大幅度提升,推动了中医药学术进步、提高了中医药防病治病能力,构筑了中医药科研创新平台,推动了产学研结合,取得了大批成果,促进了中医药学术整体发展。

3. 中医药师承教育的创新者　独具特色的中医药师承教育是千百年来中医药人才培养的重要途径。洪老师总结师承教育规律,提出中医药师承教育的特性是:理论指导是根本、跟师学习是捷径、研读经典是基础、多临床是关键、悟性培养是特质、弘扬文化是精髓。

在洪老师的推动下,探索了在院校教育中引入中医药师承教育的培养模式,相继开展了全国老中医药专家学术经验继承工作、优秀中医临床人才研修项目、名老中医药专家和中医学术流派传承工作室建设、中医药传承博士后等中医药师承教育工作,并将师承教育融入到了中医住院医师和中医类别全科医生规范化培训等中医药人才培养项目中。师承教育不仅成为中医药人才培养过程中必不可少的重要环节,也渗透进中医药人才培养的全链条中,为中医药人才培养发挥了重要作用。

在老师的推动下,一大批老中医药专家的学术经验得到继承,一大批继承人逐渐成长为中医药高层次骨干人才,合理的中医药人才梯队逐步形成。在此过程中,师承教育的模式也得到了创新,2008 年开展的第四批全国老中医药专家学术经验继承工作实现了师承工作与临床医学专业硕士、博士学位的衔接,2013 年开展的全国中医药传承博士后工作将中医药师承工作与国家博士后制度相结合,创新了高层次中医药师承人才培养模式,在中医药教育发展史上具有重要意义。

4. 中医学术流派传承的先行者　中医学术流派是中医学在长期历史发展过程中形成的具有独特学术思想或学术主张及独到临床诊疗技艺,有清晰的学术传承脉络和一定历史影响与公认度的学术派别。中医学术流派作为中医学宝库中璀璨的明珠,是中医学重要的学术内涵,是中医学得以生存和发展的重要因素,是中医的特色与优势。

在老师的推动下,2012 年 10 月国家中医药管理局启动了全国中医学术流派传承工作室建设项目,在全国遴选建设了 64 个全国中医学术流派传承工作室。并在 2013 年 7 月成立了国家中医药管理局中医学术流派传承推广基地,洪老师担任基地副理事长兼基地办公室主任。经过 3 年建设,各传承工作室硕果累累,有力地推动了中医学术流派的传承和发展。

在流派建设的过程中,老师提出了需要把握 5 方面的关键性问题:一是注重对中医学术流派内在的创新特质的探索与研究;二是注重对相关中医学术流派之间相互关系的协调与整合;三是注重对中医学术流派深厚的文化底蕴的发掘与阐扬;四是注重对中医学术流派的传承传播规律的认识与把握;五是注重对中医学术流派独特的理论与临床技艺推广与应用。

5. 中医药继续教育的完善者　中医药继续教育是对完成中医药专业基础教育的中医药专业技术人员实施的以继承、增新、补充、拓展专业知识和技能为主的教育,是继承发展中医药特色优势的重要举措和中医药专业技术人才队伍建设的重要内容。

中医药继续教育工作起步于 20 世纪 90 年代初。在洪老师主管中医药继续教育的 10 多年间,中医药继续教育进入了快速发展的时期。洪老师提出,中医药继续教育工作应以满足人民群众日益增长的中医药服务需求为目的,以满足中医药专业技术人员的职业发展需求为导向,坚持继承创新,保持和发扬中医药特色优势,完善继续教育网络,覆盖各级各类医疗机构,以加强中医药人才队伍建设为重点,以岗位胜任能力为核心,推进分层分类的中医药继续教育体系建设,大力提升中医药人才能力素质,为人民群众健康提供更加优质的中医药服务。

在老师的推动下,逐步建立完善了中医药继续教育制度,国家中医药管理局成立了中医药继续教育委员会,先后修订完善了《中医药继续教育规定》《中医药继续教育登记办法》《中医药继续教育学分管理办法》等文件。加强了中医药继续教育基地建设,中医药继续教育规模不断扩大,县级以上中医药机构实现全覆盖,中医药继续教育内容涵盖所有中医药二级学科,中医药专业技术人员参加中医药继续教育获得学分的平均达标率达到 87%。基本建立了中医药继续教育实施网络,遴选建设了一批中医药优势学科继续教育示范基地、城市社区中医药知识与技能培训示范基地和农村中医药知识与技能培训示范基地。丰富了中医药继续教育形式,形成了面向各级各类中医药专业技术人员的继续教育项目、面向高层次中医药人才培养专项、面向农村和城市社区中医药人才培养项目。

6. 中医健康管理的引领者　2015 年,国务院印发了《中医药健康服务发展规划(2015—2020 年)》,老师又满腔热情的投入了中医健康管理的相关研究工作。

老师认为,健康管理包括了健康人群、亚健康人群和疾病人群,发挥中医药特色优势,做好各类人群的健康管理是每一位中医药工作者应该思考的问题,为此老师牵头制定了"中医健康管理服务规范",包括中医健康状态信息采集、中医健康状态评估、中医健康状态调理、中医健康状态跟踪服务四个部分,成为中华中医药学会团体标准,填补了中医健康管理标准的空白,对中医健康管理起到了极大的推动作用。

针对人口老龄化,老师非常重视老年人健康问题,老年人慢性疾病的形势严峻,对老年慢性疾病进行健康管理,及早发现老年慢性病,及早预防、治疗有着重大的意义。中医对维持老年人口健康、老年人慢病管理有独特的优势。具体有如下四个方面，第一，中医养生理论防病的指导优势；第二，中医药膳食疗的调养优势；第三，中医特色技术的调理优势；第四，中医运动养生的保健优势。充分发挥中医在防治老年慢性病中的优势，不仅简单易得，而且效果明显，花费少，患者易于接受。将中医学结合西医学共同预防老年慢性病，将疾病消灭于萌芽状态，不仅会减轻患者所受的疾病所带来的痛苦，提高生活质量，也会极大地减轻个人和社会的经济负担。

遇上良师是人生中一件幸运的事情，洪老师严谨的学术态度、渊博的知识、精益求精的工作态度以及对中医药教育事业的不懈追求将使我终身受益。

淡泊致远高思华教授

高思华教授,医学博士,博士生导师。曾任北京中医药大学校长,北京中医药大学首席专家、主任医师、二级教授,国家973计划中医药专项首席科学家,国家中医药管理局第五批名老中医经验继承指导老师,中华中医药学会首席健康科普专家,享受国务院政府特殊津贴。多年来一直致力于中医基础理论的教学与研究和中医内科临床与研究工作,对中医理论体系尤其是阴阳五行学说的研究有独到见解,对糖尿病等内分泌系统疾病的内科临床治疗研究亦有独到之处。

一、高思华老师学术思想

1. 阐发五运六气理论

(1)运气学说是中医学基础理论的渊源:高老师认为:运气学说是中医学基本理论的基础和渊源。其一,它揭示了宇宙间万物秉天地气化而生存,因阴阳消长而兴衰这一最基本的规律。其二,它以整体恒动的观点,强调了整个宇宙是一个统一的整体,宇宙间一切事物都处于不断的运动变化之中,又都相互作用,彼此联系。其三,要把天地人统一起来,从人与天地相应的角度来认识人体的正常生命现象和异常病理变化,并以这个观点指导疾病的治疗,这是中医学认识事物的基本思想。

(2)干支运气模式只是运气学说的内容之一,不能等同于运气学说:高老师指出运气学说的核心内容在于其所揭示的气化之理。虽然运气学说以阴阳五行为说理工具,依阴阳衰旺和五行制化的基本原理,采用干支甲子作为代表符号,借用天文、历法、象数等方面的知识,描绘了预测天地气候变化及其对万物影响和对人的生理病理变化影响的运气推算模式,但这个模式只是示人以法的表达方式,不能将干支相合的运气模式等同于运气理论,更不能拘泥套用。干支运气模式只是运气理论的内容之一,是用以表达和阐述气化内涵,说明气候变化与自然界各种生命变化以及人体生理病理变化的相互关联的一种方法手段,仅依据干支推算所得的结论来评价运气学说的价值是远远不够的。

(3)《黄帝内经》的"五运六气"模式须正本清源:目前较为通行的运气推算方法与《黄帝内经》原本的推算方法已大相径庭,应当溯本求源,回到《黄帝内经》的本位上来研究和理解运气模式。高老师强调运气交司点应以黄道的立春作为一年的始点更符合《黄帝内经》"求其至也,皆归始春"的本意。《黄帝内经》中的五运并不是均分的五个时间段,其夏季较长,这与阴阳五行形成的背景黄河中下游的气候特点是分不开的,也就是说五运中的火运就是六气中的二之气与三之气相合,五运与六气的起始点同为立春,按节气将一年划分为六个时段,每个时段占4个节气。其次,高老师认为《黄帝内经》所说的主运就是六步主气,言气候之常,因每年的主气以木、火、土、金、水五运之序循环往复运转不息,故专门以"运"名之,而对于各时位上不断变化的非时之气,则以"客气"名之,以代表气候之变,即厥阴风木、少阴君火、太阴湿土、少阳相火、阳明燥金、太阳寒水,再通过客主气间的生克制化关系来讨论和阐述时位上气候异常变化的机理,就是运气相合。

然自唐代王冰次注《素问》,传七篇于世而后,历代医家对运气学说的研究可谓是代有发挥,多有贡献,但对运气模式的阐述和曲解也自王冰开始,经刘温舒、汪石山、张景岳等不同程度的曲解,提出一个又一个的新说,并且一个比一个复杂,最终令人无所适从,背离了《黄帝内经》"易用难忘"的出发点。因此,要研究干支运气模式,必须回到《黄帝内经》本位上,重新认识。

高老师指导研究生进行课题研究,以北京市观象台年气象资料为依据,分别就初运始于立春和初运始于大寒的两种运气模式进行对比分析,得出初运始于立春与北京地区的实际气候吻合。

(4)随天地气化之理治疗疾病:随天地气化之理治疗疾病,是运气学说的基本治疗观,也是中医学的基本治疗观。其中最基本的治疗观点,应该说是顺其自然,因势利导。临证应注意以下几个方面:①谨守病机、逆其病性:以寒治热,以热治寒,实者泻之,虚者补之,病邪甚而正不衰者,治当重在峻泻其邪,正气衰而邪气微者,治当重在补益精气,疾病表现与本质相同者,用正治之法,疾病表现与本质相反者,用反治之法。②把握病传,治病求本。③药食互助、治养并重:选药治病,尤要固护正气,应以祛邪而不伤正为宗旨。药物均属五味之偏,虽可祛邪,亦能伤正。以药治病,应中病即止,切忌过而伤正。不尽部分,可通过调养来恢复正气,驱尽病邪。④法天则气,因时制宜:治法四时阴阳五行;治随月日盈虚;治随运气变化;因地因人,以治未病;灵活运用运气计算模式,既考虑运气盛衰对人对病的影响,又因病、因时、因人、因地制宜,详辨其证,随病机之异和病人体质特点而言运气补泻。

2. 探求五行理论本源 高思华老师在深入系统的研究五行学说的形成背景及其实质后指出五行学说之"道",是自天地气候、物候的变化规律中归纳抽象而来的,亦即《素问·五运行大论》所谓"候之所始,道之所生"。木、火、土、金、水并不是什么物质的名称,而只是春、夏、长夏、秋、冬的气候特点和生化特点的一个抽象用语,五行相生规律是对自然界四季五时气候运转规律和万物生化过程的抽象升华,五行相克规律是对自然界五气正常制胜规律的抽象升华,五行乘侮规律是五气异常制胜规律的抽象升华。

（1）木、火、土、金、水是五时气候特点和生化特点的抽象:五行学说形成于春秋战国时期的黄河中下游流域地区,这一范围内的气候特点是四季分明而夏季长于其他三季。通过长期观察,古人发现,万物皆由春温之时而生发,夏热之时而长大繁茂,长夏雨湿之时而变化结实,秋燥之时而收敛凋零,冬寒之时而闭藏。根据这一特点,古人便以木、火、土、金、水这五种概念来取象比类,以木的升发条达的特性来代言春天温暖的气候特点和万物多于此时而生机勃发的物候特点;以火的炎热向上的特性来代言夏气炎热的气候特点和万物多于此时而长大茂盛的物候特点;以土的孕育变化万物的特性来代言长夏之季湿的气候特点和万物多于此时由禾而变为秀实的物候特点;以金的沉降清肃的特性来代言秋气凉燥的气候特点和万物多于此时而收敛凋零的物候特点;以水的不管流于何处都会自然地渗藏于地下的特性来代言冬气寒冷的气候特点和万物多于此时而闭藏的物候特点。由此可见,这里的木、火、土、金、水并不是什么物质的名称,而只是春、夏、长夏、秋、冬的气候特点和生化特点的一个抽象用语。正如《尚书·洪范》所说:"木曰曲直,火曰炎上,土爰稼穑,金曰从革,水曰润下。"就是说,五行学说中所言的木、火、土、金、水已经不再是其物质本身的含义，而是分别代表了其所言喻的五时的气候特点和万物之于五时所表现的生、长、化、收、藏的生化特点和生化过程。

（2）五行相生是对五时气候、物候运转规律的抽象：每年的气候是由春而夏而长夏而秋而冬循环往复，万物的生化也是春生、夏长、长夏化、秋收、冬藏而生生不息。就气候的变化言，没有春天的温，就没有夏天的热；没有夏天的热，就没有长夏的湿；没有长夏的湿，就没有秋天的燥；没有秋天的燥，就没有冬天的寒；没有冬天的寒，就没有春天的温。就万物的生化言，冬天的藏，孕育着春天的生；春天的生，是夏天盛长的先决条件；夏天的长，是长夏化的基础；有长夏的化，才有秋天的收；有秋天的收，才有冬天的藏。"木"所代表的就是春温和春生，"火"所代表的就是夏热和夏长，"土"所代表的就是长夏湿和长夏化，"金"所代表的就是秋凉和秋收，"水"所代表的就是冬寒和冬藏。把这个自然规律以木、火、土、金、水加以抽象归纳，自然就是木生火、火生土、土生金、金生水、水生木了。可见，五行相生的规律就是古代思想家对五时气候和物候运转规律的抽象。

（3）五行相克是对自然气候制胜规律的抽象：古人发现，气候的变化，不仅具有春温、夏热、长夏湿、秋凉、冬寒的运转规律，而且六气之间还具有一个互相制胜的规律，风可胜湿，湿可胜寒，寒可胜热，热可胜燥，燥可胜风。同时，六气若有偏胜，则必有制胜之气来制约之，即《素问·至其要大论》所谓"有胜则复"。风气偏胜，则燥气来复；燥气偏胜，则热气来复；热气偏胜，则寒气来复；寒气偏胜，则湿气来复；湿气偏胜，则风气来复。若只胜不复，则亢而为害。正是这种有胜有复的自稳调节，才维持了春温、夏热、长夏湿、秋凉、冬寒气候变化的动态平衡，才保证了自然界万物的生生化化。即如《素问·六微旨大论》所说："相火之下，水气承之；水位之下，土气承之；土位之下，风气承之；风位之下，金气承之；金位之下，火气承之……亢则害，承乃制，制则生化。"古人把这种六气相胜的规律用木、火、土、金、水加以归纳，就形成了木克土、土克水、水克火、火克金、金克木的五行相克的规律。也就是说，五行学说中的五行相克规律就是古人对自然气候制胜规律的抽象。

（4）五行乘侮是对自然气候异常制胜规律的抽象：古人发现，六气在互为胜复的运转过程中，不仅有正常的自稳调节，而且还有异常的气候灾变,若一气偏盛太过,不仅可以制约其所胜之气使之更加不及,而且还可以制约其所不胜之气使之偏衰;若一气偏衰太过,则其所不胜之气和所胜之气均可亢烈为害。无论是不及还是太过,又均都影响自然界万物的生化而产生相应的偏盛偏衰。正是根据这一自然规律,古代思想家便抽象提出了"气有余,则制己所胜而侮所不胜,其不及,则己所不胜侮而乘之,己所胜轻而侮之"的五行乘侮的基本认识。

3. 创新2型糖尿病新模式　高思华老师提出"立足肝脾肾辨证治疗2型糖尿病理论"。其主要观点是:2型糖尿病的中医病机是肝脾肾三脏同病,正虚与邪实互见。正虚可以是气虚、血虚、阴虚、阳虚、气阴两虚、阴阳两虚,邪实多表现为湿浊、血瘀、燥热。并在此基础上,先以脏腑定位,再以气、血、阴、阳、寒、热、虚、实、痰、湿、瘀、毒等定性,再定位定性合参,辨析标本病传,根据肝脾肾发病的主次先后及兼夹证的轻重缓急,确定理法方药的脏腑辨证治疗2型糖尿病的新模式。同时,在辨证立法,依法定方的过程中,既考虑到传统中药的升降浮沉、四气五味、归经、功效的特性,又结合了中药现代药理作用进行选药配伍,紧紧围绕调节肝脾肾三脏功能这一主旨来治疗2型糖尿病。

4. 探究肺与大肠相表里　高老师认为,几千年来,中医基础理论在指导临床疾病的诊治过程中不断的自我完善和发展。借助西医学和生命科学理论与技术手段,探讨中医基础理论的科学实质,促进中医基础理论的现代化发展,是中医界需要迫切解决的重大科学问题。《灵枢·本输》云:"肺合大肠,大肠者,传导之腑。"高老师以此为理论基础,研究肺与大肠相表里。

(1)通过对古今中外与"肺与大肠相表里"理论相关的文献整理与综合分析研究,诠释了"肺与大肠相表里"的理论内涵。

通过临床研究证实了肺病可以特异性地导致大肠的病变,大肠病也可以特异性地导致肺的病变;肺病时治肠可以帮助肺病的康复,肠病时治肺可以帮助肠病的康复,且其生物学效应机制也得到了部分的证实。

(2)通过实验研究部分证实了肺与大肠在生理上相互为用、在病理上相互影响存在着生物学基础,从肺治肠和从肠治肺也存在着一定的效应机制。通过基于药代动力学和代谢组学的肺与大肠相表里的归经药物讲究,发现归肺经和归大肠经的两类药物具有很强的共同性,归肺经和归大肠经药物的物质基础是互为主次的，具有较强的内在联系性，在大样本量的药物宏观层次上确定了肺与大肠的相表里的可行性；部分揭示药物归经的科学内涵，为临床肺病治肠、肠病治肺的药物干预机制提供了科学依据。

（3）通过基于表里经穴互治的肺与大肠络属关系研究，发现肺与大肠经络之间通过神经系统、神经内分泌免疫系统构成立体、多维、复杂的生理和病理关系，肺与大肠的表里经穴具有互治及协同作用，基于此作用特点选穴处方，为针灸治疗哮喘创新了取穴思路。

（4）在方法学方面也有不少创新之处。

"肺与大肠相表里"理论揭示了肺和大肠在生理上相互为用、在病理上相互影响的密切联系，揭示了二者在疾病发生、传变、转归中的密切关联，揭示了肺病不仅会影响大肠的传导和排泄功能，还极易传与大肠而出现大肠的病变或肺肠同病。同样，大肠有病不仅会因为其传导和排泄功能的失常而影响到肺气的肃降，还极易传与肺而出现肺的病变或肠肺同病。如肺热壅盛，则往往大肠燥结；肺阴不足，则可致肠燥便秘；肺气不足，则大肠虚秘；肺气壅塞，则大肠腑气不通；肺失通调，则大肠泄泻。肺热邪实，则移热于大肠；若大肠实热，传导不畅，腑气阻滞，也可导致肺失宣降等。同时，"肺与大肠相表里"理论也提示我们在治疗这些疾病时要充分考虑到肺与大肠的这种表里关系，可以采用肺病治肠、肠病治肺、肺肠同治的方法。

肺病治肠：多用于某些辨证为肺热壅盛或肺气壅塞的肺病，采用泻大肠即所谓"釜底抽薪""引热下行"的方法，既可以给邪气以出路，又可以通畅腑气，从而恢复肺的正常肃降。如哮喘、支气管炎、肺炎、胸腔积液、肺心病、慢阻肺等辨证为肺热壅盛或肺气壅塞者，兼以或间断性地采用通腑泻下的方法，往往可以收到很好的效果。

肠病治肺：多是在便秘、肠炎、肛肠病等肠系疾病的治疗过程中除了治肠以外，在方药中往往加入宣肺、肃肺、补肺、润肺等药物，即所谓从肺治肠。

肺肠同治：肺系疾病与肠系疾病常常相互影响，肺系疾病不能单单责之于肺，肠系疾病也不能仅仅责之于肠，故临床上常两者同时治疗。临床上，肺病而肠未病时可以肺肠同治，如用宣白承气汤治疗急性肺损伤和急性呼吸窘迫综合征。肠病而肺未病时可以肺肠同治，如溃疡性结肠炎可以辅以治肺之法。如肺肠同病时更需要肺肠同治，如热病邪在气分又兼阳明腑实用白虎承气汤。

可以看出,单纯的肺病治肠和肠病治肺几乎是不存在的,肺肠同治才可收到事半功倍的效果。

二、高思华老师临床验案举隅

1. **精神异常案** 某女,34 岁,山东省章丘县青年农民。

主诉阵发性哭笑无常,已逾两年,原为数日一次,其后日趋频繁,来诊时已每日至少发作三次,平日亦头晕乏力、心慌心烦,行路自觉如履棉花之上,脘痞纳差,时有恶心,面黄肌瘦,眠差多梦,小便稍黄,大便尚调。舌淡齿痕,舌苔黄腻,脉沉弦细。以肺脾气虚,痰热中阻,扰乱心神为主证,观其所示前医处方,亦多以健脾益肺清化热痰为主。然病人家属言治近两年,始终不效。细问病史,方知原为生产队会计,因秋季分粮时与人口角打斗,其后即郁闷不乐,渐次而病。

老师悟其肺脾气虚痰热内扰之证,实由郁怒伤肝,致肝失疏泄,木不疏土,继发而来,病本乃在于肝失疏泄,其治当以疏肝解郁为主,健脾清痰为辅,乃投逍遥散方加味,当归 12g,杭芍 12g,柴胡 10g,茯苓 15g,郁金 10g,炒白术 10g,远志 10g,竹茹 6g,枳实 10g,甘草 10g,薄荷 6g,生姜 10g,3 剂,水煎服。

1 周后来诊,言先取药 3 剂,因煎焦 1 剂,仅服两剂,药后即觉头晕减轻,食欲增进,精神可以自主控制,后又取 3 剂,哭笑无常未再发作,舌苔转薄白,脉沉弦细。遂以上方去竹茹、枳实,加黄芪 30g、党参 10g,继服 6 剂以助扶脾肺之气,以资巩固。追访两月未再发。

2. **发热案** 何某,男,10 岁。1987 年 9 月 8 日来诊:1 个月前感冒,高烧,T39℃以上,咽喉疼痛,在某部队医院诊为"急性上呼吸道感染"。经用中、西药治疗 1 周余症状基本消失,但遗有每天下午日落前后低烧,T37℃,持续约两小时自行消失,低烧时恶风、自汗、乏力,屡治不效。纳、眠可,二便尚调,舌稍红,苔薄黄,脉细稍数。

辨证分析:患儿于每日日落前后低烧,定时而作,且伴有恶风、自汗、乏力,据日入应秋,主于肺,且肺主皮毛,第一步将其定位于肺。低烧日久,证多为虚。联系病史,患儿起病于三气之际,病起即当年三气炎热较甚,高烧咽痛,显然为热邪犯肺,火来乘金,热为阳邪,"热伤气",儿童阴阳未充,脏腑娇嫩，高烧周余方退，势必气阴两伤，现症自汗、乏力、恶风，舌稍红，脉细稍数，亦合气虚兼阴虚之证。低烧每作于肺旺之时，舌苔薄黄，显然属余热伏肺，而肺气已伤，必得天时之助方能与邪相争之证，故定性为气阴两虚，气虚为主，夹有余热。定位定性合参，辨其为肺气阴两虚，气虚为主，余邪未尽之证。按治病求本的原则，当拟补肺气为主，佐以养阴清热。根据运气学说脏腑相关理论，从治未病角度考虑，又当佐以泻心火，调肝气，以助肺气之复。遂拟补肺养阴，佐以清火柔肝为法，处玉屏风散合竹叶石膏汤加减：黄芪 15g、苍白术各 6g、防风 6g、竹叶 6g、太子参 15g、法半夏 6g、麦冬6g、白芍 10g、甘草 3g。以玉屏风散补肺之气，加以竹叶石膏汤益肺之阴并清余热，白芍以柔肝缓肝防其侮肺，且方中竹叶、石膏亦可清泻心火免再刑金。如此肺、肝、心并治以助益肺祛邪。

嘱其取药 4 剂，每日 1 剂，水煎去渣，于低烧前半小时亦即肺气将旺前一次顿服。并嘱病止即可停药，未必尽剂，果然服药 2 剂，即告痊愈。追访未再发。

3. 头痛案　王某，男，11 岁。1987 年 10 月 24 日来诊。主诉阵发性全头痛半年有余，起因不详，每天早晨 7 点钟左右发作，持续 1 小时左右自然消失，近来日趋加重，经治不效，眠差多噩梦。纳谷一般，二便尚调，舌淡，苔薄白，脉弦细。

辨证分析：从患儿表现来看，除头痛及眠差多梦外，似无多少可辨之证，且头痛亦无明显部位之偏。然据其头痛每作于早晨肝气当旺之时，且半年前发病之初正值春天木运之际、目前症状又有眠差多梦恐惧，故首先根据肝主甲乙、藏魂而将其定位于肝。病迁日久，又定时而作，且舌淡、脉弦细，属虚无疑。病发于春风之季，应考虑为肝虚受风，邪气内伏，每于晨起肝旺之际正邪交争而作头痛。故定性为气虚夹风。定位定性合参，辨其为病在肝，证属气虚夹风。

从治病求本考虑，当拟补肝疏肝，佐以祛风为法。处方以逍遥散加味：当归 10g、白芍 10g、柴胡 6g、茯苓 15g、川芎 6g、苍白术各 6g、荆芥穗 6g、薄荷 3g、甘草 6g、生姜 6g，嘱取 4 剂，每日 1 剂，水煎去渣，于每日晨起头痛未作前一次顿服。

五日后复诊，言服药 4 剂，头痛基本消失，唯睡眠多梦情况变化不大。乃以上方去川芎、荆芥穗，更加枸杞子 10g 以助补肝之力，服药同前法。又进 4 剂,诸症悉除。

此两例患者,一为低烧,一为头痛,其共同特点是发作有时。因而一方面在辨证上抓住脏腑的时辰所主而定位。另一方面在服药时间上依脏腑主时而服药,如此法时而治,因势利导,取天时之助,顺脏腑旺时来扶正祛邪,故皆收事半功倍之效。

4. 肝虚案 某男,38 岁,山东淄博市小学教师,1978 年 7 月来诊。诉因其妻患肾炎,多年来一直为其治病奔波劳苦,一年前其妻病故,遗下九岁小女及诸多债务,因而忧患成疾。近一年来终日肝区闷疼不适,精神抑郁,善恐,失眠多梦,曾在周村区人民医院及淄博市人民医院多次检查诊为"慢性胆囊炎、慢性肝炎"。近日更纳差食减,肝区痛甚,倦怠乏力,大便偏溏不爽,小便稍黄。查面色青黯,形体消瘦,舌瘦边红,苔薄黄稍腻,脉沉弦细稍数。

辨证为肝脾气阴两虚,夹有湿热。病本为肝气不及,木不疏土。从治病求本出发,应以补肝疏肝为主,健脾清利为辅。

遂拟丹栀逍遥散加味:牡丹皮 10g,栀子 10g,当归 12g,白芍 15g,柴胡 10g,茯苓 15g,炒白术 10g,甘草 6g,薄荷 6g,生姜 6g,郁金 15g,水煎服,每日 1 剂。

3 天后复诊,言药后胁疼更加,食欲更减,其他同前。考虑到时值长夏,湿热交争,脾湿盛而侮肝,应加重燥利脾湿之剂,肝气方可得复,乃守上方。改茯苓 30g,白术 30g,更加黄连 10g,滑石 30g,服药 3 剂,自觉症状大减,饮食增进,继守上方,后去黄连、滑石,更加党参、黄芪之类以助补肝健脾,服药二十余剂,基本告愈。

此案治于湿盛脾旺之时,选方皆为逍遥散,前者在补肝疏肝的同时佐以燥利脾湿,从法四时五行而治着眼,故收事半功倍之效。

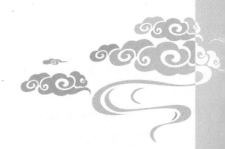

衷中参西田金洲教授

田金洲教授，北京中医药大学中医内科学医学博士，曼彻斯特大学临床神经科学理学博士，布里斯托尔大学神经心理学博士后。北京中医药大学东直门医院副院长，脑病科主任医师、教授、博士生导师，长江学者，第五批国家级名老中医药专家学术经验继承指导老师。田金洲老师在阿尔茨海默病及其他神经变性病的中医药防治方面积累了丰富的治疗经验及自己独到的见解，在痴呆类疾病、脑积水、帕金森病、脑小血管病、缺血性中风、失眠、头痛、眩晕等方面，积累了丰富的经验。如果视前贤张锡纯为"衷中参西"的倡导人，那么在他之后便是成千上万的追随人和实践者，作为新一代国家级名老中医，田金洲老师是一位执着的探索人。

一、田金洲老师学术思想

1. 建立临床需求的诊断、分型、辨证、治疗模式 田老师一直从事中西医结合脑病临床和研究工作，他认为，临床工作需要融汇中西。在诊断上，在西医诊断的前提下，进行分类或分型；按照症状表现、舌象、脉象特点进行中医辨证，通过辨病确诊疾病，对其病因、病机及转归预后有一个全面的认识；通过辨证可以判定疾病的部位、寒热、虚实及转归，为立法用药提供依据；在用药上，据证立法，依法组方，使理法方药完整统一，形成系列化的组方思路。

以中风病为例，田老师治疗中风病，继承了王永炎院士的学术思想并融合中西，创新发展。"中风"一词始见于《黄帝内经》，立论于《金匮要略》，后各家学说纷纭，各有阐发。中风病包含了西医学的脑梗死、脑出血、TIA等多种疾病，在临床上，首先要根据症状表现，CT、MRI等报告结果，结合临床查体进行诊断、分型；根据症状、舌象、脉象进行中医辨证，分别中脏腑

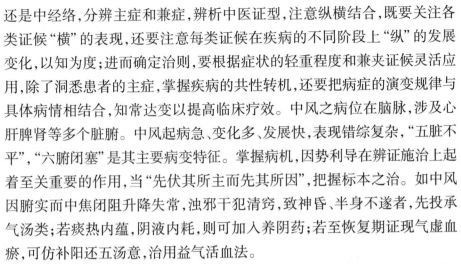

还是中经络,分辨主症和兼症,辨析中医证型,注意纵横结合,既要关注各类证候"横"的表现,还要注意每类证候在疾病的不同阶段上"纵"的发展变化,以知为度;进而确定治则,要根据症状的轻重程度和兼夹证候灵活应用,除了洞悉患者的主症,掌握疾病的共性转机,还要把病症的演变规律与具体病情相结合,知常达变以提高临床疗效。中风之病位在脑脉,涉及心肝脾肾等多个脏腑。中风起病急、变化多、发展快,表现错综复杂,"五脏不平","六腑闭塞"是其主要病变特征。掌握病机,因势利导在辨证施治上起着至关重要的作用,当"先伏其所主而先其所因",把握标本之治。如中风因腑实而中焦闭阻升降失常,浊邪干犯清窍,致神昏、半身不遂者,先投承气汤类;若痰热内蕴,阴液内耗,则可加入养阴药;若至恢复期证现气虚血瘀,可仿补阳还五汤意,治用益气活血法。

2. **研制中西医互补的多法联合序贯治疗方案** 田老师认为,临床治疗要发挥中西医各自的优势,互补治疗,多法联合,序贯用药。如老年痴呆症患者,口服西药多奈哌齐片有效,再根据患者就诊时的临床表现辨证治疗,中西医发挥各自的优势,联合互补,在不同的时期,序贯给药。如针对缺血性脑卒中后认知障碍的预防治疗,田老师制定了天麻素注射液—天麻素胶囊序贯治疗研究方案,在诊断、辨证明确的前提下,在常规西药治疗的基础上,首先给予天麻素注射液静脉注射治疗,之后给予天麻素胶囊维持治疗,取得了较好的临床效果。

3. **探索特定的疾病治法** 田老师在不断探索特定疾病的治疗方法,如补肾法治疗健忘:健忘是指主诉记忆减退、遇事易忘的一种病证,多为一种暂时性记忆障碍。田老师认为,肾不足是健忘的主要病机,以肾阳虚、命门火衰为主,定位还多与心、肝相关,通常酌加肉桂一味,以扶助真阳,命火对于后天补给非常重要,"启动一点真阳,改善全身气化。"以此法治疗健忘,每每获效。

再如通络法治疗脑小血管病:田老师认为,脑小血管病其病位在络,临床辨识病络,要结合病史、病势、病状、体征等因素,久病及络;疾病反复发作、缠绵难愈多已入络;症状局限、体有结块为络病反应;舌有紫斑、脉涩等也是络病表现。在治疗上,给予活血通络药物,如当归、桃仁、红花、赤芍、水蛭、全蝎、土元等。

田老师从"风"论治正常压力脑积水的治疗也颇有特点:该病属于"痱

病""风痱""痴呆""头痛"等范畴。其病机复杂,本虚为肝肾不足,标实为水瘀互结,或夹风、夹热、夹痰。其中"风"的病机不可忽视,治疗时根据标本缓急,风动时先息风治标;风平后,再补肾养肝、活血利水,以治本。

二、田金洲老师临证验案举隅

1. **头痛案** 患者,男,41岁,主因"头胀、头痛伴头部昏沉感2年"于2015年8月20日初诊。患者2013年9月患"病毒性脑炎",于山东省立医院住院治疗,7天后自行要求出院,出院1月后出现高热、头晕、头痛、恶心,遂再次就诊于山东省立医院,诊断为"脑炎后遗症",治疗好转后出院。后仍持续有头部昏沉感,时觉头胀痛,伴双目发胀,右侧为重,双侧耳鸣,右耳明显,声如蝉鸣。记忆力减退,情绪低落,时有右上肢麻木。饮食可,睡眠尚可,常在凌晨2—4点醒,醒后0.5~1小时入睡,小便量可,尿不尽感,大便每日1~2次,成形。2003年车祸后遗留"脊髓空洞后遗症"。否认高血压病史。舌脉:舌红苔黄厚腻,脉细弦。中医诊断:头痛 肝阳上亢证,西医诊断:头痛 脑炎后遗症。处方:天麻15g、钩藤20g(后下)、石决明15g(先煎)、栀子10g、黄芩15g、川牛膝10g、夜交藤20g、茯神10g、生甘草6g。患者9月10日复诊,诉双目发胀较前减轻,头胀痛、耳鸣均缓解。

2. **中风案** 患者,女,70岁,主因"间断头晕1月,加重伴左侧肢体肌力弱10天"于2015年9月30日就诊。患者1月前因劳累后出现头晕,头部昏沉感,无视物旋转、恶心呕吐,无明显头痛,无肢体运动及感觉异常,休息后可缓解,未经诊治,后头晕间断发作,每次约30分钟自行缓解,发作无明显诱因。10天前突然头晕加重,伴左侧肢体活动不利,言语不流利,饮水呛咳而前来就诊。入院症见:左侧下肢力弱,自觉左手笨拙,白天困倦,视物模糊,头晕,无视物旋转,无一过性黑蒙,无恶心呕吐,口干喜饮,时有饮水呛咳,情绪急躁,饮食正常,入睡困难,大便偏干,1次/天,小便色黄。血压150/90mmHg,语言欠流利,轻度构音障碍,左侧轮替试验阳性,左下肢轻瘫试验阳性。双侧肢体肌力正常。既往高血压病史8年,糖尿病病史2年,血脂异常病史1月,1年前曾出现左上肢力弱及头晕,诊断为"脑梗死"。头颅MRI:双侧额顶叶、侧脑室旁、半卵圆中心、基底节区多发小缺血灶、腔隙性脑梗死灶;右侧侧脑室旁急性或亚急性期腔梗可能。舌脉:舌黯红,苔少,有裂纹,脉弦细。中医诊断:中风 中经络 风阳上扰证。西医诊断:

急性缺血性脑卒中小动脉闭塞性脑梗死。西医予常规基础病治疗,中医首先以平肝息风为法,方用天麻钩藤饮加减,天麻15g、钩藤20g(后下)、石决明20g(先煎)、黄芩15g、栀子10g、夜交藤15g、茯神10g、杜仲10g、桑寄生10g、川牛膝20g、全蝎6g、生甘草6g。14剂,水煎,日1剂。患者服药后头晕较前减轻,中药方继以活血通络为主,辅以平肝息风。在上方的基础上加益母草10g、桃仁15g、红花10g。服用14剂后,患者头晕明显缓解,言语不利明显减轻,活动不利无明显变化。

3. **痴呆案** 患者,男,63岁,主因"记忆力下降2年"于2016年6月16日就诊。患者2年前无明显诱因出现记忆力下降,时有近事遗忘,忘记物品摆放位置,2014年就诊于陆军总医院,具体诊断不详,患者病情逐渐加重,近事遗忘明显,语言表达能力下降,逻辑思维能力下降,于2016年4月29日就诊于我院,诊断为"阿尔茨海默病",予盐酸多奈哌齐5mg 1次/晚 口服,疗效一般。刻下症见:近事遗忘明显,忘记物品摆放位置,偶有重复问同一问题,可独立完成乘车、购物、打电话等活动,可独立完成穿衣、洗漱、系鞋带等日常活动,逻辑思维能力下降,语言表达能力下降,时有词不达意,时间、空间定向力下降,情绪急躁、易激惹,无幻觉、妄想等精神行为症状。食欲食量可,睡眠可,无眠中喊叫,无夜间异常活动行为,睡眠持续时间6~7小时/晚,夜尿1~2次,大便每日1次,质软成形。舌脉:伸舌右偏,舌红苔黄腻,脉弦滑。2016年4月26日头颅MRI:双侧额顶叶、侧脑室旁多发缺血、梗死灶;双侧海马形态缩小,周围脑沟脑裂增宽。神经心理学测评提示:中重度痴呆状态,伴易激惹神经精神症状。诊断:中医诊断:痴呆(肾虚痰浊,心肝火旺),西医诊断:中重度痴呆阿尔茨海默病可能性大。处方:西医处方:盐酸多奈哌齐5mg 1次/晚、盐酸美金刚5mg 1次/天;中医处方:天麻15g、钩藤20g(先下)、石决明10g(先煎)、栀子10g、黄芩15g、杜仲15g、桑寄生20g、夜交藤15g、生甘草6g。2016年8月11日二诊,患者记忆力下降情况保持平稳,情绪急躁较前好转,主动性较前增加,愿与人主动交流。

351

袁中参西田金洲教授

国医大师孙光荣教授

孙光荣教授是国医大师,主任中医师,教授,北京中医药大学远程教育学院副院长,《中国中医药现代远程教育》杂志社主编,北京二十一世纪环球中医药网络教育中心、世中联(北京)远程教育科技发展中心主任、名誉主任,是我国著名的中医药临床家,中医药文献学家,我国中医药现代远程教育创始人之一,中华中医药学会继续教育分会主任委员、中医药文化分会副主任委员、亚健康分会副主任委员、编辑出版分会副主任委员、中华中医药学会常务理事,国家中医药管理局中医药继续教育委员会委员、中医药文化与科普委员会委员。孙光荣教授研习中医药已 60 余年。

一、孙光荣老师学术思想

1. **做明医,重教育** 国医大师孙光荣老师时时处处以"大医精诚"、做"明医"要求自己,要求弟子,提出培养新名医要达到明志、明德、明理、明术、明法、明业之"六明"的要求。"敬天法地忠诚于中医中药大业,博古通今精研于济世活人真经。"崇尚医德,视病人如亲人,诊病专心致志,一丝不苟,开药从来是小剂量,简便验廉,并配合手法治疗,赢得了社会好评。

孙老师十分重视中医药继续教育工作,无论高端中医精英人物培养,还是初学者的训练,包括医生中医药理论之培训,无不在孙老师心中牵挂;中医药现代网络远程教育的技术创新,策划理论,继教资源的重组与创建,无不渗透着孙老师对中医药事业的一片赤诚之心。尤其是倡导"读经典,做临床",方能成"大医"、成"明医",深受医界认可并得以推广实施。国家中医药管理局"全国临床优秀中医人才研修项目"就是以"读经典、做临床,培养未来名医"为基本思路开展的国家中医药人才培养项目,孙老师亲自担任第一期、第二期班主任,不但亲自给学员上课,而且还经常带病亲临一线组织学员学习,解决实际生活和学习管理问题,获得了学员们的爱戴。

2. 创中和医派 孙老师为医治病,尚中贵和,首倡中医"中和"学术思想。"中和"贯穿其临证观、未病观与养生观。临床辨治提出"中和思想、中和辨证、中和组方",创立中和医派。遣方用药,撷古采今,以对药、角药为基,创造经方化裁应用模式,运筹帷幄,形成孙光荣系列经验方。

这一体系的关键是认同"中和思想"为临证之指导思想,把握"中和辨证"的元素与要领,运用"中和组方"的思路与方法。"治未病"的思想特征是:强调以人为本,防重于治;强调形与神俱,和谐平衡;强调天人合一,效法自然。其内涵包括未病先防、既病防变、病中防逆转、瘥后防复发。诊疗和养生都分为六个层级:德、道、学、法、术、器。养生总则是"合则安",养生要领是"上静、中和、下畅"。

3. 重气血,调升降,平衡阴阳 孙老师临床之基本治疗原则,重点在气血,侧重在升降,目的在阴阳,气血治则百病消,升降畅则滞瘀散,气血活、升降畅则阴阳平衡而何病之有? 孙老师习医,先是研习李东垣补脾土学之法,后又袭承朱丹溪滋阴之说,融会贯通,渐成今日之重气血之基本思路。尤其是临床黄芪、人参、丹参并用,气血共调。每处方中动静结合,用补药必有动药,有阳必有阴,有消补、散收、升降等特性药物时常共伍于一方中。如方白参片、生北黄芪、丹参、川杜仲、北枸杞、山茱萸、姜半夏、广陈皮、云茯苓皮、玉米须、车前子、白蔻仁、薏苡仁、芡实仁、蒲公英。全方补药占大半,而泻利走下之亦占四五,寒凉之蒲公英与全方温阳之热构成矛盾统一,三味利水与芡实之收涩同在一方,用药甚巧。在全方中尽管有陈皮可行气,然而白蔻仁成了本方中之画龙点睛之药,可谓用药技艺高超,组方构思巧妙。

4. 施对药,遣角药,运筹帷幄 中医用药诊疗疾病,犹如用兵打仗。孙老师经过长期临床,做到了"心中有大法,笔下无死方。"善用妙单绝方,巧用对药,时遣角药,达到了运筹帷幄之中,决胜千里之外的良好临床效果。尤其是对药的运用甚有独到之处,如郁金佩兰联用,化湿祛腻苔有奇效;法半夏陈皮联用,取"二陈汤"之效;当归、黄芪共进,取当归补血汤之功;车前子与金樱子联用,矛盾统一,收利互动,阴阳互根;枳壳与厚朴联动,共奏健脾行气疏肝之效。

至于"角药"就是三味药联动，形成三角支撑达到临床奇效。孙老师临床用毛笔书写处方，每行三味中药，从形式上形成了角药配伍，尽管并非都是如此，但也有许多绝配之角药，如"生晒参、生北芪、紫丹参"这三味中药孙老几乎方方不离，均为处方首行之三味，时常变的是三味药用量之比例和用药量之大小，彰显孙老师的临床思想。类似角药如：云茯神、炒酸枣仁、炙远志；白晒参、麦冬、五味子取生脉饮之效；黄连、肉桂、酸枣仁共奏失眠之功。这些临床用药之妙招奇术是保证临床在辨证正确之情况下，保证临床正确用药，确保临床效果之经验。

5. 解读《中藏经》 继承创新，辨章学术，考镜源流，解读《中藏经》。针对《中藏经》晦涩古奥的文字、真伪杂糅的内容，提出以"直译""据文析理""提炼要旨"三法解读、透析其原文。孙老认为"医籍传世与否，自首重学术价值"，特此考究《中藏经》内蕴学术思想，著述《中藏经校注》《中藏经语译》，指出《中藏经》以"天人相应"为指导，病机为"阴阳否格、上下不宁"，以"寒热虚实生死逆顺"为辨证八纲，倡导"调平阴阳、水火相继。"

孙老师潜心研究《中藏经》，认为此书具有颇高的学术价值，"实为璀璨之明珠，医家之宝典。"只因其邓序之荒诞不经，加之托名华佗之嫌，使其蒙尘千载。孙光荣教授通过对《中藏经》作者及成书年代的考辨后得出初步结论：《中藏经》之作者不是华佗，而且非一时一人之作，但与华佗有密切关系：①是古代散佚之医经，经华佗觅获并经由华佗弟子搜集整理传世，又经由后世道家与医家增删而成古代中医课徒之书；②部分保留华佗学术经验之遗意；③附方部分大多为后人所增补。

6. 六步辨证 孙光荣老师提出了六步辨证方法。临证时当按照四诊审证、审证求因、求因明机、明机立法、立法组方、组方用药的步骤进行，辨证论治时重形神、调气血、平升降、衡出入。孙老师认为，临证辨证论治有六大程式，分别是：①四诊审证，凸显中医采集病证信息的特殊性；②审证求因，凸显中医追究病因的准确性；③求因明机，凸显中医辨识病机的合理性；④明机立法，凸显中医确立法则的精准性；⑤立法组方，凸显中医组方主旨的针对性；⑥组方用药，凸显中医适方药物的吻合性。

7. 养生之道：天人合一，形神俱备 《黄帝内经》曰："法于阴阳，和于术数，饮食有节，起居有常，不妄作劳。"意思是要顺应规律、阴阳中和、保健方式适宜，以此养生。孙老师养生思想与之相应，认为"养生并不要求立竿见影,而是要求日久见功,中医养生讲求合则安,身心舒畅、天地人和。"其养生观强调"上静、中和、下畅",认为"静心是养生的核心",以中和为本,自创了养生十法。孙老师把中医养生分为六个层级:德、道、学、法、术、器。谓:"养生之德引领养生之道,养生之道主导养生之学,养生之学统领养生之法,养生之法指导养生之术,养生之术选择养生之器。"在他看来,中医养生以养德为先,以合为安,保养精气神才是养生正道,人应法于天地,顺应自然,食养、药补仅是养生之术。

孙老师养生除了注重"静心""中和",还将家传养生之法进行实践创新,自创"养生十法",效果卓著。如提肛兜囊可壮腰健肾、刷牙叩齿可健齿瘦身、转睛明目可美目提神等。这"养生十法"乃孙老师从家传心法之中领略体会所得,自成风格。同时,他还自创一套"九九自振养生操",运动全身脏腑经络,益气活血,有延年益寿之功。孙老师认为,中医养生的目的就是要追求"康乐美寿",即健康、快乐、美丽、长寿。这一养生理念与当代社会压力巨大、人心浮躁的社会环境相应,老少皆宜,利于养身长全,保持身心体健。

孙老师提出的"合则安"养生理念,系统提出饮食养生的"八合"指导原则,具体包括合时令、合方域、合年龄、合性别、合身心、合习惯、合病势及合营养。饮食养生的"八合"指导原则其本质是一个天人合一,顺时令、顺环境、顺身心、顺社会的和谐体系,能够更全面、系统地指导现代社会的饮食养生实践。

二、孙光荣老师临证验案举隅

1. 血小板减少性紫癜案 王某,女,28岁。2009年2月28日初诊。症见脉弦无力,舌淡红,苔薄白微腻,患血小板减少性紫癜8年。近月发作,面色萎黄,上龈溢血,口中异味,下肢多处紫癜,尿黄便结。

此乃气血两虚,湿热伤络,法当益气养阴,凉血止血,以自拟"清癜饮"治之:

生北芪30g,当归身30g,芡实仁30g,紫浮萍20g,西茜草20g,旱莲草20g,生地炭15g,侧柏炭15g,小蓟草15g,生甘草5g,水牛角磨汁引。

7剂,每日1剂,水煎,分2次服,忌辛辣。

随访附记:上方服1剂,即上龈溢血立止而紫癜稍退;继服2剂,口中异味减轻,尿清便畅;再服 4 剂,紫癜全退,面色红润。嗣后,每年自服此方 21 剂,未见复发。

356

下篇 笃信跟师,索隐求知

按:脉弦无力、舌淡苔白、面色萎黄,乃气血两虚之脉证,遂君以生北芪、当归身益气补血;上龈溢血、口中异味、下肢紫癜、尿黄便结,是湿热伤络之病征,则臣以紫浮萍、西茜草清热解毒、透瘀消斑,佐以旱莲草、小蓟草、生地炭、侧柏炭、芡实炭凉血止血、渗水利湿;再使以水牛角磨汁为引,则可增进清热凉血之效,故谓之"清癜饮"也。

2. 抑郁症案 易某,女,15 岁。2010 年 7 月 16 日初诊。症见脉弦涩,舌绛,苔微黄。抑郁症患者。两年来以西药镇静无改善,反复发作。嬉笑无常,时有幻听,自语不休,需其母护理。询其月经量大色黑,且多次停经。

此乃痰热互结,上蒙清窍之证。法当化瘀清热、解郁通窍,以自拟"解郁开窍汤"治之:

生晒参 10g,生北芪 10g,紫丹参 10g,益母草 12g,法半夏 7g,广陈皮 7g,川郁金 12g,炙远志 10g,石菖蒲 10g,云茯神 15g,炒酸枣仁 15g,生甘草 5g。

北京同仁堂安宫牛黄丸 1 丸。

21 剂,每日 1 剂,水煎分 2 次服,每次兑服北京同仁堂安宫牛黄丸半丸。

随访附记:加减服 48 剂,幻听消失,嬉笑自语减少,生活基本自理。

按:郁者,瘀也,情志抑郁而致气机不顺,气滞则血不利,瘀则忧郁也。张景岳谓:"至若情志之郁,则总由乎心,此因郁而病也"。气郁必致血瘀,则心神失养;气郁与痰热互结,则可上蒙清窍。故《证治汇补》云:"郁病虽多,皆因气不周流,法当顺气为先,开提次之,至于降火、化痰、消积,犹当分多少治之。"本方首用参、芪、丹参益气活血以"顺气";次用益母草祛瘀调经,川郁金清心除烦,炙远志、石菖蒲宁心开窍,云茯神定悸安神,炒酸枣仁养心除烦;再用少量安宫牛黄丸助其清热豁痰开窍之功。先"顺气",然后"开提",而郁、火、痰、瘀则统筹治之。

3. 习惯性流产并先兆流产案 杨某,女,36 岁。2009 年 2 月 15 日初诊。症见:脉虚细且滑,舌绛,苔少。习惯性流产并先兆流产者。前已孕三流三,现妊娠已 2 个月,消瘦、倦怠、少食,且阴道时有淋漓之血。询其月经原本屡屡提前,色黑,有块。

此乃气血两虚兼见血热之证,法当益气补血,凉血安胎,援泰山磐石饮之意治之:

西洋参 15g,生北芪 20g,紫丹参 3g,当归身 12g,大熟地黄 20g,续断 15g,正川芎 3g,酒炒杭白芍 15g,於潜术 15g,西砂仁 2g,淡黄芩 5g,鸡内金 6g,谷麦芽各 15g,炙甘草 5g,糯米引。7 剂,每日 1 剂,水煎,分 2 次服。

随访附记:上方共服 14 剂,漏止神清,眠食两安,妊娠足月顺产一子。

按:其标为习惯性流产并有先兆流产,其本为肝脾素亏而致气血两虚。君以西洋参、生北芪、当归身、大熟地黄益气补血;臣以淡黄芩、白芍、续断养阴凉血止漏急治其标;佐以於潜术、鸡内金、谷麦芽、西砂仁健脾养肝缓治其本;以少量紫丹参、正川芎理气活血而防瘀阻;使以炙甘草、糯米养胃和中。此为安胎保产求全之治也。

4. 甲状腺癌多发骨转移案 张某,女,60 岁。甲状腺癌多发骨转移,头痛,走路腿疼。2010 年 4 月 2 日初诊。既往诊为甲状腺癌,骨转移 2009 年转移至髋骨,颅脑。现临床表现为:多发骨转移,寐可,咳嗽时头痛甚。舌淡苔少。脉稍涩。证属:肾虚乏源,痰毒流注。治法:扶正为本,补益肝肾,兼以化痰散结,活血通络。方药如下:

西洋参 10g,生北芪 12g,紫丹参 10g,制首乌 15g,明天麻 12g,天葵子 10g,半枝莲 15g,白花蛇舌草 15g,山慈菇 10g,延胡索 10g,田三七 6g,补骨脂 10g,骨碎补 10g,川牛膝 10g,川杜仲 12g,正锁阳 10g,阿胶珠 10g,生甘草 5g。

7 剂,每日 1 剂,水煎服

二诊(2010 年 4 月 9 日):服前方后,头痛减轻,但易感冒,咳嗽,耻骨癌转移,步行不稳。舌淡红,中有裂纹、苔少,脉细滑缓。上方去天葵子、延胡索、田三七、正锁阳、加淡紫草 10g,金毛狗脊 10g,猫爪草 5g。10 剂,水煎服。

按:孙老师一向强调,从临证出发,以病用药,畅气血,调升降。善用黄芪、西洋参、丹参等温补之药,救病人于危难之际。该案为甲状腺癌骨转移,舌淡、苔少、脉涩。是久病穷必及肾的典型,肾虚乏源,湿毒流注,而致瘀滞其中,阻滞经络,不通则痛。出现头痛,走路腿疼。以西洋参、生北芪扶正为本,延胡索、田三七、补骨脂、骨碎补、川牛膝、川杜仲、正锁阳,制首乌补益肝肾,兼用明天麻、天葵子、半枝莲、白花蛇舌草、山慈菇兼以化痰散结。紫丹参、延胡索、田三七活血通络。纵观全方,持论明通,立方以扶正为主,再加息风之品明天麻看似平淡,而能取得良好效果。

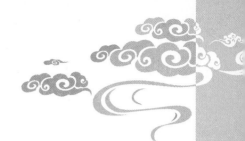

德艺双馨尹常健教授

尹常健教授,男,1950年2月出生,山东省临朐县人。二级教授,博士生导师,享受国务院政府特殊津贴。全国名老中医药专经验传承工作室指导老师,全国第四、第五批名老中医药专家学术经验师承指导老师,山东省名中医药专家,首届山东名老中医。先后出版学术著作21部,其中个人专著6部,主编3部,主译1部,副主编3部,参编8部;先后发表学术论文100余篇。

一、尹常健老师学术思想

1. 衷中参西,中西互融 尹常健老师认为中西医学作为两种医学体系,在科学实质上具有广泛的趋同性,而方法学的差异正好为我们互相借鉴、取长补短提供了巨大的空间。当前,中医学面对的治疗目标已经发生根本的变化,在绝大多数情况下,在很大程度上,临床面对的诊疗目标已经从中医病证全面转换为西医学疾病,因此,中医学术的发展应该不断吸纳西医学的新成果和新经验。而随着生物医学模式的改变和疾病谱的巨大变化,西医学的局限性和片面性也日益突出,需要借鉴中医学的思维模式和诊疗方法,二者具有最为亲密的学术亲缘关系,应当进行理论的融合和实践的渗透,构架起中西医理论互融的桥梁,从而促进医学科学的进步与发展。

2. 建构慢性乙型肝炎规范化诊疗体系 尹老师提出乙型肝炎中医病因学"三因致病论"。指出"杂气"乃乙肝的中医病因学归属,"杂气"具有物质性、致病性、致病的特异性、传染性、潜伏性感染方式等致病特点,与乙肝病毒颇为吻合,与伏邪致病说、内外相召致病说共同构成乙肝中医病因三要素。

病毒性肝炎中医研究的方向和主攻目标为抗病毒、改善肝功能、调控免疫、抗肝纤维化、改善和消除症状；正确的研究思路与方法为确立"证型"的规范化标准、宏观研究与微观研究相结合、临床观察与实验研究相结合及开展多剂型、多途径给药的研究等。

尹常健老师一直致力于慢性乙型肝炎规范化诊疗体系的建构。

（1）建立病证三诊模式：所谓三诊论首先是要进行西医学的明确诊断，包括病原学、生化学、免疫学、临床诊断、疾病程度等，然后进行中医"病"的诊断如"黄疸""胁痛"等，其后再进行中医"证"的分析，这样西医病、中医病、中医证三诊齐备，使规范诊疗有据可循有法可依。他特别强调辨证论治既不能代替辨中医之病，更不能代替辨西医之"病"。

（2）确立肝病治法学范围：他根据慢性乙型肝炎常见的中医证候群特征和病机演变的规律，确立了疏肝法、健脾法、清利法、滋肾法、活血法、利水法、散结法、清化法、养阴法、温阳法等十大治法，在此框架内再根据患者的不同表现进行药物调整。

（3）肝病处方的总体要求为规范、准确、有效、安全；合理处方应遵循三大基本原则，即君臣佐使原则、合理融入西医学的科学理念，充分体现个人的经验；合理处方应把握的四个技术细节为选药要准确、用量要恰当、用法要适宜、禁忌药避免。

（4）规范用药是慢性乙型肝炎规范诊疗的最终环节，直接关系疗效优劣和疾病预后，他提出规范用药应掌握的三大原则，即坚持辨证用药、借鉴西医学成果、发现和总结证治规律；规范用药的主要方法为宏观辨证用药和微观辨病用药相结合，注重阶段用药，坚持环节用药，克服用药的盲目性与随意性等。主要细节如选择恰当剂型，不用肝毒药物，不重复用药，注意中药的多重作用及合理应用中成药等。

3. 肝病特色诊疗

（1）善用疏达之法：尹常健老师指出，肝为刚脏，以气为用，性喜条达，治疗用药应顺其疏达之性。临床所见，几乎所有急慢性肝病均有肝气郁滞之证候，证见两胁撑胀，腹胀纳呆，烦躁易怒等，即可用疏达解郁之药，如柴胡、杭芍、枳实、青皮、佛手、香附、香橼、木香、苏梗、郁金、橘叶、玉蝴蝶等。

（2）喜用柔润之药：尹常健老师认为肝以血为体，肝病过程中肝郁、肝火及过用辛燥疏达之药后每易使肝血易亏，肝阴易虚，临床用药应充分顾及这一特点,或选滋阴柔肝之药或在疏达药中辅以滋柔之品,以适其柔润之体,免生肝体燥急之弊。在治疗上,一贯煎、四物汤、补肝汤、六味地黄汤等皆为常用方剂。药如生地黄、熟地黄、沙参、枸杞子、当归、白芍、酸枣仁、黑芝麻、百合、知母、乌梅、石斛、黄精、山药、五味子等。

(3)治每兼顾气血:尹常健老师认为肝为五脏六腑之贼。肝脏一病,即延他脏,波及气血,故肝病对气血影响尤大。首先是肝本经气血失调,继而全身气血逆乱,如临床上所见肝气郁结,肝气上逆,上犯心肺,可使肺气不宣、心气逆乱;横逆乘脾犯胃又使脾气虚弱、胃气不降;及肾又致肾气虚衰,气化无力。因此,临床上调理气血多从肝入手。肝病对血分影响主要表现为气滞血瘀、血结、血热、血虚等。

(4)坚持环节用药:尹常健老师就肝病临床所见,在疾病的某一阶段,某一症状体征或客观指标的异常有时往往会成为主要矛盾,这一主要矛盾和环节的解决就成为当务之急;有时也可同时出现几方面症状体征,或同时存在几种客观指标异常,这就面临一个多环节用药的问题。环节用药应根据患者的具体情况,区别轻重缓急,分清主次先后,在整体调理的前提下,或对某一环节重点解决,或多环节用药同时进行。

(5)注重阶段用药:许多肝脏疾病在发生、发展过程中都具有阶段性规律,以病毒性肝炎为例,病毒感染人体后大致沿着潜伏状态—急性发病—慢性过程—肝纤维化—肝硬化—肝癌这一过程发展,尹常健教授认为,在上述不同的病理过程和临床阶段,分别有不同的病机、症候特点,治法与用药也应因之而异。急性肝炎,用药以抗感染护肝为主,多用清热利湿、活血解毒药,在促使疾病康复的同时阻止其向慢性化发展;慢性肝炎,其病机转归也有一定的阶段性规律,即初在肝,先传脾,后及肾,最后导致气血逆乱、正虚邪实,湿热与瘀血则是阶段性病理产物,治法与用药也就有疏肝、健脾、滋肾、活血化瘀等不同层次,抗肝纤维化,阻止其向肝硬化过渡则是这一阶段用药的主要目标;而肝硬化又分为代偿期与失代偿期,在代偿期以活血化瘀、软坚散结为主,在失代偿期往往出现大量腹水,治疗上又以利水消肿为主,及至腹水消失后则多以滋肾健脾、养血柔肝等药以作善后治疗等等,都属于阶段性用药的范畴。区别不同阶段的用药特点,可以使我们的治疗先后有序,脉络清晰。

(6)坚持宏观辨治与微观用药:尹常健老师在临床上常采取以下两个

步骤，一是以宏观辨治用药为主，微观为辅，即先根据患者"证、脉、舌"变化进行辨证，再参考西医学检查指标，这两方面较为一致时，如证见发热、目黄、身黄、肢体困重、尿黄、大便黏腻及舌红苔黄腻等湿热征象时，又有转氨酶、胆红素升高等相应变化，就应采用清热利湿解毒药如茵陈、栀子、田基黄、赤小豆、板蓝根、龙胆草、竹叶等，这些药不仅与宏观辨证对应，而且对肝细胞炎症这一微观病理变化也有较强的针对性。宏观与微观不一致时，如病理组织学改变见碎屑样坏死，诊为慢性活动性肝炎而临床证候却不明显，无证可辨时，用药就应充分针对微观病理变化，如重用凉血活血解毒药赤芍、丹参、牡丹皮、生地黄、大青叶、败酱草等。二是以微观病理变化为依据和靶点，再根据不同证候进行宏观辨证，从而确定治法和用药。如转氨酶升高、白球比例倒置、肝脾肿大等都可以作为微观指标，相应确定方药，再依不同的临床表现分为若干证型确定相应的加减范围。这样既对某一主要矛盾有较强针对性，又体现了宏观辨证原则。在治疗靶点得以解决或改善的同时，患者其他相应的临床证候亦可得到减轻或恢复。

4. 阐述中医药护肝治疗的主要理论和实践问题

（1）尹老师阐发了肝损伤的发生机制和主要标志。

（2）中医药治疗的作用途径即减轻肝实质炎症，改善肝脏微循环，改善肝细胞周围酸碱环境，调节免疫失衡，调节脂质代谢。

（3）中医药治疗的作用机制包括一般性作用机制和细胞分子机制。

（4）中医药护肝治疗应把握的几个技术细节主要如疗效目标、治疗时机、治疗方法，治疗方法包括中药复方辨证、中成药应用、防止生化指标停药后反跳与复发，针对病因治疗等。

5. 阐述脂肪肝中医临床研究的四个环节　尹常健教授提出脂肪肝中医临床研究应把握四个环节，即积极控制原发基础疾病，祛除病因和诱因，调节脂质代谢，减轻炎症反应促进肝细胞再生，阻抑肝纤维化发生和发展。

尹常健老师提出中西医结合肝病研究的三大目标即实现理论互融、完成实践渗透及构建中西医双诊双治的诊疗体系。

6. 提出和阐述中医临床学术研究的主要使命　尹常健教授经过深入思考，对中医药中医学术研究的主要使命进行系统阐述，认为这些使命主要为以下几个方面：

（1）明确中医药的作用目标即对某些疾病、疾病的某些阶段、某些环节应发挥的主导治疗作用，辅助治疗作用和善后治疗作用。

（2）明确中医药的疗效定位，即对某些疾病、某些阶段、某些环节所具有的确切疗效、较好疗效、一定疗效及难以确定。

（3）明确调方指征，知晓调方原则，把握调方时机，熟悉调方内容。

（4）设定恰当疗程，根据不同疾病、不同阶段、不同环节设定长、中、短疗程。

（5）规定适量剂量，根据疾病性质、程度、患者状况、依从性状况确定适宜的剂量。

（6）制定停药标准，依据病情变化、治疗完成、依从性障碍及安全性防范等制定符合临床实际的停药标准。

尹常健老师提出中医科研首先要明确方向和目标，即围绕一个中心，那就是提高诊疗水平和临床疗效；针对两个目标，即中医治疗中医病证的研究与中医治疗西医疾病的研究；抓住三条主线，即理论研究、临床研究与实验研究。其次要选准科研立项的切入点和突破口，如选择有疗效优势的环节，选准有方法学优势的环节，选准有卫生经济学优势的环节，选择有依从性优势的环节等。他提出中医科研的主要命题：一是凝练中医科学主题；二是建立科学统一的疗效评价体系；三是创新理论建设，如构建新的中医理论体系及创建新的科研范式等。

二、尹常健老师临证验案举隅

1. **肝硬化并大量腹水案**　祝某，男，44岁，2015年8月5日初诊。乙肝肝硬化病史3年，患者近3个月出现腹部胀满，不能平卧，攻撑难忍，腹壁静脉曲张明显，脐凸，心烦胸闷，口干口苦，双下肢重度凹陷性水肿，小便色黄赤，舌体瘦小，舌质红绛少津，脉细弱。TBIL 43.3μmol/L，白蛋白31g/L。彩超示：右侧胸腔积液、肝硬化、脾大、大量腹水。西医诊断为乙肝肝硬化失代偿期。给予人血白蛋白、利尿剂、抗感染、纠正水电解质紊乱、抗病毒等治疗，水肿、腹胀改善仍不明显，遂加用中药治疗。中医诊断为阴虚水停型臌胀，给予蝉蜕利水方加减治疗：蝉蜕9g，生白术45g，黄芪45g，桔梗10g，芦根30g，白茅根45g，大腹皮15g，生地黄15g，车前子15g，炒王不留行30g，砂仁9g，泽兰15g，水红花子9g，肉桂3g。水煎服，日1剂，服药7剂后，尿量逐日增加，患者自诉腹胀、胸闷、下肢水肿等证日渐减轻，此后随证加减继续服药50余剂,配合原有的西药治疗,腹胀、水肿完全消退。随访半年腹水未复发。

按:尹老师认为,此患者病机为积聚日久,损伤脾胃,脾土衰败,气化不行,病至后期,损及肝肾,肝肾阴虚,阴虚水聚,肺失宣降。肺气不宣,无以运化水液,故腹部胀满、胸闷;气滞血瘀,脉络壅塞,故见腹壁静脉曲张;热耗阴津,肾阴亏虚,故心烦失眠。舌质红绛少津,脉细弱,均是阴虚水停之象。治当培土制水、温阳化气,同时配用宣肺药(桔梗、芦根、桑白皮等),综合调理,获效快捷。肝硬化腹水病至后期,本虚标实,治疗要滋阴清利并用。然滋阴与清利又互为矛盾,清利太过伤阴,滋阴不当助湿恋邪。肝硬化腹水迁延日久,阴损及阳,治疗更为棘手,古人有"肝病忌桂"之说,治疗肝病时,慎用温热药物,否则容易伤阴动血,滋阴与温阳又形成一对矛盾。此时恰当用药尤为重要。

该方中蝉蜕轻浮宣散,既可疏散入肝,又可宣其外而利其内,使肺气宣畅,三焦通调而水液畅行;芦根、白茅根、大腹皮清热利尿消肿;车前子利水而不耗气;桔梗引诸药上升,宣发肺气;砂仁以芳香开窍,行气血于不滞也;生地黄清热生津;小剂量肉桂温通肾阳,化气行水,阴中求阳;尹老认为此病人肝脏功能差,应注意选用"一专多能"的药物,黄芪、白术兼具健脾利水之功,黄芪乃补气之圣药,气旺则水行,气盛则水消,白术利腰脐之气,气利而水即入于膀胱;水红花子、泽兰、王不留行既能利水又能活血。诸药合用,培土制水、温阳化气、宣肺利水,肺为水之上源,肺气得宣,水肿尽消,体现了宣肺利水法。

2. 难治性肾病综合征水肿案　贾某,男,40岁,2015年4月10日初诊,既往肾病综合征病史8年,双下肢浮肿1月余,7天前因受凉致水肿加重,渐至周身浮肿,腹大如鼓,咽喉肿痛,口干不欲饮,脘腹胀满,饮食难进,梦多易醒,小便量少,渐至无尿,大便日1次,质黏,舌质红,苔黄腻,脉滑数。查尿蛋白(+++);24h尿蛋白定量9.2g;SCr 612mmol/L,BUN 29.1mmol/L。西医诊断为肾病综合征、急性肾衰,给予激素、补蛋白、利尿、营养支持等药物治疗8周,疗效欠佳。要求中医治疗,中医辨证为风热闭肺型水肿,方选麻黄连翘赤小豆汤加减:麻黄10g,蝉蜕10g,生石膏30g,黄芪30g,丹参20g,

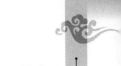

补骨脂20g,赤小豆30g,连翘15g,金银花15g,茯苓20g,泽泻15g,甘草6g。水煎服,日1剂,配合原有西药治疗,服药7剂后,水肿明显减轻,调治月余,面目肢体浮肿基本消退。

按:肾病综合征患者临床上有病程较长,水肿反复难愈的特点,治疗比较棘手。尹老认为,此患者脾肾亏虚为本,感受外邪为标。"风邪上受,首先犯肺",肺为娇脏,上通鼻窍,外合皮毛,外邪袭肺,肺气被郁,则水湿泛溢于肌肤,出现水肿、无尿。另外中医历代文献中提到血与水本不相离,血能病水,水能病血,水液运行失常,则会导致瘀血,肾病综合征水肿常常兼有血瘀。"急则治其标,缓则治其本",因此,治疗祛邪应兼顾扶正,以宣肺利水为治疗大法,配伍补益脾肾、活血化瘀药物,使小便迅速通利,水肿迅速得到缓解。

该方中麻黄为宣肺利气之要药,配伍石膏宣肺泻热,清肺而不留邪,肺气肃降有权;蝉蜕既可疏散入肝,又可宣其外而利其内,宣畅肺气,通利三焦;黄芪大补肺脾之气,既能健脾补中,又能利水退肿;丹参活血祛瘀;补骨脂苦、辛、温,补肾健脾;赤小豆、连翘、金银花苦寒清热解毒;茯苓健脾、利水渗湿;泽泻归肾、膀胱经,利水渗湿泄热;甘草调节诸药。全方宣肺利水、补益脾肾、活血化瘀,"提壶揭盖",小便自利。

3. **胆囊息肉案** 患者,男,43岁,2010年5月20日初诊。患者于2009年2月查体发现胆囊息肉,约3mm×1.5mm,因无明显不适,未予治疗。近半月来因大量饮酒又感肝区隐痛不适,伴纳差,腹胀,乏力,大便不爽,小便黄,舌红苔薄黄,脉沉弦滑。查肝功:γ-GT 139U/L,余(-);B超示:肝脏形态大小回声均正常,胆囊68mm×33mm,壁厚4mm,毛糙,胆汁透声可,内可探及5mm×3mm强回声光点不伴声影,不随体位活动。结论:胆囊息肉。治以疏肝利胆,软坚散结,方药:柴胡12g,生甘草3g,川郁金15g,鸡内金9g,金钱草15g,生牡蛎30g,蛤蚧粉15g,皂角刺9g,山甲珠9g,醋文术9g,半夏9g,象贝9g,黄芩9g,虎杖12g。水煎服,日1剂。10剂后,上症均减轻,纳食已正常,二便调,舌淡红,苔薄白,脉沉弦,上方去虎杖,加白术15g,茯苓15g,以健脾化痰。1个月后,复查肝功:γ-GT 60U/L,B超示:肝脏形态大小回声均正常,胆囊52mm×26mm,壁厚3mm,胆汁透声可。结论:肝胆未见异常。前后服药共 40 余剂,胆囊息肉已消。

按:胆囊息肉是一种常见的胆道疾病,从病理角度常分为胆固醇息肉、炎症性息肉、腺瘤性息肉、腺肌瘤等,多数属良性病变,西医学主要以手术切除为治疗手段。中医学对本病没有病名记载根据其临床表现可属"胁痛""胆胀""积瘕"等范畴。胆为中精之腑,输胆汁而不传化水谷糟粕,其性中清不浊,以通为顺。若嗜食油腻辛辣肥甘,或饮酒无度,肝失疏泄,胆失通降,日久脾失健运,以致湿热痰瘀蕴结于胆腑而成本病。根据以上病机认识,遵循"留者去之""结者散之"之原则,尹师提出胆囊息肉的治疗应在疏肝利胆的基础上,重用软坚散结、化瘀消积之品方能取得满意疗效。方中柴胡、川郁金、金钱草疏肝利胆;黄芩、虎杖清热利湿解毒;生牡蛎、蛤蚧粉、半夏、象贝、皂角刺、山甲珠、醋文术等软坚散结、化瘀消积;白术、茯苓健脾益气,扶正消瘕。纵观全方,疏、利、清、化共用,扶正祛邪并举,从而使痰消瘀散,息肉自然消失。

4. 胆囊结石案 患者,男,50 岁,2010 年 6 月 8 日初诊。患者于 2 年前即感右上腹撑胀,肝区时痛,B 超检查诊为胆囊炎,间断服用消炎利胆片治疗。1 个月前感右上腹撑胀、肝区痛加重,后背撑胀,大便干,小便黄。查肝功(-),HB-SAg(-),B 超示:肝右前叶见一 0.4cm×0.5cm 大小强光团,后伴声影,胆囊 5.8cm×2.6cm,透声好。结论:胆囊结石。查体:中年男性,一般情况可,腹软,肝脾(-),墨菲征(-),舌淡红,苔薄黄腻,脉沉弦细。治以清热利胆,通腑排石。方药:金钱草 24g,郁金 15g,鸡内金 12g,白芍 15g,青皮 9g,柴胡 12g,生牡蛎 30g,熟大黄 9g,半夏 9g,枳实 9g,黄芩 12g,甘草 6g。水煎服,每日 1 剂。服上方共 24 剂后感诸症均有明显减轻,除仍感腹胀、背胀痛外已无明显不适,B 超示:肝(-),胆囊壁毛糙,余(-)。结论:胆囊炎。至此,胆囊结石已消失。嘱坚持清淡饮食,因腹痞闷,另调半夏泻心汤治之。

按:胆为六腑之一,以通为用,以降为顺,据此认识,结合"肠泻胆亦泻"的理论,尹师治疗胆石症多采用利胆溶石、通腑排石之法,常常取效。方中柴胡、郁金、青皮、半夏、金钱草、黄芩疏肝理气、清热利湿、和解少阳;熟大黄、枳实破结下气、通腑排石;鸡内金健脾和胃消积;白芍、甘草缓急止疼。

据现代药理研究,柴胡有抗感染及降低血浆胆固醇的作用,还有较好的利胆降酶作用;金钱草增加胆酸的生成和排泄,使胆道括约肌松弛,有利于胆汁的排泄;郁金促进胆汁的分泌和排泄,有显著的利胆作用,还有镇痛和抗感染作用;大黄所含大黄酸可使奥狄氏括约肌扩张、胆囊收缩,并且可疏通毛细胆管内胆汁的瘀积而增加胆管舒缩功能。

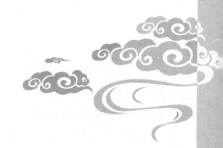

呕心沥血蔡英奇教授

　　蔡英奇教授,主任中医师,烟台市名老中医、烟台市医界十大英才、山东省名中医。曾任烟台市中医院副院长,党委书记。学术上精通经典,崇尚补土,强调扶正祛邪,重视养生,善治未病。

　　蔡英奇教授从医近 40 年,长期从事中医内科临床治疗、教学、科研工作,具有坚实的理论基础、深厚的专业知识和丰富的临床经验。擅长运用活血化瘀药治疗内伤杂病和妇科诸症、各种头痛、失眠、痹证、慢些泄泻病、瘿瘤、各种皮肤痘症等。他博采众长,勤奋好学,精通针灸、推拿、理疗等各项中医技术。曾于 20 世纪末期由组织派到墨西哥传授中医,凭着在临床上对中医治疗的多项技术,深受异国同仁的好评和患者的赞扬。

一、蔡英奇老师学术思想

　　1. **宗经典,研东垣,求创新**　蔡老师幼习经典,推崇补土派鼻祖李东垣,在此基础大胆创新,提出胃病治则和治法。

　　蔡老师重视《黄帝内经》对脾胃生理功能的认识,研究李东垣脾胃病学术思想,认为李东垣在重视脾胃升降作用的同时,更强调脾气升发的一面。食物的精华为上升的清气,糟粕为下降之"浊气",只有脾胃之气上升,水谷清气才能上行,元气才会充沛,身体气机运化才能旺盛。"脾胃既和,谷气上升,春夏之令行,故其人寿","脾胃不和,谷气下流,秋冬之令行,故其人夭。"在临床治疗方面,着重补脾升阳,善用升麻、柴胡等提升之品,黄芪、党参等健脾之药,补中益气汤、升阳益胃汤和调中益气汤等是其代表方剂,这些方剂迄今仍在临床上常用以治疗脾胃虚弱之病。

　　蔡老师结合临床,大胆创新,强调临证不忘顾护后天之本,注重调补脾胃功能:一是治脾胃病时,注意调理脾胃运化功能;二是治其他脏腑病时,兼顾调补脾胃,注意发挥健脾胃在整体治疗中的作用。如:治疗高血压、冠心病等心脑血管老年病时,辨证用药的同时,结合老年人脾胃功能较弱的情况,适当配以健脾益气的中药以固后天之本,助气血生化之源不竭。三是脾胃病辨证要详察标本、虚实、气机升降。

脾胃病多以虚为本:注意辨气虚、阳虚、阴虚之别;脾胃病常见实证多为标:应区分寒、湿、热、瘀之不同,详察食积、燥屎、虫积等。

辨寒热虚实:寒证有寒实证、虚寒证,热证有实热证、虚热证。寒热夹杂常见的有上热下寒及上寒下热两种证候:如既有腹痛、便溏、四肢欠温而又有反复发作性口腔溃疡的黄连理中汤证,此是上热下寒的主要证型。又如,既有胃脘冷痛、呕吐清涎的上寒表现,同时又兼见尿频、尿痛、大便深黄滞而不爽的下焦湿热表现,便属上寒下热证。

注意辨寒热转化:如湿邪所伤,若其人为阳虚阴盛之体,常常从阴化寒而成寒湿困脾证;若其人素体阳热偏盛,常常从阳化热而成湿热中阻证。

辨气机升降:脾胃病以脾升胃降为和,升降顺则脾胃和,临床应详辨气郁、气陷、气滞、气逆之证。依此创治脾胃八法:升降法,散寒法,补虚法,滋阴法,化湿法,祛瘀法,清火法,消积法。

2. 重视杂病,强调扶正祛邪,善用援药,活用对药

(1)重视杂病,强调扶正祛邪:蔡老师治疗杂病有独到的经验,在理论上主张扶正祛邪,即在辨证论治的基础上,根据邪气的不同性质和病人的不同体质,确定具体的扶正祛邪方法,如疾病初期,祛邪即可以存正;疾病末期,扶正也可以帮助祛邪;或者说是:急性病,祛邪也是扶正;慢性病,扶正也是祛邪。这一思想指导治疗疾病的始终。

扶正思想的具体运用就是在组方时注意适当配伍健脾益气之类药物,如炒白术、山药、黄芪、党参、人参、炒苍术等在方中出现比例较高,虫草在一些老年病、免疫力差、亚健康人群中的应用也较广。这些都体现了蔡老师在整个治疗过程中的扶正思想,也是他注重补脾的集中体现。

杂病治疗从辨证入手,强调"证"不同,"法"不同,如消渴病,无消渴症状,就不能按"消渴"治,要按证。以精神症状为主者,如烦躁,从肝论治,以疏肝理气解郁为主,用小柴胡汤打底。

杂病辨证以脏腑辨证为主,先入后出,首先判断哪个脏腑的病变,再判断哪个经络的病变。用药如用兵,不同来路,选不同兵。运用脏腑理论和

五行学说，来指导临床辨证施治：东方青龙，对应肝，东方属木，木性调达，故治疗肝病注重疏肝养肝，常伍行气柔肝之品，如青皮、陈皮、枳壳、柴胡、郁金、川楝子、白芍等；西方白虎，对应肺，西方属金，金性肃降，故治疗肺病注重宣肃肺气，常伍苏子、紫菀、款冬花、桔梗、前胡、旋覆花等；南方朱雀，对应心，南方属火，火性炎上，故对于心气不足之病常伍鼓舞心气之品，如人参、五味子、附子、桂枝等；北方玄武，对应肾，北方属水，水性润下，故治疗肾脏疾病常伍滋肾之品如熟地黄、桑椹、墨旱莲、黄精等；中央为土，养四方之神，对应脾，土养四方，健脾以助脾气生养运化为要，用药常伍白术、山药、扁豆、党参、黄芪等。

（2）善用援药：蔡老师在临床中除辨证施治之外善于灵活运用援药，辨证与辨病相结合，根据疾病的不同选用不同的援药，以增加临床疗效。

援药，顾名思义，支援、支持之药也。援药的定义是：经现代药理研究证实，可直接作用于靶器官，对主病、主因、主症有明显治疗作用的药物，这一类药物与君臣佐使共同成为方剂的重要组成部分。恰当使用援药，可直达病所，收到事半功倍的效果。比如说，现代药理研究证实，急性子、马兜铃、黄芩、钩藤、桑寄生、炒杜仲、菊花、草决明等有明显降压作用，可以用来治疗高血压；穿山龙、合欢皮、五味子、露蜂房、淫羊藿、乌梅等有糖皮质激素样作用，可用来治疗过敏性疾病；苦参、黄连、甘松等有抗心律失常作用，可用来治疗各种心律失常性疾病；荷叶、虎杖、山楂、何首乌、泽泻可以调整血脂；旱莲草可用于防治甲状腺功能亢进引起的突眼；木瓜可用于治疗萎缩性胃炎；绞股蓝、银杏叶可调整血脂、降低血糖；降低血糖的还有人参、党参、黄芪、白术、玄参、仙灵脾、黄精、山药、生地黄、熟地黄、麦冬、知母、天花粉、玉竹、何首乌、五味子、地骨皮、石斛、乌梅、丹参、三七等；土茯苓、山慈菇、石见穿对甲状腺结节效果好；紫石英用于治疗不孕症等。这些药物作为援药在处方中的应用，大大丰富了用药理论和处方原则。

（3）活用药对：蔡老师在组方时常活用药对。药对又称对药，即两味药经常互相配伍同时使用，相须为伍，共同作用，以提高疗效。蔡老师所用药对多为历代医家常用药对，在处方遣药时却往往信手拈来，恰如其分，从而疗效大增。如白前、前胡：白前味辛、甘，性微温。入肺经。长于泻肺降气，气降痰消、咳嗽自止，故为肺家咳嗽之要药，用于治疗肺气壅实、痰多咳嗽、胸膈逆满等症，不论属寒、属热均可使用。前胡味苦、辛，性微寒。入肺经。

本品辛散苦降,既能宣肺散风清热,治风热感冒、咳嗽痰多、气急等症;又能降气化痰,治肺热咳嗽、痰黄黏稠、胸闷不舒、呕逆等症。白前走里,清肺降气,祛痰止咳;前胡走表,宣散风热,降气消痰。肺主气,外合皮毛。肺气宜宣,肺气宜降。若外感风寒、风热,或痰浊蕴肺,均可引起肺的清肃功能失调,以致胸闷气逆、咳嗽多痰等症。故以白前清肃肺气,降气化痰;用前胡宣散风热,下气化痰。白前重在降气,前胡偏于宣肺。二药伍用,一宣一降,肺之宣肃功能恢复正常,故痰可去,嗽可宁。蔡老师指出,前胡对新感咳嗽效果极佳,白前对久咳不愈者更宜。用二药相互为用治疗咳嗽,不论新感咳嗽,还是年久咳嗽,均可获效。

3. **重视养生** "养生",养生发之气。蔡老师认为:"东方"主生发,养生,养的就是东方,这是养生之道。相应的,"南方"养长之道;"西方"养收之道;"北方"养藏之道。强调养生之道,这是因为人的生命最关键的问题就是有没有生机的问题。有生机就有希望,"生"是最重要的,养的就是这个"生",养生发之气。

(1)一日之养生:一天之中,要"因天之序",按照天道自然地顺序,人体之气生发、生长、收敛、闭藏进行。蔡老师强调人体应当按照子午流注方法养生。

(2)一年之养生:春天是要养"生",夏天是要养"长",秋天是要养"收",冬天是要养"藏"——养的都是不同的气。自然界必须是春、夏、秋、冬四季都有才是吉祥的。生发、生长起来到了一定的时候,必须要有收敛、收藏的阶段,否则事物就不能长久,身体也一样。

春季养生:《素问·四气调神大论》云:"春三月,此谓发陈,天地俱生,万物以荣。夜卧早起,广步于庭,被发缓形,以使志生,生而勿杀,予而无夺,赏而勿罚。此春气之应,养生之道也。逆之则伤肝,夏为寒变,奉长者少。"夏天一定要出汗,《素问·四气调神大论》云:"夏三月,此谓蕃秀,天地气交,万物华实。夜卧早起,无厌于日,使志无怒,使华英成秀,使气得泄,若所爱在外。此夏气之应,养长之道也。逆之则伤心,秋为痎疟,奉收者少,冬至重病。"秋天"与鸡俱兴",《素问·四气调神大论》云:"秋三月,此谓容平,天气以急,地气以明。早卧早起,与鸡俱兴,使志安宁,以缓秋刑,收敛神气,使秋气平,无外其志,使肺气清。此秋气之应,养收之道也。逆之则伤肺,冬为飧泄,奉藏者少。"冬天"无扰乎阳",《素问·四气调神大论》云:"冬三月,此谓闭藏,水冰地坼,无扰乎阳。早卧晚起,以待阳光,使志若伏若匿,若有私意,若已有得,去寒就温,无泄皮肤,使气亟夺。此冬气之应,养藏之道也。逆之则伤肾,春为痿厥,奉生者少。"

4. 治未病思想

（1）治未病的含义与作用:治未病起源于《黄帝内经》,《素问·四气调神大论》中指出,"圣人不治已病治未病,不治已乱治未乱,此之谓也。夫病已成而后药之,乱已成而后治之,譬犹渴而穿井,斗而铸锥,不亦晚乎!"《灵枢·逆顺》也明确提出:"上工刺其未生者也……故曰:上工治未病,不治已病"。此后,"治未病"的思想经过历代医家的发展与完善,成为中医药理论体系不可或缺的组成部分,其思想价值在于将"治未病",作为奠定医学理论的基础和医学的崇高目标,倡导人们珍惜生命,注重养生,防患于未然。

"治未病"是中医学重要的思想。"治"的含义,是管理、治理的意思。"治未病",就是采取相应措施,维护健康,防止疾病的发生与发展。严格来说,"治未病"涵盖未病先防、既病防变、瘥后防复三个层面,强调人们应该注重保养身体,培养正气,提高机体的抗邪能力,达到未生病前预防疾病的发生,生病之后防止进一步发展,以及疾病瘥愈以后防止复发的目的。这种重在治未病的思想,实质上体现了中医重视预防的思维模式。而将能够掌握治未病思想理念、擅治未病的医生称为"上工",也说明了中医对"治未病"的重视程度。

（2）"治未病"的现实意义:蔡老师"治未病",主张通过饮食、运动、精神调摄等个人养生保健方法和手段来维系人体的阴阳平衡,达到维护"精神内守,真气从之"的健康状态和"正气存内,邪不可干"的疾病预防目的。

老年病重视"治未病"。"肾为先天之本",主司人体生长、发育、生殖、衰老及代谢;"脾为后天之本",主运化为气血化生之源。老年病的发生与二者关系密切。老年病防治,根据其发病特点,防治本着"治病必求于本"原则,药物治疗除以调理脾肾为主外。关键要重视"治未病"重要原则,以保证老年健康长寿。《黄帝内经》云:"正气内存,邪不可干""虚邪贼风,避之有时""恬惔虚无,真气从之,精神内守,病安从来。""春夏养阳、秋冬养阴""冬病夏治""饮食有节,起居有常"等。精辟论述人体应顺应四时气候变化,避免环境、饮食、精神情志等方面影响,防止疾病发生的养生保健"治未病"思想。《黄帝内经》"上工治未病"。《灵枢·逆顺》有"消未起之患,治未病之病",这种未病先防,早期诊断,及时治疗,防止复发的"未雨绸缪"防重于治的"治未病"思想,颇具现实意义,对老年病尤为重要。

"治未病",要重视人的体质,从具体的人出发,首先对其体质状态进行辨识,然后根据其体质特点权衡干预措施,通过中医中药的调整,使机体恢复到正常工作和生活状态。及时调理偏颇体质,提高健康水平和生存状态,从而实现"治未病"思想在现代社会的应用。

"治未病"应用于亚健康人群,虽然亚健康人群在临床检查上暂时难以发现明确的病因及器质性病理变化,但也可根据"治未病"的理念,针对其"未病"状态,给予及时、有效的干预,以帮助其缓解不适或提高生活质量,预防和控制潜在"疾病"的发生或发展。

"治未病"应用于慢病高危人群,将中医养生保健方法运用到高血压、糖尿病以及恶性肿瘤等慢性疾病预防,消除或减少精神、心理以及不良生活习惯等"致病因素"的影响,从而实现"治未病"思想在慢性疾病防治中的应用。

"治未病"的思想充分体现了预防医学和个性化干预的健康观,是传统中医健康文化的核心理念,为现代医学提供了疾病诊疗与慢性病管理、预防疾病与养生保健的理论基础及具体手段,成为构建具有中国特色的医疗保健服务体系不可缺少的组成部分。

二、蔡英奇老师临证验案举隅

1. **不寐案** 王某,女,40岁,不寐加重3个月来诊,诉烦躁、入睡困难、夜不能寐,做事不能专心,伴有乏力、头晕,面色乏华,肌肤欠润,头发缺少光泽。舌淡苔薄白,舌尖红,脉细弱。

中医诊断:不寐

中医辨证:心脾两虚证

治法:益气健脾,补血养心

处方:制首乌30g　　炒酸枣仁20g　　茯苓神各30g　　百合30g
　　　合欢皮15g　　合欢花15g　　生龙牡各30g　　丹参30g
　　　黄芪30g　　　当归10g　　　炒白术15g　　　夜交藤30g
　　　炙远志10g　　黄芩6g　　　　莲子肉20g　　　灯心草5g

| 葛根 30g | 天麻 10g | | |

7 剂,水煎服,日 1 剂

二诊:烦躁、乏力、头晕症状减轻,入睡较易,但容易惊醒,舌脉基本同上。给予上方去葛根、天麻,加珍珠母 30g、五味子 10g,继服 10 剂。

三诊:诸症缓解,已能安然入睡,自觉神清气爽,面色也见红润。舌淡苔薄白,脉细。继服上方 10 剂以巩固疗效。

2. **哮喘案**　张某,女,45 岁,素有哮喘病史,近 1 周来天气变化,哮喘反复发作,甚至夜不能寐,来诊时喉中有哮鸣音,伴咳嗽,痰白量少质粘,咳出不爽,伴有低热,头身疼痛,胸闷不舒,口干欲饮,大便干,舌红苔黄腻,脉滑数。

中医诊断:哮喘

中医辨证:风热犯肺,痰气交阻

治法:宣肺平喘,清热化痰

处方:炙麻黄 10g	杏仁 10g	半夏 10g	细辛 3g
五味子 10g	生石膏 30g	穿山龙 20g	地龙 10g
全蝎 5g	葶苈子 15g	莱菔子 30g	苏子 15g
槟榔 10g	酒大黄 10g	全瓜蒌 20g	炙甘草 10g

3 剂,水煎服,日 1 剂

二诊:发热已退,无头身痛,喘息稍平,夜能入眠,仍时有咳嗽,咯痰较多,大便不难。舌红苔薄黄,脉滑。

上方去生石膏、槟榔、大黄,加石菖蒲 30g,陈皮 15g,继服 5 剂。

三诊:咳喘明显缓解,咳嗽略有痰,舌质淡,苔薄白,脉细弦。

原方去细辛、葶苈子、莱菔子、苏子,加沙参 15g、丹参 15g、山茱萸 10g、炒白术 30g、茯苓 20g,继服 7 剂。

四诊:咳喘平,偶有咳嗽,纳眠好。舌脉同前。

党参 30g	熟地黄 20g	茯苓 30g	炙甘草 10g
沙参 15g	五味子 10g	炒白术 30g	橘红 10g
山茱萸 15g	沉香 5g	地龙 10g	全蝎 5g
川芎 15g	丹参 15g		

继服 15 剂以固本。

3. **痹证案**　郝某,女,65 岁,自诉患骨性膝关节炎 5 年余,常常膝关节疼痛,西药治疗,时轻时重,近3周来疼痛加重,活动后尤甚,痛剧时双膝不敢活动。平时下蹲困难,不能久立,遇湿冷天气加重。纳眠尚可,二便调。舌红少苔,脉细弦。

中医诊断:痹证

中医辨证:肝肾不足

治法:补益肝肾,填精补髓

处方:熟地黄30g　枸杞子15g　狗脊15g　酒当归30g

　　　牛膝30g　　砂仁10g　　黄柏10g　　炒苍术15g

　　　炒白芍30g　桂枝10g　　炙甘草10g

7剂,配猪脊髓1条同煎

二诊:服药5剂时疼痛有所缓解,近几天阴雨天疼痛又有所加重。舌脉同前。

上方去黄柏、苍术,加桑寄生15g、羌独活各10g、补骨脂15g、杜仲15g,继服7剂。

三诊:疼痛明显缓解,下蹲疼痛也减轻。舌红苔薄白,脉弦细。

原方加炒白术15g、淫羊藿10g,继服20剂。

4. 胸痹案　患者王某,男,50岁,胸闷、心悸反复3年,近1月来加重。外院诊断为冠心病,服用多种药物无效,神情焦虑,烦躁失眠,神疲乏力,时胸闷如窒,舌质黯红,苔白厚腻,脉细偶结。

中医诊断:胸痹

中医辨证:气虚血瘀,气滞心络,兼有痰浊

治法:益气活血,化瘀通络,养心安神

处方:黄芪30g　　党参30g　　炙甘草10g　　桂枝10g

　　　丹参15g　　降香10g　　三七粉3g(冲)　全瓜蒌20g

　　　薤白10g　　川芎15g　　当归30g　　　远志10g

　　　郁金10g

7剂,水煎服,日1剂

二诊:心慌明显好转,精神转佳,自觉有力,但仍时有胸闷。查舌质黯红,苔薄白,脉细偶结。上方加红花10g、八月札10g、红景天15g。继服10剂。

三诊:自诉偶有心慌感觉,已无明显烦躁。舌质淡红,苔薄白,脉细。

原方去三七粉继服15剂,未再诊。

按:心悸有虚实之分,其中虚实错杂、本虚标实最为常见。其本多由气血不足,其标多有夹痰、夹瘀、夹火。心悸发展到一定阶段,病情多较复杂,气血互相影响,痰瘀相因为患,单用一种治法,难以取得满意疗效。应全面辨证,综合分析,几种治法合用,将益气通阳、滋阴养血、化瘀豁痰等法熔于一炉,才能获效。本例主方以黄芪、党参、桂枝、薤白益气通阳;当归、川芎、丹参滋阴养血;瓜蒌、三七、降香化瘀豁痰。蔡老师经验:心悸一证,虚损者多,虚实夹杂,多需治本缓图。阳虚,加附子;阴虚,去桂枝,加生地黄、玉竹、玄参;神志不宁,加龙骨、牡蛎;痰多,加广郁金、竹茹;血虚,加龙眼肉;脾虚,加茯苓、白术。

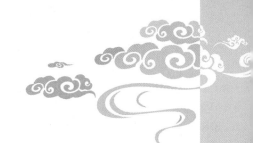

雄韬大略王新陆教授

王新陆教授,曾任山东省政协副主席、农工党山东省委主委,山东中医药大学校长,第十一、十二届全国政协常委,农工党中央常委。现任山东中医药大学名誉校长,教授、博士生导师,中华中医药学会首席健康科普专家,中华中医药学会副会长,首届全国名中医。

王新陆教授从医四十余年,长期从事中医内科临床医疗、教学和科研工作,具有坚实的理论基础、深厚的专业知识和丰富的临床经验,尤其擅长内科杂病的治疗。先后出版《脑血辨证》《徐国仟学术经验辑要》《王新陆文集》《中医文化论丛》《王新陆中医内科治疗经纬》《王新陆医论医案集》《血浊论》等学术著作40余部,发表"再论中医学的双重属性""儒家致中和思想与中医稳态理论""《易》医关系论"等学术论文200余篇。多次应邀到美国、英国、德国、法国、荷兰、西班牙、韩国、新加坡、马来西亚、中国台湾、中国香港、中国澳门等国家和地区讲学,弘扬中医。率先提出并界定中医药的学科属性,已成为近代中医发展认识的标志性成果。王新陆教授主持完成科研课题获省级以上奖励11项,获得国家发明专利1项。

一、王新陆老师学术思想

1. **血浊理论**　血浊是指血液受各种因素影响,失却其清纯状态,或丧失其循行规律,影响其生理功能,因而扰乱脏腑气机的病理现象。"血浊"两字首见于《灵枢·逆顺肥瘦》曰:"刺壮士真骨,坚肉缓节监监然,此人重则气涩血浊。"

人体在正常生理状态下是无血浊的,血浊是血液超过自清、自洁能力后所形成的一种病理状态。产生血浊的因素既有外因,又有内因。外为风、寒、暑、湿、燥、火六淫,或大气污染及有毒秽浊之气侵袭;内则由惊、怒、忧、思之扰,饮食劳倦,酒色无节,损伤正气;内外因相合引起机体脏腑经络功能紊乱,气血失调,阴阳平衡破坏而产生血浊。血浊一旦形成,浊邪内阻,又扰乱脏腑气机,百病丛生。血浊理论是将古代诸多文献中过于抽象化的"浊"、"血浊"等概念结合现代临床实践加以具体化,清晰化,从而使其具有清晰可操作的临床意义。

（1）血浊理论的意义

1）为中医现代化提供了方向:对于血浊理论的研究具有非常好的发展空间,是真正能使中医现代化的重要路径之一。

现代科学的研究丰富了中医的诊疗手段,将各种现代检测手段应用于中医临床,延伸了中医传统望闻问切的"触角",使古代文献中抽象的"浊"有了具体而实在的意义。如高血糖、高血脂、高尿酸等均属血浊范畴,从而为临床治疗提供了更好的标尺,使现代科学与中医具有了一个切实的结合点,达到了临床疗效的提高,实现了中医现代化。同时血浊理论的提出为中西医结合提供了可行路径,把宏观医学与微观医学有机结合,为中医科研提供了更广阔的思路与空间,为中西医理论结合提供了可能。

2）提高诸多现代病的中医临床疗效:血浊理论提出符合了中医的固有规律,为中医临床治疗许多现代疾病如高血脂、糖尿病、高血压、痛风等疾病提供了思路,并且已经成为当代临床医生的共识。

3）为诸多现代病的"治未病"提供了落脚点:现代疾病的主要病因为精神因素、环境污染和不良生活习惯等,而这些因素均可导致血浊的产生,血浊既成,必将导致血液的濡养、化神功能失常,并进一步加剧气机失常,且可与痰、瘀、毒胶结相兼,对疾病的发生、发展、预后产生重要影响。血浊不仅是各种现代疾病的重要病理基础,形成之后又能作为继发性致病因素,加重其病理变化,所以说血浊是介于健康与现代疾病之间的病理枢纽,阻断这个枢纽正是阻断健康向疾病发展的关键,即是中医"治未病"的落脚点。

（2）血浊证的治疗

血浊的基本治疗方剂可选化浊行血汤（路路通、虎杖、荷叶、焦山楂、决明子、赤芍、酒大黄、何首乌、制水蛭）加减。

1）行气化浊:可由基本方酌加川芎、延胡索、郁金、香附、姜黄、乳香、没药、五灵脂、夏天无、枫香脂等药。以上药物多具辛味,辛散善行,既入血分,又入气分,临床时可根据不同部位、病因和病情,选择相应的药物。

2)散寒化浊:可由基本方酌加鸡血藤、泽兰、艾叶、炮姜、灶心土、附子、肉桂、吴茱萸、白附子、胡芦巴。以上药物多味辛而性温热,善走脏腑或入血分而温里祛寒。临床可根据不同部位、病因和病情,选择相应的药物。

3)补虚化浊:可由基本方酌加绞股蓝、红景天、海马、冬虫夏草、蛤蟆油、羊红膻、熟地黄、枸杞子、鹿角胶、黄精等药。以上药物大多具有甘味,多具有扶助正气、补益精微的作用,临床可根据不同部位、病因和病情,选择相应的药物。

2. 脑血辨证 脑血辨证是在中医病因由原来的六淫七情、饮食劳倦、疫疠之气、药邪外伤等转向以环境污染、精神因素、不良生活习惯为主的三大致病因素的基础上提出来的。这些致病因素或从口鼻,或从皮肤,侵入人体,蒙脑浊血,积滞停留,或致阴阳偏离、脏腑失和,或消髓蚀脑,致脑萎缩,或沉积血中,生瘀生浊等。其治当清血和脑,使血中之浊得以清,脑中之乱得以和,血得鲜活,脑得充明,脏腑功能得以协调,机体阴阳达到平和。这样,人体就会始终处于一种最佳的阴平阳秘状态。

(1)脑病辨证施治

1)脑神紊乱:脑神紊乱证是由各种因素扰乱脑神,导致脑失清净的一种病症。治法:养脑安神,畅达气机,填精补髓。方药:宁脑安神汤加减。珍珠母、酸枣仁、合欢皮、郁金、益智仁、淫羊藿、甘草。

2)脑浊不清:脑浊不清证是由不良生活习惯、污染、精神刺激等因素作用日久,浊污积淀脑中,致使扰乱脑神,阻滞脑络,影响脑神功能所反映出来的证候。治法:化浊清脑醒神。方药:化浊清脑汤加减。石菖蒲、远志、柴胡、栀子、龙齿、茯苓、白矾、黄芩、半夏。

3)脑萎髓空:脑萎髓空证是由各种原因引起的脑髓空虚衰萎,影响脑神功能所反映出来的证候。治法:填精补髓,温阳益脑。方药:益脑填髓汤加减。何首乌、草决明、桑寄生、海马、淫羊藿。

4)脑瘀阻滞:脑瘀阻滞证是由各种原因引起的脑血运行不畅或瘀滞,影响脑神功能所反映出的证候。治法:通脑化瘀,益气活络。方药:通脑活络汤加减。黄芪、石菖蒲、天麻、全蝎、蜈蚣、制水蛭、土鳖虫、地龙、当归、川芎、甘草。

5)脑病及脏:脑病及脏主要包括脑病及肾、脑病及心、脑病及肺、脑病及脾、脑病及肝、脑病及胰等,在临床中可根据病证进行辨证施治。

(2)血病辨证施治:血由水谷之精气所化生,其以鲜活、充盈为要,具有营养和滋润的功能。若因血浊、血涩、血瘀等影响血的生理功能则为病,因此,导致血病的病机有血浊不清、血涩不行、血瘀不畅三方面。

1)血浊不清:血浊不清证是由污染因素为主导致血浊不清,影响血液功能所致的一种病证。治法:清血化浊,行血醒脑。方药:化浊行血汤加减。路路通、虎杖、荷叶、焦山楂、决明子、赤芍、酒大黄、何首乌、制水蛭。

2)血涩不行:血涩不行证是由各种致病因素导致血行涩滞,运行不利,影响血液功能所致的一种病证。治法:清血活血,养血补脑。方药:清浊畅血汤加减。冰片、丹参、桃仁、红花、川芎、牡丹皮、黄芪、黄精、柴胡。

3)血瘀不畅;血瘀不畅证是由于各种致病因素导致的血瘀不行,影响血液功能所致的一种病证。治法:行血活血,通脉活络。方药:活血化瘀汤加减。地龙、穿山甲、全蝎、蜈蚣、川芎、泽兰。

4)气血同病;气血同病证是指在发生病变时,既见气病又见血病的一种病证。气血同病主要有气滞血瘀、气虚血瘀、气血两虚、气不摄血、气随血脱等,临床可根据病证进行辨证施治。

3."脑主神明"理论

(1)脑统领、主宰脏腑:在脑主神明理论下的脏腑关系可以这样描述:脏分心、肝、脾、肺、肾、胰;腑有小肠、胆、胃、大肠、膀胱、三焦,奇恒之腑包括髓、骨、脉、胆、女子胞、精室。脑统领和主宰脏腑。脏腑之间则相互对应,在生理的相互影响、病理的相互影响、疾病症状的相互影响等方面呈现一种互动的关系。

(2)脑定位、管理经络系统:传统中医理论认为,脑与经络的关系十分密切。传统中医理论中脑和经络的关系是指十二经脉与五官九窍的关系。其实与脑联系最为密切的是督脉。督脉与任脉、冲脉、带脉、阴跷脉、阳跷脉、阴维脉、阳维脉一起组成奇经八脉,纵横交错的循行于十二经脉之间,督脉作为与脑联系最为密切的经脉,成为经络系统与脑相连的纽带和维系的支撑。脑和经络密切相联,而且脑对经络系统有着像卫星定位系统样的定位和管理功能。经络作为一个信息系统,诸经、诸络、诸穴位对人体内部和外界环境的反应,都是通过大脑来实现的。人体内大大小小的结构间隙,根据人体的自组织原则,相互联系,相互贯通,形成了网络全身,无处不至的信息通路,脑是信息的中枢,神藏于脑,具有调节控制的作用。

（3）脑、经络、脏腑相互影响:完善和充实脑主神明理论,还应该考虑的是脑、脏腑、经络之间的关系。脑与脏腑、脑与经络、经络与脏腑之间互相影响。脑主宰、统领脏腑,定位、管理经络系统,对脏腑、经络之间的互相联系和作用也有统摄功能;脏腑和经络互相络属、互相影响,脏腑、经络同时又对脑有影响和调节作用。脑通过经络系统与人体各脏腑建立广泛的联系,脑为十二官之主,是人体生命活动的主宰。人体的任何一种生命活动,都是脑统领下的脏腑功能活动的表现。

"脑主神明"对中医理论发展的重要性:

脏象学说是中医学理论体系的核心部分,确立"脑主神明"可以克服传统脏象学说对脏腑功能及其关系论述的缺陷,重构完善的脏象学说,进而推动中医学理论体系的发展。

确立"脑主神明"的观点,倡导脑才是人体生命之主宰,才是人身至尊之脏,才是人体生命活动的最高统帅,《素问·灵兰秘典论》中的悖论就会迎刃而解,诸多脏腑功能的阐释会更加合理。

强化"脑主神明",把脑作为重要的脏器重新构建脏象学说,充分阐释脑的功能,并相应引入胰等器官,可以打破五行学说对脏象学说的桎梏,使之完善与科学化,对中医理论体系的发展无疑起着重要的作用。

倡导"脑主神明"论,把人的精神、意识、思维活动归属于脑,正确认识脑在精神活动中的重要地位以及脑与人体的感觉、知觉、运动、情绪、意志等功能的密切关系,并用之指导临床治疗,将醒脑开窍、宁神益脑、清脑息风、益髓补脑等治法用于临床实践,在系统整理和发掘中医学生理、病理理论与脑相关内容的基础上,从病因病机、辨证施治、用药处方各方面探索和完善中医脑科学的相关规律,使之系统化、理论化、规范化,这样对丰富和完善中医理论体系,发挥中医药中防治脑疾病方面的优势有着积极的意义和重要的学术价值,从而加强中医理论对临床的有效指导作用,促进临床的发展。

4. 开拓"时病"研究 王新陆老师指出,对新概念下的"时病",亦即"时代病"进行研究,有助于赋予中医学新的生命力,提高疗效。近年来对现代疾病的研究尽管已经取得了很多成绩,但缺少共识和规范,因此,创立时病流派,对"时代病"进行广泛而深入的研究,厘清其病因、病机,规范其治法和方药，挖掘其疾病发展规律，有非常重要的现实意义。

时病亦称时令病，见于晚清雷丰的《时病论》。"时病者，乃感四时六气为病之证也，非时疫之时也。"正由于《时病论》专论时病，故"一切瘟疫概不载入"。但不排除寒疫、疫疟。原因是瘟疫为"天地之厉气"，寒疫、疫疟乃"反常之变气"。其所以名疫，不过因"众人之病相似"之故。所以，雷氏所论时病，应包括四时正气为病与非其时而有其气为病两大类，但以前者为主。且既有新感，也有伏气。

有必要给"时病"赋予新的含义，即"时代病"，泛指由环境污染、精神因素、不良生活方式导致的现代疾病。这也是时行病→时疫病→时代病的一个发展过程，时病从狭义讲是时令病，从广义上是时代病，时代病也可以包括时令病。

5. **援药的理论**　在君臣佐使的基础上，王新陆老师又提出了援药理论，援药不同于佐使，而是援助之援，援药是总结近年对中药的药性药理研究，有明确靶向效应的中药（或称天然药物），在中医辨证用药的基础上提高临床疗效的药物，经云："主病之谓君，佐君之谓臣，应臣之谓使"，加一条"助力是为援"。

6. **研究"杂病"**　"杂病"，在《中国医学大辞典》（中国中医药出版社1994年出版）中解释为："相对于外感病之称。外感不外六经之传变，有统系可寻，杂病则各自为证，连带者少。故除外感病外，统称为杂病，亦曰杂证。《金匮要略》一书为治杂证最古者。"杂病应该是包括除外感病以外的所有疾病。杂病之所以言杂，是因其包罗万象。这表现在群体疾病的多样性和个体疾病的复杂性两个方面。

从病因学角度而言，现代疾病的发生和发展因素常常是非单一因素，大多为多种、复杂因素参与，精神因素、环境因素、不良生活习惯已成为当今最为重要的致病因素。多因素交错刺激与侵蚀，导致多脏器、多组织受损的复杂病日趋多见，因此多靶点综合治疗与整体调节也就成为了时代的必然，这一点正是中医的优势所在。

医学模式的转变要求现代治疗学重视心理治疗、整体性治疗、个体化治疗、最优化治疗、预防为主，应以人身体上、精神上和社会适应上的完好为健康目的。这就要求不能分科过细，而应该以整体观看待疾病，指导治疗。中医药治疗原则以治病求本为纲，扶正祛邪、调整阴阳为核心，重视调动和增强机体抗病能力,因势利导,灵活多样,强调个体化治疗,强调人与外环境如天、地、人之间相互协调、相互制约,符合现代医学模式,因而,中医学对日趋增多的慢性病症、复杂性疾病等现代疾病具有独特的疗效。也就是说,杂病需要传统中医。

中医的治则治法是博大精深的,关键是临床思辨过程是否能最大限度地贴近病人的病因、病势、病位、病证和症状的演变过程。临床用药遣方,能最大限度地符合疾病变化的规律,补偏救弊,调整气机,平衡阴阳,以求平和。追求平和,以平为期,以和为用,是中医临床的最高境界。

二、王新陆老师临证验案举隅

1. **不寐案** 徐某,女,56岁。2015年4月20日初诊。主诉:头晕眼胀8年。有高血压病史,时高时低,平素眼睑肿,寐差,心胸憋闷,有鼻炎,舌淡红,苔少,右脉弱,左寸脉弦。中医诊断:不寐,西医诊断:失眠,辨证:肝阳上亢,心神不宁;治则:平肝潜阳,养心安神;处方:建瓴汤加减。

白芍30g	牛膝30g	代赭石30g	牡蛎15g
酸枣仁15g	柏子仁15g	炙甘草6g	浮萍6g
山药30g	生地黄15g	生龙骨15g	生麦芽15g

二诊:头晕减轻,睑肿消失,脉较弱。上方去浮萍,继续服7剂。

按:建瓴汤出自张锡纯《医学衷中参西录》,用于预防脑充血之证,张氏认为,脑充血证即《黄帝内经》之所谓"厥证",列举了脑充血之五案,张锡纯谓:建瓴汤可用于下述所列证之一、二者:①尺脉弦硬而长,或寸盛尺虚,或大于常脉数倍,而毫无缓和之意;②其头目时常眩晕,或觉脑中昏愦,多健忘,或常觉疼,或耳聋目胀;③胃中时觉有气上冲,阻塞饮食不能下行,或有气自下焦,上行作呃逆;④心中常觉烦躁不宁,或心中发热,或睡梦中神魂飘荡;⑤或舌胀、言语不利,或口眼歪斜,或半身似有麻木不遂,或行动脚踏不稳、时欲眩仆,或自觉头重足轻、脚底如棉絮。该患者因头晕眼胀就诊,同时伴有高血压和睡眠较差的症状,恰恰符合张锡纯的上述"建瓴汤证",故而用之如桴鼓相应。本方意在滋补肝肾之阴,以潜镇肝阳之亢。年迈之人,年逾四旬以后,"阴气自半",肝肾阴亏,肝阳易亢,肝脏体阴而用阳,肝阳上亢,肝气上逆,必夹肝血上冲,上扰清空,发为眩晕。本方以生地黄、生山药、怀牛膝补益肝肾之阴，引血下行；生赭石、生龙骨、生牡蛎平肝潜阳；白芍养血柔肝，平抑肝阳；柏子仁润肠通便，张氏谓其能"涵濡肝木""滋润肾水"。肾水得滋，肝阳得潜，气血下行，同时心神得养，故而服后，眩晕可除，睡眠转好。正如张氏所言：服后能使脑中之血如建领之水下行，脑充血之证自愈。

2. **脂质沉积性肌病案** 患者李某，女，56岁。2012年9月5日初诊。主诉：发作性四肢无力1年，加重伴双下肢麻木半年。近1年四肢无力频繁发作，先以双下肢无力为主，迈步抬腿费力，行走缓慢呈鸭步态，尚能独自行走，生活基本自理，后逐渐向上发展。近半年开始出现驼背、腰肌无力，抬头无力，双上肢无力活动受限，抬举胳膊不能达耳际，不能梳头，呈持续性加重，伴双下肢麻木不适，麻木亦呈持续性，自双脚开始，现逐渐发展全双下肢膝盖。追溯病史，患者近几年不能食肉，长期素食，吃肉则恶心欲吐。查体：低头弓腰体位，行走呈鸭步态，四肢肌张力略减低，四肢近端肌力4级，远端5级，双下肢膝盖以下疼痛减退，深感觉无异常，病理征阴性。舌质淡，舌苔白，脉细弱。辅助检查：血清ALT（谷丙转氨酶）367U/L，AST（谷草转氨酶）1 464U/L，LDH（乳酸脱氢酶）3 924U/L，HBDH（α羟丁酸脱氢酶）3 683U/L，CK（磷酸肌酸激酶）4 271U/L，CK-MB（磷酸肌酸激酶同工酶）260U/L，红细胞沉降率96mm/h；神经/肌肉病理学检查报告：脂质沉积性肌病。西医诊断：脂质沉积性肌病 中医诊断：痿证 中医辨证：脾胃虚弱 治则：补中益气，健脾升清，处方：参苓白术散合补中益气汤加减。

人参10g	茯苓10g	白术15g	山药30g
柴胡5g	葛根15g	升麻5g	当归10g
赤芍10g	黄芪15g	薏苡仁15g	陈皮10g
砂仁5g	淫羊藿10g	川断10g	鸡血藤15g
丹参10g	桂枝10g	焦山楂10g	

水煎服，每日1剂，服药14剂

二诊：患者食欲渐增，感肢体较前有力，可自行站立及短距离行走，抬头有力。继续服药28剂后患者明显好转，可行轻微体力劳动，随访至今未复发。

　　按:中医将脂质沉积性肌病归为"痿证"范畴,即肢体筋脉迟缓,软弱无力,不能随意运动,或伴有肌萎缩的一种病症。《黄帝内经》对痿证的病因、病机及治疗做了详细的论述:痿证的发生,或因外感六淫,或由内伤七情及饮食劳倦等;痿证的病机,《灵枢·口问》所讲:"人之軃者,何气使然? 岐伯曰:胃不实则诸脉虚,诸脉虚则筋脉懈惰,筋脉懈惰则行阴用力,气不能复,故为軃。"既脾失健运,升降失常,气虚血弱,筋脉失养为基本病机;痿证的治疗,《素问·痿论》提出"独取阳明""各补其荣而通其俞,调其虚实,和其逆顺"及"各以其时受月",《素问·太阴阳明论》亦有"脾病而四肢不用"之说。由此可见痿证治疗当从调理脾胃着眼。①痿证之起,源于脾胃:《素问·太阴阳明论》篇云:"脾者土也,治中央,常以四时长四脏……脏腑各因其经而受气于阳明,故为胃行其津液,四肢不得禀水谷气,日以益衰,阴道不利,筋骨肌肉无气以生,故不用焉"。脾胃主运化,具有升清降浊之能,泌别清浊之职。饮食物的消化、吸收与排泄以及脂类的代谢这一过程是脾胃摄入与运化水谷的功能表现之一。体内水谷的正常吸收、利用及排泄,其正常代谢过程有赖于脾胃运化功能,以及升清与降浊的机制正常与否。脾气健运,升降有序,水谷之清(精气)输布全身发挥其滋润濡养作用;水谷之浊(废物)排出体外。若脾运失健,升降失常,清浊相混,是以浊物(脂质)沉积为患,从而导致气血虚弱,络脉瘀滞,机体失于温煦、濡养,痿证形成。②脾胃居中焦,主肌肉四肢:脾居中州,斡旋气机,为后天之本,五脏六腑之海,气血生化之源,所有脏腑组织及四肢百骸皆需脾胃所运化的水谷精微来濡养。《素问·痿论》曰:"脾主身之肌肉",脾主运化水谷,精微、津液,以化生气血,并将其输送到全身各处肌肉,以供肌肉之营养,保证肌肉活动的充分能量,因此人体肌肉的丰满强健与否和脾之运化功能的强弱息息相关。脾胃运化功能的正常与否,关系到四肢肌肉所需的水谷精微。若脾胃功能健旺,则饮食得增,气血精液充足,筋脉得以濡养,四肢强健,痿证可得以恢复。③独取阳明,治在脾胃:《素问·痿论》篇云:"治痿者独取阳明",主要指采用补益脾胃的方法治疗痿证,临床可以从三方面来理解:一是不论选方用药,针灸取穴,都应重视补益脾胃;二是"独取阳明"尚包括清胃火、祛湿热,以调理脾胃;三是临证时要重视辨证施治。《医宗必读·痿》云:"阳明者胃也,主纳水谷,化精微以资养表里,故为五脏六腑之海,而下润宗筋……主束骨而利机关。"脾主运化,脾虚则五脏失濡;脾为后天之本,五脏之伤，久亦损脾，虽痿在四末，病实发于中焦，因为脾与胃同居中焦，互为表里，生理病理都密不可分，共同完成化生气血、濡养周身的功能，故调理脾胃在痿证治疗中具有重要作用。因此，应将调理脾胃作为治疗痿证的重要手段。

3. 肩周炎案 李某，女，50岁。2009年9月10日初诊。主诉：患者左肩疼痛，左手不能抬举过肩3个月。患者左肩疼痛，不能抬举，手不能过肩，遇寒则痛剧，脉弦缓，舌苔白润。西医诊断：肩周炎，中医诊断：痹证 中医辨证：气血亏虚，筋脉失于温养。治则：调和营卫，温通经络。

处方：桂枝6g、桑枝15g、白芍10g、姜黄10g、制川乌6g、当归10g、炙甘草5g、生姜3片、大枣3枚。5剂，水煎服。

二诊：疼痛缓解，继服20剂，痊愈。

按：肩周炎又称五十肩，多发于50岁左右的人，男女皆可罹患。方中桂枝、当归、白芍均为血分药，桂枝助卫阳、通经络入血通阳，白芍益阴敛营入血滋阴，当归味甘而重，专能补血，其气轻而辛，又能行血，补中有动，行中有补，既可通经，又能活络。生姜辛温，助桂枝辛散，大枣甘平，益气补中。炙甘草调和药性，与生姜、大枣同为脾胃药，养胃气，使谷气充，气血生化之源充实，且合桂枝辛甘化阳，合白芍酸甘化阴。桑枝味微苦，性平，祛风湿，利关节，与桂枝相配以增温经之功；姜黄辛、苦、温，入脾、肝经，能破血行气，通经止痛，与当归配又可增强活血之效。川乌辛、苦、热，归心、肝、肾、脾经，祛风除湿，温经止痛，诸药合用，共奏调和营卫，温通经络之功。若经年久痛，可加桃仁、红花等活血祛瘀之品。

4. 乳腺增生案 李某，女，35岁。2010年10月18日初诊。主诉：双乳房肿块3月余。患者近半年来情志郁闷，心烦易怒。3个月前发现双乳房有肿块，行经期间两侧乳房胀痛，查体示乳房发育正常，双侧乳房外上限可触及椭圆形边界不清肿块，皮色不变，舌淡苔薄白，脉细弦。西医诊断：乳腺囊性增生，中医诊断：乳癖 中医辨证：肝郁气结，乳络阻滞，治法：疏肝理气，活络散结。

处方：柴胡15g、川芎12g、白芍10g、川楝子10g、香附10g、陈皮10g、郁金 10g、当归 10g、炒穿山甲 8g、黄药子 9g。7 剂,水煎服,日 1 剂。

二诊:症状好转,上药继服 6 剂,未再出现乳房胀痛症状。

按:乳癖是以乳房有形状大小不一的肿块,疼痛,与月经周期相关为主要表现的乳腺组织的良性增生性疾病。《外科正宗》云:"忧郁伤肝,思虑伤脾,积想在心,所愿不得志者,致经络痞涩,聚结成核。"患者因忧思郁结成情志内伤致气血营卫失调,肝郁气滞,脾失健运,气血凝滞,阻于乳络,以致积聚成核。方中柴胡味苦、辛,归肝经、胆经,具疏肝利胆、理气解郁之功效。香附、郁金、陈皮、川楝子疏肝理气,当归、白芍、川芎、黄药子相配,补血活血,活络散结,穿山甲活血通络,有走窜之性,擅通乳络。其中陈皮寓意有二,一为本方辛燥,配陈皮理气和中以防止伤胃气,一为乳头属肝,乳房属胃,意在肝胃同治。

雄韬大略王新陆教授

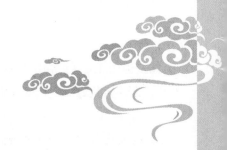

传道解惑顾植山教授

　　顾植山教授是安徽中医药大学教授,国家"十二五"科技重大专项"中医疫病预测预警的理论方法和应用研究"课题组组长,国家中医药管理局龙砂医学流派传承工作室代表性传承人兼项目负责人,世界中医药联合会五运六气专业委员会会长,中华中医药学会五运六气研究专家协作组组长。顾植山教授全面继承了龙砂医学流派重视《黄帝内经》的五运六气理论,擅用六经三阴三阳理论指导经方的临床应用,依据肾命理论结合冬藏精思想倡用膏滋方养生调理治未病等三大流派特色。

一、顾植山老师五运六气学术思想

　　1. 阐发五运六气学说,弘扬中华传统文化　顾植山教授是龙砂医学流派的代表性传承人之一。顾老师认为:五运六气是中华民族的伟大发现,《黄帝内经》整合了太极阴阳、开阖枢、三生万物和五行学说三大基本理论,根基于中华文明的源头——黄帝文化。中医之魂在《黄帝内经》中。五运六气是古人在长期的实践中发现各种事物的运动变化都存在着周期性节律,主要表现为五运周期和六气周期,五周期和六周期的结合就产生了"五运六气"。五运六气是打开中医之门的钥匙。五运六气学说是中医学中结合天文、历法、物候、气象等多学科知识全面运用阴阳五行和开阖枢理论的最高层次的学说,也是中华文明精华的集成。

　　(1) 以五运六气理论为指导,还中医理论之原:中医学的许多重要的法则出在《黄帝内经》的运气九篇大论。《黄帝内经》中到处都是五运六气,需要用五运六气来重新认识中医基础理论的许多原理。顾老师通过对五运六气学说的研究,纠正了目前许多中医理论认识的误区。其对中医"阴阳平衡""辨证论治"特色的重新认识,纠正了许多当前中医理论的误区。

顾教授认为,天人相应的关键是要把握天地阴阳动态节律中的盈虚损益关系,"天不足西北,地不满东南"和"七损八益"等都是依据开阖枢理论对自然阴阳动态变化盈虚损益的描述。"西北""东南""七""八"等代表的都是时位。"七损八益"是《黄帝内经》顺从四时阴阳养生疗疾思想的生动体现,关系到养生防病和辨证论治的许多方面。"春夏养阳"就是要阳气更好地发挥升发的功能,"秋冬养阴"则是要顺从自然降、藏的规律,帮助阳气收藏。"春夏养阳"不等于春夏补阳,"秋冬养阴"不等于"秋冬补阴",此处的"阴""阳"是气化运动的不同状态,而不是阴阳两类物质。"阴平阳秘"描述的是阴阳的动态,处于阳态时不要太过生发,贵在一个"秘"字,处于阴态时收藏不宜太骤,贵在一个"平"字。"秘"和"平"要求的是一个动态的"稳",不能倒过来讲"阳平阴秘"。现在把"阴平阳秘"诠释为阴阳平衡,把阴阳关系局限在空间的物质的量的概念,僵化了中医的思维方式。

顾老师指出《伤寒论》六经病欲解时,反映了三阴三阳与时间的密切关系,《伤寒论》首先是辨三阴三阳六气病位,在每一"经"下再辨证、脉、时间。张仲景结合病、脉、证、时来讨论治则方药,不能局限为单纯的"辨证论治"。"证"原指症状、证型,现代有的人讲"辨证论治",把"证"释为"证据",试图用"辨证"包揽一切,内涵无穷扩大了。

(2)运用五运六气理论,阐发中医学对疫病的认识:顾植山老师通过五运六气理论,探讨历代医家对疫病的认识,阐发疫病病因,针对SARS发病,讨论"伏燥"致病,发掘《素问遗篇》三虚致疫说,探讨疫病发病规律,并从重症急性呼吸综合征(SARS)的发生论证了"三年化疫"理论的正确性,为重新认识九篇大论提供了确切的依据。

2. **运用五运六气学说预测疾病** 顾植山老师认为,自然界的周期性节律有道可循,是可以求知的,如《素问·天元纪大论》言:"至数之机,迫迮以微,其来可见,其往可追。""知迎知随,气可与期"。

早在2003年,顾老师运用五运六气理论,对SARS疫病是否会重新暴发问题做出了准确的预测。并在《疫病钩沉》一书中明确指出,"像上半年那样的大规模流行不会再出现。下半年与春季气温相近的是五之气阶段,但2004年五之气的主客气均为阳明燥金,完全不具备运气致疫条件……我国再次暴发SARS疫病大规模流行的可能性已微乎其微。"事实证明了顾教授预测的准确性。

2009 年 3 月 5 日，顾植山老师提交了《2009 年需加强对疫情的警惕》的第一次预测预警报告，认为"2009 年是疫病多发年"。3 月 24 日提交第二次预测预警报告："今年发生疫情的可能极大，规模可达中等。"报告分析了 2009 年疫情与 2003 年 SARS 的区别："疫情的强度应比 2003 年轻，但在下半年还将延续"。4 月 13 日做出了第三次预测预警报告。当时大家注意力都集中在手足口病疫情，疾控部门发出"5—7 月会出现高峰"的预警，顾教授的报告指出：按照运气分析，手足口病"5 月后可望缓解，不必担心 5—7 月会出现高峰"，而随着手足口病的消退，2009 年的主疫情将开始。进入 5 月份，确是手足口病逐渐消退而该年的主疫情甲流感暴发。这是五运六气学说成功运用疫病预测的典型案例。

顾老师后来对 2012 年手足口病、2013 年 H7N9、2014 年 2017 年每年可能发生的疫情都运用五运六气学说做出了成功的预测预警，并指出了有效的治疗、预防方法，为我国传染病的防治做出了杰出的贡献。

3. 系统阐发开、阖、枢理论　顾植山老师认为"三生万物"源于自然的开阖运动，可分为开、阖、枢三种状态，中医讲三阴三阳，来源于"开阖枢"思想。

《素问·阴阳离合论》云："圣人南面而立，前曰广明，后曰太冲；太冲之地，名曰少阴；少阴之上，名曰太阳……广明之下，名曰太阴；太阴之前，名曰阳明……厥阴之表，名曰少阳。是故三阳离合也，太阳为开，阳明为阖，少阳为枢……是故三阴之离合也，太阴为开，厥阴为阖，少阴为枢。"

三阴三阳的开、阖、枢是人体阴阳之气升降出入的主要依据，关系到中医基础理论的方方面面，根据"开、阖、枢"理论，天（阳）气至西北阖而不足，地（阴）气至东南阖而不满，其义显而易见。开阖枢是人体阴阳之气升降出入的主要依据，是动态的阴阳，时态的阴阳。强调动态和时态，是中医阴阳学说的精髓，指导中医临床意义重大。

《伤寒论》六经病欲解时，即源于开、阖、枢的时间学说，并可在临床应用上得以验证，如"厥阴病欲解时，从丑至卯时；阳明病欲解时，从申至戌上"，申至戌上是阳明阖的方位，顾植山老师据六经病欲解时的时位特点，在临床上，凡症状主要出现在丑、寅、卯三时，在此时发作的病症，每用厥阴病主方乌梅丸论治，获奇效，涉及的病种包括盗汗、失眠、咳嗽、哮喘、泄泻、头痛、肺癌等。

4. 运用五运六气学说，指导现代临床

（1）根据每年运气特点，制订有效的治疗方案：2012 年壬辰年系"太阳寒水司天，太阴湿土在泉，中见太角木运，气化运行先天。"大部分时间将表现为"阳气不令""民病寒湿"。治疗要考虑寒湿因素。实际的气候特点是春寒深重，分析原因是司天寒水来的过早过强，一之气的客气少阳相火降而不下，使得"相火郁窒""火气遂抑"。此运气特点表现在外感病症上，初起即可出现外寒里热，可考虑用张洁古的九味羌活汤，陶华的柴葛解肌汤等，确获良效。

（2）治疗急性传染病，应对突发公共卫生事件：2012 年，顾植山老师在《对当前手足口病的五运六气分析》报告中指出：按照中医学"火者疹之根，疹者火之苗"的认识，手足口病与五运六气中"火"的因素密切相关。时值2012 年二之气时，主气少阴君火，客气阳明燥金，属主客不相得的病气。其学生李玲，尊师效法，据《黄帝内经》"火郁发之"的治则，针对手足口病的临床特点，予柴葛解肌汤、竹叶柳蒡汤化裁，取得了显著的疗效。

早在 2008 年，顾植山老师从"从手足口病谈中医药应对突发公共卫生事件的意义"一文中指出："中医药在应对突发公共卫生事件中可以发挥重要作用，必须尽快把中医药纳入到国家应对突发公共卫生事件的有关法规中去。建立起一个中西医配合，能充分体现中医药特色和优势的传染病防治体系。使我国在应对突发公共卫生事件方面走在世界的前列，为人类的健康事业做出更多的贡献。"

（3）治杂病：以五运六气学说为指导，根据三阴三阳，开、阖、枢理论治疗各科疑难杂病。顾老师善用陈无择《三因司天方》，并引领龙砂弟子将司天方应用于临床各科，每获良效，中国中医药报"五运六气临床应用"专栏中有大量报道。

（4）治未病：2009 年，"顾植山对当前甲型 H1N1 流感疫病防治的几点建议"认为，当年人感染甲型 H1N1 流感病，在病机上应以"湿、寒"为重点，提出了中医治疗原则和预防方案。

顾植山老师根据运气学说理论，每年运用三因司天方、运气方，用于养生防病，以治未病，并依据肾命理论结合冬藏精思想倡用膏滋方养生调理治未病。多位龙砂传承人将三因司天方做成保健茶投入临床，广受欢迎，为未病先防做出了贡献。

5. 宣扬普及五运六气学说，培养学术传人 2012 年，国家中医药管理局启动中医学术流派传承工作室建设项目，作为试点，首先成立了"龙砂医学流派传承工作室"，着重从学术思想上和文化指导上找相互关系，寻找和总结中医流派传承的脉络和规律。工作室以顾植山教授为首，聘请龙砂医学流派名医共同组成传承导师组，后备传承人则通过双向选择，面向全国遴选。

通过举办国家级继续教育项目，海内外各种形式的演讲，出版专著，承担各级科研课题，从深度和广度扩大了五运六气学说在国内外的影响，发起成立了中华中医药学会五运六气研究专家协作组和世界中医药联合会五运六气专业委员会，有力地推动了各地区中医药事业的发展，为五运六气学说的发扬光大，为中医药事业做出了突出的贡献。

二、顾植山老师临床验案举隅

1. 苁蓉牛膝汤治咳嗽、头晕案 朱某，男，78 岁，2015 年 1 月 3 日首诊。

患者"咳嗽 1 月，头晕、胁痛伴神疲乏力 10 天"来诊。患者 1 月前出现咳嗽，痰少色黄，不易咳出，在他院住院治疗疗效不显著。刻下头昏重，干咳、偶有少许黄痰，胁肋胀痛，后背板滞捆束感，下肢萎软懒行，泛酸、口干，神疲乏力，小溲黄，大便偏稀，寐差。既往有"高心病""肺心病""脑梗死""肝囊肿"病史，近日查生化提示胆红素值偏高。舌淡红，舌体略右歪，舌苔黄厚干燥，中见裂纹，脉浮弦。气象脉象症象三象结合，乃燥金加临太过，风木被克，木气不和，风从火化，风燥火热同现。燥邪为病，故予《三因方》之苁蓉牛膝汤加减。

处方：肉苁蓉 15g、川牛膝 15g、炒乌梅 10g、宣木瓜 15g、大熟地黄 24g、西当归 10g、杭白芍 15g、炙甘草 6g、生姜片 10g、大红枣 10g(擘)、鹿角霜 10g(先煎)、明天麻 10g、厚杜仲 10g，7 剂，日 1 剂，水煎分服。

2015 年 1 月 18 日，二诊。服上方后咳嗽、头晕明显改善，后背板滞捆束感大减，下肢力增，纳谷增进，二便调，寐转安，舌红，燥苔去半，舌中裂纹减少，刻下仅吸冷空气后咳嗽偶作，痰色亦转白，右胁仍时有灼痛，脉浮弦。药已中的，针对兼症，略加增损，擂鼓再进。处方：

淡大云 15g、川牛膝 15g、炒乌梅 10g、宣木瓜 15g、大熟地黄 24g、西当归 10g、杭白芍 15g、炙甘草 6g、生姜片 10g、大红枣 10g(擘)、鹿角霜 10g(先煎)、明天麻 10g、厚杜仲 10g、北柴胡 15g、炒枳壳 15g,7 剂,日 1 剂,服法同前。

2015 年 2 月 1 日,三诊。服前方后咳嗽、头晕、后背板滞捆束感、两胁胀痛诸症已愈。舌苔转润,裂纹消失,口干大减。惟 3 天前外感后出现发热,咳嗽复作,大便稀溏,小便偏黄,舌红苔薄黄,脉浮小弦。燥象消失,刻见"少阳阴证机转",予柴桂干姜治之。处方:北柴胡 30g、淡干姜 10g、川桂枝 15g、淡黄芩 15g、生牡蛎 15g、天花粉 20g、炙甘草 10g,药予 7 剂,日 1 剂,以水 1 800ml,煮取 900ml,去滓,再煎,取 450ml,每次 150ml,日 3 次。

按:甲午年中运为太宫,土运太过,终之气阳明燥金客气当值,燥金之气太过,金克木,肝木虚。"燥金司令,头痛,胸胁痛者,此金胜克木也。胸痛者,肝脉络胸也。胁痛者,肝木之本位也。"加之五之气少阳相火未降,以及内郁的司天君火继续郁发,出现燥热相兼之病机特点。

《素问·至真要大论》云:"阳明之胜,清发于中,左胠胁痛……大凉肃杀,华英改容,毛虫乃殃。胸中不便,嗌塞而咳。"《类经·卷二十七·六气相胜病治》解释此段经文:阳明之胜,金邪盛也,金气寒肃,故清发于中。木受其制,故左胁痛。清气在下则为溏泄……胸中,肺所居也,燥胜则肺气敛而失其治节,故有不便而嗌塞为咳也。治疗大法当遵《素问·至真要大论》"阳明之胜,治以酸温,佐以辛甘,以苦泄之"之训。

苁蓉牛膝汤本《三因方》为六丁年所设运气方,原方"治肝虚为燥热所伤,胠胁并小腹痛,肠鸣,溏泄,或发热,遍体疮疡,咳嗽肢满,鼻衄。"缪问注曰:"岁木不及,燥乃盛行,民病中清,胠胁痛,小腹痛,肠鸣,溏泄。复则病寒热,疮疡痱疹痈痤,咳而衄。"为燥邪致病所立,缪问曰:"但肾为肝母,徒益其阴,则木无气以升,遂失春生之性;仅补其阳,则木乏水以溉,保无陨落之忧,故必水火双调,庶合虚则补母之义。""苁蓉咸能润下,温不劫津,坎中之阳所必须;熟地黄苦以坚肾,湿以滋燥,肾中之阴尤其赖,阴阳平补,不致有偏胜之害矣。再复当归、白芍辛酸化阴,直走厥阴之脏,血燥可以无忧。"

本案患者为运气之燥火所伤,故见咳嗽、头晕、后背板滞捆束感、两胁胀痛诸症,苁蓉牛膝汤"治肝虚为燥热所伤",正如王旭高解:"此以肝虚伤燥,血液大亏,故用苁蓉、熟地黄峻补肾阴,是虚则补其母之法也。"取补肾滋水涵木,"虚则补其母",扶木制金,以治燥邪,一箭双雕,殊途同归,故能速奏显功。

2. 正阳汤治崩漏案　吴某,女性,26岁,2014年9月7日首诊。

患者以"漏血3月余,久治不愈"来诊,患者诉月事淋漓不尽,漏下不止,量多,血色鲜红,无明显血块,迭经3月未净;另有干咳,大便时溏;小便正常,纳可,睡眠可;舌淡苔白微腻,脉象偏濡。甲午之岁,君火司天,时入中秋,湿土加临,予健脾固土、降气摄血为治。正阳汤出入。

处方:炒白薇6g,润玄参15g,大川芎10g,炙桑白皮20g,全当归10g,炒杭芍15g,陈旋覆花10g(包),炙甘草10g,炒白术30g,山茱萸15g,茜草炭10g,乌贼骨30g,煅龙牡(先煎)各15g,炮姜炭10g,7剂,水煎服。

二诊(2014年9月21日):患者服上药5剂,漏血即止,甚喜。腻苔已退,惟仍偶有干咳,大便仍偏溏。漏血虽止,余烬未灭,防其反复,守方续进。7剂。

三诊(2014年10月4日):诸症悉愈,脉舌正常。拟予秋膏调理善后。

按:经血非时而下,或暴下如注,或量少淋漓不尽,谓之"崩漏"。暴下如注,谓之崩中;淋漓不尽,病属漏下。习以"塞流、澄源、复旧"三大原则。患者漏血日久,前医按常规治则,未能收效。今年运气特点为少阴君火司天,易出现出血症。缪问注正阳汤谓:"当归味苦温,可升可降,止诸血之妄行,除咳定痛,以补少阴之阴;川芎味辛气温,主一切血。"顾植山老师在《从五运六气看埃博拉》(《中国中医药报》2014年8月13日)一文中,推荐用正阳汤治疗埃博拉出血热的出血症状,有其临床实践基础。

3. 清暑益气汤治过敏性皮炎案　孙某,男性,32岁,2014年5月30日首诊。

罹患过敏性皮炎数年,久治难愈,每遇进食海鲜、宠物毛发、日光照射易发,入夏以来皮炎再次复发,多方诊治未获良效,刻见全身多发红色丘疹,成簇分布于颜面、胸背部,揩之碍手,瘙痒,夜间或出汗后瘙痒加重,平素易感疲乏,易烦躁,食入脘胀,大便质黏,一日2~3次,舌苔白腻,脉沉濡。综合分析病机,湿、火、燥相兼,拟予东垣清暑益气汤施治。

处方:潞党参 15g,上黄芪 15g,野葛根 15g(碎,先煎去沫),炒苍术 10g,炒白术 10g,建泽泻 15g,小青皮 5g,广陈皮 5g,西升麻 10g,全当归 10g,剖麦冬 15g,北五味子 6g,炙甘草 6g,西防风 10g,炒黄柏 6g,建神曲 12g(包煎),7 剂。

2014 年 6 月 13 日复诊。皮疹无新发,面部皮疹消退,瘙痒明显缓解,腹胀缓解,乏力亦减,但大便仍黏滞,脉舌同前。上方改苍术量为 15g,7 剂。

2014 年 10 月 31 日第三次来门诊,述前服 6 月 13 日方后皮疹、肛门瘙痒、脘胀、疲劳诸症皆愈。近 1 周因出现口腔溃疡来诊。

按:教科书对过敏性皮炎、湿疹、荨麻疹之治疗,无外从血虚风燥,脾虚湿困,湿热内蕴等着手。按常规辨证论治,似都很少会考虑用东垣清暑益气汤。但甲午年土运太过,少阴君火司天,运气以湿热为主,李东垣清暑益气汤以"气虚身热,得之伤暑。""时当长夏,湿热大胜。"立论,并在《脾胃论·卷中》清暑益气汤条下阐析:"心火乘脾,乃血受火邪,而不能升发,阳气伏于地中;地者,人之脾也。""脾胃既虚,不能升浮,为阴火伤其生发之气,营血大亏,营气伏于地中,阴火炽盛,日渐煎熬,血气亏少……是清气不升,浊气不降,清浊相干,乱于胸中,使周身血逆行而乱",与今年运气病机颇为契合。顾老师从运气角度选用此方,使湿去脾健,清升浊降,郁火得发,气血生化有源,五脏周环,故能诸症得愈。

然应用运气思想指导临床,与时令关系甚密,时移事易,针对时运之方过其时则不效。顾师用此方主要在三之气和四之气时段(5—9 月),五之气以后,主气加在泉之气均为阳明燥金,客气为少阳相火,另有司天郁伏的少阴君火,实际运气特点转为少阳相火、阳明燥金暨少阴伏火,临床观察王清任血府逐瘀汤在这一时段有较多运用机会。

王孟英在薛生白《湿热病篇》三十八湿热证条下按:此脉此证,自宜清暑益气以为治,但东垣之方,虽有清暑之名,而无清暑之实……余每治此等证,辄用西洋参、石斛、麦冬、黄连、竹叶、荷秆、知母、甘草、粳米、西瓜翠衣等。王孟英认为东垣清暑益气汤"虽有清暑之名,而无清暑之实",以至在历版高等院校《方剂学》教材中,将王孟英清暑益气汤列为正方,东垣之方仅列为附方。老师指出:李东垣、王孟英两个清暑益气汤,立方用意不同,各有不同的适应证,可以并行不悖。

4. 柴胡桂枝干姜汤治疗月经愆期案　康某,女,1976年7月生。2015年2月6日首诊。

患者月经愆期半年余。近半年出现月经愆期,每次推后约半月左右,量少色黯,经期3天,伴心情烦躁,易激惹,面部色斑增多,时有腹胀,稍受凉易腹泻,二便调,寐安,舌淡苔腻,脉弦小数。予柴胡桂枝干姜汤。

处方:北柴胡30g　　桂枝15g　　　淡干姜10g　　炙甘草10g

淡黄芩15g　　天花粉20g　　生牡蛎15g

7剂,每日1剂,以水1 800ml,煮取900ml,去滓,再煎取450ml,分3次温服,每次150ml。

二诊(2015年3月6日):柴桂干姜汤后月事分别于2月9日,3月10日来潮,量中等,较前有增,颜色偏黯,近期心情较佳,脘腹稍有胀气,纳可,寐安,舌淡胖稍腻,脉细沉小滑。

上方淡干姜增至15g,加潞党参10g,法半夏10g,14剂,继服调理,每日1剂,煎服法同上。

按:患者心情烦躁,易激惹,脉弦小数为少阳证,仲景论少阳证,云"但见一证便是,不必悉具";时有腹胀,稍受凉易腹泻,舌淡苔腻,提示病人太阴脾虚。从运气学说分析,患者发病当是2014年8月,正值甲午年四之气,甲午年值土运太过而湿盛;从六气主客加临推算,四之气太阴湿土(客气)加临太阴湿土(主气),更加重了脾虚症状。故患者属少阳证且有入太阴的"阴证机转",以柴胡桂枝干姜汤原方,通过调理少阳枢机把阴证机转回少阳和解而取效。药后月经周期恢复正常,二诊时仍有脘腹胀气,舌淡胖腻,故加潞党参健脾益气,法半夏除心下痞气。

(顾植山老师五运六气学术思想,于2014年总结)

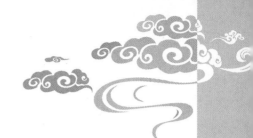

参考文献

1. 黄帝内经素问［M］.北京：人民卫生出版社,1963.

2. 灵枢经［M］.北京：人民卫生出版社,2013.

3. 邹勇.五运六气入门与提高十二讲［M］.北京：人民卫生出版社,2017.

4. 李茜,刘持年.刘持年诊疗思想介绍与临证处方举隅［J］.中华中医药杂志,2016,31（2）：506-509.

5. 名老中医临床经验学习班暨刘持年全国名老中医药专家传承工作室教授研讨会议论文集［A］.济南 2015.

6. 田金洲.王永炎院士查房实录［M］.北京：人民卫生出版社,2015.

7. 尹常健.齐鲁名医谱［M］.济南：济南出版社,2016.

8. 王新陆.王新陆医论医案集［M］.北京：中国医药科技出版社,2016.

9. 齐鲁内科时病流派传承工作室学术论文汇编（第一辑）［A］.济南 2014.

10. 齐鲁内科时病流派传承工作室学术论文汇编（第二辑）［A］.济南 2015.

11. 邱会河.中医基础理论［M］.上海：上海科学技术出版社,1984.

12. ［清］柯琴.伤寒来苏集［M］.北京：中国医药科技出版社,2011.

13. ［清］黄元御.黄元御解伤寒［M］.北京：中国医药科技出版社,2012.

14. ［清］陈修园.伤寒论浅注［M］.北京：中国中医药出版社,2016.

15. 邹勇.三因司天方解读［M］.北京：人民卫生出版社,2018.

16. 刘景源.刘景源温病学讲稿［M］.北京：人民卫生出版社,2008.

17. 苏颖.明清医家论瘟疫［M］.北京：中国中医药出版社,2013.

18. 杨威,白卫国.五运六气研究［M］.北京：中国中医药出版社,2011.

19. 张登本.《黄帝内经》二十论［M］.北京：中国中医药出版社,2017.